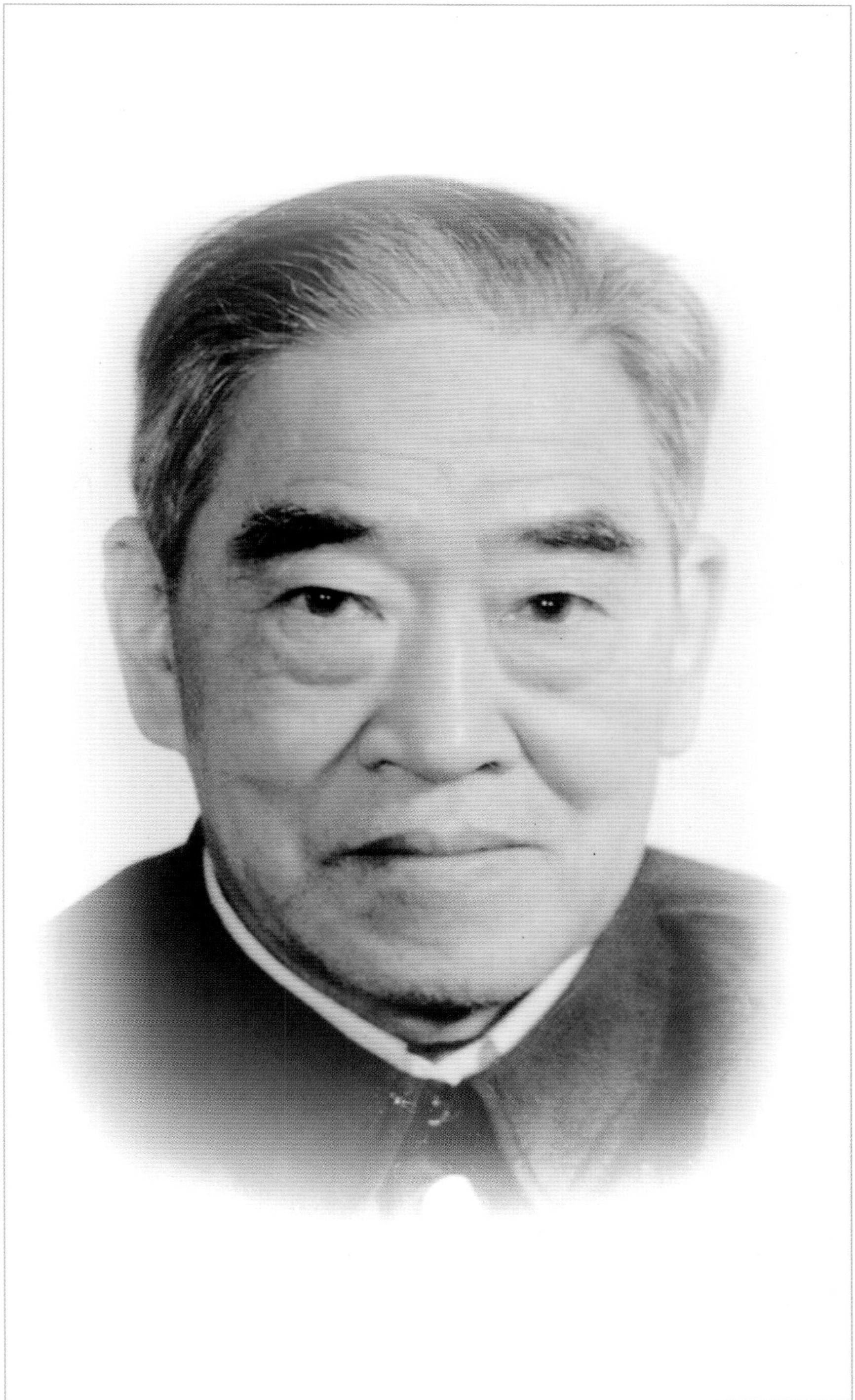

金明渊（1917—2006）

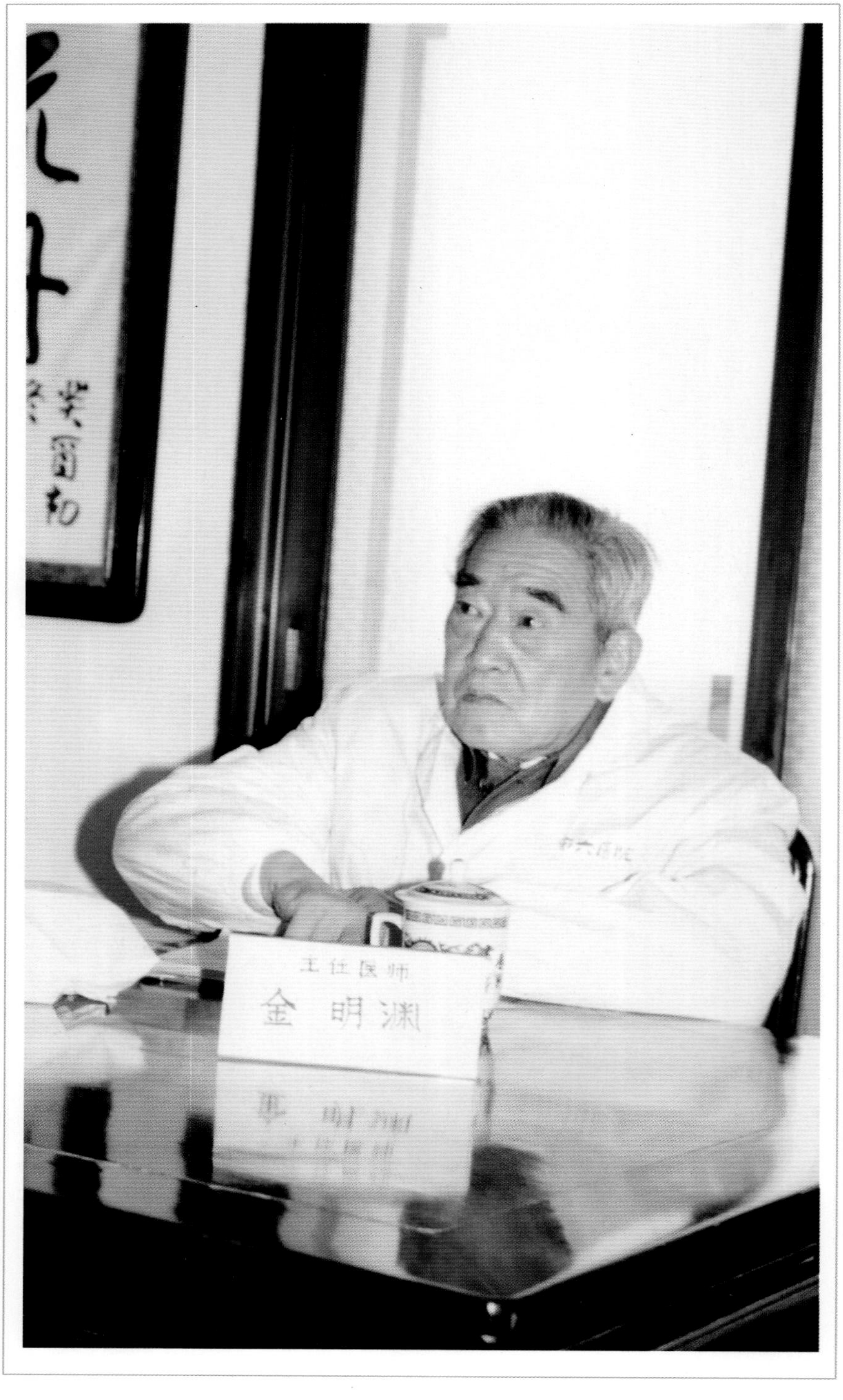

金明渊工作照

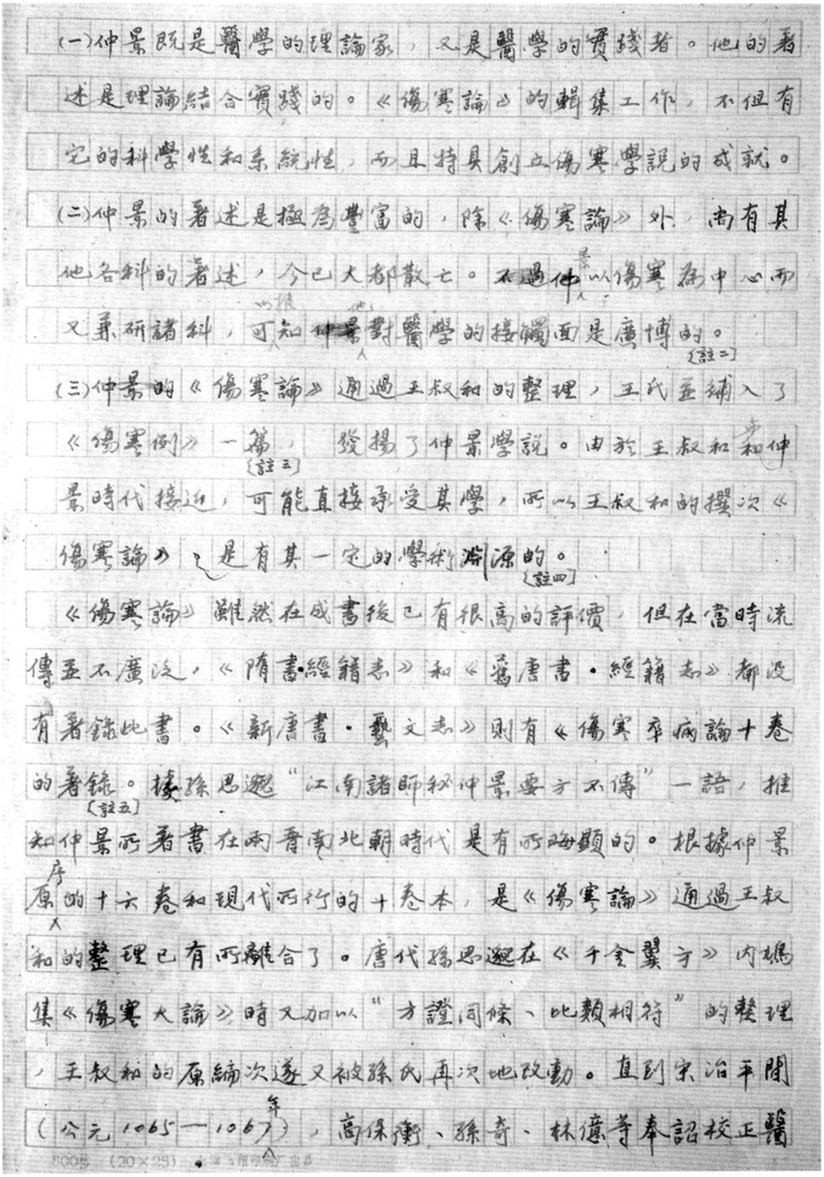

(一)仲景既是醫學的理論家，又是醫學的實踐者。他的著述是理論結合實踐的。《傷寒論》的輯集工作，不但有它的科學性和系統性，而且特具創立傷寒學說的成就。

(二)仲景的著述是極為豐富的，除《傷寒論》外，尚有其他各科的著述，今已大都散亡。仲景以傷寒為中心而又兼研諸科，可知他對醫學的接觸面是廣博的。〔註二〕

(三)仲景的《傷寒論》通過王叔和的整理，王氏並補入了《傷寒例》一篇，〔註三〕發揚了仲景學說。由於王叔和步和仲景時代接近，可能直接承受其學，所以王叔和的撰次《傷寒論》，是有其一定的學術淵源的。〔註四〕

《傷寒論》雖然在成書後已有很高的評價，但在當時流傳並不廣泛，《隋書·經籍志》和《舊唐書·經籍志》都沒有著錄此書。《新唐書·藝文志》則有《傷寒卒病論十卷的著錄。〔註五〕據孫思邈"江南諸師秘仲景要方不傳"一語，推知仲景所著書在兩晉南北朝時代是有所隱顯的。根據仲景原序的十六卷和現代所行的十卷本，是《傷寒論》通過王叔和的整理已有所離合了。唐代孫思邈在《千金翼方》內編集《傷寒大論》時又加以"方證同條、比類相符"的整理，王叔和的原編次遂又被孫氏再次地改動。直到宋治平間（公元1065—1067年），高保衡、孫奇、林億等奉詔校正醫

800格 （20×25）

作者手跡之一

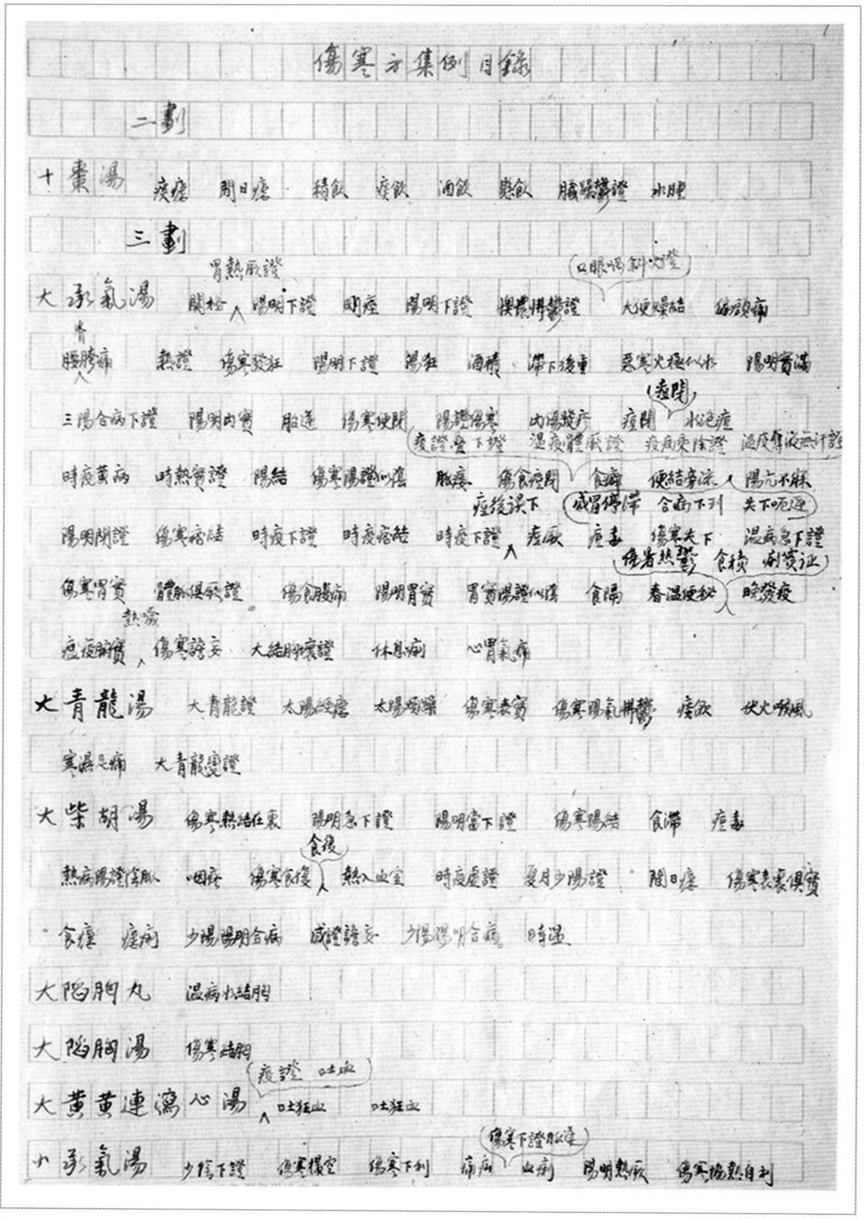
傷寒方集例目錄

二劃

十棗湯 痎瘧 間日瘧 積飲 痰飲 酒飲 懸飲 脇膈鬱證 水腫

三劃

大承氣湯

大青龍湯

大柴胡湯

大陷胸丸 溫病水結胸

大陷胸湯 傷寒結胸

大黃黃連瀉心湯

小承氣湯

作者手跡之二

傷寒方歷代治案

金明淵 纂

金立倫 金能革 金能人 整理

本書獲上海科技專著出版資金資助

上海圖書館
上海科學技術文獻出版社

圖書在版編目（CIP）數據

傷寒方歷代治案 / 金明淵纂 . —上海：上海科學技術文獻出版社，2013. 9

ISBN 978-7-5439-5940-8

Ⅰ. ①傷… Ⅱ. ①金… Ⅲ. ①《傷寒論》—經方—臨床應用—病案—匯編 Ⅳ. ① R222. 2

中國版本圖書館 CIP 數據核字（2013）第 208855 號

責任編輯：于玲玲
裝幀設計：何　晹　徐　利

傷寒方歷代治案
金明淵　纂　金立倫　金能革　金能人　整理
出版發行：上海科學技術文獻出版社
地　　址：上海市長樂路 746 號
郵政編碼：200040
經　　銷：全國新華書店
印　　刷：常熟市人民印刷廠
開　　本：787×1092 1/16
印　　張：31.75
插　　頁：2
字　　數：382 000
版　　次：2013 年 9 月第 1 版　2013 年 9 月第 1 次印刷
書　　號：ISBN 978-7-5439-5940-8
定　　價：248.00 圓
網　　址：http://www.sstlp.com

出版説明：

科學技術是第一生產力。二十一世紀，科學技術和生產力必將發生新的革命性突破。爲貫徹落實「科教興國」和「科教興市」戰略，上海市科學技術委員會和上海市新聞出版局於二〇〇〇年設立「上海科技專著出版資金」，資助優秀科技著作在上海出版。本書出版受「上海科技專著出版資金」資助。

上海科技專著出版資金管理委員會

推动科技出版事业
提高学术研究水平

為「上海科技专著出版資金」題

徐匡迪

二〇〇〇年十一月十一日

總目

整理説明……一
序例……一
傷寒方歷代治案目録……一
正文……一
引徵書目版本……四三六
引書索引……四五一
代後記……四五九

提要

金明淵(一九一七—二〇〇六)，男，出生於儒醫世家，十八歲時即懸壺滬上，積累了豐富的臨牀治驗。一九五一年在華東衛生部中醫處任職，一九五九年起先在華東醫院，後任上海市第六人民醫院中醫内科主任醫師，從事中醫臨牀、教學及科研工作。曾任上海市中醫學會理事，内科學會副主任委員，上海中醫藥大學專家委員會委員，上海中醫醫院專家顧問委員會委員，上海市第二醫科大學教授(兼)，上海中醫藥學會理事會顧問，上海中醫藥研究院專家委員會名譽委員，上海食療研究會理事，《上海中醫藥雜志》編委會編委等。是全國首批五百名老中醫藥專家學術經驗繼承導師之一，享受國務院政府特殊津貼。一九九五年被評爲「上海市名中醫」。

金氏治學嚴謹，既師法前人，又能悟發新意，並貫徹古今，以期中西合轍。推崇辨病論治和辨證施治並舉，善用前賢古方、成方，在治療今病時常立奏奇效。已撰寫和發表論文數十篇，專著多部，如《論傷寒衛氣營血與三焦》、《論揆度奇恒》、《血氣刺痛治驗》等。《傷寒方歷代治案》一書是其遺著。是書輯集了自宋代至晚清我国歷代名醫應用傷寒方治療各類病證的案例共一千一百多例，全部資料均源自於千餘年間的中醫藥學名著，包括各類經書、方書、專科專著以及相關醫案、醫論等凡一百九十餘種。此書以傷寒論的一百一十三方爲綱要，治案分別繫列於所屬原方及相關病證之下，案中附有原注、按語及評按、論證，並注明原引書目及卷數，既方便讀者按方索驥，又利於古今貫通、相互印證，乃是當今對《傷寒論》與其方治，以及對中醫藥學綜合、深入研究的重要參考書。

整理說明

先父金明淵出生於儒醫世家，幼承家學，博覽羣書，精熟中醫經典。幼時即侍診曾祖父金百川公及祖父金養田公，兩代皆滬上名醫也。繼承了先祖們的醫學精髓，積累了豐厚的中醫理論和臨牀實踐功底。十八歲時即懸壺滬上，後在上海華東醫院及上海市第六人民醫院中醫科任職。畢生潛心於中醫事業的繼承、發揚和提高，在醫療、教學、科研中逐步形成了自身獨特的中醫學術風格和診療體系。

先父治學嚴謹，遵循古訓，既師法前人，又能悟發新意。嘗曰：「習一藝欲其工，當先窮其源。中醫之源乃《内經》、《難經》、《傷寒》、《金匱》、《本草》是也。當熟讀背誦，胸中方能有定見。其後再汲諸家之説，借鑒前賢經驗。又要獨立思考，是非之處不可爲惑，才能卓然自立而不阿。」

先父彬彬君子，虚懷若谷，一生塵視名利，以醫之大道爲己重任。常云：「醫爲仁術，醫者必應具仁慈之心，以精誠二字爲宗旨。『精』者，勤學不倦，精益求精；『誠』者，對病患仁慈真誠，視若至親。如此，則可以精湛醫術，救病家於苦難，置自身得失榮辱於不顧。」

先父推崇辨病論治與辨證施治並舉，認爲不能因側重辨證施治而忽略了辨病論治的重要性。事實上無論《傷寒》或《金匱》都主張在辨病之中應用辨證，將專病、專方、專藥與辨病、辨證施治緊密結合。《傷寒論》即是先示人辨病，然後再辨證、辨脉，繼後定方藥。《金匱要略》亦是辨病和辨證合參論治。因此辨病論治絶非西方醫學所特有，也是中醫的基本診治原則之一。「夫病者本也，證者標也。有病方有證，不能辨病焉能辨證、立方藥而施治乎。」昔先父在臨牀治一「血卟啉病」者，患者小腹劇痛，輾轉不得卧已五日。家父診斷爲「血氣刺痛」，並疏方單味「失笑散」。盡一日藥量，症狀已減大半，連進三日而愈。由此可見辨病施治及古典經方療效之一斑。

先父善用前賢經典古方、成方，治療今病常立奏奇效。嘗謂：「自宋代《太平聖惠方》、《和劑局方》後，方劑規範乃得定法。明清兩代凡製方劑皆以古方名之，且有嚴格之君、臣、佐、使定法，結構微妙精富，其於所治之病不爽毫髮。前賢所遺方劑及治驗乃國之瑰寶，理當繼承和發揚，何棄之有！」

《傷寒方歷代治案》一書是先父在對仲景《傷寒論》多年精心研究的基礎上完成的。此書以豐富的考證闡述了《傷寒論》成書以後歷史上各家編輯、整理和評著的要點，指明《傷寒論》原定的一百一十二方和習稱的一百一十三方之異正，並詮釋了《傷寒論》中「傷寒」二字狹義和廣義的範圍及其異同和合一之處。特別在傷寒方治的運用方面，認爲傷寒方是羣方之祖，《傷寒論》的病理和診斷複雜，疾病的傳變亦多，所見合病、併病、繼發病等數以百計，因此在傷寒方治的應用方面需根據各證擇善施治。

歷代醫師用傷寒方治療的案例極多，但案例常分散於各類醫案集或專著中，因而難以索檢，也不便於作進一步深入的系統性研討。爲此，先父輯集了上溯宋代，下迄晚清，跨度千餘年内的歷代名醫運用傷寒方治療的案例共一千一百餘條，共引徵、檢索和核校了各類經書、方書、各科專著、各類醫案、醫論及雜説等凡一百九十餘種。歷經十年寒暑，於一九六五年八月始完成初稿。此專著與歷代《傷寒論》相關著述不同之處，是以習稱之一百一十三方爲綱要，將所輯治案繫於各原方之下，按成案年代先後排列，標出病證、症候及何醫所治，並附原注及按語，然後注明原引書目和卷數，以便校核。如此，該專著涵括了幾乎所有的歷代傷寒方治案，便於咨查；爲傷寒方治的進一步研究提供了可靠的素材和資料，大大方便了《傷寒論》及其方治在中醫學的醫療、教學和科研中的應用。

由於種種原因，本書在完稿之後未能早日面世。及至先父仙逝後，本人方得機會整理其所遺書卷及手稿，其中即有《傷寒方集例》手稿一份凡十一册，共三十餘萬字。驚喜之餘，思及此手稿之學術性和實用性當不失爲近百年來對《傷寒論》及其方劑應用研究之罕見者，爲秉承先父之遺志，本人不揣淺陋，對手稿先用心閱讀會意，再專注核校文字及查對所引之書目，前後歷時共兩年餘，方得蕆事。

本書選定以繁體漢字出版。爲便於讀者計，我們在尊重所引文獻本文的基礎上，將遺稿中古體字、異體字、通假字逕改爲通用字，如耎改爲軟、悮改爲誤、胆改爲膽、濇改爲澀等，並不出注。有些字古已並用，如證、症，硝、消，燥、躁，芪、耆等，則仍保留各自的寫法。此外，我們還採用現代漢語標點符號進行斷句標點，力求做到層次分明，不悖醫理和文理。

本書的出版，承蒙復旦大學吴格教授的大力薦舉，上海科學技術文獻出版社鄒西禮副總編和于玲玲編輯的努力工作，以及世交范邦瑾先生的多方協助，謹此一並表致謝意。本書先父原稿名《傷寒方集例》，現照出版社建議，改作《傷寒方歷代治案》出版，謹此説明。

先父尚有其他手稿多種，不乏中醫相關專題之專論、專著。冀能繼續善加整理，進一步弘揚先父之高尚醫德和精湛學術理念，誠余之所願也。

長子金能人偕長孫金立倫整理

二〇一二年二月

序例

漢代張仲景所著《傷寒卒病論》（簡稱《傷寒論》），是我國醫學方書中成書最早和極具系統性的著作。根據仲景原序推斷，該書約成於漢代建安十年左右（公元二〇五年）。原序說：「余宗族素多，向餘二百。建安紀年以來，猶未十稔，其死亡者三分有二，傷寒十居其七。感往昔之淪喪，傷橫夭之莫救，乃勤求古訓，博採衆方，撰用《素問》、《九卷》、《八十一難》、《陰陽大論》、《胎臚》、《藥録》並《平脉》、《辨證》，爲《傷寒雜病論》，合十六卷。〔注一〕雖未能盡愈諸病，庶可以見病知源。若能尋余所集，思過半矣。」仲景有感於當時傷寒病的流行和醫療上的不能「見病知源」，於是廣徵醫籍，成此一代巨著，奠定了祖國醫學發展史上的一個里程碑。

晉皇甫謐《甲乙經・序》中對漢魏時代名醫華佗、仲景都給予高度的評價。譽稱「雖扁鵲、倉公無以加也」，但皇甫謐對仲景的評價似乎較華佗爲高。《甲乙經・序》中又說：「華佗性惡矜技，終以戮死。仲景論廣伊尹《湯液》，爲數十卷，用之多驗。近代太醫令王叔和撰次仲景，選論甚精，指事施用。」可見仲景及其《傷寒論》對當時醫療的指導作用。

現根據已知史料，對仲景及其論著作一綜合分析，如左：

（一）仲景既是醫學的理論家，又是醫學的實踐家。他著述的特點是理論結合實踐。《傷寒論》的輯集工作，體現了它的科學性、理論性和系統性，從而成就了傷寒學說的創立。仲景的著述涵涉了當時各科，除《傷寒論》外，尚有其他極爲豐富的著述，惜今已大都散亡。〔注二〕仲景以傷寒爲中心而又兼研諸科，可知他對醫學的廣博精深，進而確立了無愧的醫聖地位。

（二）《傷寒論》通過王叔和的整理，王氏補入了《傷寒例》一篇，〔注三〕發揚了仲景學説。由於王叔和與仲景所處時代相近，有可能直接承受其學，所以王叔和撰次《傷寒論》有其一定的學術淵源〔注四〕。

（三）《傷寒論》成書後已有很高的評價，但在當時流傳並不廣泛。《隋書·經籍志》和《舊唐書·經籍志》都没有著録此書。《新唐書·藝文志》則有《傷寒卒病論》十卷的著録。〔注五〕據孫思邈「江南諸師秘仲景要方不傳」一語，推知仲景所著書在兩晉南北朝時代是有所晦顯的。《傷寒論》經王叔和整理後，它和仲景原序的十六卷已有所離合了。唐代孫思邈在《千金翼方》内鳩集《傷寒大論》中又加以「方證同條、比類相符」的整理，因此王叔和整理的《傷寒論》，其原編次遂又被孫氏再次改動。直至宋治平間（公元一〇六四——一〇六七年），高保衡、孫奇、林億等奉詔校正醫書，《傷寒論》方有現行的校定本。通過宋代雕版發賣，《傷寒論》乃得以廣泛地流傳。

（四）林億等校定《傷寒論》時做了一番細緻的整理工作，對祖國醫學的貢獻很大。校定本的序説：「百病之急，無急於傷寒。今先校定張仲景《傷寒論》十卷，總二十二篇證外，合三百九十七法，除複重，定有一百一十二方。」按校序所稱的傷寒一百一十二方，和後世習稱的一百一十三方有異。考一百一十三方之説，最早見於宋政和八年（公元一一一八年）朱肱所著《重校南陽活人書》中。今取二書互校異同，《傷寒論》方中除原缺禹餘粮丸一首不計入方數外，豬膽汁導方和蜜煎導方本併爲導法一類，恰符合林億等校得的一百一十二方數。《活人書》重出了桂附湯一首，〔注六〕若汰除了重複的桂附湯，《活人書》亦同得一百一十二方而已。《四庫提要》又誤改稱爲一百一十三方，這是《提要》的失考。宋晁公武《郡齋讀書志》和陳振孫《直齋書録解題》並稱一百一十二方不謬，當仍據林億等校本爲正。清徐大椿《傷寒類方》析豬膽汁導法和蜜煎導法爲二方，遂成爲又與《活人書》不同的一百一十三方，此乃是從世俗習稱而類編的。〔注七〕

以上僅討論有關《傷寒論》一書的若干問題。有關仲景的學説，則非序例範圍所及，不能逐一加以研討。但是醫學的價值，是建立在精確的診斷、對病立方和提高療效的基礎上的。《傷寒論》的病理和診斷都很複雜，治法和治方也因之複雜而有變通，對此我們有進一步探究的必要。

以下對傷寒方治運用相關問題作一探析。

（一）孫思邈在《千金翼方·傷寒篇》中説：「夫尋方之大意，不過三種，一則桂枝、二則麻黄、三則青龍，此之三方凡療傷寒不出之也。其柴胡等諸方，皆是吐下發汗後不解之事，非是正對之法。」孫氏認爲傷寒的正治方，是以桂枝、麻黄、青龍爲代表的三個主方，其餘諸方則認作是因傷寒失治而用的補充治方，這是正確的。由於傷寒傳變機會多，所見合病、併病及繼發病也多，對變證治方的要求自不可少。我們從傷寒六經所見的主證以外，還有在原文中具載的傳變病和繼發病，或因失治而兼見的各證，或辨證上和傷寒有所區别的病證等。其中即包括：陽結、陰結、氣飼、伏氣、關格、癮疹、尸厥、兩感、冬温、温病、寒疫、剛痓、柔痓、濕痺、濕病、風濕、中暍、風温、奔豚、水逆、火邪、火逆、蓄血、結胸、藏結、水結胸、小結胸、寒實結胸、熱入血室、陽微結、痞證、痿證、脾約、固瘕、穀疸、黄病、寒濕證、蚘厥、冷結、霍亂、陰陽易、食復、除中等等病證。以上各證，都非正傷寒桂枝、麻黄、青龍三方主治所及，但在一百一十二方的各個主治中，遇上述各證就較易擇善施治了。《傷寒論》中包括了如此多樣的病證，後人在運用傷寒方治上也難免有混淆莫辨之感。出現混淆的癥結所在，是傷寒的廣義和狹義之間具體區別的問題。

（二）《傷寒論》中「傷寒」二字的定義及對其的理解，有廣義的和狹義的二類。《素問·熱論》中說：「熱病者皆傷寒之類也」。仲景據此爲主體，《傷寒論》所以就六經（太陽、陽明、少陽、太陰、少陰、厥陰）爲綱要而辨病和脉證並治，此《素問》所指傷寒的範圍是狹義的。《八十一難》中又説：「傷寒有五：有中風，有傷寒，有濕温，有熱病，有温病。」仲景又據此爲證治，而《八十一難》所包括傷寒的範圍則是廣義的。唐楊玄操注解「傷寒有五」條說：「自霜降至春分傷於風冷即病者謂之傷寒，其冬時受得寒氣，至春又中春風而病者謂之冷温病，其至夏發者多熱病，病而多汗者謂之濕温，其傷於八節之虚邪者謂之中風。〔注八〕據此，經言温病則是疫癘之病，非爲春病也。」楊氏之言，當有其所本，則傷寒範圍更擴大及於各類急性傳染病而不僅限於常見發熱病了。王叔和《脉經》中對「傷寒」的定義有更精確的解説：「傷寒有五，皆熱病之類也，同病異名，同脉異經。」王氏把廣義傷寒和狹義傷寒的關係，放在鑒别診斷的基礎上，使「傷寒」一詞的混淆和紛爭，取得了一致。我們從歷代醫師的治療案例中看到，凡運用傷寒方治病，不但不囿於六經範圍，甚至超越了上節所舉陽結、陰結等各類傳變和繼發病證，這是基於歷史經驗的累積，亦是醫學發展的必然歸途。前人稱《傷寒論》爲羣方之祖，傷寒方可適用於傷寒以及各類雜病，主要在於「傷寒」一詞本爲廣義的，所以方治不可能單純和劃一。

（三）從方治運用的觀點上講，傷寒方是基礎方，歷代醫師據以獲得高療效的案例已經很多。但由於成案分散，使我們不論在臨牀上或教學上都感到材料參考的不便，急需集中輯録出來，以爲研究和合理應用傷寒方的借鏡。現行的歷代醫案專著，大都以病爲綱，或以編年卷體，方治分散難檢而不易突出，使人難以摸索到方劑的變化和活用規則。本编爲了補救這一缺點，以方爲綱輯集歷代傷寒方的診例，定名爲《傷寒方歷代治案》。本編在内容上既可互證《傷寒論》原文，又可因證及方，更可貫徹古今的診斷和治法，進而得以互證規律。這樣，傷寒方的參考和運用就更爲便捷和切合臨牀實際了。

祖國醫學的發展已進入了嶄新的時期。爲能更好地古爲今用，發揮古人治驗的作用，從輯集前人的實際診治案例和效果入手，不失爲一個重要的途徑。本編輯集傷寒方的歷代治案，對進一步繼承和發揚仲景傷寒學説的意義是不言而喻的。

兹將本編的凡例列舉如左：

一、本編依清徐大椿《傷寒類方》的方數，得一百一十三方。以筆畫爲序，故不分卷。《傷寒論》原本爲一百一十二方（説見上），今爲易檢起見，遵從《傷寒類方》慣例。

二、本編中各方，首列《傷寒論》方藥原文，次舉歷代成案。《傷寒論》中某方主治各條，一概從省，因由原書可檢，不必繁引。案中所引方藥的劑量和服法照録，古制可遵，且是參考治案佐證的必要。至於案中所引《傷寒論》原文和其他醫籍語句，涉該案之治療理論依據者，則予照録。

三、《傷寒論》方藥劑量，各本容有異同。兹據日本安政三年（公元一八五六年）翻明萬曆趙開美覆宋治平本爲主，校以清康熙刊《金匱玉函經》和趙刊金成無己注本。後二書爲歷代醫師所熟習，且與治案有關，因取三書互校異同。

四、本編以方爲綱，所集案例繫於各方之下。各案首標證候，次標某醫所治。上溯宋代，下迄清季，次第成案年代的先後，使因循可稽。個别案例有在宋以前者也加採録。各案之證候標目，悉據原案的診斷。

五、歷代運用傷寒方施治的案例，本編概予輯集。因每一案例包涵着各自的病因、病名、病程、症狀、診斷、處方、藥量和療效，不可能全部雷同。廣泛的輯集，既避免了編者的主觀或偏見，又可使本編的内容不漏缺可資比較的素材。個别長案方治曾屢經更易，無從肯定其爲何方主治而獲療效者不録。偶有案例雖據傷寒理論，而處方結構並不全符，參考價值不大的，也不予以採録。或有一病案的病程可分爲數個階段，其中某階段用傷寒方有特殊療效的案例，則酌審節録，以免遺美。凡案中未列方名，而方藥組成確屬傷寒某方的，亦加採録。傷寒兩方合治的，則繫於傷寒主治方之下。凡某案之末有附案而屬同一證候的，酌審附入以供參考。異證異方不録，或另起一案繫附另一傷寒方之下。

六、前代所集醫案成書，往往輾轉抄録，不著明原書出處；又爲疏通文氣，常隨意過加删節，以致叙案失去了原文的本意。本編所集各例，除了案末注明原引書目外，並標明卷數，以便校核。

七、案中的原注、原有按語、論證或前人評案按語，凡有很高的學術價值、可供參考者照録，以資辨明前代醫師們的獨特見解。案中有夾叙病論方論藥論者，爲醫者的實踐經驗，凡有助於運用傷寒方及研習《傷寒論》原文者照録。案後偶附有一二醫箴，有助於端正醫療態度及工作作風者，並予照録。

八、凡案例過於冗長，酌加删節。至於論證論治、處方藥量、炮製服法、脉舌辨證等有關醫學文字，記述雖繁亦不删。編者也不加增減潤色，避免僅求文氣的會通而失原意。但案中附及醫者的診辭、勸辭、貶辭，病家的言辭、諛辭、謝辭，或有醫者登臨、應試、遊宴，以及病家慕名邀診等瑣事，因不屬醫學範圍，則加以删節。至凡刊本有明顯錯字，則將刊本互校後始加更正。凡正誤在疑似之間，編者必加注明。

九、凡治案中單舉承氣湯，悉編入大承氣湯條。單舉柴胡湯，悉編入小柴胡湯條。單舉白通湯，悉編入白通湯條。白虎湯參用人參的，悉編入白虎加人參湯條。讀者可據案熟翫方治。附子理中丸在《傷寒論》中原爲理中丸的加減方，以歷代用治頻繁而又不可另立一方，故列爲理中丸的附方。燒褌散是古代的巫方，雖治療意義難定，但仍列出病案以作參考。

十、凡編者本人的附言、附考等按語，用「◎」號作夾註，以便與正文或案中原注或其他論注區別。

十一、有少數傷寒方（共十方），於蒐集案例過程中未見有成案，則在該方後注明案缺。

編者限於水平，又因資料繁多且分散，罣遺必多，敬請讀者指正。

金明淵　一九六五年八月　上海市第六人民醫院

注释：

〔注一〕安政三年翻明萬曆趙開美覆宋治平本，「卒」作「雜」，仍之。

〔注二〕清姚振宗《隋書經籍志考證》考《張仲景療婦人方》條說：「仲景之書，自王叔和編次三十六卷之後，其原編舊第遂不可考，今則並叔和所編之篇目亦不可見。本志所載有《仲景方》十五卷，《論傷寒》十卷，《王叔和論病》六卷，《評病要方》一卷，並此二卷，凡三十四卷。明方有執言仲景有《序例》一篇，爲三十五，尚闕其一。若以叔和《論病》及《評病要方》二書合併爲《金匱玉函經》八卷計之，則正合三十六卷之數，然不知是否如此也。」

〔注三〕明王履《溯洄集·傷寒立法考》說：「叔和所增入者，《辨脉》、《平脉》與《可汗》、《可下》等諸篇而已。其六經病篇，必非叔和所能贊辭也。」按仲景原序有集《平脉》、《辨證》二篇，則叔和當僅補入《傷寒例》一篇，其《可汗》、《可下》等篇和《脉經》中文字略同，是否可認爲叔和所補，尚屬疑問。

〔注四〕近人章炳麟《菿漢微言》說：「叔和與士安同時，晉初已老，疑其得親見仲景也。」近人余嘉錫《四庫提要辨證》更引申其義說：「疑叔和亦嘗至荆州依表，因得受學於仲景，故撰次其書。」

〔注五〕《隋書·經籍志》僅有「梁有《張仲景辨傷寒論》十卷，亡」一條，未說明是否爲《傷寒卒病論》。但《傷寒論》梁後已亡，則可推知其時並不盛行。

〔注六〕《活人書》的第十七方桂附湯和第六十九方桂枝附子湯同，治法亦同，僅劑量不同。二方與《傷寒論》劑量亦不同。《活人書》方與《傷寒論》方劑量上因古今關係每多出入，故不可遽以劑量出入而判爲二方。清錢潢《傷寒溯源集》已指出桂附湯是重出的，見《溯源集》附録。

〔注七〕許叔微《傷寒九十論》稱傷寒一百一十三方，當亦析膽導和蜜導爲兩方之數。又許氏後於朱肱，或據朱說而因之。

〔注八〕龐安時《傷寒總病論》曰：「其即時成病者，頭痛身疼，肌膚熱而惡寒，名曰傷寒。其不即時成病，則寒毒藏於肌膚之間，至春夏陽氣發生，則寒毒與陽氣相搏於榮衛之間，其患與冬時即病候無異。因春温氣而變，名曰温病也。因夏暑氣而變，名曰熱病也。因八節虚風而變，名曰中風也。因暑濕而變，名曰濕病也。因氣運風熱相搏而變，名曰風温也。病本因冬時中寒，隨時有變病之形態爾，故大醫通謂之傷寒焉。其暑病、濕温、風温，死生不同，形狀各異，治别有法也。」龐之論與楊玄操所論有出入。

傷寒方歷代治案目録

二畫 ……………………………………………… 一

十棗湯（一）

痰瘧（一） 間日瘧（一） 積飲（一） 痰飲（二） 酒飲（二） 懸飲（二） 臟躁鬱證（二）
水腫（三）

三畫 ……………………………………………… 四

大承氣湯（四）

關格（四） 胃熱厥證（四） 陽明下證（四） 剛痙（五） 陽明下證（五） 懊憹怫鬱證（六） 口眼喎斜
火證（六） 大便燥結（七） 偏頭痛（七） 腰脊胯痛（八） 熱證（九） 傷寒發狂（九） 陽明下證（十）
陽狂（十） 酒積（一一） 滯下後重（一一） 惡寒火極似水（一一） 陽明實滿（一一） 三陽合病下證
（一二） 陽明内實（一二） 胎逆（一二） 傷寒便閉（一三） 陽證傷寒（一三） 内傷發疹（一三） 痘
閉（一三） 痘閉（一三） 水泡痘（一四） 時疫黄病（一四） 時熱實證（一五） 陽結（一五） 傷寒陽
證似陰（一五） 脉痿（一五） 傷食痘閉（一六） 疫證疊下證（一六） 温疫體厥證（一六） 疫病乘除
證（一七） 温疫奪液無汗證（一八） 食癖（一九） 感冒停滯（一九） 合病下利（一九） 失下呃逆

（二〇）　便結旁流（二〇）　陽亢不寐（二〇）　陽明閉證（二〇）　傷寒痞結（二一）　時疫下證（二一）
時疫痞結（二一）　時疫下證（二二）　痘後誤下（二二）　痘厥（二三）　痘毒（二三）　傷寒失下（二三）
温病急下證（二三）　傷寒胃實（二四）　體脉俱厥證（二四）　傷食腹痛（二五）　陽明胃實（二五）　胃實陽證似陰（二六）　食隔（二六）　春温便秘（二七）　傷暑熱鬱（二七）　食積（二八）　痢實證（二八）
晚發疫（二九）　瘟疫腑實（三〇）　熱噦（三〇）　傷寒譫妄（三〇）　大結胸壞證（三一）　休息痢（三二）　心胃氣痛（三二）

大青龍湯（三三）

大青龍證（三三）　太陽經瘧（三三）　太陽煩躁（三三）　傷寒表實（三四）　傷寒陽氣怫鬱（三四）　痰飲（三四）　伏火喉風（三五）　寒濕足痛（三五）　大青龍變證（三五）

大柴胡湯（三六）

傷寒熱結在裏（三六）　陽明急下證（三七）　陽明當下證（三七）　傷寒陽結（三八）　食滯（三八）　痘毒（三九）　熱病陽證陰脉（三九）　咽疼（四〇）　傷寒食復（四〇）　食復（四〇）　熱入血室（四一）
時疫虛證（四一）　夏月少陽證（四二）　間日瘧（四二）　傷寒表裏俱實（四二）　食瘧（四三）　瘧痢（四三）　少陽陽明合病（四四）　感證譫妄（四五）　少陽陽明合病（四六）　時温（四六）

大陷胸丸（四六）

温病水結胸（四六）

大陷胸湯（四七）

傷寒結胸（四七）

大黃黃連瀉心湯（四八）

疫證（四八）　吐血（四九）　吐狂血（四九）　吐狂血（五〇）

小承氣湯（五〇）

少陰下證（五〇）　傷寒撮空（五〇）　傷寒下利（五一）　痛疝（五一）　傷寒下證脉遲（五二）　血痢（五二）　陽明熱厥（五二）　傷寒協熱自利（五二）　痺瘧傷冷下證（五三）　表邪傳胃（五三）　熱病下利（五三）　傷寒熱結在裏（五三）　傷寒熱厥（五四）　停食（五五）　燥熱成黃（五五）　胃實呃逆（五五）　燥結（五六）　温病壞證（五六）　熱病腑實（五七）　陽明裏證（五七）

小青龍湯（五七）

寒喘（五八）　肺脹喘嗽（五八）　寒束咳血（五八）　破傷風（五八）　水氣淩心（五九）　水飲（六〇）
寒哮（六〇）　痰喘（六〇）　風水（六〇）　肺脹（六一）　水氣腫（六一）　寒飲（六一）　實喘（六二）
咳嗽挾飲（六二）　喘病壞證（六二）　傷寒兩感（六三）　痰喘（六四）

小柴胡湯（六四）

小柴胡證（六四）　傷寒勞復（六五）　熱入血室（六五）　汗後吃逆（六六）　傷寒脇痛（六六）　汗下壞證（六六）　血結胸壞證（六六）　傷寒手足逆冷（六七）　勞瘧（六八）　腹痛不食（六八）　莖挺（六八）
傷寒腰痛足冷（六八）　傷寒身疼痛（六八）　虛損内熱（六九）　三陽合病（六九）　傷寒發斑（六九）

傷寒勞復（六九）　傷寒發熱（六九）　鼓槌風（七〇）　痎瘧異治（七〇）　少陽耳聾（七〇）　肝怒目痛（七〇）　因怒崩血（七〇）　耳後瘰癧（七一）　耳下腫（七一）　頸腫（七一）　少陽血證（七一）　內傷兼外感（七二）　疳熱（七二）　傷寒寒熱往來（七二）　熱入血室（七三）　少陽證（七三）　春溫餘熱（七四）　熱入血室（七四）　秋瘧（七四）　傷寒盜汗（七四）　傷寒少陽證（七五）　感證轉瘧（七五）　少陽餘熱遺泄（七五）　雙發頤（七六）　産後氣虛感冒（七六）　瘧痢壞證（七六）　單發頤（七六）　時疫少陽證（七七）　疫兼感寒（七七）　時疫實證（七八）　少陽證（七八）　禁口痢（七九）　顛狂（七九）　伏氣爲瘧（七九）　肝膽熱鬱（八〇）　膽虛熱乘（八〇）　扣頸瘟（八〇）　少陽證（八一）　溫瘧（八一）　瘧後脇痛（八一）　驚恐（八一）　肝熱血盛（八一）　肝火血熱（八二）　赤遊風（八二）　肝熱（八二）　冬溫春發壞證（八二）　少陽證（八三）　少陽瘧（八三）　肝旺咳血（八四）　肝熱癃閉（八四）　伏暑瘧（八四）　少陽熱入血室（八四）

小建中湯（八五）

心腹切痛（八五）　感寒（八五）　傷食腹痛（八五）　中暑腹痛（八六）　痘疹脾虛（八六）　下疳瘡（八六）　注夏（八七）　胃脘痛（八八）　積滯正虛（八八）　痢積（八八）　産後下痢脘痛（八九）　心脾痛（八九）　胃脘痛（八九）　寒嗽（八九）　胃血（九〇）　虛勞發熱（九一）　勞傷吐血（九一）　勞傷吐血（九一）　寒勞（九一）　瀉利腹痛（九一）　虛勞發熱（九二）　風木乘脾證（九二）

小陷胸湯（九三）

傷寒發黃（九三）　膈間冷痰（九三）　衄血（九三）　內傷結胸（九四）　馬脾風（九四）　奇痰證（九五）

肝火痰鬱（九五）　小結胸（九六）　少陽結胸證（九六）　結胸腑實（九六）　小結胸（九六）　結胸證（九七）　小結胸（九七）　小結胸（九七）　胸痞（九七）　冬温挾痰（九七）　秋温結胸（九八）

四畫

四畫……九九

五苓散（九九）

傷暑陽微厥（九九）　風濕證（九九）　傷寒發黃（一〇〇）　膀胱虚秘（一〇〇）　傷寒二便不通（一〇〇）　心勞口瘡（一〇一）　驚風（一〇一）　傷寒變證（一〇一）　蜘蛛蠱（一〇一）　交腸（一〇二）　交腸（一〇二）　飧泄（一〇二）　霍亂壞證（一〇二）　水逆證（一〇三）　霍亂轉筋（一〇三）　蓄水證（一〇三）　腸痛（一〇三）　瀉利（一〇三）　上熱下寒證（一〇四）　濕勝泄瀉（一〇四）　奔豚（一〇四）　二便虚秘（一〇四）　交腸（一〇五）　傷寒水逆證（一〇五）　陰黃（一〇六）　寒濕瘧（一〇六）　單腹脹（一〇六）　水臌（一〇六）　淋閉（一〇六）　腫脹（一〇六）　天泡瘡（一〇七）　停飲（一〇七）　寒積（一〇七）　慢驚壞證（一〇八）　筋疝（一〇八）　陰吹（一〇八）　交腸（一〇八）　妊娠水腫壞證（一〇九）　膀胱氣（一〇九）　水積吐食（一一〇）　水腫（一一〇）　傷寒誤下（一一〇）　水逆證（一一一）　瘧後腹脹（一一一）　暑風痙厥（一一二）　胞阻（一一二）　經被水阻（一一二）

文蛤散（一一三）

水腫（一一三）　鬱痰（一一三）　蜆痰（一一四）

五畫 ……………………………………………… 一一五

半夏散及湯(一一五)

傷風咳嗽(一一五)

半夏瀉心湯(一一六)

下後虛痞(一一六)　胸痞(一一七)　胸痞(一一七)　熱邪内結(一一七)　食復(一一八)　翻胃(一一八)
肝木侮土證(一一八)

四逆加人參湯(一一九)

少陰證(一一九)　陰證似陽(一一九)　真寒假熱證(一一九)　陰寒挾暑(一二〇)　真陽外越(一二一)
陰極似陽(一二一)　太陰冷結(一二二)　寒霍亂(一二二)　陽越(一二三)　夏月厥陰寒證(一二三)
霍亂轉筋(一二三)　兩感傷寒(一二四)　傷寒陰證(一二四)　嘔噦虛寒證(一二五)

四逆散(一二五)

怒厥挾痰(一二六)　熱厥(一二六)　譫妄(一二六)　火鬱(一二七)　伏暑時行(一二七)　夾食傷寒
(一二八)　暑邪入裏(一二八)　肝氣結瘕(一二九)　血虛痞瘕(一二九)

四逆湯(一三〇)

少陰壞證(一三〇)　暑月陰證(一三〇)　鼓擊脉(一三一)　内外傷(一三二)　戴陽(一三二)　陰斑
(一三二)　少陰中寒痰證(一三三)　伏暑霍亂(一三三)　産後中寒(一三三)　少陰證(一三四)　霍
亂臟厥(一三四)　陰燥(一三五)

瓜蒂散（一三六）

昏眩（一三六）　太陽中暍（一三六）　寒濕發黄（一三七）　黄入清道（一三七）　齁喘（一三七）　帶下（一三七）　風温結胸（一三八）　痰厥（一三八）　痰膈（一三八）　目赤（一三八）　傷寒挾食（一三九）　目睘（一三九）　久瀉（一三九）　喘腫（一四〇）　寒痰（一四〇）　肥氣（一四〇）　停飲（一四〇）　血膈（一四一）　目視倒植（一四一）　痰證（一四一）　食鬱（一四一）　痰飲（一四二）　卒中煤毒（一四二）　癖囊（一四二）　痰積（一四二）

甘草附子湯（一四二）

風濕痛（一四三）　風寒表證（一四三）　風濕痛（一四三）

甘草乾薑湯（一四四）

四逆證（一四四）　痰厥（一四四）　肥氣（一四四）　脾胃虚冷痢（一四四）　嘔吐（一四五）

甘草湯（一四五）

懸癰（一四五）　懸癰（一四五）　懸癰（一四六）　懸癰（一四六）　脾疳（一四六）　足脛痛（一四六）　蓐勞（一四七）　懸癰（一四七）

甘草瀉心湯（一四七）

虚痞（一四八）

生薑瀉心湯（一四八）

瘧病壞證（一四八）　心脘痛（一四八）　吐利（一四九）　誤下嘔吐（一五〇）　水臌（一五〇）

白虎加人參湯（一五一）

白虎湯證（一五一）　三陽合病（一五二）　濕溫證（一五二）　傷寒發斑（一五三）　暑瘧（一五三）　秋瘧（一五三）　暑月霍亂（一五三）　陽明熱證（一五四）　胃爍（一五四）　時疫發斑（一五四）　疫證（一五五）　中暑（一五五）　陽明噦證（一五五）　傷寒熱渴（一五六）　瘴瘧（一五六）　虛瘧（一五六）　中暍（一五六）　火證（一五七）　間日瘧（一五七）　熱驚（一五七）　暑證（一五八）　陽明伏邪（一五八）

白虎湯（一五八）

伏熱吐泄（一五八）　三陽合病（一五九）　濕溫證（一五九）　中暑（一五九）　熱實證（一六〇）　血淋（一六〇）　虛瘧（一六〇）　白虎壞證（一六〇）　瘴瘧（一六一）　暑證（一六一）　熱瘧（一六一）　疫證（一六二）　消中（一六二）　榮不諧衛證（一六三）　熱邪乘胃（一六三）　中消（一六四）　熱盛斑證（一六四）　三陽合病（一六四）　暑狂（一六五）　暑瘧（一六五）　陽明熱實（一六五）　陽明瘧（一六六）　耳遊風（一六六）　熱入血室（一六七）　暑證（一六七）　感證實證類虛（一六七）　伏暑（一六八）　卒中（一六八）　卒中（一六九）　陽明胃熱（一六九）　春温衄血（一六九）　暑邪虛證（一六九）　感證發斑（一七〇）　暑熱（一七〇）　吐血（一七一）　暑瘧（一七一）　瘴瘧（一七二）　暑瘧（一七二）　熱瘧（一七二）　消食病（一七三）　藥氣偏勝（一七三）　霍亂（一七三）

白通加豬膽汁湯（一七三）

上盛下虛（一七四）　傷寒格陽（一七四）　單鼓脹（一七四）　嘔吐（一七五）　脹滿（一七五）　痞滿（一七五）　少陰格陽證（一七六）　產後陽脱（一七六）　暑月伏陰（一七六）　陰寒直中（一七六）　陰

陽兩虚(一七七)　陽虚自汗(一七八)　少陰證(一七九)　暑厥(一七九)　伏暑濕重寒證(一七九)

白通湯(一七九)

四逆證(一八〇)　少陰虚證(一八〇)　疝氣(一八〇)　寒邪入腎(一八〇)　喉痺(一八一)　寒疝(一八二)

白散(一八三)

脾泄(一八三)　痞脹(一八三)　結胸(一八三)

白頭翁湯(一八四)

痧後下血(一八四)　厥陰熱利(一八四)　温邪下利(一八四)　噤口痢(一八四)　臨月下痢(一八四)
五色痢(一八五)　熱痢(一八五)　赤痢(一八五)　虚痢(一八五)　痔血(一八六)　霍亂(一八六)
泄瀉(一八六)　秋温挾濕(一八六)

六畫

六畫……………………………………………………………………一八七

竹葉石膏湯(一八七)

傷寒虚證(一八七)　瘖疾煩渴(一八七)　痘後餘毒(一八八)　温病伏脉證(一八八)　陽明證(一八九)
陽明證(一八九)　傷寒熱證(一八九)　暑證(一九〇)　暑瘧(一九〇)　口瘡(一九一)　傷寒食復發斑(一九一)　春温(一九一)　濕温邪留氣分(一九一)　霍亂四逆壞證(一九二)　春温讝語(一九二)

暑熱鼻衄（一九二）　暑瘧（一九三）　暑邪陽證似陰（一九三）　暑瘧（一九三）　發熱泄瀉（一九三）
暑瘧（一九三）　春温化瘧（一九四）　傷寒陽證似陰（一九四）　虛人受暑（一九四）　暑熱證（一九五）
暑毒（一九五）　瘧後食復（一九五）　傷寒虛熱（一九六）　傷寒虛熱（一九六）

七畫

七畫……………………………………………一九七

吳茱萸湯（一九七）

少陰咽痛下利（一九七）　陰易（一九七）　厥陰中寒（一九八）　慢脾風（一九八）　嘔逆（一九八）　嘔噦（一九八）　鬱證（一九八）　呃逆（一九九）　嘔吐（一九九）　奇經心痛（一九九）

牡蠣澤瀉散（二〇一）

小便不利（二〇一）　腫脹（二〇一）　濕腫（二〇二）

芍藥甘草附子湯（二〇二）

案缺

芍藥甘草湯（二〇二）

熱衄（二〇二）　腹痛（二〇三）

赤石脂禹餘糧湯（二〇三）

泄痢（二〇三）　腸風下痢（二〇四）　久瀉（二〇五）　五更泄瀉（二〇五）

附子湯（二〇六）

温病伏熱（二〇六）　寒極似熱（二〇六）　瘧後調理（二〇六）　小便秘脹（二〇七）　陽虛脱證（二〇七）
真陽外越（二〇八）　少陰寒證（二〇八）

附子瀉心湯（二〇九）

春温壞證（二一〇）　嘔吐（二一〇）　陽結（二一〇）　太陽壞證（二一一）

八畫

八畫……二一二

抵當丸（二一二）

血積（二一二）　跌撲傷（二一二）　傷寒蓄血（二一二）　瘀積（二一三）

抵當湯（二一三）

蓄血輕證（二一四）　蓄血重證（二一四）　太陽瘀血證（二一五）　蓄血證（二一五）　蓄血證（二一五）

炙甘草湯（二一五）

失脉證（二一六）　傷寒結脉（二一六）　炙甘草湯證（二一六）　類中偏痿（二一七）　陰虛温證（二一七）
津液重傷（二一七）　熱渴（二一七）　熱劫陰液（二一七）　乾血勞（二一七）　蓐勞（二一八）　痢疾壞
證（二一八）　産後瘈瘲（二一九）　産後伏暑瘈瘲（二一九）　痙厥（二一九）　肝風（二二〇）　濕温陰
虛證（二二〇）　内傷似瘧（二二一）　虛損（二二一）　肺痿（二二二）　肺癰（二二二）　肺痿（二二三）
嗽血（二二三）

九畫……………………二二四

厚朴生薑半夏甘草人參湯（二二四）

三焦脹（二二四）

枳實梔子湯（二二四）

食復（二二四）　食復（二二四）

柴胡加芒硝湯（二二五）

溫瘧（二二五）

柴胡加龍骨牡蠣湯（二二五）

少陽壞證（二二六）　痰火證（二二六）　痞積（二二七）

柴胡桂枝乾薑湯（二二七）

熱入血室（二二七）　感證（二二七）　痎瘧（二二七）

柴胡桂枝湯（二二八）

傷寒溫瘧（二二八）　汗多亡陽證（二二八）　瘧疾（二二九）　少陽中風（二二九）　牡瘧（二二九）　胎

墮閉證（二二九）　陽明少陽合病（二三〇）　腹痛（二三一）

苦酒湯（二三一）

瘧發痰厥（二三一）　喉痛（二三一）

十畫

桂枝二麻黄一湯（二三二）…………二三二
太陽中風（二三二）
桂枝二越婢一湯（二三二）
案缺
桂枝人參湯（二三三）
感證傷中氣（二三三）　陰斑熱陷（二三三）
桂枝加大黄湯（二三四）
痘靨大便閉（二三五）
桂枝加芍藥人參新加湯（二三五）
案缺
桂枝加芍藥湯（二三五）
案缺
桂枝加厚朴杏子湯（二三五）
太陽喘證（二三六）　内傷咳喘（二三六）
桂枝加附子湯（二三六）
桂枝附子湯證（二三六）　破傷風（二三七）　太陽中風漏汗（二三七）　太陽傷風（二三七）

桂枝加桂湯（二三八）
奔豚壞證（二三八）　奔豚（二三九）
桂枝加葛根湯（二三九）
桂枝加葛根湯證（二三九）　痘發不出（二四〇）　太陽陽明合病（二四〇）
桂枝去芍藥湯（二四〇）
中陽不運（二四〇）　飡泄（二四〇）　傷寒咳嗽（二四一）　傷風咳嗽（二四一）
桂枝去芍藥加附子湯（二四二）
案缺
桂枝去芍藥加蜀漆牡蠣龍骨救逆湯（二四二）
少陰瘧（二四二）
桂枝去桂加茯苓白朮湯（二四三）
案缺
桂枝甘草湯（二四三）
叉手冒心證（二四三）　發汗過多（二四三）
桂枝甘草龍骨牡蠣湯（二四四）
瘋癲（二四四）

桂枝附子去桂加白朮湯(二四四)

陰毒壞證(二四五)　漏風證(二四五)　汗漏亡陽(二四六)

桂枝附子湯(二四六)

風濕(二四六)　傷風兼夾陰(二四六)　傷寒脉沉(二四六)　風濕(二四七)

桂枝麻黄各半湯(二四七)

傷寒先汗後下證(二四七)　痘癢證(二四八)　傷寒如瘧(二四八)　暑月傷寒(二四八)

桂枝湯(二四九)

桂枝湯證(二四九)　太陽桂枝證(二五〇)　桂枝湯證(二五一)　發熱惡寒證(二五一)　桂枝湯證(二五二)　傷寒表不解(二五二)　柔痓(二五三)　桂枝壞證(二五三)　停食感寒(二五三)　陰結(二五三)　感證太陽中風(二五四)　間日瘧(二五四)　浮腫(二五五)　風傷衛(二五五)　風傷衛(二五五)　暑風(二五五)　太陽中風(二五五)　感證失血(二五六)　夾食傷風(二五六)　寒濕腹痛(二五六)　寒濕腹痛(二五六)　肺瘧(二五六)　衛不和營證(二五七)

桃花湯(二五七)

慢驚泄瀉(二五七)　暑温誤下(二五七)　下痢不止(二五七)　暑温下痢(二五八)　虚痢(二五八)

桃核承氣湯(二五八)

沉積疑胎(二五九)　鬱積(二五九)　呃噦(二五九)　暑月吐血(二六〇)　衄血(二六〇)　血臌(二六〇)　傷寒陽狂(二六〇)　胃脘痛(二六〇)　墜馬傷(二六一)　牙痛(二六一)　中焦蓄血發黄(二六一)

蓄血證（二六一） 經凝作痢（二六二） 心脾痛（二六二） 陽明譫妄（二六二） 痛經（二六二） 瘀積（二六三） 春温腑證（二六三） 熱痢（二六四） 過飽嘔衄（二六五） 血瘧（二六五） 腰僂（二六五） 蓄血證（二六六） 脹滿（二六六） 感冒蓄血（二六六） 熱入血室（二六七） 陽明蓄血（二六七） 太陽熱結（二六七） 血臌（二六七） 陽明熱結（二六八） 腿骨瘀傷（二六八） 陽明蓄血（二六八） 阻經發狂（二六九） 經閉（二六九） 痎瘧（二六九） 腑實證（二七〇） 濕熱腰痛（二七〇） 蓄血腰痛（二七〇） 少腹脹痛（二七〇） 腸癰（二七一） 熱結血室（二七一） 肝癰（二七二） 瘀積（二七二） 室女經閉（二七三） 喉痧閉經（二七三）

桔梗湯（二七四）

兒啼（二七四） 肺癰（二七四） 咳逆（二七四）

烏梅丸（二七四）

內傷吐蚘（二七五） 客寒犯胃（二七五） 惡阻吐蚘（二七五） 嘔逆（二七六） 暑犯厥陰（二七六） 腹痛肝厥（二七七） 厥陰厥證（二七七）

真武湯（二七八）

傷寒腎虛無汗（二七八） 筋惕肉瞤證（二七八） 傷寒發汗過多（二七八） 暑月陰盛格陽（二七九） 傷寒陰證（二七九） 筋惕肉瞤證（二七九） 厥陰汗多亡陽（二七九） 少陰亡陽證（二八〇） 邪入少陰（二八〇） 亡陽譫妄（二八一） 陰濕（二八一） 喘逆（二八一） 痰飲（二八一） 陰寒內伏（二八二） 汗多亡陽（二八三） 嘔吐水飲（二八三） 衝逆（二八三） 脹滿（二八三） 痰飲（二八三） 衝氣

（二八四）　産後腫脹（二八四）　心陽外越發疹（二八四）　眩暈（二八五）　暑月陰寒直中（二八五）
時邪戴陽證（二八五）　傷風戴陽（二八六）　痰嗽戴陽（二八六）　霍亂轉筋（二八六）　白痢（二八七）
陽虛痰喘（二八七）　真陽浮越（二八七）　血證浮腫（二八八）　氣喘壞證（二八八）　水氣病（二八九）
少陰咳逆（二八九）　少陰真寒假熱（二九〇）　越陽證（二九〇）　脾虛中滿（二九〇）　傷寒戴陽（二九〇）

茯苓四逆湯（二九〇）

少陰亡陽證（二九一）　臟結壞證（二九一）　少陰真寒假熱（二九二）　夾陰傷寒（二九二）　時疫少陰經證（二九三）　寒濕痰厥（二九四）

茯苓甘草湯（二九四）

衝氣（二九四）

茯苓桂枝甘草大棗湯（二九四）

案缺

茯苓桂枝白术甘草湯（二九五）

厥陰飲證（二九五）　勞風（二九五）　痰證（二九五）　脘痛（二九六）　上焦氣阻（二九六）　虛痞（二九六）
便血浮腫（二九六）　痰飲（二九六）　風水（二九六）　支飲（二九七）　水飲（二九七）

茵陳蒿湯（二九七）

傷寒發黃（二九八）　濕鬱發黃（二九八）　陽明發黃（二九八）　穀疸（二九八）　陽黃（二九九）

十一畫

十一畫……三〇〇

乾薑附子湯（三〇〇）

霍亂壞證（三〇〇） 陰證似陽（三〇〇） 瘧（三〇〇） 感證誤下（三〇一） 冬月痢疾（三〇一） 傷冷壞證（三〇一） 胃陽濁結（三〇二）

乾薑黃芩黃連人參湯（三〇二）

瀉利（三〇二）

旋覆代赭石湯（三〇三）

嘔噦（三〇三） 反胃（三〇四） 痰飲（三〇四） 噎膈（三〇四） 噯氣（三〇五） 噫氣（三〇五） 吐涎（三〇五） 嘔食（三〇五） 子懸（三〇五） 噎證（三〇五） 左脇痞悶噯氣（三〇六） 呃逆（三〇六） 胃氣不和（三〇六） 呃逆逆證（三〇七）

梔子甘草豉湯（三〇七）

案缺

梔子生薑豉湯（三〇八）

妊娠嘔吐（三〇八）

梔子厚朴湯（三〇八）

陽明腹滿虛煩（三〇八）

梔子乾薑湯(三〇八)

案缺

梔子豉湯(三〇九)

舌上滑胎證(三〇九) 懊憹怫鬱證(三〇九) 懊憹(三〇九) 痞脹(三一〇) 火鬱發斑(三一〇) 産後發熱(三一〇) 胸脘脇痛(三一〇)

梔子蘗皮湯(三一一)

黃疸(三一一) 傷食發黃(三一一) 陽黃(三一二) 脚氣(三一二)

理中丸(三一二)

脾泄(三一三) 冷嘔(三一三) 陰證傷寒(三一三) 陰狂(三一三) 口舌生瘡(三一四) 痔漏泄瀉(三一四) 胃虚發斑(三一四) 虚中有實腹痛(三一四) 真寒假熱(三一五) 嘔吐(三一五) 嘔吐(三一六) 嘔吐(三一六) 驚風(三一七) 身弩發驚(三一七) 瘦證(三一七) 痢疾(三一七) 傷冷腹脹虚鳴(三一八) 虚火咽痛(三一八) 慢驚(三一八) 攻伐太過傷脾(三一九) 瘧傷太陰吐蚘(三一九) 少腹痛(三一九) 夾食傷寒(三一九) 痢疾嘔噦(三二〇) 膈氣(三二一) 久痢(三二二) 五色痢(三二二) 久痢除中壞證(三二二) 中虚腹痛(三二三) 勞傷泄瀉(三二三) 鹹寒傷血(三二三) 久瘧血溢(三二三) 傷中滯氣(三二四) 少腹急痛(三二四) 熱病譫妄(三二四) 齇腫(三二四) 口舌破皮(三二五) 傷胃吐血(三二五) 脾陽虚(三二五) 咽喉腫痛(三二五) 火衰目盲(三二六) 脾虚癇搐(三二六) 虚寒喉痺(三二七) 着痺(三二七) 飧泄(三二八) 暑瘧(三二八)

附方　附子理中丸(三二八)

產後泄瀉(三二八)　中寒(三二九)　暑月中焦寒(三二九)　痘證傷冷(三二九)　身寒多汗證(三三〇)　寒濕瘧痢(三三〇)　夏月中寒(三三〇)　表證發斑(三三一)　傷寒汗下虛證(三三一)　久崩脾胃虛寒(三三一)　小腹沉寒痼冷(三三一)　口瘡脾胃虛寒(三三一)　死現舌(三三二)　寒極生熱證(三三二)　寒濕痰證(三三二)　疫證夢遺(三三三)　截瘧吐瀉壞證(三三三)　痰嗽證(三三三)　虛陽發瘡(三三四)　慢脾風(三三四)　泄瀉異治(三三四)　產後發毒(三三五)　虛陽口瘡(三三六)　產後腿癱(三三七)　疹出虛證(三三八)　報痘泄瀉(三三八)　寒鬱咽痛(三三八)　陰寒證(三三八)　小便不通(三三八)　四逆湯證(三三九)　暑月傷寒虛證(三三九)　太陰瘧(三三九)　痢疾真寒假熱(三三九)　內傷似瘧(三四〇)　陽證陰脉(三四〇)　傷寒陰證似陽(三四〇)　下痢完穀(三四〇)　內傷發瘧脱證(三四一)　痞塊(三四一)　胎墜(三四二)　奶疹壞證(三四二)　洞泄(三四三)　痢疾(三四三)　鬱怒便瘀(三四四)　喘逆(三四四)　久痢陰陽兩亡(三四五)　傷寒沉寒痼冷(三四五)　瘧疾脱證(三四六)　妊娠嘔吐(三四六)　妊娠嘔吐(三四七)　妊娠下利(三四七)　產後惡露不止(三四七)　戴陽證(三四七)　暑月中寒(三四八)　暑月戴陽證(三四九)　冷食寒結(三五〇)　陰痘(三五一)　陰證傷寒(三五一)　寒中太陰(三五二)　寒中入經(三五三)　傷寒真寒假熱(三五四)　陰證誤表(三五五)　傷寒夾陰證(三五五)　寒傷太陰(三五六)　寒痰(三五六)　痿證(三五七)　口瘡泄瀉(三五七)　虛寒口瘡(三五七)　虛痘(三五七)　產後嘔吐(三五八)　痔血(三五八)　積勞(三五八)　寒證(三五八)　陰暑異稟(三五九)　陰暑(三五九)　吐瀉(三五九)　陰暑壞證(三六〇)　胃痛嘔吐(三六〇)　慢脾壞

證（三六〇）　傷寒陰結便秘（三六一）　寒濕泄瀉（三六一）　腹痛嘔吐（三六一）　縮陽證（三六二）
虛瘧（三六二）　鶩泄（三六三）　臟毒（三六三）　崩漏（三六三）　暑月陽虛（三六三）　惡阻（三六四）
胃寒（三六五）　喉痺身腫（三六五）　寒瘧誤治（三六五）　水濁陰毒（三六五）　夏月泄瀉（三六七）
寒瘧（三六七）　感證誤治（三六七）　寒濕泄瀉（三六八）　嘔瀉虛痞（三六九）　關格壞證（三六九）
慢脾泄瀉（三七〇）

豬苓湯（三七〇）

傷寒汗後不眠（三七〇）　蓄血小便不通（三七一）　交腸（三七一）　寒熱吐瀉（三七一）　久痢濕熱壅阻（三七一）　濕熱溲赤（三七一）

豬膚湯（三七一）

冬温咽痛聲啞（三七二）　少陰下痢咽痛（三七二）　少陰口燥咽乾（三七二）　勞怯咽腐壞證（三七二）
陰虛咳嗽（三七三）　瀝漿生（三七三）　男子陰吹（三七三）

豬膽汁方（三七三）

津枯燥結（三七四）　大便不通（三七四）　産後便秘（三七四）　痘證便秘（三七四）　痘證熱實（三七四）
内傷便秘（三七五）　産後便秘（三七五）

通脉四逆加豬膽湯（三七五）

陽微脉絶證（三七五）　少陰咽喉潰痛（三七五）

通脉四逆湯（三七六）

傷寒陰證似陽（三七六）　陽氣暴脱（三七七）　陰盛格陽（三七七）　中燥（三七七）　中燥（三七七）
冷癥（三七七）

麻子仁丸（三七八）

脾約證（三七八）　脾約異治（三七九）

麻黄升麻湯（三八〇）

唾膿血（三八〇）

麻黄杏仁甘草石膏湯（三八〇）

傷寒失汗（三八一）　疹透喘急（三八一）　瘖（三八一）　乳癰（三八一）　寒邪客熱迫肺（三八二）　喉痺（三八二）　失音（三八二）　痰喘（三八二）　癃閉證（三八二）　酒客失音（三八三）　失音（三八三）
時證痰阻（三八三）　失音（三八四）　肺脹（三八五）　肺痺水腫（三八五）

麻黄附子甘草湯（三八五）

咽痛（三八五）　盛夏畏冷（三八六）

麻黄細辛附子湯（三八六）

少陰下痢（三八六）　少陰失音證（三八六）　少陰中寒壞證（三八七）　寒入少陰（三八七）　厥陰厥逆（三八七）　痰迷癲證（三八八）

麻黄連軺赤小豆湯（三八八）

瘀熱發黄（三八八）　濕熱黄疸（三八八）　太陽病發黄（三八八）

麻黄湯（三八九）

麻黄湯證（三八九）　揚手擲足證（三八九）　傷寒表實（三九〇）　失汗衄血證（三九〇）　太陽陽明合病（三九一）　痰喘壞證（三九一）　咽喉腫痛（三九二）　熱鬱吐衄（三九二）　傷寒表證吐血（三九三）　陰寒證（三九三）　疸後風寒客邪（三九三）　寒包熱證（三九三）　夏月感寒（三九四）　悶痘（三九四）　太陽表證（三九四）　風邪束肺壞證（三九五）　太陽寒傷營證（三九五）　陰虚感證誤表（三九五）　過表壞證（三九五）　過表吐血壞證（三九五）　太陽寒傷營證（三九六）　麻黄湯證（三九六）　失表發黄（三九六）

十二畫 ………………………………………… 三九七

黄芩加半夏生薑湯（三九七）

案缺

黄芩湯（三九七）

熱瀉（三九七）　赤痢（三九七）　子利（三九七）　痢疾（三九八）　温邪呃逆（三九八）　温邪伏阻上焦（三九八）　温病發黄（三九八）　軟脚瘟（三九九）　春温喉爛（三九九）　暑濕泄瀉（三九九）　痢（三九九）　痢（三九九）

黃連阿膠湯（四〇〇）

胎痢（四〇〇）　感證瘥後不寐（四〇〇）　冬温便血（四〇〇）　內傷吐血（四〇一）　厥陰壞證（四〇一）　剥苔（四〇一）　暑熱傷陰（四〇一）　秋燥下痢（四〇二）　產後痢（四〇二）　温病壞證（四〇二）　肝風筋脉拘攣（四〇三）　小腸泄痢（四〇四）　久痢（四〇四）

黃連湯（四〇五）

癇證（四〇五）　臟結胸痛（四〇五）　胸痺（四〇五）　蟲痛（四〇六）　木邪侮土（四〇六）

十三畫……四〇七

當歸四逆加吳茱萸生薑湯（四〇七）

厥陰少陰併病（四〇七）　厥陰熱入血室（四〇八）　厥陰下痢膿血（四〇八）　厥陰血證（四〇八）　蝦蟇瘟（四〇九）　厥陰傷寒（四〇九）

當歸四逆湯（四一〇）

霍亂脉絶（四一〇）　厥陰濁證（四一〇）　蝦蟇瘟（四一一）　產後厥陰證（四一一）　太陽血虛痙證（四一二）　太陽痙病虛證（四一二）　厥陰腹痛（四一二）　厥陰直中（四一三）

葛根加半夏湯（四一四）

太陽陽明嘔證（四一四）

葛根湯(四一四)

痓病(四一四)　葛根湯證(四一四)　勞復表證(四一五)　疹毒(四一五)　瘻毒(四一五)　水痘夾疹(四一五)　陽明中風自利(四一五)　太陽陽明合病(四一六)　太陽陽明合病(四一六)　産後葛根湯證(四一六)　剛痓(四一七)

葛根黄芩黄連湯(四一七)

玳瑁瘟(四一七)　傷寒挾熱下痢(四一八)　陽明誤下(四一九)　熱痢(四一九)　伏邪挾積(四二〇)　疫邪挾熱下痢(四二〇)　温熱壞證(四二〇)

十四畫 ………………………… 四二二

蜜煎方(四二二)

陽明蜜兑證(四二二)　内傷大便燥結(四二二)　大便燥結(四二三)　蜜導痘陷壞證(四二三)

十五畫 ………………………… 四二四

調胃承氣湯(四二四)

陰毒發斑下證(四二四)　胃熱便秘(四二四)　手足風裂(四二五)　腰胯痛(四二五)　暴狂(四二五)　沙石淋(四二六)　感風寒下證(四二六)　齒痛(四二六)　傷寒下證(四二七)　斑疹(四二七)　傷寒

厥逆（四二七） 中消脾約證（四二九） 嘔吐（四二九） 痛痺（四二九） 大腸風（四三〇） 熱病胎腐（四三〇） 胃熱（四三〇） 疫證腑實（四三一） 冬温少陰伏邪（四三一） 瘟病陰虚證實（四三二）
陽明失下壞證（四三三）

十六畫

……………………………………………………………………………………四三四

燒褌散（四三四）

陰陽易證（四三四） 疫證類易（四三四） 夏月陰陽易（四三五） 陰易（四三五） 女勞疸（四三五）
狂易（四三五）

二畫

十棗湯

芫花熬　甘遂　大戟

右三味等分，各别擣爲散，以水一升半，先煮大棗肥者十枚，取八合。去滓，内藥末。强人服一錢匕，羸人服半錢。温服之。平旦服。若下少病不除者，明日更服。加半錢得快下。利後，糜粥自養。

痰瘧　有人病瘧月餘日，又以藥吐下之，氣遂弱，疾未愈。觀其病與脉，乃夏傷暑，秋又傷風，乃與柴胡湯，一劑安。後又飲食不節，寒熱復作。此蓋前以傷暑，今以飲食不謹，遂致吐逆不食，脇下牽急而痛，寒熱無時。病名痰瘧。以十棗湯一服，下痰水數升。明日，又與理中散二錢，遂愈。《圖經本草衍義》三

間日瘧　丹溪治一少婦。身小味厚，痎瘧月餘，間日發於申酉間日瘧疾，頭痛身熱，口乾寒汗多，喜飲極熱辣湯。脉伏，面色慘晦，作實熱痰治之。脉伏喜熱湯無不作虚寒治，此案治法可法。以十棗湯爲末，粥丸黍米大，服十粒，津咽日三次，令淡飲食。半月後，大汗而愈。《名醫類案》三

積飲　王金壇曰。予内弟于中甫飲茶無度，且多憤懣。腹中常漉漉有聲，秋來發寒熱似瘧。以十棗湯料黑豆煮，曬乾研末，棗肉和丸芥子大而以棗湯下之。初服五分不動，又服五分。無何，腹痛甚。以大棗湯飲。大便五六行，皆溏糞無水。時蓋晡時也。夜半，乃大下數斗積水而疾平。當其下時瞑眩特甚，手足厥冷，絶而復甦。

舉家號泣，咸咎藥峻。嗟乎，藥可輕用哉。《古今醫案按》八

痰飲　慎齋治。一人患飲，面目鮮明。六脉弦，兩脇痛，身熱。先用十棗湯瀉之，後以小青龍湯行之，去水六七盆而愈。《慎齋遺書》九

酒飲　齊秉慧曰。昔在武昌從吾師◎師名黃超凡，舒馳遠之弟子游，偶見一人以手按心而痛，汗如雨下，痛不可忍。吾師曰：此必酒病也。以十棗煮水，調前末藥◎即十棗湯方，三分與服。限一時許，下惡水數升，而病去如失。余曰：願聞吾師明論。師曰：酒一入胃，清則成飲，濁則成痰。酒停不散之故，入肺則塞竅喘咳，入心則心痛怔忡爲噫，入肝則脇痛小腹滿痛，入膽則嘔苦汁，目昧不開，入脾則脹腫吞酸健忘，入腎則背惡寒、腰痛、溺澀、赤白濁下，入胃則嘔吐、嘔血、血痢或胃脘痛。有諸證疾，種種難名。不亟治之，養虎爲患。祇須一劑，根株悉拔，否則再服一劑，必愈。慧拜聆後，修合此藥，施治數十年，活人多矣。《齊氏醫案》三

懸飲　王旭高治。秦某懸飲居於脇下。疼痛，嘔吐清水。用仲景法。芫花、大戟、甘遂、白芥子、吴茱萸各三錢，大棗二十枚。將河水二大碗，上藥五味，煎至濃汁一大碗，去滓，然後入大棗煮爛候乾。每日清晨食棗二枚。淵案此十棗變法也，以吴萸易葶藶，頗有心思　《王旭高臨證醫案》三

臟躁鬱證　王燕昌治。一女子年十五歲。忽嬉笑怒駡，經巫婆治數日更甚。醫用天麻、南星、半夏、防風、桂枝、硃砂、赤金等藥，止而復發。診得六脉沈細、略數，望其目赤唇紅，問其二便有熱。乃用逍遥散加山梔、丹皮同十棗湯，一劑證止，三劑全愈。蓋思有所鬱兼臟躁也。《王氏醫存》十七

水腫　郭敬三治。姪媳彭氏，平素脾胃虛弱，又因飲茶過多，腹脹微泄。程某以六君、理中諸藥，亦不甚效。月餘腿足腫裂流水，臉上眼鼻俱平，腹皮亦破裂流水，諸醫無法，悉皆辭去。余乃與以十棗湯，而胃氣大虛，聞藥氣即作嘔吐，不能下咽。於是以十棗湯藥料，用米糊爲丸，糯米粉爲衣，復以桂丸肉包裹，吞下四十丸。少間，雖作乾嘔，不能出矣。夜半泄水半桶，腫消八九。改用蒼术、白术、茯苓、半夏、陳皮、附子、乾薑、牡蠣、澤瀉、炙草，以築堤防。服七八日，漸腫如前，又服十棗丸三十丸，腫又消去，仍服築堤防之藥。如此三轉，脾土已健，腫始不再作而愈。《郭氏醫案》

三畫

大承氣湯

大黃四兩酒洗　厚朴半斤，炙去皮　枳實五枚炙　芒硝三合

右四味，以水一斗，先煮二物，取五升，去滓，内大黃，更煮取二升，去滓，内芒硝，更上微火一兩沸。分温再服。得下，餘勿服。

關格　有婦人病吐逆，大小便不通，煩亂，四肢冷，漸無脉。凡一日半。與大承氣湯兩劑。至夜半，漸得大便通，脉漸生。翌日乃安。此關格之病極難治，醫者當審謹也。經曰：關則吐逆，格則不得小便。如此亦有不得大便者。《圖經本草衍義》三◎此孫尚藥案《證治準繩》三引同。

胃熱厥證　又。有人苦風痰，頭痛，顫掉，吐逆，飲食減。醫以爲傷冷物，遂以藥温之，不愈。又以丸藥下之，遂厥。復與金液丹，後譫言吐逆顫掉不省人，狂若見鬼，循衣摸牀，手足冷，脉伏。此胃中有結熱，故昏瞀不省人，以陽氣不能布於外，陰氣不持於内，即顫掉而厥。遂與大承氣湯至一劑乃愈。方見仲景。後服金箔丸，方見《删繁》。同上三

陽明下證　許叔微治。一武弁李姓，在宣化作警。傷寒五六日矣，鎮無醫，抵郡召予。予診視之，曰：脉洪大而長，大便不通，身熱無汗，此陽明證也。須下。病家曰：病者年踰七十，恐不可下。予曰：熱邪毒氣並畜於

陽明，況陽明經絡多血少氣，不問老壯當下。不下，爾别請醫占。主病者曰：審可下，一聽所治。予以大承氣湯。半日。殊未知。診其病，察其證，宛然在。予曰：藥曾盡否？主者曰：恐氣弱不禁，但服其半耳。予曰：再作一服。親視飲之。不半時間，索溺器，先下燥糞十數枚，次溏洩一行，穢不可近。未離已中汗矣，濈然周身，一時頃，汗止身凉，諸苦遂除。次日，予自鎮歸，病人索補劑。予曰：服大承氣湯得瘥，不宜服補劑，補則熱仍復。自此但食粥，旬日可也。故予治此疾終身，止大承氣一服而愈，未有若此之捷。

論曰：老壯者，形氣也。寒熱者，病邪也。臟有熱毒，雖衰年亦可下。臟有寒邪，雖壯年亦可温。要之與病相當耳。失此，是致速斃也，謹之。《傷寒九十論》

剛痓　又。宣和戊戌表兄秦雲老病傷寒，身熱足寒，頸項瘈瘲。醫作中風治，見其口噤故也。予診其脉實而有力，而又腳攣嚙齒，大便不利，身燥無汗。予曰：此剛痓也。先以承氣湯下之，次以續命湯調之，愈矣。

論曰：《五常政大論》曰，赫曦之紀，上羽與正徵同，其收齊，其病痓。蓋戊太陽寒水，羽也；戊火運正，徵也。太過之火，上見太陽，則天氣且剛，故其收齊。而人病痓者，過氣然耳，火木遇故年病此證多剛痓。同上

陽明下證　又。李琛大夫病傷寒發熱。面目俱赤，氣上衝，腹滿，大小便閉，無汗，脉緊而長。予令服大承氣湯。他醫以小柴胡湯與之，不驗，又以大柴胡湯與之，亦不效，又增大柴胡湯大劑。大便通，下燥屎得愈。乃誇曰：果不須大承氣。予笑曰：公苟圖目前，而不知貽禍於後。病雖瘥，必作瘡瘍之證。後半月，忽體生赤瘡。次日，背發腫如盤，堅如石，痛不堪忍。渠以爲背疽，憂甚。急召予。予曰：此瘡瘍之證也。若當日服承氣，今無此患矣。治以數日瘥。或者問何以知其瘡瘍之證。予曰：仲景云，趺陽脉滑而緊者，胃氣實，脾氣强。持實

擊强，痛還自傷。以手把刃，坐作瘍。蓋病勢有淺深，藥力有輕重，治者必察其病者如何耳。疾勢深則以重劑與之，疾勢輕則以輕劑與之。正如持衡，錙銖不偏也。不然，焉用七方十劑。今病人毒邪如此深，須藉大黄、朴硝蕩滌臟腑經絡毒氣利三二行，則邪毒皆去。今醫小心謹慎，又不能了了見得根源，但以大柴胡得屎，因謂大便通行便得安痊，不知遺禍於後必瘡瘍。當時若聽予言，豈有斯患。同上

懊憹怫鬱證　又。士人陳彦夫病傷寒八九日。身熱無汗，喜飲，時時譫語。因下利後，大便不通三日。非煩非躁，非寒非痛，終夜不得眠，但心没曉會處，或時發一聲如歎息之狀。醫者不曉是何證，但以寧心寬膈等藥，不效。召予診視。兩手關脉長，按之有力，乃曰懊憹怫鬱證也。此胃中有燥屎，宜與承氣湯。服之，下燥屎二十枚。次復下溏糞，得利而解。

論曰：仲景云，陽明病下之。心中懊憹而微煩，胃中有燥屎，可攻，宜承氣湯。又云，病者小便不利，大便乍難乍易，時有微熱怫鬱不得眠者，有燥屎也。承氣湯主之。蓋屎在胃，則胃不和。《素問》曰：胃不和，則卧不安。此所以夜不得眠也。仲景云：胃中燥，大便堅者，必譫語。此所以時時譫語也。非煩非躁，非寒非痛，所謂心中懊憹也。聲口歎息而時發一聲，所謂水氣怫鬱也。燥屎得除，大便通利，陰陽交和，是以其病得除。同上

口眼喎斜火證　張戴人曰。口眼喎斜者，俗工多與中風掉眩證一概治之，其藥則靈寶、至寶、續命、清心、一字、急風、烏犀、鐵彈丸，其方非不言治此證也，然而不愈者，何也？蓋知竅而不知經，知經而不知氣故也。嘗過東杞，一夫亦患此，予脉其兩手，急數如弦之張，甚力而實。其人齒壯氣充，與長吏不同◎長吏用鍼灸法，蓋風火交勝，予

調承氣湯六兩，以水四升，煎作三升。分四服，令稍熱啜之。前後約瀉四五十行，去一兩盆。次以苦劑投之解毒數服，以升降水火，不旬日而愈。《脉訣》云：熱則生風，若此者不可純歸其病於䐫隙之間而得，亦風火素感而然也。蓋火勝則制金，金衰則木茂，木茂則風生。若東杞之人，止可流濕潤燥，大下之後，使加食，通鬱爲大。《儒門事親》二

大便燥結　又。有姨表兄病大便燥澀，無他證。常不敢飽食，飽則大便極難，結實如鍼石。或三五日一如圊，目前星飛，鼻中血出，肛門連廣腸痛，痛極則發昏，服藥則病轉劇烈。巴豆、芫花、甘遂之類皆用之，過多則困，瀉止則復燥，如此數年。遂畏藥性暴急不服，但卧病待盡。戴人過診，其兩手脉息，俱滑實有力，以大承氣湯下之，繼服神功丸、麻仁丸等藥，使食菠、蔆、葵菜，及豬羊血作羹，百餘日充肥，親知見駭之。嗚呼！粗工不知燥分四種：燥於外則皮膚皺揭，燥於中則精血枯涸，燥於上則咽鼻焦乾，燥於下則便溺結閉。夫燥之爲病，是陽明化也，水液寒少，故如此。然可下之，當擇之藥之。巴豆可以下寒，甘遂、芫花可以下濕，大黄、朴硝可以下燥。《内經》曰：辛以潤之，鹹以軟之。《周禮》曰：以滑養竅。《儒門事親》七

偏頭痛　又。一婦人年四十餘，病額角上耳上痛，俗呼爲偏頭痛，如此五七年。每痛大便燥結如彈丸，兩目赤色，眩運昏澀，不能遠視。世之所謂頭風藥、餅子風藥、白龍丸、芎犀丸之類，連進數服，其痛雖稍愈，則大便稍秘，兩目轉昏澀。其頭上鍼灸數千百矣。連年著灸，其兩目且將失明。由病而無子。一日，問戴人。戴人診其兩手脉急數而有力。風熱之甚也，余識此四五十年矣。遍察病目者，不問男子婦人，患偏正頭痛，必大便澀滯結硬。此無他，頭痛或額角，是三焦相火之經，及陽明燥金勝也。燥金勝，乘肝則肝氣鬱，肝氣鬱則氣血壅，氣血壅則上下不

通，故燥結於裏，尋至失明。治以大承氣湯。令河水煎三兩，加芒硝一兩，煎殘頓令溫，合作三五服，連服盡。蕩滌腸中垢滯結燥，積熱下池如湯二十餘行。次服七宣丸、神功丸以潤之，菠、菱、葵菜、豬羊血爲羹以滑之，後五七日、十日，但遇天道晴明，用大承氣湯，夜盡一劑，是痛隨利減也。三劑之外，目豁首輕，燥澤結釋，得三子而終。同上

腰脊胯痛　又。一男子六十餘，病腰尻脊胯皆痛，數載不愈。晝靜夜躁，大痛往來，屢求自盡天年。且夕則痛作，必令人以手搥擊，至五更雞鳴則漸減，向曙則痛止。左右及病者皆作神鬼陰譴，白虎齧，朝禱暮祝，覡巫僧道禁師至則其痛以減。又夢鬼神戰鬥相擊，山川神廟無不祭者。淹延歲月，肉瘦皮枯，飲食減少，暴怒日增，惟候一死。有書生曰：既云鬼神虎齧陰譴之禍，如此禱祈，何無一應？聞陳郡有張戴人，精於醫，可以問其鬼神白虎與病乎，彼若術窮，可以委命。其家從之。戴人診其兩手，脉皆沉滯堅勁，力如張絚。謂之曰：病雖瘦，難於食，然腰尻脊胯皆痛者，必大便堅燥。其左右曰：有五六日或八九日，見燥糞一兩塊，如彈丸，結硬不可言。曾令人剜取之，僵下一兩塊。渾身燥痒，皮膚皺揭，枯澀如麩片。戴人既得病之虛實，隨用大承氣湯，以薑棗煎之，加牽牛頭末二錢。不敢言是瀉劑。盖病者聞暖則悦，聞寒則懼，説補則從，説瀉則逆，此弊非一日也，而况一齊人而傅之，衆楚人咻之乎！及煎成，使稍熱咽之。從少至多，累至三日，天且晚，臟腑下泄四五行，約半盆，以燈視之，皆燥糞、燥痺塊及瘀血雜臟，穢不可近。須臾痛減九分，昏睡，鼻息調如常人。睡至明日，將夕始覺，飢而索粥。温凉與之。又困睡一二日，其痛盡去。次令飲食調養，日服導飲丸、甘露散滑利便溺之藥，四十餘日乃復。《靈樞經》謂刺與汗雖久，猶可拔而虛；結與閉雖久，猶可解而決。去腰脊胯痛者，足太陽膀胱經也；胯痛，足少陽膽經之所過也。《難經》曰：諸痛爲實。《內經》曰：諸痛痒瘡瘍皆屬心火。注曰：心寂則痛微，心燥則

痛甚。人見巫覡僧道禁師至，則病稍去者，心寂也。然去其後來者，終不去其本也。古之稱痛隨利減，不利則痛何由去。病者既痊，乃壽八十歲。故凡燥證，皆三陽病也。同上

熱證　羅謙甫治。真定府趙吉夫，約年三旬有餘，至元丙寅五月間，因勞役飲食失節，傷損脾胃，時發煩躁而渴，又食冷物過度，遂病身體困倦頭痛。四肢逆冷，嘔吐而心下痞。醫者不審，見其四肢逆冷，嘔吐，心下痞，乃用桂末三錢，將熱酒調服。仍以綿衣覆之，作陰毒傷寒治之。須臾，汗大出，汗後即添口乾舌澀，眼白睛紅，項强硬，肢體不柔和。小便淋赤，大便秘澀，循衣摸牀，如發狂狀。問之則言語錯亂，視其舌則赤而欲裂，朝輕暮劇，凡七八日。家人輩自謂危殆，不望生全。鄰人吉仲元舉予治之。診其脉六七至，知其熱證明矣，遂用大承氣湯苦辛大寒之劑一兩，作一服服之。利下三行，折其勝勢。翌日，以黄連解毒湯大苦寒之劑二兩，使徐徐服之，以去餘熱。三日後，病十分中減之五六，更與白虎加人參湯約半斤服之。瀉熱補氣，前證皆退。戒以慎起居、節飲食，月餘，漸得平復。《内經》曰：凡用藥者無失天時，無逆氣宜，無翼其勝，無贊其復，是謂至治。又云：必先歲氣無伐天和。當暑氣方盛之時，聖人以寒冷藥急救腎水之原，補肺金之不足。雖有客寒傷人，仲景用麻黄湯内加黄芩、知母、石膏之類，發黄發狂，又有桂枝湯之戒。况醫者用桂末熱酒調服，此所謂差之毫釐，謬之千里，此逆仲景之治法。經云：不伐天和，不贊其復，不翼其勝，不失氣宜。不然，則故病未已，新病復起矣。《衛生寶鑑》二十三

傷寒發狂　又。甲寅歲四月初，予隨斡耳朵行至界河裏住。醜厮兀闌病五七日。發狂亂，棄衣而走，呼叫不避親疏，手執湩乳，與人飲之。時人皆言風魔了。巫師禱之，不愈而反劇。上聞，命予治之。脉得六至。數日不得大便，渴飲湩乳。予思之，北地高寒，腠理緻密，少有病傷寒者。然北地此時，乍寒乍熱，因此觸冒寒邪，失

於解利，因轉屬陽明證胃實譫語，又食羊肉以助其熱，兩熱相合，是謂重陽狂。陽勝宜下，急以大承氣湯一兩半，加黄連二錢，水煎服之。是夜下利數行，燥屎二十餘塊，得汗而解。翌日再往視之，身凉脉静。衆人皆喜曰：羅謙甫可醫風魔的也。同上六

陽明下證　又。南省參議官常德甫，至元甲戌三月間赴大都。路感傷寒證，勉强至真定，館於常參議謀家，遷延數日，病不瘥。總府李經歷並馬録事來求治。予往視之，診得兩手六脉沉數。外證卻身凉，四肢厥逆，發斑微紫，見於皮膚。唇及齒齦破裂無色，咽乾聲嗄。默默欲眠，目不能閉。精神鬱冒，反側不安。此證乃熱深厥變成狐惑，其證最急。詢之從者，乃曰：自内丘縣感冒頭痛，身體拘急，發熱惡寒，醫以百解散發之，汗出浹背，殊不解。每經郡邑，治法一同。發汗極多，遂至如此。予詳其説，兼以平昔膏粱積熱於内，已燥津液，又兼發汗過多，津液重竭，因轉屬陽明，故大便難也。急以大承氣湯下之，得大便去。再用黄連解毒湯，病減大半。復與黄連犀角湯，數日而安。同上六

陽狂　海藏治。彰德張相公子誼夫之妻許氏，病陽厥怒狂。發時飲食四五倍，駡詈不避親疏。服飾臨喪，或哭或歌，或以刃傷人。不言如啞，言即如狂。素不知書識字，便讀《文選》。人皆以爲鬼魔。待其静，診之，六脉舉按皆無，身表如冰石，其發也，叫呼聲聲愈高。余昔聞潔古老人云，《本經》言：奪食則已。非不與之食而爲奪食也，當以藥大下之而使不能食，爲之奪食也。予用大承氣湯下之，得藏府數升，狂稍寧。待一二日復發，又下之，得便數升，其疾又寧。待一二日又發，三下之，寧如舊，但不能食，疾稍輕而不已。下之又五七次，計大便數斗，疾緩身温脉生。至十四日，其疾愈，脉如舊。困卧三四日後起蘇，飲食微進。又至十日後安得。始得病

時，語言聲怒非常，一身諸陽盡伏於中，隱於胃，非大下之，可乎？此易老奪食之意也。《陰證略例》

酒積　丹溪治。一人年六十，素好酒。因行暑中得疾。足冷膝上，上脘有塊如掌，牽引脇痛不得眠，飲食減不渴。已自服生料五積散三貼。六脉俱沉澀而小，按之不爲弱，皆數，右甚。大便如常，小便赤。遂用大承氣湯減大黄之半而熟炒，加黄連、芍藥、川芎、乾葛、甘草作湯，瓜蔞仁、半夏、黄連、貝母爲丸。至十二帖，足冷退，塊減半。遂止藥。至半月病悉除。《丹溪治法心要》五◎《古今醫案》八作丹溪治吕宗信案，文句略異。

滯下後重　又。葉先生患滯下，後甚逼迫，正合承氣證。予曰：氣口虚，形雖實而面黄稍白，此必平昔食過飽而胃受傷，寧忍一兩日辛苦。遂與參、朮、陳皮、芍藥等補藥十餘帖。至三日後，胃氣稍完，與承氣兩帖而安。苟不先補完胃氣之傷而遽行承氣，吾恐病安之後，寧免瘦憊乎。《格致餘論》一

惡寒火極似水　戴原禮治。松江諸仲文，長夏畏寒，身常挾重纊，食飲必熱如火方下咽，微温則嘔。他醫投以胡椒煮伏雌之法，日啖雞者三，病逾亟。原禮曰：脉數而大且不弱，劉守真云：火極似水，此之謂矣。椒發陰經之火，雞能助痰，祇以益其病爾。以大承氣湯下之。晝夜行二十餘，頓減纊之半。復以黄連導痰湯益竹瀝飲之，竟瘳。《送戴原禮還浦陽序》

陽明實滿　虞摶治。東陽杜世良乃兄，三月間得傷寒證。惡寒發熱，小便淋澀，大便不行。初得病時，莖中出小精血片如棗核大，由是衆醫皆謂房事所致，遂作虚證治，而用補中益氣等藥。七八日後，熱愈甚，大渴引飲，胃中滿悶，語言錯亂。召予診視，六脉俱數甚，右三部長而沉滑，左手略平，亦沉實而長。予曰：此大實大滿證，

屬陽明經，宜大承氣湯。衆皆驚愕曰：先生誤矣。予不聽。作大劑連進二服，大瀉後，熱退氣和病愈。十數日後，因食鴨肉太多，致復熱，來問，予教用鴨肉燒灰存性，生韭汁調下六七錢，下黑糞一碗許而安。《醫學正傳》一

三陽合病下證　又。東陽戚，十八歲，四月間得傷寒證。惡寒發大熱而渴，舌上白苔。三日前，身脊百節俱痛。至第四日，惟脇痛而嘔自利。六日，來召余治。診其脉，左右手皆弦長而沉實且數甚。予曰：此本三陽合病，今太陽已罷，而少陽與陽明仍在。與小柴胡合黄連解毒。服三服，脇痛嘔逆皆除，惟熱猶甚。九日後漸加氣築痰響，聲如拽鋸，出大汗，退而身復熱愈甚。法當死。看其面上有紅色潔淨而無賊邪之氣，言語清亮，間有譫語而不甚含糊，予故不辭去而復與治。用凉膈散倍大黄，服二服，視其所下仍如前。自利清水，其痰氣亦不息。與大承氣湯合黄連解毒湯二服，其所下亦如前。予曰：此蓋熱結不開而燥屎不來耳。後以二方相間，日三四服，每藥又各服至五帖，始得結糞如肥皂子大者十數枚。痰氣漸平，熱漸減。至十五日，熱退氣和而愈。一知醫者問曰：《傷寒論》謂下後不可再下，連日用此峻劑而獲安者，何也？曰：燥屎未下而脉尚實，胡爲不可再下，是故爲醫者不可膠柱而調瑟也。同上

陽明内實　又。東陽李氏子病傷寒，陽明内實，醫與補藥治而成發鼫。十日後召予。診其脉長而實大。與大承氣湯大下之，熱退而鼫亦止。同上三

胎逆　陸養愚治。一婦受孕九月，大小便不通已三日矣。今早忽然胎氣衝心，昏暈數次。診視，脉沈洪而實。予曰：有故無殞。即令人剉大承氣湯一劑，少加木香、白蔻仁，煎服一二時許，二便俱通，出黑屎甚

多，胎亦無恙。予留調氣養榮湯二劑，而不服。數日後小水不利，將小腹揉捺纔來，乃煎服之，小水如舊。月餘産一男。《陸氏三世醫驗》二

傷寒便閉　陸祖愚治。長興顧玉岩年六十歲，患傷寒。延醫數人，頭疼骨痛已除。身熱煩燥，兼發赤斑，服藥未效，又增發狂。邀予診之。六脉沉數有力，目瞪直視，噤不出聲，舌黑芒刺，四肢冰冷，舉家哀慟。詢其大便二十日不行。予思年雖高而脉有神，力任無事。投以大承氣湯。目閉昏沉，病家以爲决死無疑。過一二時辰，腹中鳴響，去燥屎若干，諸症脱然，僅存一息。改用人參、麥冬、當歸、芍藥、白术、黄耆，調理而安。同上五

陽證傷寒　張鶴僊，名醫也。嘉興人，少孤。始攜藥裹入吾郡，未知名也。一日，郁温州水軒患陽證傷寒，稟氣又薄，羣醫束手不敢下。曰：脉已絶矣，下之則死。張診其足脉獨大，曰：可治。遂投大承氣湯一劑而愈。名遂振。後有巡院楊裁庵者按松，證如前，郁薦之，復愈。由是吳之稱名醫者首鶴僊，召視者滿吳下。終其身取效無慮數百，多以大黄之功，俗遂稱張大黄云。自己常進大黄丸子合許，曰：此瀉南方補北方，人弗知也。年九十卒。《上池雜説》

内傷發疹　徐仲光治。一兒疹出，腹飽便秘，乃内傷發疹也。以承氣湯下之而愈。《痘疹玄珠》五

痘閉　朱惠明治。一兒痘已半出，喘急腹脹，煩躁便秘，譫語不寧。余謂毒火彌盛，以承氣湯得利行數次，諸症悉平而愈。《痘疹傳心録》

痘閉　又。丙子孟春五日，譚氏女痘已三日。皆曰磊落綻凸，勿藥有喜。居無何，乾焦紫黑，喘急而死。諸

醫默無以應。余至細視。見兒身肢雖冷，心胸尚温，六脉雖無，衝脉不絕。且痘根脚無恙，猶有生氣。即色變而死，非關痘也。必初熱時爲飲食所傷，不能運化，以致氣血凝泣不行，靜如死狀。用承氣湯以漸灌之，去黑糞二次。少間身肢温熱，六脉漸起，又用補中益氣湯調理。紫爲紅、乾焦爲潤而愈。《痘學真傳》五

水泡痘　朱一麟治。王外甥十二歲，痘三日。主翁以爲如蛇在灰，如蟻在湯，二晝夜不自安定，待死而已。予察之，舌黑點紫，背上大點且紫黑而破裂，額上點亦焦頂而平。予心亦岌岌矣。但點幸朗而圍繞唇口者且綻，遍身亦勻。詢大便不行者三晝夜，粥飯不食者五晝夜。此内外症合，宜以大承氣救之。比夜二劑，大黄兩餘，硝半兩。四日早，纔通二三度，稍能食。五日，仍用前方加歸尾、丹皮、犀角、芩、連等治之，見天庭焦色將化，餘痘浸浸長而紅潤矣。予曰：此痘七日前着力用藥大灌，可以歇手，何也？點粒原朗，藥能化其紫色，便可成功。果然七日止藥而漿至，額上焦者亦紅潤，背上破裂者亦貫漿，但手足胸背多水泡。九日，用實脾滲濕之藥，水泡亦變爲漿而收功。況此症三日前，内火爲外寒所逼，故令面色青慘，且瘦削無壯意，視者以爲虚寒也。特以舌黑點紫，據内以知外，此火極似水，故外寒而内熱也，故以大承氣成功。然而痘中之水泡，獨此爲甚，亦以脾弱不能制水，致有此症，記此以認水泡之痘。《摘星樓治痘全書》十二

時疫黄病　程茂先治。周郁吾，江右瘍醫也，得時疫熱症，原兼停滯而起。因新娶，即寄居秦氏叔岳家，就近延醫，漸致沉重。身目俱黄如栢，遍身紫斑點如蚊跡之狀。目無所見，耳無所聞，呼亦不應。乃叔岳迎余過診一决。見其舌上黄胎，問之，數日未更衣而脉已散亂。問還可救否。余曰：論脉無起色，但傷寒有憑症不憑脉者。今用背水一陣，或僥倖於萬一，如再遲延，非余所知也。乃以大承氣湯倍加硝黄，灌下一時許，腹中作響，緣

昏沉不能起來，因而穢污滿牀。大行數次，便開目能認人。調治月餘而愈。《程茂先醫案》二

時熱實證　又。方子延年二十七歲，六月間患時熱症，勢甚沉重，口乾舌燥，大便不通數日矣。其尊人方丹實延醫調治不效，而熱轉劇，狂躁轉甚。丹實欲求通大便藥，醫云七日方可下，今僅五日，可輕下耶？予適回揚，丹實趨而告急。及過診時，見舌已黑。速用大承氣湯一劑，下數行而熱已除，惟口乾舌黑未全退。再以益元散相繼而服，熱退身凉。後因多食又復發熱，乃用大柴胡湯下之數次，逐漸而愈。同上三

陽結　張介賓治。一壯年素好火酒，適於夏月醉，則露卧不畏風寒。此其食性臟氣皆有大過人者。因致熱結三焦，二便俱閉。余先以大承氣湯用大黄五七錢，如石投水。又用神祐丸及導法，俱不能通，且前後俱閉，危劇益甚。遂仍以大承氣湯加生黄二兩，芒硝三錢，加芽皂二錢煎服。黄昏進藥，四鼓始通，大便通而後小便漸利。此所謂盤根錯節有非斧斤不可者，即此之類。若優柔不斷，鮮不害矣。《景岳全書》三十四

傷寒陽證似陰　李中梓治。社友韓茂遠傷寒，九日以來，口不能言，目不能視，體不能動，四肢俱冷。衆皆曰陰證。比余診之，六脉皆無。以手按腹，兩手護之，眉皺作楚。按其趺陽，大而有力。乃知腹有燥屎也。欲與大承氣湯。病家惶懼不敢進。余曰：吾郡能辨是證者，惟施笠澤耳。延至診之，與余言若合符節。遂下之。得燥屎六七枚，口能言，體能動矣。故桉手不及足者，何以救此垂絶之證耶。《醫宗必讀》五

脉痿　又。太學朱修之八年痿廢，更醫累百毫末無功。一日，讀余《頤生微論》，千里相招。余診之，六脉有力，飲食若常，此實熱内蒸，心陽獨亢，證名脉痿。用承氣湯下六七行，左足便能伸縮。再用大承氣，又下十餘

行，手中可以持物。更用黄連、黄芩各一觔，酒蒸大黄八兩蜜丸，日服四錢，以人參湯送，一月之内，去積滯不可勝數，四肢皆能展舒。余曰：今積滯盡矣。煎三才膏十觔與之，服畢而應酬如故。同上十

傷食痘閉　金九淵治。從子君采乳少傷食，痘至五朝，色黯，胸中痛極不能按。舉家驚恐。而諸醫泄泄，仍以蟬退等藥發之。先生曰：痘亦有汗、吐、下三法。此兒傷食重矣，因以承氣湯下之，宿垢中尚有宿食未化。手足陽明通利，痘遂大發，于是舉家方慶再生。《冰壑老人醫案》

疫證疊下證　吳又可治。朱海疇者，年四十五歲，患疫得下證。四肢不舉，身卧如塑，目閉口張，舌上胎刺。問其所苦，不能答。因問其子，兩三日所服何藥。云進承氣湯三劑，每劑大黄兩許不效，更無他策，惟待日而已。但不忍坐視，更祈一診。余診得脉尚有神，下證悉具，藥輕病重也。先投大黄一兩五錢，目有時而轉動，再投，舌刺無芒，口漸開能言。三劑，舌胎少去，神思稍清。四日服柴胡清燥湯，五日復生芒刺，煩熱又再，加下之，七日，又投承氣營養湯，熱少退。八日仍用大承氣湯，肢體方能少動。計半月，共服大黄十二兩而愈。數日後始進糜粥，調理兩月方平復。曾治多人，所遇此證，百中僅有者，姑存案以備參酌耳。《温疫論補注》上

温疫體厥證　又。陽證陰脉，身冷如冰，爲體厥。施幼聲賣卜頗行，年四旬，稟賦肥盛，六月患温疫，口燥舌乾，胎刺如鋒，不時太息，咽喉腫痛，心腹脹滿，按之痛甚。渴思冰水，日晡益甚，小便赤澀，得涓滴則痛甚。此下證悉具，但通身肌表如冰，指甲青黑，六脉如絲，尋之則有，稍按則無。醫者不究裏證熱極，但引陶氏《全生集》以爲陰證，以手足厥逆，若冷過肘膝便是陰證，今已通身冰冷，比之冷過肘膝更甚，宜其爲陰證一也。且陶氏以脉

分陰陽二證，全在有力無力中分。今脉微欲絶，按之如無，比之無力更甚，宜其爲陰證二也。陰證而得陰脉之極，有何説焉，其内諸陽證皆置不問。遂投附子理中湯。未服。延余至。以脉相參，表裏互較，此陽證之最甚者。下證悉具，但嫌下之晚耳。蓋因内熱之極，氣道壅閉，熱極反兼水化，《内經》之亢害證也。乃至脉微欲絶，此脉厥也。陽鬱則四肢厥冷，若素稟肥盛，尤易壅閉。今亢陽已極，以至通身冰冷，此體厥也。六脉如無者，羣龍無首之象，證亦危矣。投大承氣湯，囑其緩緩下之，脉至厥回，便得生也。其妻聞一曰陰證，一曰陽證，天地懸絶，疑而不服。更請一醫，指言陰毒，須灸丹田。其兄疊延三醫，續至皆言陰證。妻乃惶惑。病者曰何不卜之神明，遂得從陰則吉，從陽則凶。更惑於羣醫之議，陰證者居多。乃進附子湯，下咽如火，煩燥頓加。乃嘆曰：吾已矣。藥之所誤也。言未已，更加躑躅，逾時乃卒。嗟呼，向以卜謀生，終以卜致死，可爲巫卜之鑑。同上

疫病乘除證　又。病有純虚純實，非補即瀉，何有乘除。設遇既虚且實者，補瀉間用，當詳孰先孰後，從少從多，可緩可急，隨其證而調之。吴江沈音來令正少寡，素多鬱怒，而有吐血證，歲三四發，吐後即已，無有他證，蓋不以爲事也。三月間别無他故，忽有小發熱，頭疼身痛，不惡寒而微渴。若惡寒不渴者，乃感冒風寒，今不惡寒而渴者，疫也。至第二日，舊病大發，吐血勝常，更加眩暈、手戰煩躁種種虚象，飲食不進，且熱更加重。醫者病者但見吐血，以爲舊證復發，不知其爲疫也。故以發熱認爲陰虚，頭疼身痛認爲血虚，不察未吐血前一日已有前證，非吐血已後所加之證也。諸醫議補，問予可否。余曰：失血補虚，權宜則可。蓋吐血者内有結血，正血不歸經，所以吐也，結血牢固，豈能吐乎。能去其結，於中無阻，血自歸經，方冀不發。若吐後專補，内則血滿，既滿不歸，血從上溢也。設用寒凉尤誤。投補劑者，祗顧目前之虚，用參暫效，不能拔去病根，日後又發也。况又兼

疫，今非昔比。今因疫而發病，血脱爲虚，邪在爲實，是虚中有實。如投補劑，始則以實填虚，沾其補益，既而以實填實，災害並至。於是以人參二錢，以歸、芎、茯苓佐之。兩劑後虚證咸退，熱減六七。醫者病者皆謂用參有效，均欲速進，余禁之不止。乃恣意續進，便覺心胸煩悶，腹中不和，若有積氣，求噦不得，此氣不時上升，便欲作嘔，心下難過，遍體不舒，終夜不寐，喜按摩槌擊，此皆外加有餘之變證也。所以然者，止有三分之疫，祇應三分之熱，適有七分之虚，經絡枯澀，陽氣内陷，故有十分之熱。分而言之，其間是三分實熱七分虚熱，向則本氣空虚，不與邪搏，故不現有餘之證，但虚不任邪，惟懊憹鬱冒眩暈而已。今投補劑，是以虚證之熱，減去六七，所餘三分之熱實熱也，乃是病邪所致，斷非人參可除者，今再服之，反助疫邪，邪正相搏，故加有餘之變證，因少與承氣，微利之而愈。按此病設不用利藥，宜静養數日亦愈，以其人大便一二日一解，則知胃氣通行，邪氣在内，日從胃氣下趨，故能自愈。間有大便自調而不愈者，腸中廻環處有結糞不下，下得結糞始愈。設邪未去，恣意投參，病乃益固，日久不除，醫見病體漸瘦，便指爲怯證，愈補愈危，至於不救。同上

温疫奪液無汗證　吳又可曰。温疫下後脉沉，下證未除，再下之。下後脉浮者，法當汗解，三五日不得汗者，其人預亡津液也。温疫得下證，日久失下，日逐下利純臭水，晝夜十數行，乃致口燥唇乾，舌裂如斷。醫者按仲景協熱下利治法，與葛根黄連黄芩湯，服之轉劇。余診視乃熱結傍流，急與大承氣湯一服，去宿糞甚多，色如敗醬，狀如粘膠，臭惡異常。是晚利止。次日服清燥湯一劑，脉尚沉。再下之，脉始浮。下證減去，肌表尚存微熱，此應汗解，雖不得汗，然裏邪先盡，中氣和平，所以飲食漸進。半月後忽作戰汗，表邪方解。蓋緣下利日久，表裏枯燥之極，飲食半月，津液漸回，方能得汗，所謂積流而渠自通也。可見脉浮身熱，非汗

不解，血燥津枯非液不汗。昔人以奪血無汗，今以奪液亦無汗。血液雖殊，枯燥則一，則知温疫非藥可得汗者矣。同上

食癖　湯氏《小兒方》曰。户部張侍郎小娘子，患此蘊積結聚已經年矣。其候腹滿壯熱，大小便閉，不食。諸醫皆作虚熱潮熱，或作胃寒不食治，然既不食，大小便自然少，又欲作疳熱治。百藥俱試而無一中。勢已窘迫，招予視之。問曰：合服何藥？答曰當服甘遂大黄。張驚駭曰：前諸醫者皆用補劑，此女不進飲食久矣，不宜利動腸胃。予答曰：信我者生。逆我者死。張曰：更有無甘遂而次於此藥方者，可否？予令即服大承氣湯，二服而愈。次日診之，尚有餘滯積實，其證必過數日而復閉，須服前藥始可除根。數日後果再閉，腹滿痞結，再投此藥一服而痊。《古今圖書集成醫部全録》四六二

感冒停滯　李維麟治。席子聲患感冒，兼中州停滯，脉沉細而厥逆。醫者以補中益氣治之，積久則冷汗如雨，面唇皆青，勢極危篤，猶不覺悟，曰：虚極矣。予力爭之，以鹽湯探吐，得胃中宿食停痰數碗，頃刻手足温和，面色紅活，而六脉皆起矣。調理五日方顯裏實之症。予將以承氣下之，會名公喻嘉言至，主人極言平日稟弱，乃以酒蒸大黄入萎蕤、生地、當歸等微下之，於是病重藥輕，邪氣留矣。後復三下之，而宿垢始盡焉，愈。明年復得病厥冷惡寒，六脉沉細，胸中寒格而氣逆，病狀宛如前歲，意謂復用前法，予曰無熱惡寒發於陰，大虚也，急温其裏而愈。《李石浮醫案》

合病下利　又。吴季玉傷寒下利日數十行，狂悶煩渴，病勢頗劇。予診之，曰：此合病也。屬陽明，用承氣

而愈。同上

失下呃逆　又。張元明衰年患感冒，日數已久，神氣困憊而呃逆不止者五六日矣。予診之曰：失下也。用承氣而愈。同上

便結旁流　尤怡治。某。大便閉結，水液旁流。便通則液止矣。大承氣湯加甘草。《靜香樓醫案》下

陽亢不寐　錢國賓治。陝西喻少川，久以開氈店居杭。體厚剛健，偏嗜炙煿，性躁，動肝氣。年逾五旬，終夜不寐者六年。用痰火氣血之藥多矣。早晨診候，寸關洪浮有力，若堅實之象，惟而尺脉大。熟思之。以脉論，肥人當沈，今六脉洪浮有力；以症論，上身怕熱，足反畏冷；以藥論，清補俱已盡服。《難經》曰：人之安睡，神歸心，魄歸肺，魂歸肝，意歸脾，志藏腎，五臟各安其位而寢。且夜屬陰主靜，日屬陽主動，陰陽和平，安然寤寐。此六年不睡，乃陽亢症也。當大泄其陽，使陰氣漸復則寐矣。用大承氣湯加大黄二兩，泄十餘行，其人昏倦，睡數日方醒，進以粥食愈。《續名醫類案》二十一

陽明閉證　張令韶治。一婦人患傷寒十餘日，手足躁擾，口目瞤動，面白身冷，譫語發狂，不知人事，勢甚危篤。其家以爲風，縛其手足。或以爲痰迷心竅，或以爲虚，或以爲寒，或辭不治。張診之，切其脉全無，問其證不知，按其身不熱，張曰：此非人參附子症，即是大黄芒硝症，出此入彼，死生立判。因坐視良久，聆其聲重而且長亦有中焦停食而奄奄似不屬者，亦下之而愈，見繆仲醕治姚平之案，曰：若是虚寒證，到脉脱之時，氣沉沉將絶，那得有如許氣力，大呼疾聲，久而不絶。即作大承氣湯。牙關緊閉，挖開去齒，藥始下咽。黄昏即解黑糞半牀。次早脉出身熱，人事亦知。舌能伸出而

黑。又服小陷胸湯，一劑而愈。同上一

傷寒痞結　王三尊治。朱笠葊感寒，屢用發表清裏藥不愈。脉乍大乍小，數而無力。譫語，舌黃燥，遺尿，大便秘，欲飲滚熱茶。時予初習醫，因脉虚熱飲，不敢再進寒凉消伐之劑。遠延兩名醫，一與以連理湯，一與以六君子湯。愈劇。後不服藥，止頻飲松蘿熱茶，數日後漸覺清明。自主以承氣湯，下膠糞一遍，遂漸愈。是知脉虚者屢用發表，中氣虚也。思熱飲者，滯化爲痰，中氣弱不能利痰，故借湯之暖以運盪之也。遺尿者，心移熱於小腸也。標雖虚而本卻實，故現舌胎乾黃，仍歸攻下而愈也。《醫權初編》下

時疫下證　又。蔣星弁僕人廿餘歲，仲秋患疫。一醫始以麻黃湯發汗，終無汗。一醫數下之，皆稀糞，不愈。予視時已過經矣。肚皮粘腹，譫語口渴，舌無胎，脉虚數。屢用清火藥，小便已白，而餘症不解。但臍下築築動氣，失氣甚臭，大便必有結糞也。以大承氣湯小其製，下結糞數十枚，繼自汗而愈。此症舌無胎，小便已白，脉小數無力，肚皮粘腹，全似虚症，惟譫語、失氣甚臭、無汗、臍下跳動，是爲下症。《内經》臍下動氣不可汗下之語，不可泥也。同上

時疫痞結　又。潘國彩時疫。脉實大，舌青紫，時呃逆，思飲滚熱茶。素善飲。目珠忽微黃。予用發表清裏藥，有汗不解，蓋七日自汗症也。彼欲急效，延遠來一醫視之。彼認爲雜證發黃，遂用薑、桂、耆、术、茵陳、半夏、黃連等，且勸頻進飲食，以致譫妄拈鬚、舌强不語。延朱笠葊、江有聲，皆未至。復延予視。撬開齒縫，水始得下。數日前舌有微苔擦去，故視舌雖乾而無苔，又曾胃口飽悶，以滚痰丸下過，因舌乾無苔，又曾下過，不敢用

承氣湯，唯以石膏、滑石頻煎與之，以冀自汗。次日，頭汗至頸而還，仍與前藥。又次日，汗方出透，則所延之醫皆至矣，議與半夏瀉心湯去參、棗加熟軍，微下一遍，改用清凉藥數帖而愈。因未大下，後廿餘日不大便，服潤藥與蜜導皆不效，復飲熟軍、元明粉而愈。是知朱笠莽之下證定於舌，潘國彩之下症定於脉耳。噫，微矣哉！余思此二實症皆喜熱飲者，因胃家原有痞結故也，得熱則開，得冷則愈結，故如是耳。五瀉心湯皆乾薑合芩、連，其意可見。朱笠莽胃有舊疾，潘國彩呃逆不休，皆痞結症也。笠莽痰滯俱有，故舌黄燥，國彩素無積聚，止有痰飲礙其升降。書云：中多痰飲則舌苔微。以痰飲微苔先曾擦去，故舌雖乾而無苔，至於舌色青紫，想因氣結不行，以致血亦凝滯歟。同上

時疫下證　王三尊曰。誤醫赤晨之醫，醫赤晨大郎繼寬，不可没其功也。繼寬同時染疫，汗後不解。脉較赤晨少健，浮沉着中。腹不硬痛，舌生灰色潤苔。書云：黑潤苔屬虚寒。從未有言灰色潤苔當用硝、黄者，予不敢下，亦不敢補，惟用清法，俟其變證。彼以大承氣湯下之。下後苔少退，熱少止。仍不思食。兩日不下，灰苔復生。又下之，所下皆膠滯之物。如此下五六次方愈。此證此脉此治法，彼云亦未經過，乃出心裁。予始服其才識。同上◎丁赤晨案見同書卷上，王氏用下法而未用承氣，故不録。

痘後誤下　夏禹鑄治。徐梅宣公郎，痘後四十日患大便閉有七日，他醫以承氣湯單授之。予舅氏時在徐宅，力薦請予，往視之，曰：血虚之極，幸未通利，通則不可藥矣。梅宣拍案叫絕，曰一望即知，神何至此，前庸手幾敗乃事。此望色審竅，知非肺熱之一驗也。《幼科鐵鏡》下

痘厥　葉大椿治。秦瀛仙子五歲。昏暈厥逆，口吐涎沫，譫語，角弓反張，面青，目上竄。腹痛如刺，按之有塊。六脉弦數，右關尤甚，此木乘土位而發驚搐，且食多傷胃，肝脾二臟受病，痘遂乘病而出。論者俱謂傷寒夾驚，遲疑未定。余用連翹升麻湯二服，諸症減而腹痛愈甚，痘甫見點，奈細密焦紅特甚。急用承氣湯一服。大下宿糞，痛遂止。痘始大發，但推蕩已過。再用攻伐之劑，恐難於成漿收斂，然大毒未出，非帶攻發不可。乃用養血扶脾，佐以山甲、僵蠶，大劑服之。八朝漿足，九朝回起，半月而愈。若此症作驚風妄治，誤投金石之劑，沉寒膠錮，痘毒内攻，必致悶伏不測矣。《痘學真傳》四

痘毒　又。陝西甘商子六歲發痘。壯熱腹痛，煩悶譫語，尋衣撮空。用大承氣湯下之，黑水出而狂亂如前，反增口臭舌苔。再進承氣湯加黃連、牛蒡一大劑，大去宿糞，諸症始愈。四朝痘齊發，如期起脹成漿。至八朝發癢，忽變澹白，用肉桂保元湯，五日而愈。同上

傷寒失下　徐靈胎治。蘇州柴行倪姓傷寒失下，昏不知人，氣喘舌焦，已辦後事矣。余時欲往揚州，泊舟桐涇橋河内，適當其門，晚欲登舟。其子哀泣求治。余曰：此大承氣湯證也，不必加減。書方與之，戒之曰：一劑不下則更服，下即止。遂至扬，月餘而返，其人已强健如故矣。古方之神效如此。凡古方與病及證俱對者，不必加減，若病同而證稍有異，則隨證加減，其理甚明，而人不能用。若不當下者反下之，遂成結胸，以致聞者遂以下爲戒。顛倒若此，總由不肯以仲景《傷寒論》潛心體認耳。《洄溪醫案》

温病急下證　楊璿治。楊甥年二十一，患温。初病便煩滿囊縮，登高棄衣，湯飲不食，日吐血數十口。用犀

角地黄湯加柴、芩、連、梔、元參、荆芥穗灰十劑，間服瀉心、承氣湯七劑，諸證退而飲食進。越五日，小便不通，脹疼欲死。予細診問，脉仍沉，臍間按之勁疼。予思此土實氣閉不舒，因而小水不利也，以大承氣湯下黑血塊數枚，而病始痊。此皆證之罕見者也。可見凡下不以數計，有是證即投是藥，但恐見理不明，認證不透，反致擔閣。而輕重緩急之際，有應連日，有應間日下者，如何應多，如何應少，其間不能如法，亦足誤事。此非可以言傳，臨時酌斷可也。《傷寒温疫條辨》二

傷寒胃實　李炳治。黄解元承吉之叔父病傷寒。有蘖生者，治以薑术而煩減。將服附子。翁診曰：胃熱斂於脾，故減耳，更温則脾爛矣。服大黄生，服附子死。蘖不能爭。投以大承氣。兩目珠戴入於腦。翁曰：熱縱也。又下之。目珠出而頸軟，頭不能直。翁曰：熱遁於足太陽，加滑石、甘草，下之愈。《李翁醫記》下

體脉俱厥證　程文囿治。陳某子年十六歲，夏月患感證。壯熱神昏，面赤煩渴，唇燥舌焦，口鼻牙根出血。俱屬熱象，惟脉息沉細，四肢厥冷。諸醫不效。時屆九期，延予商之。予曰：此非陰證，乃陽證也。今日本應重用凉藥，恐汝家畏而不服，姑以小柴胡湯去半夏、人參，加生地、花粉、山梔、丹皮試之。無如歙俗以爲吃壞熱藥有救，凉藥無救。因見方有凉藥，果畏不服。三日後勢更劇，復來迓予。予辭不往。乃浼友人胡君景三代請。予曰：救病如救焚。彼病已重，況復遷延，恐難治矣。至診其脉，前之沉細者今竟絶無。捫其肢則冷過肘膝，更加腹痛拒按，欲便不解，驚狂不定。予曰：疾急矣。非承氣湯下之不可。疏方訖。胡君私叩予曰：從來傷寒陰陽二證，憑脉用藥，不拘浮沉大小，總以有力無力分之。有力爲陽，無力爲陰。今按脉全無，四肢冷甚，恐屬陰證，奈何？予曰：此乃陽極似陰，證載吳又可《瘟疫論》中，所謂體脉二厥也。歸檢書與閲，胡君以爲然，竟服下

劑，夜間便行二次。比曉，厥回脉出，改用甘露飲，後易生脉地黄湯，匝月而痊。《杏軒醫案》初集

傷食腹痛　又。許生詠堂母病，請治。據云因食豚肝麵餅後偶觸怫鬱，致患腹痛，自用麥芽、楂、麴、香、砂、二陳，不應。因其痛在少腹，以爲寒凝厥陰，加吳萸、炮薑服之，益劇。予問痛處可按乎，曰拒按。又問日來便乎，曰未也。切脉沉細，視舌胎黄，中心焦燥。顧謂生曰：此下證也。痛劇脉伏，此理之常，質雖虚而病則實，書稱腑病以通爲補。仲師云：腹滿不減，減不足言，當下之。又云舌黄未下者，下之黄自去。今痛滿拒按，舌黄焦燥，下證悉具，夫復何疑。方定大承氣湯，用元明粉代芒硝，仍加香、砂、楂、麴兼行氣滯。服頭煎後，便行一次，其痛略定。隨服復煎，夜半連下三次，痛勢大減，舌乾轉潤。易以調中和胃，旬後起居如常。同上

陽明胃實　又。胡某乃媳，夏月患感證。延診時已七日矣。切脉弦數博指，壯熱譫狂，面目都赤，舌黑，便秘，腹痛拒按。診畢，令先取冷水一碗與服，某有難色。予曰：冷水即是妙藥，飲之無傷。蓋欲觀其飲水多寡，察其熱勢之輕重耳。其姑取水至，雖聞予言，心尚猶豫，勉傾半鍾與飲。婦恚曰：何少乃爾。予令盡碗與之，一飲而罄。問曰：飲此何如？婦曰：其甘如飴，心地頓快。吾日來原欲飲水，奈諸人堅禁不與，致焦煩如此。予曰：毋憂。今令與汝飲，但勿縱耳。因謂某曰：汝媳乃極重感證，邪踞陽明，已成胃實。疏大承氣湯與之。某持方不決。鄰人曰：吾婦昔病此，曾服此方得效。於是取藥煎服，夜間便行兩次。次早腹痛雖止，他證依然。改用白虎、瀉心及甘露飲三方出入，石膏用至四兩，芩、連各用數錢，佐以銀花、金汁驅穢解毒，數日間共計用藥數斤，冷水十餘碗，始得熱退病除。同上

胃實陽證似陰　齊秉慧治。白以采患腹痛作泄，逾月不愈。薑、附服過無數。其人稟氣素盛，善譃啖肉食。因自恃强壯，病中不節飲食，而釀胃實之症。大便轉閉，自汗出，昏憒不醒人事。讝語狂亂，心腹脹滿，舌胎焦黄，乾燥開裂，反通身冰凉，脉微如絲。寸脉更微，殊屬可疑。予細察之。見其聲音烈烈，揚手擲足，渴欲飲冷，而日夜不寐，參諸腹滿等症，則胃實確無疑矣。更察遍身冰冷，厥熱亢極，隔陰於外也。脉微者，結熱阻結中焦，營氣不達於四肢也。正所謂陽極似陰之症。急與大承氣湯，一劑無效，連服四劑無效。予因忖道，此症原從三陰而來，想有陰邪未盡，觀其寸脉，其事著矣。竟於大承氣湯中加附子三錢以破其陰，使各行其用而共成其功。服一劑得大下，寸脉即出，狂反大發。予知其陰已去矣，附子可以不用。單投承氣，病勢略殺。連服四劑，前後芒硝、大黄各服半斤而安。可見三陰寒症，因有宿食轉屬陽明而成結燥者，有如是之可畏也。《齊氏醫案》二

食隔　吳鞠通治。傅，五十五歲。先因酒樓中飲酒，食燒小豬響皮，甫及下咽，即有家人報知朋友凶信。隨即下樓尋車，車夫不知去向，因步行四五里，尋至其友，救難未遇。又步行四里，又未遇。渴急。飲冰振烏梅湯一二碗，然後雇車回家，心中隱隱微痛。一月後，痛有加。延醫調治，一年不效。次年五月，飲水一口，胃中痛如刀割，乾飯不下咽已月餘矣。閏五月初八日，計一粒不下已十日。骨瘦如柴，面赤如赭，脉沈洪有力，胃中痛處高起如桃大，按之更痛不可忍。余曰：此食隔也，當下之。因用大承氣湯加牽牛，作三碗。伊家見方重，不敢服，求籤而後服。一碗痛至臍，服二碗痛至小腹，服三碗痛至肛門，大痛不可忍。又不得下。於是又作半劑服一碗，外加蜜導法，始下如雞蛋，黑而有毛，堅不可破。次日先吃爛麵半碗，又次日飲粥湯，三日食粥，五日吃乾飯

矣。下後所用者，五汁飲也。《吴鞠通先生醫案》三

春温便秘　方南薰治。張秀慧妻春月得病。大熱便閉，絶食七日。舌黑唇焦，神昏僵卧，呼之不應。舉家號泣，治棺相待。余因遊覽偶過其門，迎入診視，尺脉祇一絲未絶，面紅如醉。遂以大承氣湯加生地服之，下結糞數枚，四肢稍動方能言語，復以滋陰生血之藥連進旬餘，乃得復舊。《尚友堂醫案》下

傷暑熱鬱　王堉治。丙辰春，余需次入秦，西安守沈小梅余内閣前輩也。時税驂，即召余入讞局，昕夕相從，蒙其獎拔，信足感也。是年至四月不雨，至於六月旱甚。大吏憂之，遂延僧道數十人諷經設醮，派余及州縣數人監其事。小梅素壯，自是夙興夜寐，奔走不遑，兼旱天酷暑事務增煩，遂得熱病。煩躁不安，精神昏瞀。余在雨壇未知其事。越日，小梅不來，問兩首縣，則曰：太尊病兩日矣。問何病，兩縣不能悉言。次候補府何保如僕從而来，曰小梅之病甚危，外似實症，内實虚寒，已進桂附理中湯，不知可獲效否。因問其脉，保如以微對，余心竊以爲不然，而未知形症，不敢辨也。蓋小梅浙人，保如亦蘇産，恐俗醫誤事，故延保如治之。次日星甫惶恐而來曰：小梅病危在旦夕，昨服藥後益僵不能動，僅存餘息而已。余告同人恐不至此，小梅病當是藥誤，急登輿而視之。至署，小梅横卧，呼之不知，面汗出如油膩，氣息粗急。視其腹，渾身如赤，按之鼓甚，且鼻有血涕，兩目白珠全紅，口吻腫破，舌强不可卷伸，三日不食。二便點滴全無。診其脉則絲毫不見，而血絡棱起帶紫色。乃告其家人：此實熱内郁外傷於暑。保翁誤認爲虚寒，投以桂附，若再服，則九竅出血，遍體紫黑而斃矣。幸氣息尚盛，雖危尚可治，勿憂也。爲立一方，以大承氣湯、白虎湯、六一散合之。越二刻許，小梅呻吟求凉水，目開而語出。家人禁其飲凉。余曰：儘飲之，無傷也。乃飲凉水兩碗。刻許而呼小便，下如血。至晚則胸腹雷鳴，下黑

糞數十粒，精神漸爽。余曰：一服始通，病尚未清，連服三四乃可，凡五服而病全除。數日後，小梅問余曰，大黄素實不敢沾口，今借此得愈，深爲南人賣。余曰：前輩固南人，而京居十數年，脾胃亦與北人等。况醫之一道，認病爲先，不必存南北之見。小梅又欲服參補虚。余曰：本不虚，何容補。如參茸能壯人，則神農、后稷何不教人食參茸而食五穀乎？《醉花窗醫案》

食積　又。黑六，里中人，遺其名。一日腹痛欲絶，强步至門，跪求余治。余曰：何忽得此疾？泣訴曰：昨日吃莜麵條半大碗，飯罷入瓜田，渴甚，飲凉水二碗，歸家則腹痛作矣，胸中如碗鼓甚，按之如刺。余曰此食積也。但汝胸中如石塞竇，無隙可通，用藥治之，恐藥弱而病强，攻之不破也。痛者曰：然則聽之乎？余曰爾欲病愈，須遣人扶掖，在田野中往返疾行數百步乃可。病者辭以不能。余曰：不能則難治也。再三苦求，乃以大劑承氣湯加麥芽檳榔疏之。告曰：三服乃可。病者歸，初服而胸中如墜，二服後下氣暴作，急如厠，則如桶脱底，胸腹空虚，負耒而耕矣。同上

痢實證　又。同鄉張七兄名守秩，其夫人患痢疾屢治不效，托其戚梁某轉邀余視之。則年五十餘，人甚枯瘦，診其脉浮數特甚，問發熱否，曰熱甚。問渴否，曰渴甚。余曰：若然則腹必脹痛也。曰然。乃告張曰：外似虚，卻是實證，非下之不可。張不然其説，曰體素虚，况痢則愈虚，再下之恐不相宜，萬一病不可補，微利之可乎。余告以利之無益，若再遲數日，恐内蘊攻胃，成噤口也。張不得已，囑余開方。余以大承氣湯進，歸經數日，又請往視。余曰：此病當大效，何遲遲至是。問來人，則前方恐過峻，減去芒硝故也。乃告其來人曰：歸語張某，不服芒硝勿望余治也。來人歸以實告，張勉强加芒硝服之。越半時腹中如墜，暴下如血塊數次，病者氣乏而卧，痢

亦止矣。越日遣人又問，告曰：病已去不必再下，但病實傷陰，以芍藥湯和之，數劑則無誤矣。歸遂服芍藥湯，半月而安。同上

晚發疫　王廷俊治。機匠婦趙氏，懷孕彌月，得晚發疫，過十八日矣。病婦臥地上蓋單被，離尺許，熱氣蒸人。面紅黑，口裂，鼻息粗壯。唤使舉手診脉，不動，知已耳聾。忽摇頭大叫，掀去單被，體赤露不知羞耻。脉得沈洪而實，見兩乳伸縮，不禁大驚。語曰：病於申酉時當死。此時辰初，猶可用藥挽救，然非大下不爲功。男子厥陰絶，舌卷囊縮而死，女子厥陰絶，舌卷乳縮而死。趁此一線未絶，姑盡吾技。急書大承氣與之，督令煎服。病婦聞之，大呼好香藥，好香藥。予知聞藥而香，胃氣未絶，即大佳兆。煎成，婦又大呼，快與我喫，伊夫掬一小碗灌之，頃又索藥，予令與一大碗。且告以刻許當得戰汗，戰時爾勿畏，汗出熱退，病人必欲上牀臥，臥或兩三日，斷不可驚醒，俟自醒大解，病自解矣。飯未熟，病婦四肢亂動，口眼翕張而大摇顫。顫約兩三刻，汗如雨下，熱乃漸退。退盡，手如冰，口無氣而人死矣。予亦心摇目眩，耳聾口乾，因不肯走，起而診脉。脉乍時一動，動而復止，止又續動。病者大呻，脉續續出。果應言而長呻，其氣緩，其音平，謂何擲我地下。其夫扶之上牀。果二日半乃醒，瀉一次。又睡一日醒，大洩如注。腹餒思食，與粥不欲，欲以酸虀湯下飯，其夫來詢，可與否，告以少與，歸而與食復睡，神氣大安。問再與何藥，予曰：不必藥，少與飲食，自此無恙矣。大承氣湯。大黄四錢、厚朴八錢、枳實五錢、芒硝三錢。用水先煮枳、朴，去滓，入大黄，復去滓，再入芒硝，俟化與服。後聞此婦滿十二月方生一子，良由病後虚弱，故羈遲耳。《壽芝醫案》

瘟疫腑實　徐守愚治。孫凝夏寡媳中年，體質怯弱，忽病瘟疫。醫者咸謂時當秋後，證屬晚發，俗名秋呆子，乃以吳鞠通條辨中套法施治。十餘日而病加重。余診脉沉實有力，右關更甚。身壯熱，舌焦紅，神昏譫語，齒齘脚攣，大便閉，小便赤。顯係陽明胃腑病，下之可愈。用大承氣湯加人中黄方。其家翁凝夏行醫有年，不知瘟疫治法，見而駭之，即攜前方以示余。余視其方乃復脉去薑、桂，暑濕證中育陰套法耳，胡可治病。於是余正色相告曰：古人謂釜中揚沸，不如釜底抽薪。余方抽薪法也，較之育陰潤燥因循誤事以蹈揚沸之弊者，相去遠矣。病勢至斯，何可姑待。果藥一下咽，遂得熟睡，至天明瀉出黑糞無數。再劑而病脱然。《醫案夢記》上

熱噦　陸懋修曰。仲景時之噦多得之極吐汗下，屬冷者多，今則每由失汗失下得之，故屬熱者多。余於同治癸亥在上海，病中見噦，不省人事者旬日，余子潤庠以大承氣一服得生。越八年辛未，余友青浦胡海霞明經亦見此證，於温熱病中，飛艇延治，至則醫已連進丁香且議投肉桂矣。余曰：此證必見五臭全方可活，謂臭汗、臭痰、臭屎、臭尿，及放空亦臭也。乃僅予以芩連丹芍少佐元明粉，而未及三日五臭已全，病若失，則其病之爲胃風胃火而非冷呃，不甚明哉！嗟呼此證之以稱爲冷呃而死者，不知凡幾，惟其愈用辛熱愈見寒象，故病家終不悟耳。《世補齋醫書》七◎同案另條云：再余於癸亥仲夏在滬上患温熱諸惡具備，不省人事者幾半月，余子潤庠求治已遍，思惟大承氣一服或有生機然持而未敢决也，賴吾友胡君渭濱贊成之始獲愈，而方中有元明粉。同上十六。

傷寒譫妄　雷少逸治。須江毛某患傷寒之病，壯熱不退，計半月來。前醫當汗不汗，當下不下，調治失法，變爲神昏譫語，循衣摸牀，舌苔黄燥，脉來沉實，此傷寒誤治之變證也，速宜攻下之劑蕩熱保津。倘以硝黄爲砒鴆者，則不可救。即以大承氣湯加生地、石膏，煎一大劑。午後服頭煎，未見動靜。薄暮服次煎，至四更時分，得

鞕屎數十枚，譫語漸少，手足漸定，肌膚微汗，身熱退清，神識亦稍省矣。次日，復邀豐診，脉形仍實不柔，舌苔尚少津液，此餘熱未淨也。當守原方再服一帖。其兄恐藥力太過，豐曰：必要脉象轉柔，舌苔轉潤，裏熱始盡。否則餘邪復聚，遂難治矣。復將原方煎服。服下又得硬屎數枚。其兄急來問曰：次煎可服否？豐曰：往診再議。幸得脉轉平緩，舌苔亦見有津。改用仲景炙甘草湯除去桂枝、薑、棗，加入柏子、茯神，連服數煎，得全瘥耳。《時病論》八

大結胸壞證　余聽鴻曰。泰興太平洲王姓婦，始而發熱不甚，脉來浮數，舌苔薄白。因其初熱，投以二陳、蘇葉等，其舌即紅而燥。改投川貝、桑葉等，其舌又白。吾師蘭泉見其舌質易變，曰：此症大有變端。使其另請高明。王姓以爲病無所苦，起居如常，諒無大患。後延一屠姓醫診之。以爲氣血兩虚，即服補中益氣兩三劑，愈服愈危。至六七劑，即奄奄一息，脉伏氣絶。時正酷暑，已備入木。吾師曰：王氏與吾世交，何忍袖手。即往視之。見病人仰卧正寢，梳頭换衣，備入木矣。吾師偕余細看。面不變色，目睛上反，唇色尚紅，其形似未至死。後將薄紙一張蓋其口鼻，又不見鼓動。氣息已絶，按脉亦絶。吾師左右躊躇曰：未見面色不變，手足尚温而死者。復再按其足上太衝、太谿，其脉尚存。曰：未有見足脉尚存而手脉已絶者，必另有别情。即將其衣解開，按其脘中，石硬而板，重力按之，見病人眉間皮肉微動，似有痛苦之狀。吾師曰：得矣。此乃大結胸症也。非水非痰，是補藥與熱邪摶結而成，醫書所未載也。即書大黄一兩、厚朴三錢、枳實三錢、萊菔子一兩、芒硝三錢、瓜蔞皮一兩，先煎枳、朴、萊、蔞，後納大黄濾汁，再納芒硝濾清。將病人牙關撬開，用竹箸兩隻插入齒中。將藥汁漸漸灌入。自午至戌，方能盡劑。至四更時，病人已有氣息。至天明稍能言語。忽覺腹中

大痛。吾師曰：病至少腹矣。當服原方再半劑，腹大痛不堪，下燥矢三十餘枚而痛即止。後調以甘凉養胃。因胃氣不旺，病家又邀屠姓醫診之，曰被苦寒傷胃，即進以薑、附等温補之品，又鼻衄如注。仍邀吾師診之，曰：吾雖不能起死回生，治之轉機，亦大不易，爾何聽信他人乎？即婉言謝之而去。《診餘集》

休息痢　趙濂曰。一人休息痢二十餘年。先投培補正氣藥六劑，繼進大承氣三帖攻其老積，遂下血團一個。此積滯爲血所搏，藏於大腸隱曲處，每有觸動則發，屢發屢止。後調補月餘乃痊。《醫門補要》下

心胃氣痛　郭敬三治。屈張氏，上年因殤一女孩，常時哀痛傷悼，遂致肝陽上逆，頭痛目眩，胸痞食少，月信參差不齊。或時口作乾苦，或作寒熱，或腹脇脹痛，歲無寧日。余隨證施治，漸就痊可。至冬月杪，忽患心氣疼痛，胸脘痞脹不食，其痛如刺。延至王某醫治，不辨寒熱虚實，恣用桂、附、乾薑、吴萸、丁香、胡椒、花椒、蓽撥、硫磺、木香、厚朴、香附之藥，而佐以參、耆、歸、术，連進二劑，其痛愈增。夤夜專輿迎余。診其脉沉細，按之彈指而數。驗其舌胎，微黄而粗。詢其大便，九日未解。小便短澀而赤。乃君相二火鬱於上脘，燒灼心包之血而作痛，其脉爲熱藥所伏。古人云：通則不痛，痛則不通。兹則上下前後皆痹，非用硝黄不可。於是定方大承氣湯。連進二次，其痛即緩。次早診脉，六脉反洪大無倫。又服一劑，大便始通，下乾黑燥屎八九枚。又服二劑，下乾黑血塊。乃於原方加桃仁三錢，桂枝、炙草各一錢五分。又服二劑而愈。當余擬此方醫治之時，王某謂余曰：脉沉細乃陰證也，此方恐不可服。余曰：脉誠沉細，然按之彈指有力，爲熱邪深伏之象。病家聞渠言，幾爲所惑。余立主不錯，始行煎服，否則又枉送一命矣。《郭氏醫案》

大青龍湯

麻黃六兩，去節　桂枝二兩，去皮　甘草二兩，炙　杏仁四十枚，去皮尖　生薑三兩，切　大棗十枚，擘　石膏如雞子大，碎，◎《玉函》有綿裹二字

右七味，以水九升，先煮麻黃，減二升，去上沫，内諸藥，煮取三升，去滓，温服一升。取微似汗。汗多者，温粉粉之。一服汗者，停後服。若復服◎成本無此三字，汗多亡陽，遂一作逆虛，惡風、煩躁、不得眠也。

大青龍證　許叔微治。何保義從王太尉軍中得傷寒，脉浮澀而緊。予曰：若頭疼、發熱、惡風、無汗，則麻黃證也，煩躁則青龍湯證也。何曰：今煩躁甚。予投以大青龍湯。三投汗解。論曰：桂枝、麻黃、青龍，皆表證發汗藥。而桂枝治汗出惡風，麻黃治無汗惡寒，青龍治無汗而煩，三者皆欲微汗解。若汗多亡陽爲虛，則煩躁不眠也。《傷寒九十論》

太陽經瘧　高鼓峯治。桐鄉曹獻扆室人十一月病瘧。發則頭重腰痛，寒從背起，頃之壯熱烙手，汗出不止。予曰：此太陽經瘧也。用大青龍湯。獻扆曰：病來五六日，委頓甚矣，且病者稟素怯弱。又他醫言有汗要無汗，帶補爲主。今汗如此，而子復用此藥，恐不能當。予笑曰：第服此，其病自除。當晚汗猶未止。進一大劑即熟睡。次日不發。踰日，以補中益氣調理而痊。《四明醫案》

太陽煩躁　任瞻山治。厲永豐病傷寒已三日。醫用敗毒散、參蘇飲，無效。余察脉六至有力，證乃惡寒發熱、渾身盡痛、煩躁無汗，其寒熱身痛，乃太陽表證，煩躁者，乃肌肉之陽已鬱爲熱，病及陽明。藥宜發太陽之表兼解陽明之熱，與大青龍湯。下午服一劑，至黃昏尚無汗出。又加重一劑，半夜大汗。次日諸證悉除，微汗不

止。余令謹避風寒，調和飲食，不必服藥，數日必健。後果如吾言。《瞻山醫案》一

傷寒表實　李翁幼年從師學，師治一傷寒，曰：身如負杖，陰證也。治以薑、附，不效。翁竊視之，治以大青龍湯，明日愈。師大駭異，治酒問翁，曰：子何所見而若此。翁曰：吾思負杖之人，身必不能轉動，故以狀陰證之身痛。今見其人輾轉於牀，時起時卧，口呼痛而身不靜，非所云骨節煩疼者耶。故姑汗之，不意竟效。師大悦，即令行醫。《李翁醫記》下

傷寒陽氣怫鬱　程文囿治。許嫗冬月病傷寒，寒熱頭痛，醫投疏表和解不應，漸致昏譫口渴。更進芩、連清之，亦不應。便秘經旬，用大黄亦不下。予初望其面赤煩躁，意屬陽證，及切脉細澀，又疑陽證陰脉。思維未决，因問其汗，自病起至今未出，捫之膚熇而枯。予曰：是矣。且不立方，姑先與藥一劑，有驗再商。幸彼農家不諳藥性，與藥即服。次日往視，面紅稍退，煩躁略平，膚腠微潤。予曰：生矣。疏方付之，乃大青龍湯也。又服一劑，更見起色，轉爲調理而安。其族人佩之兄與予善，亦知醫理。問曰：君治此病殆有神助。不然，如斯重候，何藥之奇效之速也。予曰：仲聖云，太陽病不罷，面色緣緣正赤者，此陽氣怫鬱在表，其人躁煩不知痛處，但坐以汗出不徹。更發汗則愈。何以知之，脉澀故也。子能參悟此篇，自知此病之治法矣。《杏軒醫案》初集

痰飲　吴鞠通治。曹某四十五歲。咳嗽，脉洪大數實，面色黧黑，已爲難治，况左脇版痛，卧不着席，此水在肝也，更爲重極之症。先與大青龍以平其脉，再議逐脇下之飲。生石膏四兩、麻黄去節三錢、生薑五片、炙甘草三錢、杏仁泥五錢、桂枝三錢、大棗去核三枚、細辛二錢。煮三杯，先服一杯，得汗止後服，不汗再服。

次診。痰飲喘咳無汗，六脉洪大數實。與大青龍全劑，脉小咳減，唯口渴思凉未除，脉仍帶數。仍與大青龍去麻、辛可也，生石膏三兩先煎代水，桂枝三錢、小枳實三錢、薑半夏六錢、杏仁泥六錢、雲苓半皮半塊六錢、炙甘草三錢，煮三杯，分三次服。

三診。原方内減石膏一兩、加枳實二錢、廣皮五錢。

四診。痰飲喘咳，左邊卧不着席，脉洪大數實。與大青龍三次見效，脉已平復，惟仍數耳。生石膏二兩、雲苓半塊半皮六錢、桂枝三錢、小枳實三錢、薑半夏六錢、炙甘草三錢、杏仁泥五錢、廣皮五錢，煮三杯，分三次服。《吴鞠通先生醫案》三

伏火喉風　黄凱鈞曰。有一種冬温伏火，又爲寒邪所襲，每在小寒後，春分前，患惡寒身熱，脉緊，咽喉作痛，不能納食。若失治與治之不當，必致膠痰壅盛，並鼻塞不通，一二日間，多有殞命。治法須用大青龍湯。麻桂散寒邪，石膏清伏火，杏仁開肺，炙甘、薑、棗和表裏，煎服，取效甚速。予治五房工人張二，臘月患喉痛頸腫，惡寒壯熱，脉緊神呆，語言不清，用前方得汗即瘥。後周身脱皮。可見伏火寒邪盡從肌膚而泄，皮受衝奪，故麩而脱也。不然極甚之邪盡升於三寸之喉，其不斃者幾希。《友漁齋醫話》第五種

寒濕足痛　繆松心治。江景賢足疾，十指甚痛。余曰：此因於寒濕，病在足太陽。冬月斂藏，不宜大汗，試以湯洗之。因授以大青龍全方，洗二次愈。《松心醫案》

大青龍變證　張仲華治。朱左。發熱惡寒頭項强痛，無汗胸痞，脉浮緊細，症屬正傷寒，南方所罕見。詢係連朝營墓辛勤，届在嚴寒，曠野深受。太陽表證悉具。宗仲聖不汗出而煩躁者，大青龍湯主之。麻黄生五分、杏

仁三錢勿研、生薑五分、大棗二枚、防風一錢、桂枝五分、石膏三錢生、甘草三分、羌活七分。

復診。病甫兩日，太陽證未罷，而陽明少陽證已悉具。可知南人稟賦柔弱，其傳經之迅速若此。汗既未暢，擬三陽並泄。麻黃四分生、柴胡四分、白芷七分、連翹錢半、薑渣五分、葛根七分、羌活五分、杏仁三錢、黑梔錢半、大棗一枚。

再診。汗暢熱解，煩躁已除，脉轉細小，形疲體痠，嗜卧而思納穀矣。其發也兇悍，其傳也迅速，其退也亦易易，究屬質弱易感易達，不若北方之風氣剛勁，稟賦厚而腠理實，必至傳遍六經乃已。是症若宗三時六氣治之，勢必淹纏幾候耳。擬和營衛法。桂枝四分、秦艽錢半炒、橘白一錢炒、薑渣三分後下、防風七分、桑枝五錢酒炒、雲苓三錢、黑棗一枚。《臨症經驗方》

大柴胡湯

柴胡半斤　黃芩三兩　芍藥三兩　半夏半升洗　生薑五兩切　枳實四枚炙　大棗十二枚擘

右七味，以水一斗二升，煮取六升，去滓，再煎。温服一升，日三服。一方加大黃二兩。若不加，恐不爲大柴胡湯◎《玉函》有大黃。

傷寒熱結在裏　許叔微治。羽流蔣尊病，其初心煩喜嘔，往來寒熱，醫初以小柴胡湯與之，不除。予診之曰：脉洪大而實，熱結在裏，小柴胡安能除也。仲景云，傷寒十餘日，熱結在裏，復往來寒熱者，與大柴胡。二服而病除。

論曰：大黃爲將軍，故蕩滌濕熱，在傷寒爲要藥。今大柴胡湯不用，誠誤也。王叔和曰，若不加大黃，恐不名大柴胡，須是酒洗生用乃有力。昔後周姚僧坦，名善醫。上因發熱欲服大黄，僧坦曰：大黄乃是快藥，至尊年高不宜輕用。上弗從，服之。遂不起。及至元帝有疾，諸醫者謂至尊至貴，不可輕服，宜用平藥。僧坦曰：脉洪而實，必有宿食。不用大黄，病不能除。上從之，果下宿食而愈。此明合用與不合用之異也。《傷寒九十論》

陽明急下證　又。鄉里豪子得傷寒。身熱、目痛，鼻乾、不眠，大便不通，尺寸俱大，已數日矣。自昨夕汗大出。予曰：速以大柴胡下之。衆醫駭然，曰：陽明自汗，津液已竭，當用蜜兑，何故用大柴胡藥。予曰：此仲景不傳妙處，諸公安知之。予力爭。竟用大柴胡，兩服而愈。

論曰：仲景論陽明云，陽明病多汗者，急下之。人多謂已自汗，若更下之，豈不表裏俱虚。如此少陰云，少陰病一二日口乾燥者，急下之。人多謂病發於陰，得之日淺，但見乾燥，若更下之，豈不陰氣愈盛也。世人罕讀，予以爲不然。仲景稱急下之者，亦猶急當救表，急當救裏。凡稱急者，急下之有三處。纔覺汗出多，未至津液乾燥，速下之則爲徑捷，勉致用蜜兑也。蓋用蜜兑，已是失下，出於不得已耳。若胸中識得了了，何疑殆之有哉。同上

陽明當下證　又。鄉人李生病傷寒，身熱，大便不通，煩渴鬱冒。一醫以巴豆藥下之，下之雖得溏利，而病宛然如舊。予視之曰：陽明熱結在裏，非大柴胡、承氣不可。巴豆止去寒積，豈能蕩滌邪熱温毒耶！亟進大柴胡，三服而溏利止，中夜汗解。

論曰：仲景一百十三方丸者有五，理中、陷胸、抵當、麻仁、烏梅也。理中、陷胸、抵當，皆大彈丸煮化而服之，與湯散無異。至於麻仁治脾約，烏梅治濕䘌，故須小丸達下部。其他皆入經絡、逐邪毒、破堅癖、導血、潤燥

屎之類，必憑湯劑也，未聞巴豆小丸以下邪毒。且如巴豆性熱大毒，而病熱人服之，非徒無益而爲害不小矣。李生誤服不死，其大幸歟。同上

傷寒陽結　又。豫章劉商人傷寒。發熱，口苦咽乾，腹滿能食，大便閉。醫作陽明治。召予視，同坐。予問醫曰：何以見證屬陽明？醫曰：仲景云，陽明中風，口苦咽乾腹滿。又云，陽明病，若能食，名曰中風，不能食，名曰傷寒。又曰，少陽陽明者，胃中煩，大便難。是審兹三者，全是陽明證也。予曰：陽明之脉長而實，中風者必自汗。今證雖陽明，然脉反見數而身無汗，果可作陽明治否？醫無以應。予曰：以僕觀之，所謂陽結也。今計其日已十六日矣，來日當病劇，當與公治之。其家疑而不決。來日，病果大作。亟召。予曰：是陽結證也。仲景云，脉有陽結陰結，何以别之？答曰：其脉浮而數，能食不大便，此爲實，名陽結也。其脉沉而遲不能食，身體重，大便反鞕，名曰陰結，期十四日當劇。今病者十七日而劇者，是其候也。乃投以大柴胡，兩啜而病除矣。

論曰：仲景云，脉來靄靄如車蓋者，名曰陽結。脉來累累如循長竿者，名曰陰結。靄靄如車蓋，則是浮是數之狀，仲景所謂善取象矣。然則陽結何以十七日當劇，陰結何以十四日當劇，蓋十七日老陽少陽之數，十四日老陰少陰之數也。老陽之數九，少陽之數七，七九計十六，更進一數陽之數，而其道常饒，又陽數奇故也。老陰之數六，少陰之數八，八六計十四日，不進者，陰主靜而其道常乏，又陰數偶也。如此盈虛消長，不能逃乎時數。同上

食滯　薛己治。一小兒食粽，停滯，大便不通，痛不可忍，手足發搐。用大柴胡湯調酒麯末一錢，下滯穢甚多，作嘔不食。用五味異功散加升麻、柴胡而愈。《保嬰撮要》八

痘毒　朱濟川治。一兒痘出隱隱，發狂不已，便秘溺澀。余謂毒火鬱結於陽明。以大柴胡湯利下而愈。《痘疹傳心録》六

熱病陽證陰脉　王肯堂治。余雲衢太史，形氣充壯，飲啖兼人。辛卯夏六月，患熱病。肢體不甚熱，而間揚擲手足如躁擾狀，昏憒不知人事，時發一二語不可了，而非譫也。脉微細如欲絶。有謂是陰症宜温者，有謂當下者。時座師陸葵日先生與曾植齋、馮琢庵二太史皆取决於余。余謂是陽證見陰脉，在法爲不治。然素稟如此，又值酷暑外爍，酒炙内炎，宜狂熱如焚，脉洪數有力。而此何爲者？豈熱氣怫鬱不得伸而然耶，且不大便七日矣。姑以大柴胡湯下之。時大黄止用二錢，又熟煎，而太醫王雷庵力爭，以爲太少，不若用大承氣。余曰：如此脉證，豈宜峻下。待大柴胡不應而後用調胃承氣，調胃承氣不應而後用小承氣以及大承氣，未晚也。已服藥，大便即行，脉已出，手足温矣。余謂雷庵曰：設用大承氣，能免噬臍之悔哉。繼以黄連解毒湯，數服而平。明年，余偶得劉河間《傷寒直格》讀之。中有云，畜熱内甚，脉須疾數，以其極熱畜甚而脉道不利，反致脉沉細而欲絶。俗未明造化之理，反謂傳爲寒極陰毒者，或始得之陽熱暴甚而便有此證候者，或兩感熱甚者，通宜解毒加大承氣湯下之。下後熱稍退而未愈者，黄連解毒湯調之，或微熱未除者，凉膈散調之。若失下熱極，以至身冷脉微而昏冒將死，若急下之，則殘陰暴絶而死，蓋陽氣後竭而然也。不下亦死。宜凉膈散或黄連解毒湯養陰退陽，積熱以漸宣散，則心胸再暖，脉漸以生。然後撫卷而嘆曰：古人先得吾心矣。余太史所患正失下熱極，以至身冷脉微而昏冒欲絶者也，下與不下，大下與微下，死生在呼吸間不容髮，嗚呼，可不慎哉！宜表而出之，以

爲世鑒。《鬱岡齋筆麈》

咽疼 程茂先治。汪兆初之女年十七，患咽喉疼痛，不利聲語，大便五日不通。醫用甘桔湯加黄柏、知母、玄參，不效。又醫用四物滋陰之類，亦不效。請治於余。予乃用大柴胡湯倍加酒大黄，一劑而痊。或曰：此何術也？予曰：此手陽明實熱火炎上焦故也。蓋咽喉乃肺之標，大腸乃肺之腑，今五日不更衣，陽明之熱極矣，故邪反干肺金。今醫乃用前項之藥，所謂求標而舍本，其何能濟。予乃直瀉陽明之熱實，竊竈底抽薪之法耳。《程茂先醫案》三

傷寒食復 施沛然治。庠友韓茂遠病傷寒食復，身熱，四肢强硬，昏沉譫語，不知人事，大便四五日不通。衆醫皆以爲病篤不治。召余診，告曰：病雖劇，藥之當愈，藥稍遲則必死矣。即爲處劑，以大柴胡湯加杏仁，一飲而大溲通，斑乃見。再用犀角升麻湯，出入調理而安。所以知茂遠病者，切其寸口脉沉而遲，趺陽脉浮而大。仲景曰：沉爲在裏，遲爲在臟。又曰：脉浮而大，心下反鞕，有熱，屬臟者攻之，不令發汗，今攻之太遲，熱留胃中，病當發斑。又以汗下失當，裏實表虚，斑不得出。因用大柴胡下之，使三焦之氣一通，斑即隨出，稍遲則熱甚胃爛而死矣。劑中加杏仁者，因病人食索粉而復故也。《雲起堂診籍》

食復 秦昌遇治。一鄉人姓嚴，余不知其號，但其族嚴瑞之患熱症，時值六、七月光景，身體壯熱，不覺饑餓，異常作渴，數日不解。邀余診之，急令其下，發躁發熱仍前不減，進黄連、知母等劑而痊。其嚴姓之人，即居瑞之後，患熱症，亦邀余治。予至，見其面色甚不好看，胸前按之痛極，口不能言，但一氣出入而已，身後事盡備。

但診其脉，未爲無救者。細詢其妻致病狼狽之由，知二日前進食大飲之故。急令煎大柴胡湯，起口而入之，一劑而口開，再劑而熱退，三劑蹶然而起矣。《醫驗大成》

熱入血室　張飛疇治。客問：一少年素有便血，自言觸穢，腹痛經日不止。因覓土醫，刺委中出血如注。是夜即大發寒熱，頭痛如搗，腹脇滿痛不能轉側，譫語如見鬼狀。一館師以大柴胡下之而愈，愈後不時寒熱咳嗽，服滋陰清肺之藥兩月餘，其嗽愈甚。近日飲食少進，大便作瀉而兼下血，左右尺關皆弦細而數，未識此證，尚可圖治否？曰：此必刺委中時感冒風寒，因其人素有便血，邪乘虛入而爲熱入血室，如陽明病下血譫語之例，非獨婦人經水適來適斷而有是證也。用大柴胡得愈者，是偶中痛隨利減之效，原非正治。所以愈後不時寒熱咳嗽，脾胃清陽之氣下陷，而肺失通調輸化之氣也。斯時不與調補脾胃，反與寒凉清肺，則脾氣愈傷，不能統血而爲下脱泄瀉之患。虚損已成，雖可久，復生恐難爲力矣。《傷寒兼證析義》

時疫虚證　王三尊治。康僧子年二十未娶，素無疾，染疫。脉弱，舌潤黄影，膈間微痞。予舍脉從症，以大柴胡湯微下之。至七日自汗，舌黄退，身仍熱不安靜。身現隱隱紅疹，脉愈弱。予思内外俱通，脉當出而愈小者，真虚脉也，身熱疹現者，虚火炎也。再視小便已如象牙色。予令速進稀粥，漸愈。若斷以先見，則梁婦決當虚而康子決當實矣。孰知反是。是知無意無必，方爲盡善之道也。按二症喜年少，故痊。梁婦未有不虚者，但虚少實多。因年少猶能當消伐之藥，實去而虚症未現，故愈。康子虚多實少，故實去而虚症即現。因年少未至虚脱，幸辨之早，速進稀粥救之。二症若係老人，則亡陽而死矣。《醫權初編》下◎梁婦案見小柴胡湯時疫實證條。

夏月少陽證　又。繆子尚母年七十，夏月感寒。予視時已過七日矣。微渴思熱飲，二便如常，舌白胎厚如積粉，清晨猶惡寒，少陽症也。右脉勝於左，裏症重於表也。以大柴胡湯加熟軍微下之。服至三帖，惡寒止。四帖内熱止，共行稀糞六遍，表裏俱解而愈。感寒白胎，原係少陽症，但未見如此之厚。《温疫論》云：邪在募原，當舌見白胎，邪重者胎如積粉。豈重疫而兼感寒者耶？若然，則年老之人何能延至十數日尚愈乎？若云積滯之胎，則胸膈並不硬痛。噫，此所以難辨矣。同上

間日瘧　吳畹菴治。浯溪同學朱無疆兄日進甲子秋同在省應試，患瘧。隔日一發，發時寒熱不分，煩躁譫語。迎余診視，時八月初二日也。既苦瘧兇，又慮不得入闈。余診其脉極沉而數。余謂此瘧積熱已深，不得依尋常治瘧法。用大柴胡湯内用大黄二錢五分，服後下二三次。初四日瘧發便輕一大半，寒熱分明，口不渴，人事清爽。再用小柴胡湯去人參倍黄芩，連服二劑。初六瘧止不發矣。初七日，遂用六君子湯加當歸、白芍，囑用人參一錢。初八日仍服一劑進場。克終場事，病亦復元。《吳氏醫驗録》初集下

傷寒表裏俱實　又。仇村一黄兄，云發熱已七日矣。初服防風、羌活發表藥二劑，熱未退，至今一身仍時時發熱。頭常痛，胸脹氣促，額前常有冷汗，手冷過腕。醫人皆謂陰症，要用附子。已備乾薑、附子等項藥一劑，未敢服，恰見先生轎來，敢託酌之果是陰症否，當用附子否。余診其脉果沉，然沉中帶數，數中有力，舌乾燥有黄胎。問二便利否？答曰：小便短少，七八日來未大便。余笑曰諸醫皆怕附子，此症正當怕者而又要用，何也？此表症未除，裏症又急之候，乃屬熱症非寒症，陽症非陰症也。論理今日仍用表藥一劑，盡去其表邪，明日再用下藥一劑，則表裏盡除，漸次有法。奈我今日即歸，不能在此羈留，祇得作一劑與爾服罷。遂與大柴胡湯一劑，

内用大黄五錢、柴胡二錢、乾葛一錢、川芎八分、陳皮一錢、厚朴八分、木香六分、木通、枳殼各八分，薑三片。囑令即刻煎服，服後即睡。一覺醒來，腹中作痛，遂連瀉二次甚多，腹内頓寬知餓。吃稀粥一碗，通身大汗，汗出熱退，頭痛渾身脹痛俱全愈矣。復爲診之，脉已和緩，可勿藥矣。同上二集一

食瘧　王旭高治。某。伏邪挾積阻塞中宫，瘧發日輕日重。重則神糊煩躁，起卧如狂。此乃食積蒸痰，邪熱化火，痰火上蒙，怕其風動痙厥。脉沉實而苔黄，邪積聚於陽明，法當通下。仿大柴胡例。柴胡、黄芩、川朴、枳實、瓜蔞仁、半夏、大黄。

再診。下後熱淨神清，竟若脱然無恙。惟是病退太速，仍恐變幻莫測，擬方再望轉機。川連薑汁炒、半夏、陳皮、豆豉、黄芩、枳實、瓜蔞仁、鬱金、神麴、竹茹。◎以下第三四五診案略

原注：病退太速，仍恐變幻。老鍊之言宜省。凡下後方法，總以瀉心加減。仍用瓜蔞、枳實，想胸痞未舒，舌苔未化耳。《評選環溪草堂醫案》

瘧痢　謝映廬治。吴秀華。時值秋盡，頭痛畏寒，略有潮熱，食減便泄，來寓索方。余視面色晦黑，舌色乾裂，因告之曰：内有濕熱，外感風寒，當節口腹，免成瘧痢。疏與小柴，合平胃與服，病已霍然。殊伊歸里，房室不謹，食物不節，瘧證果起。其瘧寒少熱多，自汗口渴，不能自支。自服理中丸，次日瘧發頗重。延醫，稱爲熱證，與石膏、知母之屬，熱勢雖輕，卻無退刻。乃熱邪内陷，非熱邪外解。果然裏急後重，下痢紅白相兼。煩渴譫語，其勢轉重。延予視時，人事昏惑，細按其脉，弦數勁指，重按有力。上則嘔逆胸滿，下則後重逼迫，中

則腹痛拒按。且身雖發熱，尚有頭痛畏寒。此熱邪内陷，氣血怫鬱，充斥三焦，故有譫語妄見，是表裏内外交困，棘手重證矣。反覆思議，非表裏交攻之法，勢所難免。與仲景治傷寒發熱汗出不解，陽邪入裏，熱結在裏，表邪未除，裏邪又急之例相符。處以大柴胡湯。寒熱紅白頓除，譫語亦息。仍與前湯，除枳實，再進而安，後與甘寒而健。《得心集》一

少陽陽明合病　王庭俊治。盧晉山之女抱病延診，晉山曰：小女十四經通，今年時令不時，忽發寒熱。本地醫投十神湯，得大汗病解。三四日復作，以爲復感。又飲神术散，是夜大渴。更醫，謂脉微細，且發汗後宜補氣血。由是忽輕忽重，似瘧非瘧，寒熱總不脱體而月事竟不來矣。因循至今，奄奄一息，惟尚思食不即死耳。引予内室診脉，沉數有力。女云心口下一塊抵住脹痛，思食而不敢食，食即欲吐，勉强忍住，大腹即痛。發寒發熱，終日不休。咳嗽近日纔有，痰咳不出。予思沈數有力，爲實熱當下，合之外證，一大柴胡湯可愈，乃服補藥，究竟補者何藥，不可不閲其方。出，令將此三月來所服方備出，予觀之，左右不離八珍、六味、五福飲、七福飲、决津煎、養營煎張景岳新方中庸濫伎倆。予笑曰：可惜此人全副精神，一腔心血，皆爲《景岳全書》所蔽，而以誤己者誤人也。然猶幸其膽量尚小，未用桂、附燥乾津液，或可一救。濡墨伸紙，即以大柴胡湯與之。晉山啞然，謂前已表過，又經三月，體氣羸弱，柴胡散其外，大黄攻其内，恐病久不耐，陰陽兩脱奈何？予婉告曰：十神、神术兩方燥劫傷陰，所以汗出而寒熱不解。後醫知脉細弱爲虚，而不知由驟傷津液所致，一味呆補，營衛不和，初感之時邪終無由去。現在少陽陽明實證未罷，人雖瘦削而肌膚尚潤，可見胃陰尚存。以柴胡啟發清氣而開少陽門户，少陽一開，樞轉有力，則上下升降一齊靈活。又得枳實之形圓臭香者直達三焦，大黄之逐瘀滌熱者推陳致

新。一舉而三善備，病必減去八九。繼爲清補，即可望痊，何懼之有。是夜子正，敲門告予，謂服藥後心下硬塊滾入腹中，大痛幾陣，大解兩次，遍體津注而睡，睡亦安適。予曰：燥結既去，宿熱必挾糞水大下。陽退陰進，月信亦可望通，可喜之至。次早續服二煎，果如言。寒熱頓減，自謂倦極思卧，甚不欲食。晉山恐其胃敗。予又告曰：前之食者，胃之陽氣有餘，食之究亦不安。今不食者，脾之陰氣不足，不食可免膹脹，且睡而安適，則陰亦易長，此中消息，非久於醫者不知也。復診。沈數盡去，脉甚緩小，令無驚醒。反側數次，午後乃醒，精神清爽，進粥二盂。次早，月信已動，予診其脉如昨，改用麥門冬湯連服四劑，月信大至。初下紫黑，自云覺其大熱，漸次調適，六日乃畢。留予小住半月，所服不過梔子、豆豉、炙甘草湯、白芍甘草湯而已，而體已元復，眠食如常，臨别務求丸方，與炙甘草湯，令煎作膏服之而去。是役也，病之外象全似虚勞。所幸脉得沈數，實爲外邪未解之候，若易沈數有力爲細數無神，則陰氣枯涸，百不一生。大柴胡湯。柴胡八錢、枳實四錢、生薑五錢、黄芩三錢、白芍三錢、大黄二錢、法夏三錢、大棗十二枚。《壽芝醫案》

感證譫妄　徐延祚治。李某貿於蘇州，感證就診於張醫。張醫案云：濕熱阻滯，脾胃不調。所用之藥則茯苓、木瓜、陳皮、藿香而已。兩服未效，仍往就診。因其門如市，挨候維艱，坐久忽然暈仆。殆濕熱氣蒸，久候腹飢所致。張醫聞外嘈嘈，急出診。云證轉厥少二經，大虚大寒，速宜八味丸矣。及扶歸服之，即刻驚狂譫妄。易某診之。藥則茯神、棗仁、黄連、菉豆皮，連進兩帖，狂甚至欲投河。復延張醫來診，張云證列不治，趁速歸里，恐四日路程生不待矣。是日買舟即行，途中且阻風雨，七日方得抵家，幸而無故。余過診時，脉息弦滑，身熱咽乾漱水不咽，小便赤澀，腹内微響，投以柴芩散，一服而身熱退半。次日舌胎蒼燥，脉近沉數，腹滿而作痛楚。因授

大柴胡，溏穢黑糞，解約盈斗。解後漸寧，調理即愈。《醫粹精言》三

少陽陽明合病　何書田治。某。少陽陽明蘊邪爲患，舌苔膩而漸黃，身熱不退，夜卧囈語，呃逆不止。脉形仍弦，當用清通之法。炒柴胡、炒厚朴、炒枳實、赤茯苓、陳皮、製大黄、淡黄芩、炒蔞皮、生甘草、炒山梔。《何氏醫案》

時温　又。某。古語云：寒熱往來而舌苔黄者，以大柴胡湯微利之。今宗其法。柴胡稍、製大黄、炒枳實、陳皮、甘草、淡黄芩、紫厚朴、瓜蔞仁、赤苓。同上◎本案原抄本入時温類，仍之。

大陷胸丸

大黄半斤　葶藶子半升，熬　芒硝半升　杏仁半升，去皮尖，熬黑

右四味，擣篩二味，内杏仁芒硝，合研如脂，和散，取如彈丸一枚，别擣甘遂末一錢匕。白蜜二合◎《玉函》二合作一兩，水二升，煮取一升，温頓服之。一宿乃下，如不下，更服，取下爲效。禁如藥法。

温病水結胸　姚龍光治。宦治桐長媳王氏秋季患温症，因有孕七月，未敢服藥。延至七日，病勢危篤，來懇予診。詢知惡熱七日，曾未一汗。面紅有光，胸悶躁擾，譫妄叫喊，人事間或清醒。大小便俱閉。嘔噦連聲，滴水不能入喉。診其脉，兩寸洪滑，兩關尺弦數。舌本深紫，潮滑無苔。合脉症參之，定屬温病，然口不渴，舌潮滑，滴水不能入喉，則又何也？就此推測而知此爲温病之水結胸，如傷寒水結胸之病也，但傷寒由於寒而誤治，此由於熱而自成。水氣因熱上升，堵塞胸膈，故舌潤而洪滑之脉見於兩寸也。上竅爲水氣所

閉，則下竅亦閉。如壺内貯茶，大口蓋緊，小口即點滴不出，故便溺俱無也。水氣上沖，氣亦上逆，故嘔噦不止而水難下咽。心爲水逼，神明無主，故人事不清。且面紅爲温，有光爲水，但瀉水之藥均能損胎，雖有故無隕，亦無隕也，然與流俗難言之。故婉言辭謝，囑請高明。乃桐翁再三相懇，又邀王炳南爲作説客。爲用葶藶子三錢，杏仁泥三錢，枳殼一錢半，法半夏二錢，大黄三錢，芒硝三錢，水煎與服。因囑之曰：此方皆損胎之藥，然有病則病當之，於胎無傷也。若胎氣未動，則病去胎存，最爲妙事。若胎氣已動，則胎病俱去，亦屬無傷。若不服藥，則胎去病存，人必不保。此方毋輕示人，恐聽人言而自誤也。藥煎出一碗，竟能緩緩服下，無一滴嘔出，事亦奇矣。曆一時餘，腹中大痛，其翁又來問治。余曰：上焦開發，氣下行矣，無害也。又曆時許痛定。安寢至天明，小便下行甚多，大便又下行多水。果汗出津津，身倦欲卧，病大退矣。反致衆口沸騰，謡諑四起。吾聞之因不再診。後醫治不中竅，餘邪未淨，逾年餘轉别症而歿，冬月生子亦未能存。此病後失於清理，安胎之未得法耳。《崇實堂醫案》

大陷胸湯

大黄六兩去皮　芒硝一升　甘遂一錢匕

右三味，以水六升，先煮大黄取二升，去滓，内芒硝煮一兩沸，内甘遂末，温服一升。得快利，止後服。◎《玉函》大陷胸湯有二方。另一方用桂枝四兩，甘遂四兩，大棗十二枚，括蔞實一枚去皮，人參四兩，以水七升煮取三升，去滓，温服一升。胸中無堅勿服之。

傷寒結胸　許叔微治。維楊李寅始病頭疼發熱惡風，醫者下之。忽爾心下堅硬，項强短氣，宛然結胸中證也。予曰：幸爾脉不浮，心不煩躁，非陷胸不可。投之，一宿乃下。

論曰：仲景言病發於陽而反下之，熱入於胸因作結胸者，以下之太早故也。蓋惡寒尚有表證未罷而下之，故陽氣内陷，陽◎陽當是胸字内拒痛。脉浮者，不可下，下之則死。結胸煩躁者必死。此是惡證。辯者仔細。《傷寒九十論》

大黄黄連瀉心湯◎《玉函》名大黄瀉心湯

大黄二兩　黄連一兩

右二味，以麻沸湯二升漬之。須臾絞去滓。分温再服。臣億等看詳大黄黄連瀉心湯，諸本皆二味，又後附子瀉心湯用大黄、黄芩、附子，恐是前方中亦有黄芩，後但加附子也。故後云附子瀉心湯，本云加附子也。

疫證　盧復曰。丙辰永嘉孝廉王龍友南還，從者病，召予診之。望其色，黯紫，舌本深紅，知其次日當病，果發熱。越三日，其叔培竹欲歸將發。診其脉沉而散，予遂極力挽留，謂龍友雖病而脉有神理，培竹身雖未病，而邪實深入，病於中路將奈何。至次晚大吐，脉隨脱，藥以人參三錢，脉復。有以棗仁等劑投之者，其熱轉盛。十四日脉已八至，舌短神昏。予以非今晚用下，必然胃爛。幸其甥張季昭爲之擔當，因用芩連大黄一劑，次日遂愈。隨行十五人皆疫，一老僕殿後，法亦當下，以無人擔當稍過期，舌遂縮入不可咽水漿，七日斃。主人問兩孝廉及隨行皆疫，疫一症也，何以先後重輕不等，而治之下一法也，其當下失下，生死霄壤，然又可以前知，是主何術。予曰：天行疫癘乃一方氣化，人受之者從口鼻入，因人色力盛衰，爲病勢輕重，審色與脉，可以先知之。又疫者，温熱病之沿漫也，其病之因，從寒鬱火，其色當紫，紫爲水尅火之色也。火病之發，應心之苗，故舌色深紅。杜清碧謂之將瘟舌而脉體須浮，浮脉象火，病發必順，若沉則邪入甚深，勢必暴焚者逆也。永嘉兩君一得其色，一得其脉，其輕重亦爲易曉。然火性急烈，而中宜虚，故河間得旨邪入裏深者莫不用下，下之中空而火性自平矣，中實則火無從散，其潰爛可必，當下之時，真不可緩，失時之宜，無縣着力，思培竹主僕，每爲惕然。《芷園臆草存案》

吐血　又曰。庚申臘月二十七夜，予患腹痛惡寒泄瀉，平旦且止，至暮復作，明日又止。至改元五日，肛左微痛，起因房室，意爲腎泄，服四神丸一大劑，泄痛竟止。早間肛左稍有核，其痛漸近尾閭，暮痛不可反側。次暮以水化熊膽塗之，立覺凉氣直上肺左，痛亦漸緩，略堪輾轉。中夜吐痰，痰内見血一二點。辰時痔出白厚膿，竟可起坐。十一日早與人多話，方櫛髮，血從咳至，作意忍之，氣定且止。煎六味丸料服，亦以爲腎虚也。暮就枕。夜半睡覺，血即上湧如潮，喘聲如鋸，進童便及六味煎藥，氣稍定。纔聞薑湯氣觸鼻，血即隨湧，平旦始緩。夜再發如前。凡假寐片晌，背心蒸熱，醒即血來，咽喉如截斷，一湧盈掬，心急躁亂。欲多語言，聲一響而血洊至矣。十三早議下，莫敢應。至晚勢急，似無生理，乃用瀉心配血藥下之，不應。夜方大雪，點水成凍，用水調大黄末服，轉欲去衣被，啜芩連苦藥如甘旨。至五更强進清米飲，藥力忽轉，解黑糞瘀泥臭穢不可近，凡三次，血來之勢少平。十五寅時交立春，以建寧老蓮煎濃湯，呷之甚美，少間足心汗出，次手心出，次背心蒸蒸欲出，一日安和。至暮，以多語言，吐鮮血數口。頤兒引仲景義，以赤小豆、連翹合瀉心方法服之。覺上身氣即開，臍以下不動而悶。汗出似前者三日，血亦漸減。二十外大便自解，如青泥，次解如鐵彈者二三枚，血方淨盡。病愈四十日方能策杖盤躃室中。同上

吐狂血　吴鞠通治。吴某七十歲，周身癢不可當，脉洪，吐狂血。與大黄黄連瀉心湯，以後永不發。《吴鞠通先生醫案》二

吐狂血　又。史，五十歲。酒客。大吐狂血成盆，六脉洪數，面赤。三陽實火爲病。與大黃六錢、黃連五錢、黃芩五錢。瀉心湯一帖而止，二帖脉平。後七日又發，脉如故，又二帖。同上

小承氣湯

大黃四兩　厚朴二兩，炙去皮　枳實三枚，大者炙

右三味，以水四升，煮取一升二合。去滓，分温二服。初服湯當更衣，不爾者，盡飲之。若更衣者，勿服之。

少陰下證　孫兆治。東華門竇大郎患傷寒。經十餘日，口燥舌乾而渴。心中疼，自利清水。衆醫皆相守但調理耳，汗下皆所不敢。竇氏親故相謂曰：傷寒邪氣，害人性命最速，安可以不次之疾投不明之醫乎。召孫至，曰：明日即已不可下，今日正當下。遂投小承氣湯，遂大便通得睡。明日平復。衆人皆曰：此證因何下之而愈？孫曰：讀書不精，徒有書爾。口燥舌乾而渴，豈非少陰證耶？少陰證固不可下。豈不聞少陰一證，自利清水，心下痛，下之而愈。少陰急下有三條。仲景之書，明有是説也。衆皆欽服。《名醫類案》一

傷寒撮空　許叔微治。市人張某，年可四十。病傷寒，大便不利，日晡發熱，手循衣縫，兩手撮空，目直視急，更三醫矣。皆曰：傷寒最惡證也，不可治。後召予。予不得已往診之，曰：此誠惡候，染此者十中九死，仲景雖有證而無治法，但云脉弦者生，澀者死，况經吐下，難於用藥。設以藥與，若大便得通而脉强者，庶可料理也。遂用小承氣湯與之。一投而大便通利，諸疾漸退，脉且微弦。半月得瘥。

論曰：或問下之脉得弦者生，何也？答曰：《金匱》《玉函》經云，循衣摸牀，妄撮怵惕不安，微喘直視，脉

弦者生，澀者死。微者但發熱譫語，承氣湯與之。余嘗觀錢仲陽《小兒訣》法，手循衣領及亂撚物者，肝熱也。此證《玉函》列在陽明部，陽明，胃也，肝有邪熱，淫於胃經。故以承氣湯瀉肝而得强脉則平而和，胃且堅不受。此百生之理也。予嘗謂，仲景論不通諸醫書，以發明隱奥而專一經者，未見其能也。須以古今方書發明仲景餘意。《傷寒九十論》

傷寒下利　又。客有病傷寒下利身熱，神昏多困，譫語不得眠。或者見其下利，以譫語爲鄭聲，皆陰虚證也。予診其脉，曰：此承氣湯證也。衆皆愕然曰：下利服承氣，仲景法乎？答曰：仲景云，下利而譫語者，有燥屎也，屬小承氣湯。乃投以小承氣，得利止而下燥屎十二枚。俄得汗解。

論曰：《内經》云，微者逆之，甚者從之。逆者正治，從者反治。從少從多，觀其事也。帝曰：何謂反治？岐伯曰寒因寒用，通因通用。王冰以爲大熱内結，注瀉不止。熱宜寒療，結伏須除，以寒下之，結散利止，此寒因寒用也。小承氣止利，正合此理。同上

痛疝　汪石山治。逢村王妪年二十餘，因水中久立過勞，病疝痛。痛時腹中有磊塊，起落如滚浪，其痛尤甚。居士診其脉，皆弦細而緩，按之似澀。曰：此血病也。考之方書，疝有七，皆不宜下，所治多用温散之藥，以氣言也，兹宜變法治之。乃用小承氣加桃仁下之，其痛如失。三日痛復作，比前加甚。脉之，輕則弦大，重則散澀，思之莫得其説。問曾食何物，曰：食雞卵二枚而已。曰：已得之矣。令以指探喉中吐出，令盡而痛解矣。《石山醫案附録·石山居士傳》

傷寒下證脉遲　萬全治。本縣致仕州判汪城南内子，嘉靖癸亥年五十歲，八月病傷寒十餘日，不大便，腹中微痛，口乾心煩不得卧，請予治之。診其脉遲而微弱，予曰：經云脉遲尚未可攻，雖有下症無下脉也。乃以小承氣湯去大黄加梔子仁作大劑，一服，微溏而安。《保命歌括》三十五

血痢　程原仲治。梅冲宇，生而精悍善飲，一日不飲則不快。暑月下痢純紫血，日數十行。如此半月，醫用補劑，又勸戒飲。痢雖日漸減至三四行，更覺後重不安。身體羸瘦。診脉弦數有力，用小承氣湯加桃仁、紅花、當歸尾、甘草、牡丹皮，是夜血下反多至六七行。同舍人皆驚。梅曰：血下雖多，體覺爽快。次日，診脉不數，惟兩尺有大。再令黄柏一味研末，水調服之而愈。《程原仲醫案》四

陽明熱厥　施沛然治。太學施原廓乃僕患傷寒，身熱譫語，手足厥冷。原廓召余診。寸口脉沉緊，舌上白苔，胸滿。脉法沉爲在裏，緊爲宿食，病屬陽明實熱，宜小承氣下之。《傷寒論》曰：陽明病，其人多汗，以津液外出，胃中燥，大便必鞕，鞕則讝語，小承氣主之。予曰：不知者見其脉沉而若伏，手足厥冷，便作陰症治矣。主人曰：頃一醫先診謂是陰◎當作陽虛，方乃理中湯，用參、附各五錢，何二君之見相反若是耶？予曰：二方所係生死在反掌間，豈堪誤投。病者之子不無狐疑，乃卜之。占者曰：承氣吉。遂服之。下後果愈。《雲起堂診籍》

傷寒協熱自利　李士材治。同社王月懷傷寒至五日，下利不止，懊憹目脹，諸藥不效。有以山藥、茯苓與之，慮其瀉脱。余診之，六脉沉數，按其臍則痛。此協熱自利，中有結糞，小承氣湯倍大黄服之。得結糞數枚，諸症悉安。《醫宗必讀》五

瘴瘧傷冷下證　金九淵治。先生之伯雙泉公年七十，患瘧，熱多，恣飲冷湯不已，頻飲冷水變爲寒症。身涼，脉遲沉，見鬼。延諸醫，諸醫咸縮手。或有下之者，而下後不解。先生曰沉遲寒積也，政丹溪所謂有數下之者。更進小承氣。下浮沫一二碗許，痢減病愈。後至八十四而終。《冰壑老人醫案》

表邪傳胃　王三尊治。丁尚志之婦肺素不清，兼之外邪傳肺而喘咳不止，又兼傳胃而舌乾飲冷，脉因咳而氣上當浮，又因舌乾胃實當沉。二者兼之，全似白虎湯脉。浮沉着中，重按不實。細揣腹中雖滿而軟，然指彈膨響，大便亦通。予以舌乾爲急務。以小承氣湯，生熟軍各半，加桔梗、蔞仁，三下而舌潤渴止，但咳不止。單以清肺而愈。以此症觀之，則又有白虎湯脉，而當用承氣湯之症者，詎不怪哉！此下症脉沉之不足憑也，又一端矣。《醫權初編》上

熱病下利　尤怡治。某。熱病四日，不汗而舌黄，腹中痛，下利。宜先裏而後表，不爾，恐發狂也。大黄、柴胡、枳實、厚朴、赤芍。《靜香樓醫案》下

傷寒熱結在裏　吴畹菴治。江文瀾婦診脉兩寸微浮，關尺俱沉數，舌有黄胎。云自某日起，發熱渾身痛，胸腹脹悶，已經七八日矣。醫云是停食，日用消導藥。時作嘔，又加乾薑、肉桂。昨五更時忽大發暈死去，手足冰冷，牙關緊閉，踰一二時方回。前醫又云是虛極。余問有汗否，答云無汗。余曰：誤矣。此傷寒熱結在裏之症也，用薑、桂則益增其熱，是以暈死。非暈死，乃發厥也。熱結於内，手足反冷，乃陽厥似陰，宜下之。但兩寸脉微浮，仍發熱身痛，表邪未盡解，不宜驟下。今仍用表藥一劑，使微汗出，熱退痛止，明日再用大黄，病可立愈矣。

不必慮其體虚，體雖虚而症則實也。用羌活、防風、乾葛、柴胡、陳皮、甘草、秦艽、川芎、生薑，一劑服後微有汗。熱退身凉，渾身痛俱止。次日用小承氣加減，祇用熟大黄二錢。江兄攜方與前醫並略知醫者酌之，俱云體虚不可用大黄，服大黄要直瀉不止，江兄畏而不敢與服。連隔五六日，大便究未通。每日服扁豆、陳皮之類一劑，再祇囑其餓，粒米不許入口。維時病人終日僵卧不動，漸幾於殆。適文瀾兄之令叔祖宗一先生來寓渠宅，文瀾談及乃眷病困，某與方未敢服等因。宗一先生切責之曰：奈何猶不依方服藥。遂復迎余。余仍照前方囑令先食粥一碗，以開胃氣，再將藥服下，但恐大黄輕微，仍打不動耳。服後果仍不大便。次日仍加元明粉以潤之，大便遂通，腹内頓寬。囑令聽其每日食粥四五碗，由漸而多，斷然無礙，不必祇是長餓。如言日進粥食，不再劑而愈矣。《吴氏醫驗録》初集下

傷寒熱厥　又。乙丑二月休邑一程兄病傷寒已七八日，初起發熱惡寒頭痛，服表散藥一劑，微汗熱退。次日午間復發潮熱，每日如此。至第五日復請前醫視之，云表邪未盡去，更用麻黄大發散，汗出如雨。汗後仍發潮熱，時有汗出，漸覺神氣不清。更一醫云發散太過，致汗多體虚，用參、耆、歸、芍、棗仁、五味等藥補虚斂汗，而潮熱仍舊，反加煩躁不安，妄見妄聞，説神説鬼。至第七日忽昏暈倒地，手足冰冷。急延名醫視之。云脉沉手足冰冷，乃陰症也，宜用附子理中湯。舉方用人參一錢，附、桂各五分。有一令親在旁云：既是陰症，又經七八日，恐非數分桂、附所能救。其醫云：理當重用，但我不敢。今之能起此症肯重用桂、附者，無如歙邑之吴某，盍請商之。余次早往視。病人僵卧在牀，口中喃喃，身子滚動不住，胸前微有汗，捫其腹甚堅硬，重按蹙額，似有痛狀。抉口視其舌有黄苔，診其脉果沉，按之卻有力而數，語其家曰：此非陰證，桂、附不可用也。暈倒非虚，手足冷非

寒，脉沉而數，數而有力，並非陰脉，乃熱邪入裏爲陽明證。熱極似寒，陽極似陰，故爾發厥酷似陰寒之症也。問病後曾大便否，答云至今八九日未大便。余笑曰：何如？此熱結在裏，祇一下之便愈。况初起發熱頭痛，明明是太陽症。若陰症一起便直中三陰，斷無初起是陽後變爲陰之理。寒症當用桂附以回陽，熱症當用承氣以存陰。陽不回固死，陰液涸亦死。仲景《傷寒論》云，陽明病發熱汗多者，急下之。又云，日晡所發潮熱，不惡寒，獨語如見鬼狀，宜下之。又云，發汗不解，腹滿痛者急下之。今病人各症悉如傷寒論所云，則其宜下也必矣。用生大黄五錢、厚朴、枳殼各一錢、黑梔子八分、木香七分、陳皮一錢。與藥一劑，服藥後便熟睡。醒後連下三次，自覺腹中舒暢，少飲粥湯。又睡至曉，人事清爽，病卻全失。前病愈後月餘，鄰家一病者，面紅目赤作渴，醫用黄連、石膏，服之狂燥。急迎余去。詢知服前藥，遂辭歸不用藥，當晚斃矣。陰症之易殺若此，可畏哉。《吴氏醫驗録》二集一

停食　柴嶼青治。中翰陳雯山壯熱神昏，爲時醫所誤者累日，勢甚危篤。診得人迎脉緩，自無外感，惟氣口洪實，舌胎甚厚。重按其胸，皺眉呼痛。此胸中停食，屢進發表，相去逕庭，無怪病增劇也。用小承氣湯連下二次，即神清熱退而安。《續名醫類案》九

燥熱成黄　魏玉横曰。朱天一年二十餘，喜食糖及燥炙諸餅，忽病黄，面目如金。脉之，兩關數實有力，尺滑。大便六七日不行，小便黄澀。此敦阜太過燥熱，如以素甆覆火，其色必黄，非濕症也。與小承氣湯加當歸、白芍，一劑便行而瘥。同上

胃實呃逆　張意田治。董友之母年將七旬，病已八月，脉之軟緩而遲滯，發熱，日晡益甚，舌胎黄厚，大便不

行，畏寒呃逆。閱諸方，咸以老年正氣虛，用丁香、柿蒂與補陰之劑。夫脉來遲滯畏寒，陽邪入裏也。舌胎黄厚，日晡熱盛，陽明實也。此乃表症未解而陷裏之熱急，致氣機逆窒而發呃，法當下之，毋以年高爲慮也。與小承氣，服後，大便轉矢氣，兼有心煩不寧之狀。與一劑，臨晚下黑屎數枚，二更戰慄壯熱，四更大汗，天明又便黑屎，然後呃止神清而睡。此實呃之症也。宜審之。同上十四

燥結　李炳治。趙仰葵習於醫，母病腹痛，不敢自治。卜之曰：三日死。翁診之曰：三日愈。病得之陽氣陷於陰，以吳茱萸、人參治之，已。趙謝之。翁又診曰：未也。脉有燥氣，日午必煩，宜小承氣湯。已而果煩，下之愈。《李翁醫記》下

温病壞證　方南薰治。一兒十歲病温，爲醫輩金石藥所誤，身熱月餘不退。余至則已攤於牀上，手足不動，口不能言，面目枯槁，有小便而無大便者十餘朝，日以茶匙進米飲而已。診其脉尚細數有神。余思燥結日久，不敢遽攻，必先用潤藥以滋津液。因用大生地二兩、麥冬五錢，搗汁與米飲日夜間服。一日而手足指能運動，二三日而身能轉側，四日乃顯煩燥不安，五日於原汁内加生大黄五分，枳實、川樸各四分併蜜煎導法。是晚下如污泥者數碗，驗其糞，微有黄色，即止下藥勿服。次早便能食粥一小碗，余仍令其服前汁。至第七日清晨，診視兩手脉竟似有似無，身凉息静，面黄唇白。與稀粥一匙，良久不吞。余曰：此元氣大虧之象也，余初不敢遽攻者，正恐元氣與病同盡耳。遂權用人參三分、白朮一錢、炙草三分，以挽回元氣。服後脉仍細數，人事又轉輕便。余曰：此可一不可再之藥。元氣已回，仍用前汁，服至能言能食，人神爽健而止。此症全以救陰爲主。此病全

賴小便長（先天未絕），進米飲（後天未絕），脉息按之未散，故幸而生之。《尚友堂醫案》附案

熱病腑實　王孟英治。姚小蘅太史令姪女初秋患寒熱而汛適至。醫用正氣散兩帖，遂壯熱狂煩，目赤譫語，甚至欲刎欲縊，勢不可制。孟英按脉洪滑且數，苔色乾黄尖絳，脘悶腹脹拒按，畏明口渴，氣逆痰多。與桃仁承氣湯加犀角、石膏、知母、花粉、竹瀝、甘菊，人謂熱雖熾而汛尚行，何必大破其血，而又加以極寒之藥哉？孟英曰：叟勿過慮，恐一二劑尚不足以濟事。果服兩大劑始得大便而神清苔化，目赤亦退。改用甘寒以清之。繼而又不更衣，即脉滑苔黄而腹脹，更與小承氣湯二帖，便行而各恙遄已。數日後又如故，仍投小承氣湯二帖。凡前後六投下劑，才得波浪不興，漸以清養而瘳。《仁術志》二

陽明裏證　何書田治。里人徐姓者，年近五旬，貧寠無子，以賣油爲業。一日，掉扁舟出行三五里，酷暑倦甚，泊柳陰下酣睡，半日而歸。是晚即發熱，昏譫若狂，甚至欲踰牆登屋。其弟名洪九奔告山人。不呼舟而步往。見病者奪門將出，山人力持之不使之動。令其弟與姪各執一手，立而切其脉。左三部皆無恙，較有力，右手則全伏不起。山人曰：此病在中焦氣分，食與邪交結爲患，可治也，以生大黄五錢爲君，加枳實二錢、甘草一錢煎服之，明旦下結糞一塊如碗大即瘥。蓋其出門時攜冷飯一盂，於柳陰下澆而食之，旋即倦卧所致也。是爲陽明裏證，非用承氣不效，若投以大陷胸湯誤矣。《重古三何醫案》中

小青龍湯

麻黄（去節）　芍藥　細辛　乾薑　甘草（炙）　桂枝（去皮，各三兩）　五味子（半升）　半夏（半升洗）　◎《玉函》以上八味末作各半升

右八味，以水一斗，先煮麻黄，減二升，去上沫，内諸藥，煮取三升，去滓，温服一升。若渴，去半夏，加栝蔞根

三兩；若微利，去麻黄，加蕘花如一雞子，熬令赤色；若噎者，去麻黄，加附子一枚，炮；若小便不利、少腹滿者，去麻黄，加茯苓四兩；若喘，去麻黄，加杏仁半升，去皮尖。且蕘花不治利，麻黄主喘，今此語反之，疑非仲景意。臣億等謹按：小青龍湯大要治水。又按：《本草》蕘花下十二水，若水去，利則止也。又按：《千金》形腫者應内麻黄，乃内杏仁者，以麻黄發其陽故也。以此證之，豈非仲景意也！

寒喘　薛己治。一小兒傷風喘急，不能卧。服參蘇飲之類，不痊，余用小青龍湯，一劑而愈。後復感寒，嗽喘益甚。服發表之藥，手足並冷，腹脹少食。余謂脾肺俱虚也，用六君子加桔梗、杏仁而愈。《保嬰撮要》六

肺脹喘嗽　張璐治。一酒客嚴冬醉卧，渴飲冷茶，肺脹喘咳。脉得氣口沉緊搏指，與小青龍去芍藥加葶藶、半夏，一劑而痊。則知肺脹喘滿，當以葶藶爲嚮導也。《醫通》四

寒束咳血　鄭重光治。張其相兄未出室令愛首春咳嗽，乃恣食生冷，肺受寒邪，所謂形寒飲冷則傷肺也。前醫初作傷風，以蘇、前解表，殊不知邪不在表而直傷肺，不知温肺，致寒不解咳甚吐血。前醫見血，遂改用歸、芍、丹皮、蘇子、杏仁、貝母，以清滋肺熱。服二劑，遂發寒戰慄，手足厥冷，身痛腰疼，咳吐冷水，脉沉細緊，表裏皆寒，正合小青龍加附子證，用麻黄、桂枝、細辛、赤芍、乾薑、附子、半夏、茯苓、杏仁、甘草。二劑手足回温，四劑通身冷汗大出，咳止大半。再去麻黄、附子，二劑全愈。若泥吐血陰虚，遲疑其間，安得有此速效哉。《素圃醫案》四

破傷風　又。徐氏年將三十。平素嗜煙。因内熱復恣食生冷，性又畏熱。夏初傷風未經發散，肺藏寒熱素傷，外風未散，鬱而爲肺癰。初不知服何藥，癰已成，始迎診視。則咳喘不能卧，寒熱互作，項强不能轉側，脉浮大而數。此肺癰將潰矣。告曰：肺上生疽。彼尚不信。用苡仁、貝母、甘、桔、葶藶、防風、桑、杏、瓜蔞

等藥，服三四日，大膿一出，皆粉紅淡血及黃色稠膿，但膿不臭耳。他醫謂非肺癰，果癰則隔幔猶臭。今不臭，非癰也。不知此癰因風因冷而傷肺，非火熱刑金之證，乃肺疽，故不臭也。醫治十餘日，膿盡腫消，不甚咳嗽。彼以爲脱然而愈矣，遂畏熱露卧簷階，夜受風凉。次日大熱大喘，猶秘不言。至第三日手足抽搐，頭痛如破，汗出不止，周身痛極，頸項後仰，角弓反張，昏厥下痢。詢之再三，始言其故。余然後知爲破傷風也。外患瘡瘍破傷風寒角弓反張，尚爲不治，今内癰傷風，則更難治矣。已備棺衾，求余格外治之。遂以桂枝、細辛、赤芍、附子、炮薑、茯苓、甘、桔，先治風寒，仿小青龍治法。如此藥不易方服七日，身方柔軟，汗瀉稍寧，略有生機。忽又發喘不能平卧，腹脹如鼓，兩足腫鞕，又成水蠱。此平素飲冷之故。遂朝服金匱腎氣湯一劑，桂、附各一錢以治水，午用人參、白术、炮薑、茯苓、苡仁、五味子、甘、桔補中保肺。蓋病者中寒，麥冬、貝母清潤之藥，一片不能入劑。倘誤用之，則瀉不止故也。腫消喘定之後，腎氣湯易爲丸，參术煎藥計服百劑，然後癰完咳止。嗣後不能斷煙食，冷咳腫病每年必發，皆以温肺温胃而愈。此肺癰變證。治病必須圓活，因病制方，不宜固執也。同上

水氣淩心　王式鈺治。一人口渴舌燥不欲飲，不得卧，卧則喘，心下若怔忡，或用天王補心丹治怔忡，或用温膽湯治不眠，或用地黃湯治燥渴，醫藥亂投，腹中作脹。又認癖積，索余上池膏貼癖。余見其目窠腫如新卧起之狀，按其腹隨手而起，決其爲水也。以小青龍加減消水，繼以四逆湯培土，不數劑而愈。乃知口渴舌燥，因水氣上逆，心火浮游，故雖渴而不欲飲也；其怔忡者，水停心下曰悸之謂也；不得卧，卧而喘，經曰是水氣之客也，夫水循津液而流也，腎爲水臟主津液，主卧主喘，惟腎有病，故水不順行，喘不得卧也。《東臯草堂醫案》

水飲　又。一人患嗽。腹中雷鳴泄瀉，瀉後則嗽稍寧，治嗽之藥，不啻十易其方矣。予診其脉沉，知其有水氣也。水上行則嗽，下行則瀉，瀉則水去而嗽止耳。先投小青龍湯去麻黄二劑，再投理中湯，二劑而安。同上

寒哮　葉桂治。卜，十九歲，哮喘當暴涼而發，診脉左大右平。此新邪引動宿邪。議逐伏邪飲氣。小青龍湯法。《臨證指南醫案》四

痰喘　徐靈胎治。松江王孝賢夫人素有血證，時發時止，發則微嗽，又因感冒變成痰喘，不能著枕。日夜俯几而坐，竟不能支持矣。是時有常州名醫法丹書調治無效。延余至，余曰：此小青龍證也。法曰：我固知之。但弱體而素有血證，麻桂等藥可用乎？余曰：急則治標，若更喘數日，則立斃矣，且治其新病，愈後再治其本可也。法曰：誠然，然病家焉能知之？治本病而死，死而無怨，如用麻桂而死，則不咎病本無治，而恨麻、桂殺之矣。我乃行道之人，不能任其咎。君不以醫名，我不與聞，君獨任之可也。余曰：然。服之有害，我自當之，但求先生不阻之耳。遂與服，飲畢而氣平就枕，終夕得安。然後以消痰潤肺養陰開胃之方以次調之，體乃復舊。法翁頗有學識，並非時俗之醫，然能知而不能行者，蓋欲涉世行道，萬一不中，則謗聲隨之。余則不欲以此求名，故毅然用之也。《洄溪醫案》

風水　戚金泉治。章某。春夏陽升，忽然面目虛浮，畏寒喘息，漸漸肢脹，其爲風水何疑。進分消、五皮等法，皆疏裏而不及表，徒增洶湧之勢。今膚光亮邪無去路，且以小青龍湯開其膀胱。麻黄、桂枝、乾薑、杏仁、細辛、滑石、苡仁。發汗後腫勢大減，喘息漸平，但脉微神倦，恍惚驚惕，此水去而封蟄不固也。以真武鎮之。方用

真武湯。服數劑後，即以此作丸料。《戚金泉先生方案》◎見《龍砂八家醫案》

肺脹　程杏軒治。黄敬修兄店内有同事鮑宗海者，因感風寒喘嗽多日。就彼地某姓老醫看視，謂其證屬内虧，藥與地、歸、參、术，予見方勸其勿服。宗海以爲伊體素虚，老醫見識不謬，潛服其藥，是夜喘嗽益甚。次日，復往加減，醫謂前藥尚輕，更增黄耆、五味子，服後胸高氣築，莫能卧下，呷呀不休，閉悶欲絶。敬兄詢知其故，囑予拯治。予曰：前藥吾原勸其勿服，伊不之信，况加酸斂，邪錮益堅，如何排解。揣摩至再，立方用麻黄、桂枝、細辛、半夏、甘草、生薑、杏仁、葶藶子。並語之曰：此乃風寒客肺，氣阻痰凝，因而喘嗽。醫不開解，反投斂補，以致閉者愈閉，壅者愈壅，釀成肺脹危證。《金匱》云：咳逆倚息不得卧，小青龍湯主之。予於方中除五味、白芍之酸收，加葶藶、杏仁之苦瀉者，蓋肺苦氣上逆，急食苦以瀉之，如救眉燃，不容緩待也。即令市藥煎服。少頃，嗽出稠痰兩盂，胸高頓寛。再服復渣，又吐痰涎盞許，喘定能卧。次劑麻、桂等味分量減輕，參入桔梗、橘紅、茯苓、蘇子，更爲調和肺胃而痊。《杏軒醫案》續集

水氣腫　吴鞠通治。通女十九歲，右脉大於左，浮而緊。諸有水氣者，腰以上腫當發汗。但其人自汗，不得再發。咳而衄，仍以肺氣爲主。用小青龍湯去麻、辛。杏仁泥四錢、半夏五錢、製五味一錢、生薏仁三錢、炙甘草二錢、桂枝三錢、炒白芍一錢五分、乾薑二錢。水五杯，煮取二杯分二次服。

續診。於前方内加茯苓塊五錢。《吴鞠通先生醫案》三

寒飲　王旭高治。某。咳嗽，口不渴，當臍痛而脉細，頭常眩運。此乃手足太陰二經有寒飲積滯，阻遏清陽

之氣不能通達，故一月之中必發寒熱數次，乃鬱極則欲達也。病將四月，元氣漸虛，寒飲仍戀而不化。先以小青龍湯蠲除寒飲，宣通陽氣再議。麻黄、桂枝、白芍、細辛、乾薑、半夏、五味子、甘草。

詒按：此内飲而兼外寒之方。一月中寒熱數次，或因兼感外邪，則此方的對矣。《評選環溪草堂醫案》上

實喘　吾里張雲寰先生，醫學深邃。其子鐵胡上舍禾，亦精醫理，診病膽識絶人。有鄉農病喘十餘日，服藥不效，登門求治。令服小青龍湯。鄉農有難色。張曰：服此藥二劑，仍不得卧者，余甘任其咎。鄉農去。家人訝其失言。張曰：彼喘而延至十餘日不死，非實症不能，又何疑焉。閱數日，鄉農復來，則病果瘳矣。《冷廬醫話》二

咳嗽挾飲　徐守愚治。丁舜年乃郎安瀾，據述自五月患咳嗽症至七月，醫治罔效。漸加身熱氣急，胃減肉削，嘔惡頻頻。醫者咸謂癆瘵將成，不能遽療。余診脉浮弦而緊，兼見有力。其父問余曰：小兒是癆病否？余直決之曰：非也。揣其病情，不過因見嗽治嗽，日以元參、沙參、麥冬、桔梗、阿膠、生地等味用事，見熱治熱，日以柴胡、地骨皮、黄芩、丹皮、龜版、鱉甲等味用事。不明《金匱》咳嗽多挾水飲之旨，所以愈治愈劇耳。此證舍小青龍湯另無别法，蓋咳嗽必挾水飲，目下脉弦緊有力，弦則爲飲，緊則爲寒，其爲水飲無疑矣。小青龍湯日服一劑。每日繼服杏酪一杯。四日之間，嗽止熱退，飲食漸加，調理月餘而愈。《醫案夢記》上

喘病壞證　又。史美林年臻五旬，夜間赤身立階下撒小尿，偶爾感冒。次日，即身熱咳嗽，日夜危坐不得就枕，所謂外感之喘多出於肺爾，時用麻黄、桂枝峻散可愈，乃醫者因其平素體質虛弱而用蘇、杏輕劑不效，改投參

附温補而病遂增。後延裘小山、周漁帆二先生，一用赭石旋覆花湯，一用半夏瀉心湯，喘得稍平，而滿口白苔板實如故。其間邀余數次，適往煙山，越十餘日余歸。復邀診脉，右關息止，左寸見結，而舌苔又板白如雪，是火不制金，心氣絶而肺色乘於上也。法在不治。然病者望余救藥已久。余憐其一息尚存，勉用小青龍湯折爲小劑與服，倘肺氣一開得復外降之常，便有生機。此亦醫家婆心則然耳。服藥後至半夜漸可着枕，定屬向安。不意次朝頑痰上壅，頃刻而逝。可知病危至此，醫者慎勿倖愈爲心，貪功而招殺人之謗也。諺云：送終難過。信然。同上下

傷寒兩感　陳虬治。予友許小岳長而堅實，肝氣素盛。患傷寒不解，發熱嘔渴，繞臍冷痛。脉弦而浮。乃告之曰：此太陽傷寒而傳厥陰肝木，名曰巡經得度傳，蓋傷寒有六傳也。東垣有其名而未詳其法，特詳繹之。六經之在人身也，猶阡陌然，各有其界限而不能以遽越，故首巨陽終厥陰，以次而傳，此其常也。唯其人六經中有素病之經，或因誤治而傷其經者，則邪在巨陽即入而與其經合病，於是上下前後合邪矣。然此皆指病之在經者言也。故傷寒法、六經中皆可用麻桂二湯者，經病非臟病也。如此病，先因肝木過盛，後感風寒，故二經合病，即兩感也。發熱者，巨陽之表未解也。繞臍者，肝所絡也。冷痛者，木盛則尅土，土病則濕聚也。嘔渴者，風性善消故渴，木過疏泄故嘔也。擬用麻黄二錢，先煎去上沫，桂枝八分、白芍二錢、栝蔞根三錢、炙草一錢、細辛三分、茯苓三錢、白朮二錢、生薑二錢，蓋即小青龍去半夏、薑、味也。麻辛藉以散寒，桂芍用以和肝，括蔞止渴，薑草温中，加苓朮者，補土利水，取五苓散瘦人臍下有悸意也。一劑而愈，唯口吐涎沫，不甚了了。投以内經半夏秫米湯，如法煎服，覆杯而已。六傳者，邪在太陽而渴，謂邪自入本，名曰傳本。　太陽傳陽明胃土，名曰巡經

傳；太陽傳少陽膽木者，名曰越經傳；太陽傳少陰腎水者，名曰表裏傳；太陽傳太陰脾土者，名曰誤下傳；太陽傳厥陰肝木者，名曰巡經得度傳；東垣舊説也。小岳肝腎素足，六脉條長而和，年未四十而有丈夫子六，證之於脉良驗。《蟄廬診録》一

痰喘　許恩普治。福建陸路提督程魁齋軍門年六旬，傷寒。時醫以年老氣衰，重用參耆補藥，固邪於内，痰喘不眠。病劇，延余診視，脉緊數，知係閉塞寒邪化熱痰喘，擬以小青龍湯加減解寒邪疏通肺氣化痰之品，僉曰年老氣衰不可服。余曰有症無殞，開門逐盗之法，姑試少服。囑先服半，咳喘頓減，終服大好，依方加減，十日而愈。《許氏醫案》

小柴胡湯◎《蘇沈内翰良方》三云孫兆更名黃龍湯

柴胡半斤　黄芩三兩　人參三兩　半夏半升洗　甘草炙　生薑生三兩切　大棗十二枚擘

右七味◎《玉函》下有㕮咀二字，以水一斗二升，煮取六升，去滓，再煎取三升，温服一升，日三服。若胸中煩而不嘔者，去半夏、人參加瓜蔞實一枚。若渴，去半夏加人參，合前成四兩半，瓜蔞根四兩。若腹中痛者，去黄芩，加芍藥三兩。若脇下痞鞕，去大棗，加牡蠣四兩。若心下悸，小便不利者，去黄芩加茯苓四兩。若不渴外有微熱者，去人參加桂枝三兩。温覆微汗愈。若咳者，去人參、大棗、生薑，加五味子半升、乾薑二兩。

小柴胡證　朱肱，吴興人，尤深於傷寒。在南陽，太守盛次仲疾作，召肱視之。曰：小柴胡湯證也，請併進三服。至晚乃覺胸滿。又視之，問所服藥安在。取視，乃小柴胡散也。肱曰：古人製㕮咀剉如麻豆大，煮清

汁飲之，名曰湯，所以入經絡攻病取快。今乃爲散，滯在膈上，所以胸滿而病自如也。因旋製自煮以進，兩服遂安。《醫説》三引《夷堅志》

傷寒勞復　許叔微治。有人患傷寒，得汗數日，忽身熱自汗，脉弦數，心不得寧，真勞復也。予診曰：勞心之致。神之所舍，未復其初而又勞傷其神，榮衛失度。當補其子，益其脾，解發其勞，庶幾得愈。授以補脾湯佐以小柴胡，得解。◎《本事方釋義》補脾湯人參、乾薑、陳橘皮去白、青橘皮去白，各等分。或者難曰：虛則補其母，今補其子，何也？予曰：子不知虛勞之異乎？《難經》曰：虛則補其母，實則瀉其子，此虛當補其母，人所共知也。《千金》曰：心勞甚者，補脾氣以益之，脾王則感於心矣。此勞則當補其子，人所未聞也。蓋母生我者也，子繼我而助我者也。方治其虛，則補其生者，與《錦囊》所謂本體得氣，遺體受蔭同義。方治其勞，則補其助我者，荀子所謂未有子富而父貧同義，此治虛與勞所以異也。《本事方釋義》九

熱入血室　又。辛亥二月，毗陵學官王仲景妹始傷寒七八日，昏塞，喉中涎響如鋸，目瞑不知人，病勢極矣。予診之。詢其未昏塞以前證。母在側曰：初病四五日夜間，譫語如見鬼狀。予曰：得病之初，正值經候來否？答曰：經水方來，因身熱病作而自止。予曰：此熱入血室也。仲景云，婦人中風發熱，經水適來，晝日明瞭，夜則譫語發作有時，此爲熱入血室。醫者不曉，例以熱藥補之，遂致胸膈不利，三焦不通，涎潮上脘，喘急息高。予曰：病熱極矣，先當化其涎，後當除其熱，無汗而自解矣。予急以一呷散投之，兩時間涎定得睡，是日遂省人事。自次日以小柴胡湯加生地黃，三投熱除，無汗而解。《傷寒九十論》

汗後吃逆　又。張保義得汗後吃逆。或者以胃虚則噦，故吃逆也，投以乾薑橘皮等湯，不下，命予治之。予曰：此證不可全作胃虚治。六脉尚躁，是餘毒未解耳。投以小柴胡湯。兩啜而愈。同上

傷寒脇痛　又。董齊賢病傷寒數日，兩脇挾臍痛不可忍。或作奔豚治。予視之曰：非也，少陽膽經循脇入耳。邪在此經，故病心煩喜嘔渴，往來寒熱，默不能食，胸脇滿悶，少陽證也。始太陽傳入此經，故有是證。仲景云，太陽病不解，傳入少陽，脇下滿，乾嘔者，小柴胡湯主之。三投而痛止，續得汗解。同上

汗下壞證　又。李思順得傷寒，惡寒發熱，口中氣熱如火不絶七八日矣，而目閉不肯開。予診其脉陰陽俱緊，是必汗之而復下之故也，此壞證矣。病家曰：一醫於三日前汗之不愈，一醫復下之而目閉矣。遂投以小柴胡湯，五啜而愈。

論曰：或問何以知其汗下而目閉，予曰：仲景稱傷寒發熱，口中氣勃勃然，頭痛目黄，若下之則目閉。又云傷寒脉陰陽俱緊，惡寒發熱，目赤脉多，睛不慧，醫復汗之咽中傷，若復下則兩目閉，此壞證須小柴胡湯調之愈。同上

血結胸壞證　又。丁未歲，一婦患傷寒，寒熱，夜則譫語，目中見鬼，狂躁不寧。其夫訪予，詢其治法。予曰：若經水適來適斷，恐是熱入血室也。越日，亟告曰：已作結胸之狀矣。予爲診之，曰：若相委信，急行小柴胡湯等必愈。前醫不識，涵養至此，遂成結胸證，藥不可及也。無已，則有一法刺期門穴，或庶幾愈。如教而得愈。

論曰：或問熱入血室，何爲而成結胸？予曰：邪入經絡，與正氣相搏，上下流行。或遇經水適來適斷，邪氣乘虛而入血室，血與邪迫，上入肝經，肝既受邪，則譫語如見鬼。肝病則見鬼，目昏則見鬼，復入膻中，則血結於胸也。何以言之，蓋婦人平居，經水常養於目，血常養肝也。方未孕，則下行之以爲月水。既妊娠，則中蓄之以養胎。及已産，則上壅得金化之以爲乳。今邪逐之併歸肝經，聚於膻中，壅於乳下，非刺期門以瀉不可也。期門者，肝之膜原，使其未聚於乳，則小柴胡尚可行之。既聚於乳，小柴胡不可用也。譬如凶盜行於閭里，爲巡邏所迫，寡婦處女適啟其門，突入其室。婦女爲盜所迫，直入隱奥以避之。盜躡其蹤，必不肯出。乃啟孔道以行誘焉，庶幾其可去也。血結於胸而刺期門，何以異此。同上

傷寒手足逆冷　又。酒家朱三者，得傷寒六七日。自頸以下無汗，手足厥冷，心下滿，大便秘結。或者見其逆冷，又汗出滿悶，以爲陰證。予診其脉沉而緊，曰：此證誠可疑。然大便結者爲虛結也，安得爲陽？脉雖沉緊爲少陰證，然少陰證多矣，是自利未有秘結。予謂此半在表半在裏也。投以小柴胡湯，大便得通而愈。

論曰：傷寒惡寒手足冷，心下滿，口不欲食，大便鞕，脉細者，此爲陽微結，必有表復有裏也。脉沉，亦在裏也。汗出爲陽微。假令純陰結，不得復有外證，悉入在裏，此爲半在表半在裏也。脉雖沉緊，不得爲少陰病，所以然者，陰不得有汗。今頭汗出，故知非少陰也，可與小柴胡湯。設不了了者，得屎而解也。難者曰：仲景云，病人脉陰陽俱緊及汗出者，亡陽也。此屬少陰，今云陰不得有汗，何也？今頭汗出故知非少陰也，何以頭汗出則知非少陰？予曰：此説正是議論處。謂四肢冷，脉沉緊，腹滿，全是少陰，然大便硬，頭汗出，不得謂少陰。蓋頭者三陽所聚，三陽自胸中而還，有頭汗出自是陰虛，故曰汗出爲陽微，是陰不得有頭汗也。若少陰有頭汗，

則九死一生。故仲景平脉法云：心者火也，名火陰◎原刊作名火陰，《名醫類案》作名少陰。其病頭無汗者可治，有汗者死。心爲手少陰，腎爲足少陰，然相與爲病。以意逆志，是謂得之。同上

勞瘧　孫琳治。張知閣久病瘧，遇熱作如火，年餘骨立。醫以爲虚，餌之茸、附，熱益甚。召孫診視，許謝五十萬。孫笑曰：但安樂時，湖上作一會足矣。命官局贖小柴胡湯三貼，服之熱減十九。又一服，病脱然。孫曰：是名勞瘧，熱從髓出，又加剛劑剥損氣血，安能不瘦。蓋熱藥不一，有去皮膚中熱者，有去臟腑中熱者，若髓熱非柴胡不可。北方銀州柴胡祇須一服。南方力減，須三服乃效。今卻可進滋補藥矣。《焦氏筆乘續集》六

腹痛不食　戴原禮治。一人年十八，自小面帶微黄，五月間腹大痛，醫以小建中加丁香兩貼，不效，加嘔吐清水。又與十八味丁香通膈湯兩貼，食全不進，痛無休止。如此者五六日，又與阿魏丸百餘粒，至夜發熱不睡，口卻不渴。脉左二部沈弦而數實，痛處不可按。遂與大柴胡湯四貼加甘草下之，痛嘔雖減，食猶未進。遂與小柴胡湯去黄芩、人參，加芍藥、陳皮、黄連、生甘草，二十貼而愈。《推求師意》下

莖挺　又。鮑兄二十餘歲。玉莖挺長，腫而痿，皮塌常潤，磨股不能行，兩脇氣上，手足倦弱。先以小柴胡加黄連大劑行其濕熱，略加黄柏降其逆上之氣，其挺腫漸收，漸減及半，但莖中有堅塊未消。遂以青皮爲君，佐以散風之劑末服，外以絲瓜汁調五倍子末傅而愈。《證治準繩》六

傷寒腰痛足冷　又。一人患傷寒腰疼，左腳似冰。小柴胡加黄柏、杜仲、牛膝。《丹溪治法心要》八

傷寒身疼痛　又。一人年二十九。患傷寒頭疼脇疼、四肢疼、胸膈疼，小柴胡湯加羌活、桔梗、香附、枳

殼。同上

虛損内熱　又。一人患虛損，手足心發熱不可當。小柴胡湯加前胡、香附、黄連。同上

三陽合病　呂復治。浙東憲使曲出道過鄞，病卧涵虛驛，召翁往視。翁察色切脉，則面戴陽，氣口皆長而弦。蓋傷寒三陽合病也。以方涉海，爲風濤所驚，遂血菀而神懾。爲熱所搏逐，吐血一升許，且脇痛煩渴譫語，適是年歲運左尺當不應，其輔行京醫以爲腎已絶，泣告其左右曰：監司脉病皆逆，不禄在旦夕。家人皆惶惑無措。翁曰：此天和脉，無憂也。爲投小柴胡湯減參加生地黄。半劑後，俟其胃實，以承氣下之，得利◎原本作痢今正愈。《滄州翁傳》

傷寒發斑　滑伯仁治。王叔雨病傷寒。它醫至，皆以爲痓證，當進附子，持論未决。其弟熙暘謁攖寧生曰：舍兄病亟惟幾，生忍坐視不救乎？至切其脉，兩手俱沈實而滑，四末覺微清。以燈燭之，遍體皆赤斑。舌上苔黑而燥如芒刺。身大熱，神恍惚，多譫妄語。攖寧生曰：此始以表不得解，邪氣入裏，裏熱極甚，若投附必死。乃以小柴胡劑，益以知母、石膏飲之，終夕三進，次日以大承氣湯下之。調治兼旬乃安。《攖寧生傳》

傷寒勞復　又。顧機仲病傷寒後勞復發熱，自汗經七日。或以爲病後虛勞，將復補之。攖寧生曰：不然。勞復爲病，脉浮，以汗解，奚補爲？以小柴胡湯三進，再汗而愈。同上

傷寒發熱　戴元禮曰。三陽有頭痛，三陰無頭痛，此論古矣。然陰間有頭痛，厥陰循喉嚨之後與督脉會於巔，陽間不頭痛，似非正法。曾治鄰叟范家，身熱，頭略不痛。進小柴胡湯八服纔愈，亦不可不知。諸病已解，無

別證，但頭痛者連鬚葱白生薑煎湯。若發汗太多致頭痛甚者，宜小建中湯加芎一錢。《秘傳證治要訣》二

鼓槌風　趙宜真曰。有故人曾害鼓槌風，往來寒熱，數月伏枕，諸藥不能療。最後一醫士診之曰：雖成痼疾，而有客邪在少陽經未解，若曾服五積散則誤矣。詢之果然。因授小柴胡湯數服，寒熱頓除。卻用本科追風丸等藥，理其風證而全瘳矣。《仙傳外科集驗方》序

痎瘧異治　虞摶治。過杭同舟有二男子，皆年踰四十五，各得痎瘧三年矣。俱發於寅申巳亥日，一人晝發於巳而退於申，一人夜發於亥而退於寅。予曰：但到杭，可買藥，俱與，痊可。晝發者乃陰中之陽，病宜補氣解表，與小柴胡湯倍柴胡、人參，加白术、川芎、葛根、陳皮、青皮、蒼术。夜發者爲陰中之陰，病宜補血疏肝，用小柴胡合四物加青皮。各與十貼，教其薑、棗煎，於未發前二時服。每日一貼，服至八貼，同日得大汗同愈。永不再舉。《醫學正傳》二

少陽耳聾　薛己治。嘗治陳湖一男子，患傷寒，仰卧一月且耳聾。余意其病尚在少陽，故脇痛不能轉側及耳聾也。與小柴胡湯加山梔一劑，即能轉側，尾閭處内潰皆蛆，耳亦有聞。蓋少陽屬風木，而風木能生蟲也。其在少陽明矣。《明醫雜著》一

肝怒目痛　又。一小兒因乳母恚怒患發熱等症，兒患目痛兼作嘔吐。先用小柴胡湯，子母俱服，頓安。但兒晡熱仍嘔，以異功散加升麻、柴胡，治之瘥。《保嬰撮要》四

因怒崩血　又。一婦人因怒崩血久不已，面青黄而或赤，此肝木制脾土而血虚也。用小柴胡合四物以清肝

火生肝血，又用歸脾、補中二湯以益脾氣生肝血而瘥。此症若因肝經有風熱而血不寧者，用防風一味爲丸，以兼症之藥煎送。或肝經火動而血不寧者，用條芩炒爲丸以兼症之藥煎送，無有不效。《女科撮要》上

耳後瘰癧　又。羅宗伯耳後發際患毒焮腫，脉數，以小柴胡加桔梗、牛蒡子、金銀花，四劑而愈。《外科理例》三

耳下腫　又。一男子每怒，耳下腫或脇作痛。以小柴胡湯加青皮、木香、紅花、桃仁，四劑而愈。《外科發揮》五

頸腫　又。一婦人頸腫不消，與神效瓜蔞散，六劑少退。更以小柴胡湯加青皮、枳殼、貝母數劑，消大半。再以四物對小柴胡，數劑而平。同上

少陽血證　陸養愚治。周兩峯自省中歸，頭痛身熱。舟由前山漾過，偶風波大作，幾覆其舟。比至家，脇大痛，耳聾煩渴譫語，急延一醫診治。值醫來時，忽吐血盆許，醫者進看，見滿地皆血，喘息不定，氣已爲病者所奪矣。診脉後謂病家曰：兩尺不起，寸關弦緊，煩渴譫語，是陽症也。弦乃陰脉，仲景《傷寒論》曰陽病見陰脉者死。況兩尺屬腎，乃人之根蒂，今尺脉不起根蒂已絶。孤陽上越，逼血妄行，症固危險，脉又相應，斷爲不治，病家哭拜，求用藥，不敢投而去。延予决之，備述前醫之言，及予診視，吐血已止，喘息已定。診其脉兩寸關弦而微數，兩尺果沉而不起。病家問曰：脉果弦否？予曰：脉雖弦，卻亦無害。蓋脉數乃少陽本脉，今脇痛耳聾亦少陽之症，脉症相應，何爲就死。又問兩尺果絶否？予曰：兩尺不起，亦自有故。《内經》曰，南政之歲，少陰在泉，則兩尺不應。今歲己酉，己乃是南政，酉爲陽明燥金司天，少陰君火在泉，故不應耳。吐血者，因舟中驚恐，血菀而神慴，爲熱所搏也。譫語者，三陽表症已盡，將傳三陰也。茲且以小柴胡和之，俟實堅而

下之，旬日當愈矣。因付二劑。明日脇痛稍愈，耳聾微聞，但仍譫語，胸膈滿悶，舌上薄黄胎。仍以小柴胡加枳桔、黄連，日服一劑。二日，胸膈少寬，黑胎有刺，大便不行約七日矣。方以潤字丸三錢前湯送下，至夜更衣身涼，諸症轉失。《陸氏三世醫驗》二

内傷兼外感　陸祖愚治。王敬溪年五十六歲，先富後貧，心事多鬱。七月間恣食羊肉酒麵，當風睡卧，風傷外感相兼。一醫與之發表，頭不疼，身微熱，惟胸腹不快，一醫與之疏利，便通溲利而痞滿如故。一醫投以温胃，一醫投以消導，一月之外，其症依然。延予診之。左脉浮弦而弱，右脉浮滑有力。諸醫皆曰：頭痛體熱既蠲，可以議下矣。予曰：此症内傷雖重於外感，然有痞滿而無實堅，且舌無苔，口不渴，脉有力而浮，尚帶表症，焉可下也。惟用小柴胡湯和之，俟實堅脉沉而下之，方爲萬全。自此半月症猶未減，又俱謂此病必爲陸祖愚所誤。予日日過看，力任無事。又半月，脉沉便結，乃以潤字丸五錢三次吞，解出垢穢若干，内有羊肉數塊，纔知饑餓。改用健脾調理之藥，又三十多日而痊。同上五

疳熱　萬全治。吾之長男萬邦忠幼多疾。一日，病瘧後潮熱，日瘦一日，先父母憂之。全告之曰：此疳熱也。用小柴胡湯加鱉甲、當歸、川芎、陳皮、青皮，爲丸服之愈。《廣嗣紀要》

傷寒寒熱往來　又。本縣生員胡晏，乃三溪乳父也，年五十。嘉靖壬寅四月病傷寒，十六日不解，其證乍寒時即以衣被厚覆蒙頭而卧，不勝其寒，乍熱時即徹去其衣被，裸露其身，更用扇不勝其熱。一日一夜如此十餘次。請醫張騰霄、萬小竹皆謂不識其證，三溪自知醫，亦云不識。即遣人請予至，語其病狀可怪，待診其脉。予

曰：不必診脉，此易知也。夫惡寒病在表也，何以無頭痛證。惡熱病在裏也，何以無煩渴、便溺不利證。此病在半表半裏，陰陽混亂也。故陰氣乘陽則惡寒，陽氣乘陰則惡熱，宜用小柴胡湯以治其半表半裏之邪，梔子、豆豉以治其陰陽錯雜之邪。三溪顧二醫曰：此論是也。即合藥服之，其日寒熱不再作而愈。《保命歌括》三十五

熱入血室　孫文垣治。李悦齋先生夫人胸脇大腹作疼，譫語如狂。寅卯辰三時稍輕，午後及夜痛甚。晝夜不睡，飲食不進者十八日。究其故，原有痰火與頭疼牙疼之疾，又因經行三日後頭疼發寒熱，醫以瘧治。因大惡熱，三四人交扇之，而兩手浸冷水中，口噙水而不咽，鼻有微衄。又常自悲自哭，目以多哭而腫，痛時即壁上亦欲飛去，劇則咬人。小水直下不固，喉梗梗吞藥不下。脉則左弦數，右關洪滑。予曰：此熱入血室症也，誤服治瘧剛燥之劑而動痰火，以致標本交作。諸人猶謂熱入血室當夜間譫語如狂如見鬼，何至胸脇疼劇咬人也，予曰：仲景云，經水適來適止得疾，皆作熱入血室治之，治同少陽而以小柴胡湯爲主，加凉血活血之藥，此古人成法可守也。痛極咬人者，乃胃虚蟲行求食而不得，故喉中梗梗然也。即以小柴胡湯加桃仁、丹皮而譫語減，次日以安蚘湯與服而疼隨止，飲食進，遂駸駸有生意。《三吳治驗》二

少陽證　又。麗子遠太夫人病頭痛惡寒，胸膈懣且痛，時發寒熱，吳醫王后山者延治五日不瘥。聞予居吳，禮致爲治。診其脉右滑大，左浮弦而數，知其服四物湯、玄胡索、牡丹皮、香附子，養血調經劑也，太夫人七十餘矣，而有經可調哉！仲景有云：頭痛惡寒，外感病也。浮弦而數，胸膈懣痛，少陽脉症俱在。右脉滑，飲食滯而爲痰。彼用當歸、地黄、芍藥，皆滯痰閉氣之味，内傷何由得消，外感何由得出。此症祇宜用柴胡湯合平胃散，一二帖可瘳也。一飲而寒熱除，再飲而胸膈泰。同上一

春温餘熱　又。元素姪令政，春温後經水適止，餘熱不退，口中甚渴，胸脇痛而耳重。脉左弦數，右滑大而數。小柴胡加石膏、知母、桔梗、枳殼、葛根、瓜蔞、半夏麴，服下而熱渴如舊。改用柴胡二錢，人參、甘草、天花粉、黄芩各七分，白芍藥、紅花、當歸、牡丹皮、知母各八分，調理而瘳。《新都治驗》四

熱入血室　又。朱宅女眷經水行一月不止。每黄昏先寒後熱，遍身疼痛，胸前脹悶不通，必欲大喊叫嘶，用水於喉中斡而吐出痰涎乃寬，今且渴甚，此痰飲瘧疾，今飲食不進，夜如見鬼者，乃熱入血室也。用小柴胡湯加生地黄、丹皮、陳皮、桃仁。兩帖後，以白术三錢，何首烏二錢，陳皮、麥芽各一錢，烏梅一枚，生薑三片，水煎服之而寒熱止，諸症皆安。同上三

秋瘧　又。程夢奎孺人年將五十，僅一子念一歲而殁於痘，旦夕哭之，哀且彌月，絶粒斷漿，肌容日悴。時爲初秋，寒熱交作，嘔噦懊憹，遍身疼，卻藥不飲，惟合睫以待死。已而作色語其夫曰：病若此，何不請孫君決我生死。詰朝覿面診之，畢則問曰：何日死？予應曰：病勢危，去死不遠。所謂近者病也，非脉也。脉左弦細，右關滑，故發熱體痛嘔噦，乃秋來瘧症，非死脉也。若如前執拗不服藥，不進飲食，書謂絶穀者亡，殆非虚語。孺人誠聽予言，以二孫爲念，以大體爲重，予以活血養血之劑而治其傷損，以小柴胡加竹茹、滑石以和陰陽而止其嘔噦，不一月而可無恙矣，奚憂哉！　果從予言而進食服藥調理，五日寒熱嘔噦皆止。後以丹參、劉寄奴各三錢爲臣，五加皮五錢爲君，香附一錢爲佐，入四物煎服，果一月而全可矣。同上

傷寒盗汗　程元仲治。庚戌歲，滇之進士不退陶公澹寧石公時相過從，石公洞達岐黄，恒相與推論先賢未

發之理。夏月間，其鄉人患傷寒四五日。作嘔脇痛，寒熱往來，盜汗不止。醫有用清者，有用補者，皆不效。公令逆予治。用小柴胡湯立瘥。公問曰：盜汗爲虚，既有汗而復用柴胡，此所未達。予曰：自汗屬氣虚，盜汗屬血虚，此在常病然也，傷寒盜汗屬半表半裏。何以見之？獨不觀成無己曰，若邪氣一切在表，干於衛氣自然汗出。此邪氣侵行於裏，外連於表，及睡則衛氣行裏，乘表中陽虚，津液得泄，但睡則汗出，覺則氣行於表而汗又止。此屬半表半裏明矣，非若傷寒他證汗之有虚有實。在此證一於和解，小柴胡湯爲少陽主方，非治盜汗藥也，和解半表半裏耳。《程原仲醫案》三

傷寒少陽證　又。休邑程姓患傷寒三四日，頭痛作嘔脇痛，寒熱往來，晝夜不寧，脉弦而數。予曰：此少陽證法宜和解。用柴胡爲君，佐以半夏、黄芩、甘草，加薑、棗煎服，立瘥。同上

感證轉瘧　又。桂公應蟾患病。予視其面色紅紫，睡卧不寧，言語失次，診脉左寸緊未退，兩關弦數，頭疼身熱口乾等證。用防風、羌活、柴胡、乾葛、川芎、白芷、黄芩、天花粉、甘草加薑葱煎服，服藥後體少安，逆之敝寓調治。脉漸變弦，寒熱往來，傳少陽證。再用去人參小柴胡湯加知母、天花粉、澤瀉，遂變瘧。踰日一發，五發後用藥截之。再用清解劑，漸易補血藥加人參調養，留寓一月而愈。同上

少陽餘熱遺泄　又。一人患傷寒之後，小便時常流精不止。衆醫治皆不效，亦不知爲何證。予用小柴胡湯加知母、黄柏、牡蠣、青黛而愈。蓋初病時少陽經遺熱於腎，久則動腎火而精遺。外傷寒證雖愈，而此火未退故耳。同上四

雙發頤　慎柔治。周近菴令子室年二十餘，兩耳下俱紅腫，痛甚發熱，其狀可畏。醫者以大黄行數次，又用敷藥，反覺坐卧不安，亦運氣病也。診之。六脉俱細數少力，惡心不食。先以人參敗毒散一劑以發之，又用甘桔加牛蒡、射干、陳皮、半夏含漱之，次將小柴胡湯内加牛蒡，六劑而腫消。飲食猶未貪。異功散加牛蒡四五劑，脾胃健而全愈。《慎柔五書》五

産後氣虚感冒　李維麟治。范友聞尊閫産後元氣不充，悲哀氣結。患感冒，表邪未散而齒燥唇焦，腹中結痛，六脉甚數，大可憂虞。方治其表，表解矣，而脉數如故，復治其裹，裹暫和而脉不稍平。予曰：病大惡，正氣虚也，急宜用參。主人曰：邪未盡而痛，痛不止可乎？客邪挾其正虚，故爲負固耳，正氣復則邪可卻矣。遂仍用小柴胡湯去半夏，倍人參加茯苓、桂枝、芍藥、丹皮等以和之。應手而痛減熱平，神氣漸旺，如是而半月，而數脉始和乃愈。《李石浮醫案》

瘧痢壞證　胡念菴曰。經云夏傷於暑，秋必痎瘧。痎瘧者，陰瘧也，陰瘧而可用寒凉散泄乎？嘗閲李易安《金石録》後序，言其夫趙明誠因塗中奔馳冒暑，至行在旅邸病痁，予聞信驚怛，念渠性素急，病痁患熱必服寒凉藥，疾可憂。遂解舟下。一日夜行三百里。比至，果大服柴胡黄芩，瘧且痢，遂以不起。嗟夫，易安一女子耳，尚知柴芩不可妄用，何世之所謂名醫，奉此爲治瘧之神劑，日事殺人而不覺，良可歎焉。《醫家心法》

單發頤　胡慎柔治。周近菴令愛年十九，左耳下紅腫發熱作痛。脉之六部俱數，八至無神。且素弱，經水不調。予曰：此運氣病也。以小柴胡合四物加牛蒡子、内黄芩用酒炒，四劑而愈。《慎柔五書》五

時疫少陽證　鄭重光曰。辛酉仲夏，予遷郡城之次年，其時疫氣盛行，因看一貧人，斗室之内，病方出汗，旋即大便，就牀診視，染其臭汗之氣，比時遂覺身麻，而猶應酬如常。至第三日病發，頭眩欲仆，身痛嘔噦，外無大熱，即腹痛下利。脉沉細而緊。蓋本質孱弱，初病邪氣即入少陰。脉證如斯，不得不用薑、附、人參以温裏。如此六七日，裏温利止而疫氣遂彰。譫言狂妄，胸發赤斑數點，舌苔淡黄而生緑點，耳聾神昏，脉轉弦數。此由陰而出陽，必須汗解之證也。病劇回真州，諸醫束手不治。適山紫家叔來探問，數當不死，余忽清爽，細道病源，謂非正傷寒乃染時疫。緣本質虚寒，邪氣直入少陰，服參、附裏氣得温，逼邪外發，但正氣甚弱不能作汗，今脉弦耳聾，邪在少陽，乞用小柴胡湯，本方加人參三錢，必然取效。山紫家叔遂照古方一味，不加增減而入人參三錢，一劑得寐，再劑又熟寐。夜又進一劑，中夜遂大汗至五更，次日即霍然矣。繼服人參半斤始健。《素圃醫案》一

疫兼感寒　王三尊治。錢婦廿五歲，疫兼感寒，飲冷水太多，遂日夜瀉五六遍。大小腹皆痛，痛甚則汗出。腹有水聲，頭痛，午後惡寒。右脉小數無力，左脉無力更甚，以疫邪未出募原，之脉原小，加以飲冷過度，則脉愈伏矣。舌白苔，渴飲，先以五苓散去桂加木香、草果一帖，痛除瀉止，表終不解。繼以小柴胡湯，二帖而愈。仲景云：傷寒醫下之，續得下利清穀不止。身疼痛者，急當救裏，後身疼痛，清便自調者，急當救表。救裏宜四逆湯，救表宜桂枝湯。此因表不解而妄下，以致下利清穀不止。但裏重於表，故先以四逆湯救其裏。待裏清便既調，表猶不解而身疼痛，仍以桂枝湯解其表也。兹症雖未誤下，以多飲冷而下利，與寒藥攻下何異，但未至清穀不止，且兼疫症，桂在所忌。故以五苓去桂加木香、草果而不用四逆湯也，意謂痛甚則汗出而表必解，究竟不解者，一以痛出之汗，裏氣閉結，終不若自汗調暢，而上下表裏俱解。一以痛止初汗，止解外縛而疫邪猶未能潰，故仍

以小柴胡湯以達之。彼係太陽，故用桂枝湯，此係少陽兼疫，故用小柴胡湯，祇取仲景救裏救表之意，而不用其方也。

又儲方興廿四歲，同時病疫，多食連渣生藕，且未禁食，致腹痛甚，汗出不時，但未至瀉。予以二陳、檳榔、草果、厚朴，一帖痛止，復自汗而愈。錢婦兼感寒，故痛止汗出而猶用小柴胡湯以解未盡之縛，兼以達疫。方興單係疫症，故痛一止而邪即外潰，不必用藥解表而自汗出愈也。此二症若認爲協熱下利，而投以寒凉之劑，則殆矣。《醫權初編》下

時疫實證　又。梁婦廿餘歲，生産半月，夫患疫，即日夜服勞，夫方愈，便卧疫。一醫見腹瀉口渴，於止瀉藥中加黄連一錢，滯與疫俱閉愈甚。復延予治。見其面黄體弱，又兼産後勞碌，定屬虚症。但胃口痛滿欲嘔，夜間惡寒無汗，此少陽風寒夾滯不出而兼時疫也。脉在虚實之間，舌無苔，思熱飲，以小柴胡湯合達原飲一帖，下稀糞四五遍，覺少快。又進一帖惡寒止，汗漸出，但腹脹滿終不愈。前方加枳、桔、青皮、熟軍一帖，覺下一物，愈大半。又小其製，一帖全愈。服藥四帖共行廿餘遍，並未用補收功。同上

少陽證　吴畹菴治。癸亥秋月一女人年過七旬，患感寒有汗。服羌活、防風，汗愈多，熱不退，頭痛面赤，左脇痛。更一醫，見汗多，用平補藥，更劇。又更一醫，見脇痛呻吟之狀，謂是挪脇傷寒，且年踰七旬，不治矣，竟不用藥而去。始求余診之。脉弦緊。余曰：此少陽證，可無慮也。與小柴胡湯一劑，用參五分。病家畏懼，云傷寒不可補。余曰：非補也，藉參之力以和解半表半裏之邪耳。此是古人製方之意，緣今醫家畏用人參，不解古人製方之意，故用此湯必除去人參，抑知有當除者，有不當除者，如此七十老人大汗數日，斷不當除者也。力爲

辨晰，始依余服一劑，當夜諸症盡愈。《吳氏醫驗録》初集下

禁口痢　舒詔治。曾於滁槎醫一痢證，寒熱往來，口苦不欲食，痢出紅白兼緑凍，又帶清水。有知醫者從旁問曰：此禁口痢也，主用黄連乎？予曰：凡不能食者，皆爲禁口，然有寒熱虛實陰陽表裏不同。觀其外證，少陽之經證也。緑凍者，少陽之本色也少陽屬木，主東方青色。清水爲鶩溏，太陰之臟寒也。少陽經證主表，太陰臟寒主裏，其陰陽表裏懵然不辨，妄投黄連，必殺之矣。問者聞而愕然，復問曰：當用何法？予曰：法主小柴胡。去黄芩，加白术、茯苓、附子、肉桂，一劑而效，三四劑而全愈矣。《醫述》

顛狂　劉宏璧治。一富室女正梳洗間，忽見二婦相拘，方奔逸，復擠至。遂大叫，叫後乃大哭，哭已即發狂。寒熱相繼，目眩不眠。以爲鬼祟，召巫符咒而益困。因診之。肺脉直上魚際，肝亦雙弦。知所見者，本身之魂魄也。蓋肺藏魄、肝藏魂◎原刊魂魄二字誤易，今正，因用小柴胡湯去甘草之戀，加羚羊角、龍骨、牡蠣，清肺肝鎮驚怯，一服而安。《續名醫類案》二十一

伏氣爲瘧　魏玉横曰。施涣之，予之至交也。夏秋間自都至吳門，就婚横塘。初冬以彌月親戚會飲，飲散而病寒熱頭痛，自服芎蘇飲一劑不愈，即進理中湯，轉甚。蓋以新婚，故自疑爲陰證也，自是所延醫咸以温補進。日益困。亟使詣杭招余，比至已十餘日矣。入門見煮藥未退，診之，脉沉弦而數且六七至，舌强胎黑而燥。自言服温補後寒熱已退，唯大便不行，小便頻數，夜間尤甚，幾五六十次。鬲間時有冷氣上衝，日唯進粥甌許，奄奄危殆，未審何證。曰：此伏氣爲瘧也。小便頻數者，内熱下迫也。其出必點滴，其色必赤濁，驗之果然。至冷氣上

衝，乃熱鬱中宫，猶火焰之上必有冷氣也。其大便不行，則内熱而燥結不待言矣。夫邪伏既深，其發乃止，何得遽用温補？幸壯年臟陰未竭，急投凉解得寒熱再作，乃可無虞。叩所煎藥，則人參、白术、薑、附、桂、萸、棗仁、五味等，云昨已服一劑，病勢不減，今用參三錢，桂、附俱用錢半。乃考前方皆二陳、四君子、桂、薑、萸之屬，曰：今日再進參、术、桂、附，則不可爲矣。以小柴胡、小陷胸合白虎作一劑與之。其友婿惶惑無措，堅不肯從。蓋洞庭醫者主於其家，就中爲難耳。曰：既不相信，請即原舟告辭。雖誼屬至友，來爲治病，非送殮也。涣之聞，乃懇留治。乃令以藥具相付。親與調煎，服後小便遂不頻數，次日粥加進。再與前方，則寒熱大作而舌黑漸退，神氣漸爽。又去白虎，二劑寒熱減，小便長。又二日，大便去黑燥甚多。改用甘露飲加減，數劑而安。《續名醫類案》七

肝膽熱鬱　齊秉慧治。張太來之妻寒熱間作，口苦咽乾，頭痛兩側，默不欲食，眼中時見紅影動，其家以爲雷號，來寓備述。予曰：非也。此少陽腑邪溢於肝經，目爲肝竅，熱乘肝膽而目昏花也。予用小柴胡和解少陽，加當歸、香附宣通血分，羚羊角瀉肝熱而廓清目中，不數劑而愈。《齊氏醫案》二

膽虚熱乘　又。予八女年六歲，寒熱往來，每於夢中驚叫而醒，爬上人身，且哭且怕。余曰：此爲膽虚熱乘。用小柴胡湯，去黄芩未見口苦咽乾不用黄芩加白茯神、遠志寧心安神，竹茹開鬱，真琥珀定驚，一劑而安。同上

扣頸瘟　又。湯思祖之妻年五十四。其家富饒，三子二庠一廩，夫婦和諧。乃一日無故自縊，幸孫見救。問之鬱鬱不語，藏繩袖中。一見無人，即尋自縊。其子向予道其故。余曰：是病也，書有之，名扣頸瘟。即求余治。乃與小柴胡提出少陽之邪，雄黄、香附、鬱金開膻中之鬱，去白陳皮、法夏破膈中之痰。羌活、細辛，温肝驅

風，丹參、赤小豆、鬼箭羽通心包絡而兼泄火邪，生薑煎服，頭痛身熱大作。自出其袖中之繩，曰：誰納我乎？語以故，恍然自失，曰：豈有此事。後再用發汗兼散疫邪而安。同上六

少陽證　吴鞠通治。錢某三十四歲，太陽中風汗多，誤與收澀，引入少陽，寒熱往來，口苦脉弦，與小柴胡湯和法。其人向有痰飲喘症，加枳實、橘皮去人參。柴胡五錢、薑半夏六錢、生薑五錢、廣皮五錢、小枳實四錢、大棗去核二枚、炙甘草三錢、黄芩炭一錢五分，煮三杯。先服一杯。寒熱止，止後服。盡劑不止，再作服。

次診。風入少陽，與小柴胡湯已解其半。仍須用和法。寒多熱少而口渴，較前方退柴胡進黄芩，加天花粉。薑半夏三錢、柴胡二錢、生薑三大片、天花粉三錢、炒黄芩三錢、大棗去核二枚、炙甘草二錢，煮三杯，分三次服。《吴鞠通先生醫案》一

温瘧　黄凱鈞治。屠某四十一歲。微寒壯熱，口臭發渴，頭疼體痠，小便短赤，脉來弦實，此爲温瘧。小柴胡加石膏，治之而愈。《友漁齋醫話》第四種

瘧後脇痛　方南薰治。李某病瘧，遽服截藥，瘧止而左脇疼痛。余以少陽之邪未解，用小柴胡湯去黄芩加桔梗、蘇梗、牡蠣粉煅，三服而瘥。《尚友堂醫案》下

驚恐　又。一人途中見披發婦人，授以紅蟲，驚恐成疾。舉家疑爲祟禍。余曰：此膽虚熱乘也。投以小柴胡湯加竹茹、琥珀、茯神、遠志，服之遂愈。同上

肝熱血盛　吴渭泉治。某孀婦耳内外作痛，不時寒熱。脉上魚際，此血盛之症，用小柴胡加生地以抑其血，乃愈。又項間結核如貫珠，寒熱晡熱，用加味歸脾湯、八味逍遥散調補肝脾而痊。《臨證醫案筆記》五

肝火血熱　又。曹室女十四歲。天癸未至，身發赤斑，癢痛。按左關脉弦數，係肝火血熱而然，即用小柴胡湯加山梔、生地、丹皮，遂服四劑而痊。同上

赤遊風　又。朱女患赤遊風，赤暈如霞，作癢發熱，用加味小柴胡湯加生地、連翹、丹皮而愈。大凡女子天癸未至，婦人月經不調，受驚着惱，多有此症。同上

肝熱　又。某。室女時發寒熱，肝脉弦長而出寸口。當用小柴胡湯加生地、烏梅，治之而愈。既嫁而諸證悉瘥。同上

冬温春發壞證　張仲華治。黄右。初病肝氣，旋即發熱，始以肝氣治，繼從新感治，病情漸劇。又宗濕温治。乃未究來源，見病治病，硬裝硬派，因循玩迨者已旬日矣。診得左脉弦細而數，舌苔乾白，口苦。自病以來，從無汗泄。據是脉證，乃冬温春發，係藏於腎而發於少陽。其似始肝氣，非肝家本病，少陽之邪欲發泄而涉及厥陰，蓋肝與膽表裏也。當從少陽和解，擬小柴胡加減。柴胡五分、淡芩錢半炒、黑梔錢半、淡薑渣三分、豆卷三錢、枳殼一錢炒、陳皮一錢。

越三日復診。據述未服柴胡，更用香開凉藥，症變神志模糊，額汗多而呵欠頻頻，脉左虚數，誤開欲脱之象已著。惟時半夜，前藥未遠，姑待天明。越九日，又邀再診。脉細如絲，神志散漫，便下溏黑過多，舌黑肥潤不渴，乃脾腎之陰陽垂絶，經云真臟之色見矣，如何猶認作陽明熱灼，而投犀角、石膏等劑？顧公始末主其事，赧赧然無從措手。爰與之議轉回陽救逆之法，顧公執筆在手諸藥聽議，獨於附子一味擬用生者三錢，顧公祗敢用

製者五分。乃與之論前賢救逆之旨，而竟茫然莫辨。可歎主人在旁，亦以重用附子爲駭聞，反和曰：姑從輕用可乎？噫，誰敢强人之難也！詰朝仍與顧公同診，病果轉機，諸疑皆減。脉仍微細，兩尺有滑數之形。乃謂顧公曰：昨方係壞症救逆，今見是脉恐其復熱。惜哉，昨方之附子輕而不能牢固腎陽，仍歸汗脱。顧公毅然以爲一味純虚，安有復熱之理，祇需峻補可矣。余因辭不與議。戌刻復邀診脉。據述竟日平善並無他變，及診其脉，滑數之形外浮，尺膚已熱，熱復發矣。隨陽汗越，勢必然也。按是證也，原始作泛常肝氣治，一誤也。發熱作新感治，二誤也。熱甚作濕温扭陽明治，三誤也。柴胡不服而更香開，四誤也。以寒凉重傷臟陽，五誤也。繼見臟陽垂絶，而猶不敢以生附子三錢與一兩五錢之熟地並進，此誤中之更誤也。嗟乎，一病也而堪數誤耶！余雖未專其政，屬在知交姻誼，是以與之竭力挽回，乃以必不至死之症，而竟至於莫可救藥者，是豈死於病耶，死於藥耶，直死於醫也。余甚惜之，因記其始末以爲醫者鑑。《臨症經驗方》

少陽證　林珮琴治。李氏寒熱煩渴，耳聾胸滿腫痛。或疑爲外證，用攻毒藥。予曰：此傷寒少陽證，若外證安得耳聾。倣陶節庵法，小柴胡湯去參、棗，加枳、桔、蔞、陳，諸證自愈。

陶氏曰：表邪傳至胸中未入腑，故爲半表半裏，祇須小柴胡湯加枳、桔，或對小陷胸湯，一服豁然。王海藏亦謂小陷胸爲少陽藥，以其能滌膈上結熱也。《類證治裁》一

少陽瘧　王孟英治。姚小蘅大令患瘧，寒微熱甚，日作二次。汪某與柴胡藥二帖，勢遂劇。舌絳大渴，小溲全無。孟英曰：津欲涸矣。與西洋參、生地、知母、花粉、石斛、麥冬、梔子、百合、竹葉投之，五劑而瘧止。越三

載以他疾終。其箆室同時患此，嘔吐脇痛，畏寒不渴，苔色微白，孟英與小柴胡湯，三飲而瘳。《仁術志》二◎姚病屬温瘧，姚妾乃屬少陽瘧。

肝旺咳血　王燕昌治。一太常年三十歲，咳血數年未愈。診得左關獨盛，見其平日好勝，以小柴胡加白芍愈之。《王氏醫存》十七

肝熱癃閉　又。一婦年五十餘歲，秋月小便閉結，臍下脹痛，不能坐卧三日夜矣。其脉左關沈結，右尺沈弱，右關沈濡，乃肝熱脾濕痰瘀而閉也。用小柴胡加桂枝木、茯苓、車前子一劑。外用麝香少許塗於臍下，膏藥蓋之，不時水利而愈。同上

伏暑瘧　徐渡漁治。某。伏暑瘧，已在深秋，秋涼氣肅，反助鬱蒸。望七之年，氣營兩衰，必當扶正而後達邪。宜和解。小柴胡湯治之。《徐渡漁醫案》

少陽熱入血室　陳匊生治。周庚五觀察之夫人，患瘧七日，忽然神昏，氣促汗多，譫語不已。來延余診，脉虛微濡數，審是少陽客邪，襲入血室所致。用小柴胡湯去甘草、半夏，加生地、丹皮、桃仁、紅花，一劑譫語平，諸症減，再承前意加味補益之，數劑即安。其後周君謂余曰：當初診之夕，藥雖煎就，吾疑此方與瘧邪不合，及既飲以後，乃知此藥竟神效非常，道之所以異於人者，固如此乎。答曰：何異之有，不過隨時論症耳。此症初起，邪在少陽，故寒熱往來。繼則少陽客邪，乘月水之來，潛入血室，所以神昏譫語。至氣促汗多，非氣虛所致，即藥誤使然。如法而治，應手無疑。所慮者，人之執一不通耳。《診餘舉隅録》下

小建中湯

桂枝二兩去皮　甘草二兩，炙◎《玉函》成本作三兩，炙　大棗十二枚擘　芍藥六兩　生薑三兩，切◎成本作二兩切　膠飴一升

右六味，以水七升，煮取三升，去滓，内飴，更上微火消解，温服一升，日三服。嘔家不可用建中湯，以甜故也。

心腹切痛　有人患心腹病不可忍，累用良醫治之皆不效，灸十餘處亦不瘥。士人陳承善醫，投一藥遂定。問之，乃小建中湯也。此藥偏治腹中虛寒補血，尤主腹痛。常人見其藥性温平，未必信之。古人補虛，祇用此體面藥，不須附子、硫黄。承用此藥治腹痛如神，然腹痛按之便痛，重按卻不甚痛，此止是氣痛。重按愈痛而堅者，當自有積也。氣痛不可下，下之愈痛。此虛寒證也，此藥尤相當。按：《外臺》虛勞腹中痛，夢失精，四肢酸痛，手足煩熱，咽乾口燥，婦人少腹痛，宜服。仲景《傷寒論》，陽脉澀，陰脉弦，法當腹中急痛。先與此不瘥，小柴胡湯主之。此二藥皆主腹痛，予已於小柴胡湯叙之。若作散，即每服五錢匕，生薑五片，棗三個大者，飴一栗大，若疾勢甚，須作湯劑，散服恐力不勝病。《蘇沈内翰良方》四◎《良方》用桂生薑各三分，甘草炙半兩，大棗十二枚擘，白芍一兩半，膠飴二兩。

感寒　丹溪治。一人年十七，家貧多勞。十一月，病惡寒而吐血。兩三日，六脉緊澀。一月後，食減中痞。醫投温膽湯、枳殼湯，三日後發熱，口乾不渴，有痰。曰：此感寒也。詢之，八日前曾於霜中渡水三四次，心下有悲泣事，腹亦飢。遂以小建中湯去芍藥加桔梗、陳皮、半夏，四貼而愈。《名醫類案》五

傷食腹痛　又。一人於六月投淵取魚，至秋深雨凉，半夜小腹痛甚。大汗，脉沉弦細實，重取如循刀責責

然。與大承氣湯加桂二服，微利痛止。仍連日於申酉時復痛，堅硬不可近。每與前藥，得微利，痛暫止。於前藥加桃仁泥，下紫黑血升餘，痛亦止。脉雖稍減而責責然猶在，又以前藥加川附子，下大便五行，有紫黑血如破絮者二升而愈。又傷食，於酉時復痛在臍腹間，脉和，與小建中湯一服而愈。同上六

中暑腹痛　萬全治。縣丞李天泉，六月中暑腹痛。渠有婢妾，醫謂病寒。進理中湯一劑，痛止乃發熱，一身骨節盡痛。又進十神湯發汗，熱退身不痛矣。萬候之，李稱病愈。觀其面色帶赤，知病未解。診脉之，洪滑而數（色脉相对）。經曰大則病進，今汗後脉猶洪數，病方進也。而彼自稱愈。萬未去，食頃而病作矣。滿腹急痛，狀如奔豚，上下左右舉手按摩，亟延萬至。曰：汝先診脉，不言而去，知我病也，幸急救我。萬曰：無傷。乃進建中湯，一服而痛定。次日，有省祭官萬朴來問疾。朴善醫。診之，且駭且顧，李亦疑懼。萬診之，謂朴曰：汝怪其脉之促止乎？蓋心下怔忡，故脉如是耳。李即應曰：我心下跳亂不寧。即命取藥，方用人參、麥冬、甘草、白芍、生地、五味，猶豬心，煮湯煎一服，心跳止，脉不促矣。蓋心惡熱，用熱治熱，向服理中、十神俱犯禁，故病復作也。《增訂傷暑全書》

痘疹脾虚　又。圻水汪少溪子痘出膿成，時頭面腹背皆飽滿，惟手足自肘膝至掌指猶未起發。予驚曰：脾主四肢，此子脾胃何甚弱也。祖母葉氏曰：吾孫生三日母即死，是吾嚼粥飯養大也。予用建中湯加黄耆、防風，祇一服而疹盡起腫作膿矣。《痘疹心法》十五

下疳瘡　樓英治。嘗治一男子下疳瘡，每恣飲酒則發。醫與小柴胡湯加黄連數貼，不效，又與玉燭散下之，

反劇。予以甘草節、小建中湯各半煎服之，下咽痛止。後以四物湯、建中、甘草等分與之，遂安。《瘍醫準繩》四

注夏　孫文垣治。吳江吳太僕長君肖峰令政，大宗伯董潯老次女也。患咳嗽體倦多汗，腹痛呻吟不絕口者半月。吳江之醫不效。訪遠近名最著者，如姑蘇盛氏、後湖王氏、后山震澤沈氏竹亭，先後遞治之而痛愈加。予適寓苕城，龍山公邀予乘快舡兼程而進。至則診其脉，左手三五不調，右手沉弦，面色青而息甚微，腹中漉漉有聲。予因問上年夏月曾病否，肖峰曰：曾頭痛體倦多汗，動止無力，不能親事，但不咳嗽不腹痛。今五月初病如上年，而市醫謂傷風所致，用參蘇飲表之，始咳嗽。沈爲其清嗽，則加腹痛。王與盛謂通則不痛，以沉香滚痰丸下之，則勢瀕而不可支。予方殫思謂此乃注夏病。仲景謂春夏劇，秋冬瘥者是也。而龍山公詰問注夏何爲咳嗽，予曰：原不咳嗽，由參蘇飲而咳嗽也。汗多又重發汗，肺金受傷，故燥而咳。何爲腹痛？予曰：原不腹痛，因治嗽而寒其中氣，腹故痛也。後事者又不究其因寒而痛，乃謂通則不痛而用寒涼滚痰之劑重傷其中氣，不思五月六陽之氣皆散於外，汗而又汗，汗多則亡陽。夏至一陰將萌，腹中尚虛，虛而復下，下多則亡陰。陰陽俱亡，不憊何待。予欲酌一方以起之，恐從事者又將議其後，龍山促之，乃用酒炒白芍藥五錢，甘草、黄耆各三錢，桂枝二錢，大棗二枚，水煎，臨服加飴糖一合，飲訖而睡，自巳至申不醒。先事者語龍山公曰：奪令妹之速者，孫君也。《本草》云夏不用桂，伐天和也。諸痛不補，助邪氣也。故一飲而不醒，吾儕行矣。龍山公以其言語余，因詰病者之熟睡。予曰：所喜者以其睡也。睡則陰氣生，陰氣生則汗可斂，痛可止也。假令藥不對症，安得有此。又詰所投之劑何名。予曰：此仲景小建中湯也。蓋建者立也，中者陽明所主。今腹痛如縛，帶脉急縮也，東垣治例以

芍藥爲君，惡寒而痛加桂，甘草緩帶脉之急縮用以爲臣，經曰急者緩之。面青脉弦，肝氣盛也，肝屬木，木盛則脾土受制而又誤下，因傷之極，故痛之猛也，經云木得桂而枯。佐以黄耆伐肝補脾，又能斂汗止痛，此建中之所由名也。語未竟，内報病者醒而索粥。予曰：與之。穀氣進則有本矣。粥後又睡至天明，腹全不痛，惟稍咳嗽，加五味子、麥門冬兼治注夏而全瘳焉。予語龍山公曰：令妹被尅伐太過，陰陽俱亡，今病雖愈而脉弦不退，猶可爲慮。幸叮嚀戒暴怒、節飲食，謝去人事，恬澹多補，庶可永年。不然，亥月陰極陽生，恐不能保無患也。慎之慎之。後至期與肖峰齟齬，怒而絶藥，果以凶聞。《三吳治驗》一

胃脘痛　又。張一尹近川翁。始以内傷外感過服發散消導之劑，致胃脘當心而痛，六脉皆弦而弱。此法當補而斂之也。白芍藥酒炒五錢、炙甘草三錢、桂枝一錢半、香附一錢、大棗三枚、飴糖一合，煎服一帖而瘳。同上二

積滯正虚　又。張通南先生内人，因飲食忤於氣，因腹痛不飲食五日矣。逆予診之。兩寸關弦尺滑。予曰：此上焦氣虚，下有鬱滯也。以薑黄、青皮爲君，山楂、檳榔、當歸、杏仁、烏藥、枳殻爲臣，柴胡、木香爲佐，吳茱萸爲使，服後氣稍順，然後用葱二斤，煎湯浴洗腰腹，即將熟葱擦摩腰腹，使氣通透，洗畢即安，卧少頃。其夜大便通，先下皆黑硬結塊，後皆水。此積滯行而正氣虚也，以建中湯加山楂、茯苓、澤瀉、柴胡、香附、薑連調攝之而痊。同上

痢積　又。金元岩文學下午發熱，痢下紅多白少。一日夜七十餘度，後重下墜飲食不思。左脉細數，右脉滑。此陰虚之候。詢知二日前曾夢遺，續得痢疾，陰虚明矣。但滑脉主食積，法當先補後攻。乃與小建中湯一

帖。白芍藥三錢，桂枝七分，粉草、酒連、酒芩各八分，當歸一錢，檳榔五分，水煎飲之。夜半復診，脉稍充指，改與枳殼三錢，桃仁一錢，當歸四錢，煎熟吞木香檳榔丸一錢五分，至天明大便瀉三次，則見糞矣。次日午進飯，又食火肉，隨即大便頻併後重如前，與山楂枳實丸一服不效，再爲診之。六部皆虚軟無力，獨右關滑，此進肉飯太早，脾弱不能消磨，宜健脾氣兼爲升舉。人參、黄耆各二錢，白术一錢，升麻三錢，防風、藿香、炮薑、粉草各五分，白芍藥一錢半，茯苓八分，連進二帖，痢減而後重寬。因食狗肉過多，復傷脾氣，前方加砂仁山楂調理全愈。同上

産後下痢脘痛　又。邵敬圃令眷常胃脘痛，由氣鬱而起。近以産後下痢紅白，而胃脘之疼不止。汗多，六脉滑大無力，法當收斂，以小建中湯爲主。白芍藥酒炒四錢，炙甘草一錢半，桂皮、五靈脂醋炒各一錢，香附、糖毬子各八分，水煎飲之。痛減，汗未全斂。次日，前方加御米殼醋炒過一錢。兩帖全止。《新都治驗》四

心脾痛　又。吴見南令郎心脾痛，因勞倦而致，每痛必得可口之物壓之立止。兩腿生瘡，右脉滑，左脉弱。以白芍藥三錢，甘草一錢五分，白蒺藜、碧胡麻各一錢，當歸、黄柏各八分，石菖蒲、白茯苓各六分，四劑而痛止。仍用小建中湯減去桂枝加黄柏、蒼耳子、白蒺藜、何首烏煉蜜爲丸服之，瘡亦尋愈。同上

胃脘痛　又。吴仰玄先生患胃脘痛。痛則徹於背，以手重按之少止，痛時冷汗如雨，脉濇。此氣虚而痛也。以小建中湯加御米殼，服之而愈。《宜興治驗》五

寒嗽　葉桂治。何，王家巷，廿七歲，色奪脉促，寒露霜降嗽甚。風冷形肌凜凜，衛陽空疏氣洩。羣醫不識，是爲瞽醫。小建中湯。《徐批葉天士晚年方案真本》上

又。楊，三十八歲。病未復元，勉强勞力傷氣，胸腹動氣攻衝，或現橫梗，皆清陽微弱，不司轉旋。小建中湯。同上下

又。錢，婁門，十七歲。少年面色青黄，脉小無神。自幼頻有嘔吐，是後天飲食寒暄致中氣不足，咳嗽非外感，不宜散泄，小建中湯法主之。同上下

胃血　張飛疇治。鄒孔昭昆仲俱患喘咳吐血，肩息不得卧。孔昭之脉尺部雖弦，而寸關卻和平。此火迫肺脉又兼感客邪。審其所吐之血，多帶痰水，知必從胃而出。先與小建中加丹皮和其榮衛，續與異功去术加山藥、丹皮、靈砂丹收攝泛火，則肺胃自清遂愈。干昭之脉，關尺皆弦細如循刀刃，血色正赤如凝硃，爲少陰守藏之血，辭不治。又治費仲雪，久患膈塞嘔逆，中脘覺痛如刺，不時痰中帶血。六脉沈細如絲，自謂六陰之脉，及按至神門別有一脉上至陽谿，迢迢應指，知胃氣未竭，尚可久延。其女不過咳血一二次，尚能梳洗出入。診得沈弦細數，此胃氣已竭，安有復生之理，亦辭不治。

蔡按：觀此數案，知諸公於陰虚火炎之虚勞皆棄之不治，而其所謂用建中、異功及歸、耆、麥、术等藥而愈者，皆陽虚之症，而非陰虧火炎之症也。遍覽方書所列虚勞諸治法，未嘗不燦然可觀，於陰虚火炎之症，亦未嘗混同立論，而其究必歸於補陽，蓋未嘗於此中身親閲歷，故所談皆捕風捉影也。以余所見，陰虚火炎之症，其脉無不細數而弦，皆醫者、醫書所謂不治之症，然調治得宜，亦有愈者。其治法大約以脾胃爲主，而難處在不能用參、术，故非積以歲月不可。迨至陰氣漸回，弦細之脉漸減，可用參、术大補時，而其病已愈矣。《續名醫類案》十二

虚勞發熱　吳鞠通治。施，二十歲。形寒而六脉弦細，時而身熱，先天不足，與諸虛不足之小建中法。白芍六錢、炙甘草三錢、生薑四錢、桂枝四錢、膠飴一兩，去渣後化入、大棗去核四枚，煮三杯，分三次服。

次診。前方服過六十劑，諸皆見效。陽雖轉而虛未復，於前方内減薑桂之半，加柔藥兼與護陰。大生地五錢、麥冬不去心四錢、五味子二錢。《吳鞠通先生醫案》二

勞傷吐血　又。姚，三十歲。六脉弦細而緊。勞陽吐血，諸虛不足，小建中湯主之。白芍六錢、炙甘草三錢、生薑五錢、桂枝四錢、膠飴化入一兩、大棗去核三枚、茯神四錢，煮三杯，分三次服。共服二十一帖，愈矣。同上

勞傷吐血　又。趙某。勞陽吐血，脉雙弦。《金匱》謂大則爲虛，弦則爲減，虛弦相搏，其名曰革。男子失精亡血，諸虛不足。小建中湯主之。白芍六錢、炙甘草三錢、生薑五片、桂枝四錢、膠飴一兩。去渣後化入，上火二三沸、大棗去核二枚。水五碗煮取二碗。渣再煮一碗。分三次服。輕者日一帖，重則日再服。同上

寒勞　吳澄治。厚村一婦人病咳嗽，吐痰或時帶紅，惡寒發熱，月事不至，諸醫皆認爲瘵。投以滋陰止嗽之劑，其病益甚。予細察其脉，浮弦而緊。究其因，乃因夢洩之後而起。予曰：此寒勞症也。先以建中湯去飴糖加阿膠、附子，數劑小腹痛減，寒熱亦除，月事亦至。再以神珠丹調治而痊。《不居集》下三

瀉利腹痛　謝映廬治。傅婦素屬陰虧，常宜班龍丸。無病求診，冀余寫補劑。余曰：脉來弦緊而沉，有凝滯之狀，腹中必有宿食，秋深恐成痢疾。目今調治昔藥非宜。况邪氣久居腸胃，其臟氣之虛實可知。但伏邪未潰，豈可暴攻。譬之賊兵方聚，未張其勢，我等祇宜先固城郭以示其威，令其自散可耳。以四君子湯加枳

殼一劑，服下腹中略響，正邪氣緩散之徵。詎婦女輩聞余言有滯積，竟私煎濃薑茶二湯一碗。下咽之後，腹中絞痛難堪，下痢數十行，頭身大熱，十指微冷。時值傍晚，急延余視。初不知其服薑茶湯也，謂曰：四君逐邪，果有如此之暴耶。因述所誤。蓋微積久伏，腸胃素薄可知，得此薑茶刮決之物豈不大張其勢。然至圊雖勤，所下甚少，餘邪尚存未盡，而既已誤治惹動其邪，無如乘其元氣未敗，再與疏通盡驅其邪，更以小劑行氣之品一劑，瀉下腹痛略減，但潮熱指冷不除。次早復診，問所下何物。視之，一團白沫，隱然秋深腸澼之徵。此時人事困頓，脉仍弦緊，是知當理陽氣，投建中湯。以小（◎原作大今正）建中建立中氣，弗投理中，以復削其陽氣。與金匱小建中湯一劑，其症悉痊。愈後，余不禁自笑，蓋初因未病，余爲尋病治之。中因自誤，余即以誤治之法治之，末因脾陽衰弱，余全不以補藥補之，見亦奇矣。而非見之奇，實見之先耳。小建中湯。芍藥、桂枝、甘草、飴糖、薑、棗。《得心集》四

虚勞發熱　王孟英治。張慈齋室自春間半産後發熱有時，迄於季秋，廣服滋陰之藥，竟不能愈。其大父陳靄山延孟英診脉，按之豁然，投當歸補血湯而熱退，繼以小建中愈之。《仁術志》三

風木乘脾證　張畹香治。尚橋朱述患痢多日，服痢藥多劑不效。予診時，聽腹中有響聲，詢響幾時起，述初起即有。予云痢無響聲，若一響，痢即愈，此非痢也。其家以糞有五色，詰予爲非。予云：響者風也，凡腸風下血，風木乘脾皆作響。此痛在臍上下，痛響即瀉，症名風木乘脾也。以仲景建中湯白芍五錢爲君，當歸、桂枝、甘草、烏藥、木瓜、烏梅輔之，二劑痛瀉大瘥，三劑乃愈。《温暑醫旨》

小陷胸湯

黄連一兩◎《玉函》作二兩　半夏半升洗　瓜蔞實大者一枚

右三味，以水六升，先煮瓜蔞取三升，去滓，内諸藥，煮取二升。去滓，分温三服。

傷寒發黄　孫兆治。工部郎中鄭君患傷寒，胸腹滿，面色黄如金，諸翰林醫官商議略不定，皆云胸滿可下，然脉浮虚。召孫至，曰：諸公雖疑，不用下藥，鄭之福也。下之必死。某有一二服藥，服之必瘥。遂下小陷胸湯。尋利，其病良愈。明日，面色改白。語曰：孫尚藥乃孫真人後身耶。

或問曰：傷寒至於發黄，病亦甚矣，小陷胸湯何效速也？瓘曰：濕熱甚者則發黄，内熱已甚，復被火者亦發黄也。邪風被火熱，兩陽相薰灼，其身必發黄。此太陽標與少陽經所傳者，正在心下，故胸滿，結之淺也，是爲小結胸，且脉浮，陽脉也，虚陽在上不可下，宜小陷胸湯和之。黄連、瓜蔞苦寒而瀉熱散結，半夏辛温，又以之結琇按結字上，當有散字，而燥濕理逆。病雖甚而結之淺，故以緩輕之劑除之。《名醫類案》一

膈間冷痰　丹溪治。一人濕熱勞倦，新婚，胸膈不快，覺有冷飲，脉澀大。先多得辛温導散藥，血氣俱傷。蒼术、半夏、白术、陳皮以上，五錢，白芍藥六錢，龜板七錢半，炒栢一錢半，黄芩三錢，砂仁、甘草各一錢。右末之，炊餅丸，食前薑湯下肆伍拾丸。服後膈間冷痰未除。用小陷胸湯加少茱萸作嚮導爲丸服。《丹溪治法心要》二

怒血　陸祖愚治。曾僕俞姓者，頗聰慧，素性急躁善怒。一日忽患吐血約七八碗，身熱氣喘，胸腹脹滿，終夜不寐，六七日飲食不進。自用滋陰止血之藥而病愈甚。延予診治。其脉六部俱如彈石，將及七至，右關更勁。腹

上一捺，口中即時噴血。予曰：管家之脉是有餘之證，非不足之證也。乃以小陷胸湯二劑，加鐵銹水與之。明日進看，證已減半。第大便七八日不行，予思必下之方愈。因延楊澹如同治。澹如進看，見頗相合，遂出同議，以潤字丸料加桃仁合丸之，書其藥帖曰止血丸。送進服之，是夜解宿垢瘀血半桶，而吐血頓止。《陸氏三世醫驗》四

内傷結胸　又。汪敬泉二令郎時年十六歲，稟賦薄弱，染病十餘日，他醫用藥無效，敬泉極其傍徨。延予診視，外症身熱如炙，昏倦，舌上黄黑胎尚有津液，胸前不可按，大便瀉黑水日去十餘次。六脉皆細數，重按尚有神，氣口獨有力。予曰：此雖起於不足，而内傷甚重，脉尚有神未至於脱，宜先消而後補。立方用小陷胸湯加減，未來取藥。又邀楊澹如兄，亦云此瀉是傍流，立方與予暗合。敬泉始相信，方取藥服一劑，症毫不減，夜間躁煩。次早與澹如兄同看。商議昨日藥力未到，照原方日服兩劑。連進四帖，胸膈略舒，而虚怯煩渴之症見。暫投麥冬、棗仁、山梔，豆蔻之類稍安，而熱與痛不減，然大便瀉已止。遂用潤字丸一錢，少頃又催一錢，去燥糞三四枚。而其虚煩之症又見。仍用安神滋補之藥，精神略定，舌胎未化。明知宿垢未清，元氣弱甚，不敢急攻。但虚煩時用滋補，精神略爽用消導，隔五六日用潤字丸一服。一補一消，調理兩月胸腹始暢，脉静身凉，又調理月餘而痊。同上

馬脾風　萬全治。或問何以謂之馬脾風？午屬馬，爲少陰君火。心主熱，脾主虚，心火乘肺，脾之痰升，故肺脹而喘，謂之馬脾風也。一兒四歲，忽作喘氣逆痰壅，鼻孔開張。予曰：此馬脾風也。如胸高肩聳，汗出髮潤，則不可治。須急治之。以葶藶丸去防己加大黄除肺之熱，合小陷胸湯除肺之痰，碾爲細末，竹瀝調服而愈。《幼科發揮》上

奇痰證　孫文垣治。馬迪庵内人原以飲食過傷，又爲風寒外襲。或以内傷外感治之，致五更發熱盛於陽分，唇燥，胸中衝跳不已，手足皆冷熱厥，脉兩寸俱滑數寸盛是火上衝。曰：此奇痰證也杜撰。以小陷胸湯加白芍、蘿蔔子、前胡、酒芩二帖。次早大便行，下蚘蟲八條卻不見有奇痰，胸中即不衝跳，但覺力怯。再診之，兩寸減半，尺脉稍起，以二陳湯加白芍、酒芩調理，後四帖加當歸全愈。雄按：伏痰挾火上衝而胸中跳動者亦有其證。余嘗治蔣左侯室人之病，以雪羹和竹瀝調紫雪而瘳焉，證雖非奇痰，其論未可厚非。

琇按：此由發熱過散，則擾動其火上衝，胸跳蚘亦不安而動。輒以小陷胸湯投之，則黄連之苦寒能降火，蔞仁之甘寒能清火，枳實之峻削能攻下，病去厥止，蚘亦從而下行。其力怯，良由攻之猛耳，非真有奇痰爲病也。孫君生平專以痰揣病，其不經處類多如此。雄按：蚘因熱動以致胸跳，熱降蚘下則病自安。孫君之治固爲幸中，魏氏之評亦有未當。《續名醫類案》二十二

肝火痰鬱　又。徐文學三泉先生令郎每下午發熱，直至天明，夜熱更甚。右脇脹痛，咳嗽吊疼，坐卧俱疼。醫以瘧治，罔效。延及二十餘日，熱不能退。後醫謂爲虛熱，投以參术爲主，痛益增，逆予診之。左弦大，右滑大搏指。予曰：《内經》云，左右者，陰陽之道路。據脉肝膽之火爲痰所凝，必勉强作文，過思不决，木火之性不得通達，鬱而爲疼。夜甚者，肝邪實也。初治祗當通調肝氣，一劑可瘳，誤以爲瘧，燥動其火，補以參术，閉塞其氣。書云：體若燔炭，汗出而散。今汗不出，舌上之胎已沉香色，熱之極矣，設不急治，立見凶危。乃以仲景小陷胸湯爲主。大瓜蔞一兩，黄連三錢，半夏麴二錢，前胡、青皮各一錢，水煎飲之。夜服當歸龍會丸微下之。諸公猶爭之曰：病久而食不進，精神狼狽若此，寧可下乎？予曰：經云肝常有餘，且脉亦爲有餘，故有餘者瀉之。前時誤認爲虛，投補左矣，豈容再誤哉！服後夜半痛止熱退，兩帖全安。《三吳治驗》二

小結胸　程原仲治。陳懷玉尊閫，患傷寒六七日。胸高脹痛，按之堅硬痛甚。予用半夏三錢、瓜蔞仁二錢、黄連一錢五分、薑三大片煎服。胸寬痛止病愈。此小結胸證，用小陷胸湯，古人治法耳。《程原仲醫案》二

少陽結胸證　又。蕪湖周兄年十六，患傷寒至五六日。予診兩寸並左關脉弦，右關洪滑。胸脹高起疼痛，按之堅硬，其痛更甚。外證往來寒熱，用小柴胡湯去人參加黄連、瓜蔞仁、薑，煎服即愈。或問此何證何方而速效如此，予曰：胸膈高脹痛者，結胸證也。寒熱往來，少陽之候。小柴胡、小陷胸湯合用，二方皆有半夏，故半夏倍於他藥。同上四

結胸腑實　繆仲醇治。姚平子傷寒，頭疼身熱，舌上黄胎，胸膈飽悶，三四日熱不解，奄奄氣似不續者邪熱甚則正氣餒。不可誤認爲虚。一醫以其體素弱，病久虚，其意欲投參少許。繆叱曰：一片入口死矣。亟以大黄一兩、栝蔞二枚連子切片、黄連、枳實下之小陷胸加大黄。主人驚疑，不得已減大黄之半。二劑便通，熱立解，遂愈。《續名醫類案》一引《先醒齋廣筆記》一

小結胸　吳畹菴治。乙丑冬月隆阜一戴兄年近三旬，病傷寒六七日。初用表劑藥輕，未得汗，胸腹不舒，四五日未大便。遽以巴霜丸下之，反覺滿悶，胸前脹痛，捫之高起按之堅硬。或視爲寒凝，或視爲食積，或視爲痰塞，各試一劑，俱不效。始迎余治之。兩寸脉數甚，詢知前番所用之藥，知由表邪未解，便用丸藥下之，引邪入膈而爲結胸症也。幸今頭仍痛，身仍熱，表猶有邪，猶是小結胸，當用小陷胸湯，然須解盡表邪，方可用陷胸湯，否則又蹈前轍矣。路遠不能次日又來，又無暇留宿，衹得一時立二方，備藥二劑。前一劑用防風、羌活、柴胡、乾葛、川芎、秦艽、陳皮、甘草、生薑，次劑用川連一錢，半夏二錢，瓜蔞仁三錢，厚朴、陳皮各一錢，薑三大片。囑令

先服防風、羌活表藥一劑，待熱退頭痛止，然後服次劑。盡此二劑，諸症可全愈矣。別歸過五六日，病人親至舍稱謝云：蒙惠藥二劑，挨次服下，其應如響。服頭劑果即熱全退，頭痛止，服次劑，胸膈頓寬，便思食，病全愈。《吴氏醫驗録》二集一

結胸證　呂㮏村治。潘遵祁女甥方試周，忽遘疾將殆矣。潘夜往視，見病嬰仰卧，胸膈如阜，呻吟拒按。曰：是得毋結胸證乎？盍與㮏村商之。翼晨延呂至，曰：此果結胸證，宜小陷胸湯，如法與之立效。《傷寒尋源·呂傳》

小結胸　葉桂治。某。熱邪入裏，脘痞按之痛，脉浮滑者，此邪結陽分。擬仲景小陷胸湯。川黄連、栝蔞實、半夏、杏仁、枳實。《評點葉案存真類編》二

小結胸　吴渭泉治。朱某傷寒下後，心下痞鞕，按之則痛。診脉浮滑數。此痰熱塞胸，膈上結熱，病發於陽而反下之，故致小結胸也。即投小陷胸湯以除痰去熱。黄連錢半。製半夏二錢。栝蔞實三錢。水二鍾煎八分温服。《臨證醫案筆記》一

胸痞　林珮琴治。巢氏。發熱，胸痞，時嘔，脹入背脇，脉沈小。做小陷胸湯。用半夏、栝蔞、枳殼、陳皮、茯苓，加薑煎二服病除。《類證治裁》三

冬温挾痰　王孟英曰：《寓意草》謂傷風亦有戴陽證，此爲高年而言，然有似是而非者。黄鼎如令堂，年登大耋，季冬感冒，痰嗽氣逆，額汗顴紅，胸痞不飢，神情躁擾。孟英診脉，左弦疾而促，右弦滑數而溢。苔色滿布，係冬温挾痰阻肺，治節不伸，肝陽鼓舞直升。羅謙甫有治痰火類孤陽之案，頗相似也。以小陷胸湯加薤白、旋

覆、赭石、花粉、海蛇、鳧茈、竹瀝爲大劑投之。痰活便通，數日而瘥。繼有陳舜廷之父，年踰花甲，患痰嗽氣逆，惟飲薑湯則胸次舒暢，醫者以爲真屬虚寒矣。連投温補之劑，馴致咽痛不食，苔色灰刺，便閟無溺，求孟英診之。脉至雙弦，按之索然，略無胃氣。曰：渴喜薑湯者，不過爲痰阻清陽之證據耳，豈可妄指爲寒，疊投剛烈，胃陰已竭，藥不能爲矣。《仁術志》八

秋温結胸　沈漢卿治。陸春江患秋温結胸，醫家均以爲不治。延予往。余視其身熱汗出，不得卧，神志昏迷。予曰：身汗出，裏無水氣，不當結胸，爲擬小陷胸湯，三服而愈。《温熱經解》

四畫

五苓散◎即豬苓散是

豬苓十八銖去皮　澤瀉一兩六銖　白术十八銖　茯苓十八銖　桂枝半兩去皮

右五味，擣爲散，以白飲和服方寸匕，日三服。多飲暖水，汗出愈。如法將息。

傷暑陽微厥　孫兆治。保慶門外有酒家姓姜者，善歌唱。孫愛之。忽數日不見，使人問之。則曰：病久，將命絶。孫診之。遍身皆潤，兩足冷至膝下，腹滿不省人事，六脉皆小弱而急。問其所服藥，取而視之，皆陰病藥也。孫曰：此非受病重，藥能重病耳。遂用五苓散、白虎湯十餘帖，病少甦，再服全愈。姜氏既安，詣孫謝，因請問，曰：某得病劇，蒙尚藥一治而甦，願問治法。孫曰：汝病傷暑也。始則陽微厥，而脉小無力，衆醫謂陰病，遂用陰藥，其病愈厥。予用五苓散大利小便，則腹減，白虎解利邪熱，則病愈。凡陰病脛冷，兩臂亦冷，汝今脛冷臂不冷，則非下厥上行，所以知是陽微厥也。《傷寒準繩》七

風濕證　《信效方》論曰。風濕不可汗下。春夏之交，人病如傷寒，其人汗自出，肢體重痛，轉仄難，小便不利，此名風濕，非傷寒也。陰雨之後卑濕，或引飲過多，多有此證。但多服五苓散，小便通利，濕去則愈。切忌轉瀉發汗。小誤必不可救。初虞世云：醫者不識作傷風治之，發汗下之，必死，己未年京師大疫，死正爲此。予自得其説，救人甚多。壬辰年予守官洪州，一同官妻有此證，因勸其速服五苓散，不信。醫投發汗藥，一夕而斃。

不可不謹也。大抵五苓散能導水去濕耳，胸中有停飲及小兒吐哯欲作癎，服五苓散最效。初君之説詳矣，予因廣此説以信諸人。《醫説》三引《信效方》◎宋閻孝忠編《保生信效方》，此論或出閻氏。

傷寒發黄　許叔微治。一家病傷寒七八日◎《九十論》作八九日，身體洞黄，鼻目皆痛。兩髀◎《九十論》髀作髆及項頸腰脊强急，大便澀，小便如金。予曰：脉緊且數，脾元受濕，暑熱蘊蓄於太陽◎《九十論》作太陰之經，宿穀相搏，鬱蒸而不得散，故使頭面有汗，至頸以下無之。若鼻中氣冷，寸口近掌無脉則不療。急用茵陳湯調五苓散與之，數服瘥。《本事方釋義》八

膀胱虚秘　又。歙尉宋荀甫膀胱氣作，疼不可忍，醫者以剛劑與之，疼愈甚。小便不通三日矣，臍下虚脹，心悶。予因候之，見其面赤黑，脉洪大。予曰：投熱藥太過，陰陽痞塞，氣不得通，爲之奈何。宋尉尚手持四神丹數粒，云：醫者謂痛不止，更服之。予曰：若服此定斃，後無悔？渠懇求治。予適有五苓散一兩許，分三服，易其名，用連鬚葱一莖，茴香一撮，鹽一錢，水一盞半，煎八分，令接續三服。中夜下小便如墨汁者一二升，臍下寛得睡。翌日診之，脉已平矣。續用硇砂丸與之，數日瘥。大抵此疾因虚得之，不可以虚而驟補藥。經云：邪之所湊，其氣必虚，留而不去，其病則實，故必先滌所蓄之邪然後補之。是以諸方多借巴豆氣者，謂此也。同上三

傷寒二便不通　王執中治。一卒傷寒大小便不通，予與五苓散而皆通。五苓固利小便矣，而大便亦通者，津液生故也。或小便通而大便尚不通，宜用蜜兑道之。《鍼灸資生經》三

王執中曰：五苓散治疸病發渴立效。瘀熱在裏，身黄腫，煎茵陳湯下。又曰：治傷寒頭痛藥多矣。惟濃煎五苓散，服必效，不必鍼灸，予屢施與人，皆效，故也。同上七

心勞口瘡　張戴人治。相臺監酒岳成之病虚滑泄，日夜不止，腸鳴而口瘡，俗呼爲心勞口瘡，三年不愈。予以長流水同薑棗煎五苓散五七錢，空心使服之，以治其下，以宣黄連與白茯苓去皮二味各等分爲末，以白麵糊爲丸，食後温水下三五十丸以治其上，百日而愈。《儒門事親》二

驚風　《治幼心書》序云。五苓散在諸家止用之解傷寒温濕、暑毒、霍亂，而德顯於驚風、痰搐、瘡疹等疾，通四時而用之。前同知衡州府事胡省齋，因其子驚風得疾，問之曰：五苓散何必愈此疾乎？德顯曰：此劑内用茯苓可以安此心之神。用澤瀉導小便，小腸利而心氣通，木得桂而枯，足能抑肝之氣而風自止，所以能療驚風。施之他症亦皆有説。省齋深然之。此其善用五苓散也。《青堂醫論》上

傷寒變證　戴元禮曰。曾人發熱畏寒，身疼頭痛，醫謂太陽證，以五積散表之。六日後，發渴譫語，大便自得病竟不通。用小柴胡湯繼以大柴胡湯，得利後忽四肢逆冷，舌卷囊縮，氣息喘急，面裏睡卧。用真武湯，利不止而病如故。遂用附子理中湯、四逆湯，方得利止。手足稍温，當夜貼然。次日忽又發熱，譫語口渴小便赤痛，又經六七日大便仍復不通，再用潤腸丸通得大便，而諸證不減。後來秖用温膽湯加人參及減桂五苓散，久而漸愈。此病用凉藥則陰勝，隨手輒變，皆是用之過也。若四逆之後陽證仍復，醫苟不審，再用大柴胡承氣之屬必又復爲陰，所以終收功於温膽湯五苓散，以平穩故也。故出爲用藥太過之戒。《秘傳證治要訣》三

蜘蛛蠱　盛啟東治。象山縣鄉民患四肢不浮腫，惟腹脹大，戴元禮所謂蜘蛛病是也。市醫進以泄水之劑，病加劇。時值炎暑，以清暑益氣湯治之，乏應，乞診於余。偶閲《本草》，蜘蛛氣寒有毒，能治小兒丁奚腹大。遂

以蜘蛛一枚煎水，加入五苓散料濃煎，去蜘蛛與病者服一盞。不逾時，腹中作水雞聲，反覆不能安枕，腹有微痛。病家疑藥有誤，來寓詰問解救法。隨答以不必惶恐，待藥力到，小溲暢行而病自瘳。又逾二時，溲溺大行數次，腹脹亦消其大半，遂以温中化濕法，則康健如常矣。《醫經秘旨》下

交腸　薛己治。一婦人病愈後小便出屎。此陰陽失於傳送，名大小腸交也。先用五苓散二劑而愈，又用補中益氣湯而安。《薛校婦人良方》八

交腸　又。一産婦小便出糞，名大小腸交，乃氣血俱虚，失行常道。先用六君子湯二劑，又用五苓散二劑而痊。循常腸交亦可用。同上二十三

飧泄　羅山人治。王厚宇一婢，年三十餘。長夏患泄瀉，身凉，四肢厥冷，晝夜數次，皆完穀不化。清水如注，飲食下咽即泄出不變已經六七日，一醫用藥不效，謂腸直，症在不治。請羅視之。六脉沉伏，無力而澀，乃脾虚受濕，爲肝木所乘，乃五泄之一，非怪症也。法當健脾疏風燥濕，升提其下陷之氣。以五苓散加蒼朮、羌活、防風、炮薑、半夏、厚朴、芍藥，一服十去七八，再以二陳加二朮、砂仁、白芍、厚朴、麯、糵。調理，數劑而安。《名醫類案》四

霍亂壞證　江篁南治。從叔於七月間得霍亂證，吐瀉轉筋足冷，多汗囊縮，一醫以傷寒治之，增劇。江診之。左右寸關皆伏不應（吐瀉脉伏無礙），尺部極微，口渴欲飲冷水。（足冷囊縮似屬厥陰，口渴亦似少陰引水自救，何以辨之？直中陰經無有上吐轉筋多汗症，若少陰頭有汗則死矣。）乃以五苓散與之，覺稍定。向午猶渴，以五苓散加麥冬、五味子、滑石投之，（足冷囊縮似宜急温，然口渴飲冷又當清，既非傷寒，故如此治五苓妙，加藥尤妙）更以黄連香薷飲冷進一服。次早脉稍出，按之無根。人脱形，且吃忒，手足厥冷（即當温），飲食不入，入則吐，大便稍不禁。爲灸丹田

八九壯，囊縮稍舒，手足稍温。繼以理中湯二三服，渴猶甚，咽疼，熱不解，時或昏沉，乃以竹葉石膏湯投之而愈用藥圓轉，當熟玩之，所謂見病治病。◎本案王孟英非之曰：此案江氏初治原知爲熱，止因泥古遂致一誤再誤，迨嘰吐形脱之時又不知清補兼施而艾灸理中，幾至潰敗，幸而不用附子故末著尚能挽救，然亦危矣，讀者鑒諸。《隨息居霍亂論》三　同上

水逆證　江應宿治。一僕十九歲，患傷寒發熱。飲食下咽，少頃盡吐，喜飲凉水，入咽亦吐，號叫不定。脉洪大浮滑，此水逆證，投五苓散而愈。同上一

霍亂轉筋　又。一婦人六月中旬病霍亂吐瀉轉筋。一醫投藿香正氣散，加煩躁面赤，揭衣卧地。予診視，脉虚無力，身熱引飲，此得之傷暑。宜辛甘大寒之劑瀉其火熱，以五苓散加滑石、石膏，吐瀉定，再與桂苓甘露飲而愈凡治霍亂，俱要辛熱寒涼並用。同上四

蓄水證　萬全治。廣東高要縣知縣陳瑞野，隆慶二年正月朝覲在京都。一門子病傷寒，其縣典史知醫，與之發汗，七日後不愈。小腹滿痛而呻，不敢下。時予在京，請治之。診其脉，兩尺沉弦而急。問曰：曾渴飲水乎？其人答曰：甚渴，雖飲水渴不止。予曰：此蓄水似疝證，誠不可下，乃以五苓散以利其水，加川練子、小茴香以止小腹之痛。一服，其夜洞泄四五行，皆清水。次日，又求治。予曰：不必再藥，水盡泄自止。三日後果安。《保命歌括》三十五

腸痛　又。一小兒腸痛，予用諸證辨内一方。五苓散加川練子、小茴香，入鹽一捻煎，神效。《幼科發揮》上

瀉利　又。庠生胡鳳原精於醫。有子病瀉，以理中湯治之不效，復典吾兒萬邦正求藥。正以理中丸服之，亦不效。復問予。予曰：長沙著《傷寒正理論》云，傷寒下痢，宜理中湯。不止，理中者理中氣也，治瀉不利小

便，非其治也。五苓散主之。令郎之瀉不止，何不服五苓散。鳳原如其言，果效。《廣嗣記要》十六

上熱下寒證　周慎齋治。一人身熱頭患昏暈，言語恍惚，此上熱也。洩瀉自汗，臍中痛，此下寒也。上實下虛，宜溫宜汗，五苓散加炮薑、吴茱萸少許，水煎熱服，一劑而愈。《慎齋遺書》六

濕勝泄瀉　施沛然治。通使許惺初先生夏月泄瀉，日數行，口渴便赤，衆以爲暑，用香薷飲不效。余曰：此濕氣也，須用五苓散行濕利小便。先生曰：散中用桂，得無熱乎？余曰：非桂不能致津液通氣也。先生曰：盍少用之。余曰：用二分，一劑已。先生自減其半，服二劑始愈。《雲起堂診籍》

奔豚　金九淵治。薛貞宇冬月寓杭，春半而歸。天寒腎王，患奔豚，醫兩月，不識人，清食日減。薛，石婿也，石氏聞其將亡，欲集賻絮來。先生笑曰：此症鳴而上，少頃鳴而下否？薛曰：然。先生曰：一劑愈。薛笑曰：君神仙耶？先生投以五苓，去术加桂，果愈。長浜徐某亦患此，草醫以凉藥雜投而殂。《冰壑老人醫案》

二便虛秘　喻昌治。劉泰來年三十二歲，面白體豐，夏月慣用冷水灌汗，坐卧巷曲當風。新秋病瘧，三五發後用藥截住，遂覺胸腹間脹滿日增，不旬日外，腹大胸高，上氣喘急，二便全無。食飲不入，能坐不能卧，能俯不能仰，勢頗危急。雖延余至家，其專主者，在他醫也。其醫以二便不通，服下藥不應，商用大黄二兩，作一劑。病者曰：不如此不能救急，可速煎之。余駭曰：此名何病，而敢放膽殺人耶？醫曰：傷寒腸結，下而不通，惟有大下一法，何謂放膽。余曰：世間有不發熱之傷寒乎？傷寒病因發熱，故津液枯槁，腸胃乾結，而可用下藥以開其結。然有不轉失氣者，不可攻之，戒。正恐誤治太陰經之腹脹也。此病因腹中之氣散亂不收，故津水隨氣

橫決四溢而作脹，全是太陰脾氣不能統攝所致。一散一結，相去天淵，再用大黃猛劑大散其氣，若不脹死，定須腹破。余即以一束而辨數十條，而定理中湯一方於後。病者見之曰：議論反覆精透，但參朮助脹，安敢輕用。大黃藥已喫過二劑，尚未見行。不若今日且不服藥，捱至明日再看光景。余曰：何待明日！腹中真氣漸散，今晚子丑二時，陰陽交剥之界，必大汗暈眩，難爲力矣。病者曰：剉好一劑，俟半夜果有此症，即刻服下何如？次早，其子出云：昨晚果然出汗發暈，忙服尊劑，亦不見效，但略睡片時，仍舊作脹。進診。病者曰：服藥後喜疾勢不增，略覺減可，且再服一劑，未必大害。余遂以三劑藥料作一劑，加人參至三錢。服過又進一大劑，少加黃連在內。病者扶身出廳云：內脹大減，即不用大黃亦可耐。但連日未得食，必用大黃些些略通大便，吾即放心進食矣。余許以次日一劑立通大便，看吾以藥通膀胱之氣，不治大便而大便自至，足爲證驗。於是以五苓散本方與服。藥纔入喉，病者即索穢桶。小便先出，大便隨之，頃刻泄下半桶。《寓意草》

交腸　張璐治。陸聖祥之女方四歲，新秋患血痢而稀糞出於前陰。作冷熱不調食積治。與五苓散，服香連丸，二劑而愈。《醫通》七

傷寒水逆證　張飛疇治。一同道之室傷寒夾食，自用疏表消導，四五日後，邪熱入裏而煩渴引飲，水道黃赤。與五苓散一服，遂致水逆不入，小便涓滴不通，晝夜懊憹不安，下問於余。令用大劑五苓散隨吐隨灌，繼用梔子豉湯灌吐稠痰水飲數升，二便隨至，是夜即得甯寢而安。彼謂自用之藥未嘗有異，但力未到，不得收功。安知其爲先前誤用五苓，引邪犯本，故仍用五苓灌吐，領之外泄。其先後進退之機，難爲世俗言也。《傷寒兼證析義》

陰黄　吕棇村治。潘遵祁病癉，治以茵陳湯不效，易平胃散又不效。脘中若藏井底泥，米飲至前輒噦，以問吕。吕曰：濕固是已。此寒濕宜温之。與五苓散加附子，藥下咽胸次爽然。《傷寒尋源·吕傳》

寒濕瘧　任瞻山治。尹成士病半月不愈，服截方不效。診肋下有茶杯大，拒按。余曰：此處已成積癖，即是瘧母，宜攻之。與逍遥散加郁金、玄胡、青皮，一劑無效，即求更方。余曰：藥力薄弱，必須重投方可。遂去郁金加薑黄，一劑病減，二劑病安。至次年，又患瘧病二十餘日，口渴喜熱，心中驚悸，小便短黄。余曰：此寒濕停胃之證。喜熱者中寒也，悸者胃中有濕也。與五苓散加川椒，一服如失。此一人兩年病瘧，兩次證候不同，截方亦異，可見截瘧原無一定之方也。《瞻山醫案》一

單腹脹　葉桂治。某，六十七歲。少腹單脹，二便通利稍舒。顯是腑陽窒痺、濁陰凝結所致。前法專治脾陽，宜乎不應。當開太陽爲要，五苓散加椒目。《臨證指南醫案》三

水臌　又。某。脹滿跗腫，小便短澀不利，便泄不爽，當開太陽爲主。五苓散加椒目。同上

淋閉　又。某。遺由精竅，淋由溺竅，異出同門，最宜分別。久遺不愈，是精關不攝爲虚。但點滴痛癢，少腹堅滿，此屬淋閉，乃氣墜不通，未可便認爲虚。况夏秋足指先腐，下焦藴有濕熱。氣不流行，膀胱撑滿，遂致堅滿耳。五苓散主治。《三家醫案合刻》一

腫脹　許橡村治。汪氏子五歲浮腫肚脹，四肢冷，脉沉細。先服四苓五皮，半月不效。予用五苓加附子乾薑，四劑退。《橡村治驗》

天泡瘡　又。張笠江兄子七歲，發天泡瘡，大如碁子。天寒發不透，數日而收。醫用清凉解毒藥，面目浮腫，肚腹膨脹。請予治。診其脉沉細身寒，四肢冷。予曰：此風濕未解，結爲腫脹，當以陽藥化用之。五苓加防風、生薑，四劑愈。

天泡瘡大如白荳，或如碁子，皮薄一包清水，擦破，水惹處即成瘡。此脾肺二家風濕，用平胃散加防風、腹皮、木通以治濕，外以新棉拭去毒水，三妙散乾撲之，則易愈。若與丹疹同法用表散之藥，表氣益虚，必至延蔓無已也。同上

停飲　陳三農治。一婦患時疫，飲水過多，胸膈堅痞，咳逆倚息，短氣不卧，湯飲入而吐出，諸藥罔效。作停飲治。以五苓散一劑愈。《續名醫類案》十六

寒積　沈明生治。葉惟和室腋探親，其母留之食，時春寒猶峭，婦遂即覺肌寒懔懔。次早復當窗梳櫛，重感於邪，無熱惡寒，胸膈填悶。一醫見其肌表無熱，竟作食傷太陰主治，遽用大黄下之。不特不更衣，反致水道閉澀。尤可異者，白物腥穢如膏淋之狀，從大腸來，綿綿不絶。漸至肌體萎弱，骨立難支。診之，脉沈而澀，虚寒可知。計惟有温中益元之法，然慮大便尚結，小水未行，或有增滿之患。遂先用五苓散倍加肉桂，一服而水道果通，再服而宿垢並下。嗣用附子理中湯三四劑，後白物漸止，更以十全大補調理一月而安。夫白淫白沃，載在靈蘭之典，皆指前竅中來，今乃轉移於後，何也。蓋此病始終是一寒證，初因食在胃脘之上，火衰不能熟腐，而反下之太早，則有形之物不能即降，而無形之寒抑遏於闌門之際，遂致清濁混淆，涓涓不息，似乎淋帶而實非淋帶也。今先以五苓分利陰陽，而倍肉桂，使寒隨溺洩，上下宣通，繼以理中之劑撤其餘邪，鼓其陽氣，令脾土濕燥而濁流

有制，宜其效如桴鼓也。夫始用行大便之藥，大便不行，並致小便亦澀，今用利小便之藥，小便即利，並致大便亦通，其得失爲何如哉。同上二十三

慢驚壞證　莊一夔記。胞姪鈞守南陽時生一女，偶爾傷食，中州醫者必以九製大黄丸推蕩之。每月一二次，屢經剋伐，至二歲，此女脾胃大傷，瘦弱至極。陰虛夜熱，昏睡露睛，忽成慢驚。庸醫尚不知其爲不足證，乃以五苓散加黄連四分，下咽即結胸不語，次日斃命。中虛生寒，再進黄連，未有不斃者。《福幼篇》

筋疝　吴鞠通治。陳，二十六歲。脉弦細而緊，不知飢，内脹外腫，小便不利，與腰以下腫。當利小便。法陽欲滅絶，重加温熱以通陽。况今年燥金太乙天符，經謂必先歲氣，毋伐天和。桂枝六錢、茯苓皮六錢、川椒炭五錢、豬苓五錢、生茅朮三錢、廣皮三錢、澤瀉五錢、公丁香二錢、杉皮一兩、厚朴四錢。煮四杯。分四次服。次診。諸證皆效，知飢，腫脹消其半。惟少腹有疝，竟若有一根筋吊痛。於原方内減丁香一錢，加小茴香三錢。《吴鞠通先生醫案》二

陰吹　又。黄氏，四十歲。痰飲誤補，喘而脉洪汗出。先與大青龍湯去麻、辛而安。半月後，又因感受燥金之氣，兼之怒鬱傷肝，脉弦緊，身熱腹痛。先與柴胡桂枝各半湯，熱退而腹痛未愈，且泄瀉陰吹，焉得腸槁。用川椒、吴萸、良薑、丁香合五苓散而陰吹愈，後調理痰飲，一月而安。同上四

交腸　又。穆氏。前陰出糞，病名交腸，濕熱之故。以其人喜飲黄酒，大食豬肉之所致也。與五苓散法，五苓散加黄柏、黄連、龍膽草，數帖而愈。告以切戒豬肉黄酒。伊遵戒半年，飲食精神大好，已復元矣。八月節開肉後又開酒，病復發不可爲矣。同上

妊娠水腫壞證　章虛谷曰。前在粤東有陳姓婦人，年未三十，懷孕六個月，腹滿及胸，飲食不進，大便艱燥，小便不利。左胯間與小腹掣痛如錐刺，日夜坐不能寐。醫者謂係濕邪，用五苓散法。又邀余診視，左脉弦强，關尤甚，右關弦滯。余曰：凡濕邪脉必濡細，今脉象如是，爲血少肝氣犯脾胃也。彼以小便不利，故認作濕邪，而不知經云肝主遺溺癃閉，此肝火鬱結之癃閉也。肝爲風木，風火煽動，故胯間刺痛。若用利水藥，反傷津液，其燥愈甚，必致痙厥之變。乃重用大生地爲君，佐當歸、白芍、黄芩、香附、紫蘇、生甘草，稍加厚朴、木香等。服兩劑，脉稍和，滿略減。惟小便仍澀，猶有刺痛。即於前方加黄柏、車前，服兩劑，小便暢行，其痛若失。乃去黄柏、紫蘇，又服兩劑，胸寬食進，夜則安睡。惟云腹滿不能全消。余令其夫問之，腹皮有無亮光。答云白而光亮。余思既有亮光，確係水邪，但小便已暢，何以水邪不去。深疑不解。然眠食已安，脉亦平和，姑且聽之。而病人安睡至第三夜，於睡夢中忽聞震響一聲，落下死胎一個，滿牀皆水。余聞之，始悟水蓄胞中，其胎早經泡死。幸得母體安和，氣血運化，死胎方得自下。因其平素血少，肝氣不和，脾胃受制，水穀不能輸化，湯飲一切由臍帶滲入胞中。水在胞中而臟腑反燥，利水之藥斷不能泄胞中之水，反耗其陰，必致痙厥而死。方知病情變幻有非常理所能測者。自古未聞之奇證也，故特記之。同時有余族姪女亦患如此證，爲醫者用利水藥而致痙厥。又妄認爲中寒用附子理中湯一劑，乃至陰陽離脱，余用大劑滋陰攝陽之藥晝夜急進，竟不能救，延三日而卒。嗚呼，此有幸不幸之命也夫。《醫門棒喝》一

膀胱氣　吴渭泉治。楊液仙别駕醉後少腹腫痛，不得小便，脹滿疼痛。診脉浮大數滑，係濕熱動火，熱壅三焦，則閉塞下竅，故欲小便不得而爲膀胱氣。即服五苓散加烏藥、小茴香、葱白一莖、鹽八分以利濕瀉熱散邪疏

氣，使濕熱之邪從小水而出，則腫痛自消。《臨證醫案筆記》三

水積吐食　王堉治。里中相周龐兄之母，年五十餘，得吐食證。始以爲霍亂，吃塘西痧藥數粒，吐如故。又請一醫，以爲氣鬱用四七散開之，仍如故。龐求余治。余細問形證，既非霍亂，亦非氣鬱。按其脉則右關弦甚，餘各平平。乃頓悟曰：此水積也。病必小便不利，好飲水，胸膈悶滯，時兼頭暈。病者點頭稱是。因以五苓散加蒼术、木通利之。越日吐止，龐又請視。告曰不必再視，但常服香砂君子丸，不但不能停水，且大益於脾胃，於老人甚相宜也。龐遵之，其母遂健。《醉花窗醫案》

水腫　又。趙梅村先生崞縣人，工書，兼精筆札，見者輒賞之。以廩生博廣文，尚在需次，爲榆林觀察芝田先生記室，近爲定襄令同譜弟戴幼安翁司筆札。壬戌夏，定襄縣試，幼翁邀余閱卷，與梅翁朝夕聚談。一日梅翁曰：弟素頗健，近不知何故，兩腿連腳作腫。午後益甚，悶滯不能屈伸。余問皮皺乎，曰然。光亮乎，曰然。小便不利乎，曰然。胸膈發悶乎，曰然。告曰此必飲水太多，水氣下注，不治則成水腫，漸而至腰，至腹則無救矣。梅翁請一診，余曰：不必診脉，但疏瀉其水，下便利則腫自已。至於茶水，渴而後飲，不渴時則絶之，勿過貪也。因進以五苓散加木通、牛膝、防己、瞿麥。至夜則小便五六次，覺肚腹寬舒。天明視之，腫銷其半，連服三劑，則腫跡全無，步履矯健。同上

傷寒誤下　謝映廬治。何挺芳患傷寒病，服表散藥而頭痛，身痛、發熱、惡寒、諸症已除。可知表邪固解，惟大小便不利，咳唾多涎。醫者不察，拘於傷寒法中有表邪既除，裏邪可下之説，誤與承氣一服，遂至通腹反滿，嘔

逆上氣。前醫再視，駭然辭去。余視口不渴，身不熱，且脉來弦滑，知無熱邪實結在裏，不過痰飲阻滯腸胃。承氣苦寒，徒損胃氣，以致傳化失常，濕邪不走，痰飲愈逆，故胃氣愈亂，脹滿愈增也。當取五苓散重桂化氣利濕，加入陳、半、甘遂，和中逐飲。一劑，二便俱通，病者立時精神爽利，未勞再劑而愈。蓋氣化濕走，又病機中，當以小便不通之爲標急也。《得心集》一

水逆證　又。胡永隆之子三歲，其弟久隆之子四歲，時當夏季，患煩渴吐瀉之症，俱付幼科醫治，病勢轉劇。惟永隆求治於余，視其汗出煩躁，飲水即吐，泄瀉迸迫，小水短赤，舌乾芒刺中心黄苔甚厚，時時將舌吐出。因乾刺故也細爲思之，與仲景所謂太陽中風，發熱六七日不解而煩，有表裏症，渴欲飲水，水入即吐，名曰水逆，治與五苓散者相符。但此症煩熱蓄盛，三焦有火，宜加苦寒之味，引之屈曲下行，妙在劑中之桂，爲膀胱積熱化氣之上品，又合熱因寒用之旨，庶幾小便通，而水道分清矣。以豬苓、茯苓、澤瀉、白术、肉桂、黄連、梔仁，二劑而愈。同上六

瘧後腹脹　徐延祚治。李某病瘧月餘，甫愈數日，路遇風雨，夜即沉寐不語。某醫授以理中湯，一服而效。明日，某復診之，云病已愈，祇索調理而已。付藥二劑，祇服其一。忽然腹脹如鼓，痛不可忍，小便滴瀝，大便如墜不解。是夜仍延某醫，某至，診訖云無救矣，不藥而去。天明迫余往診，其脉關虚尺細而滑，詢其前由，理中極當，何以服調理藥反致如此。因檢剩劑，乃柴胡加木通與麥冬也。余擬此證瘧後營衛不固，中虚欠補，上中之陽不强，不能禦邪，反致邪犯中下。沉寐不語者，太陰少陰之候也。某醫投以理中，治法極當，乃轉手而付柴胡，伊以爲先曾病瘧，自合和以小柴，陰已回，陽不妨清以通、麥，豈知理中所温者，温在太少，初則對證取效，而柴、芩、

通、麥不但於足少陽、手太陰添一蛇足，且於未盡之陰寒復引之而立起，凝其土以冰其流，故致有腹脹痛大小便之異變也。余用五苓散重桂、朮而加升麻一帖，小便通，腹痛止，大便亦不墜脹矣。蓋以二苓、澤瀉行其水，白朮培土以勝之，肉桂温經化氣，並除柴、芩、通、麥之寒，升麻則升其冷陷，提閘放水。水道通而寒氣除，中土健而濕自滲也。《醫粹精言》三

暑風痙厥　余聽鴻治。常熟大東門外余義大店夥余姓，年五十餘。因暑天到滸浦，舟中受熱受風，是晚回店發熱極盛。至晨脉伏肢厥，二便皆秘。遍體無汗，項背几几體寒。邀余診之。曰：風襲太陽之表，暑濕熱鬱於裏，急宜開表通陽，遲則恐成剛痙。葉天士曰，通陽莫如通小便，使膀胱一開，一身之陽氣皆通。即進以五苓散，每服五錢，煎沸湯一大碗飲之。飲兩次，小溲通暢而汗出脉起厥回，體轉熱矣。此症雖輕，如作熱深厥亦深，投以沈寒凉藥，危矣。《診餘集》

胞阻　又。常熟長田岸某姓婦，妊娠四月，小溲點滴不通。某婦科進以鮮生地、龍膽草、青麟丸等寒凉之品，小溲秘之更甚，已有三日。余診其脉沉細而澀，少腹脹痛。余曰：此胞阻也。被寒凉凝滯膀胱，無陽不能化氣而出。即將葱二斤煎水熨洗少腹，略能小便。即進五苓散。桂枝一錢，豬苓、赤苓各二錢，澤瀉二錢，白朮二錢，研粗末，煎沸濾清飲之。仍不能通暢，而少腹痛勢稍減。將前方去桂枝易肉桂一錢，服法依前。服後而小便大暢而愈。如曰：胎前忌熱，專用寒凉，殺人在反掌矣。同上

經被水阻　顧賔秋治。西門内楊君誠之有一婢女，年十九歲，經閉三年，面黄肌胖，小水不多，來治於余。

余診其脉，左澀右緩，舌白苔滑，乃知胞胎爲膀胱所壓，以五苓散一劑，經水即來，病證若失。故治病必究其原因。若概以通經之劑，則愈通經而經愈不通矣。昔喻嘉言治一人大便不通，亦以五苓散通之，非五苓散能通大便也，亦以大便之所以不通者，爲膀胱之氣不化被其所壓致此耳。語云：見痰休治痰，有熱莫攻熱，其斯之謂乎。《上海醫報》第一期

文蛤散

文蛤五兩

右一味爲散，以沸湯和一方寸匕服，湯用五合。

水腫　昔滁州酒庫攢司陳通，患水腫垂死，諸醫不治。一嫗令以大蒜十個，搗如泥，入蛤粉丸梧子大，每食前白湯下二十丸。服盡，小便下數桶而愈。《本草述》二十九

鬱痰　劉若金治。於戊戌歲冬深終之氣，主氣寒水既與司天相合，而客氣濕土又與在泉相合，更加於主氣寒水之上，其病於陽氣甚矣。氣乃肺主之，故肺易受寒邪。既病於主氣之肺，則陽氣益不得施化，而水中之陽化更微，致濕淫滋患，故濕痰生聚於胃而不行。是濕痰愈覆其陽，則肺之鬱熱遂口舌爲燥，是肺所治之上焦亦俱不爽，且移於所合之大腸而化風矣。治之者，宜麻黄、杏仁輩以散寒，炒乾薑、製白术以除濕。第所鬱之熱，驟以乾薑、白术投之，適益其鬱熱之勢耳。愚散寒以麻黄、杏仁，而除濕暫用二陳加南星，乃入蛤粉於中以歸陰僭而散陽鬱，其痰漸化而熱亦行。徐以乾薑、白术、枳實輩理中，乃得全愈。同上

蜆痰　王式鈺治。一人吐痰，其形或如豌豆，或如葡萄肉，或如小魚鰾，齧之嘖嘖有聲，時時升阻喉間，必咯出然後快。余撰一方用綠海粉五錢，瓦楞粉五錢，草果一錢五分，烏藥一錢，訶子肉五分，木香五分，數劑而愈。或聞曰：是方未之前聞也，其義何居？余曰：海粉銷痰，鹹能軟堅，且其狀與病者之痰形相似。瓦楞、草果能搜老痰，然老痰之四旁，必有稠粘之飲環裹，得訶子以開之，木香、烏藥以疏之，氣通而痰自降矣。《東皋草堂醫案》

五畫

半夏散及湯◎《玉函》作半夏散

半夏洗　桂枝去皮　甘草炙

右三味等分，各别擣篩已，合治之。白飲和服方寸匕。日三服。若不能散服者，以水一升煎七沸，内散兩方寸匕，更煮三沸，下火，令小冷。少少咽之。半夏有毒，不當散服◎《玉函》、成本。無以上八字

傷風咳嗽　張璐治。里醫吳佩玉次女傷風咳嗽，先前自用疏風潤肺止嗽之藥不應，轉加嘔渴咽痛，求治於余。診之六脉浮滑應指，作半夏散與之，三啜而病如失。或問咳嗽咽痛而渴，舉世咸禁燥劑，而用半夏輒效，何也？曰：用藥之權衡，非一言而喻也。凡治病必求其本。此風邪挾飲上攻之暴嗽，故用半夏、桂枝以開通經絡，迅掃痰涎，兼甘草之和脾胃而致津液風痰散而營衛通，則咽痛燥渴自已。設泥其燥渴而用清潤滋其痰濕，經絡愈壅，津液愈結，燥渴咽痛，愈無寧宇矣。不獨此也。近世治風寒咳嗽雖用表藥，必兼桑皮、黄芩、花粉，甚則知、柏之類，少年得之，必種吐血虚損之根，中年以後得之，多成痰火喘嗽之患。然此輩之妙用在於預爲地步，診時泛謂陰虚，防變不足之證，初時元氣未衰，服之邪熱暫伏，似覺稍可。久之真氣漸傷，轉服轉甚，安慮其不成虚損耶。及見吐血，則不問何經腑臟，屬火屬傷，血之散結，色之晦鮮，瘀之有無，概以犀角、地黄寒凉止截之劑投之。致血畜成根，向後或兩月一月一發，雖日服前藥不應矣。凡此之類，未遑枚舉。然必如是，則病家任

之不疑，傍人目之爲神，斯所以聲名日著也。嘗見一人患項腫發熱，延傷寒家視之，則曰大頭傷寒，以表藥發之。並頭亦脹，確然大頭無疑矣。病家以其治之益甚，另延雜證家視之，則曰濕熱痰火，以裹藥攻之，則頭與項前左半皆消，但項後右側偏腫，則又確乎非大頭而爲雜證矣。病家又以腫在偏傍，疑爲癰毒，更延癰疽家治之，則曰對口偏疽，以托裹敷外藥治之。則氣血益滯，熱不得泄，鬱遏竟成潰瘍矣。本一病也，治之迥異，證亦屢遷，可見其病隨藥變之不誣耳。第未習所趨，非此不足以入時，何怪乎聖人性命之學淪胥不返，遂至若是耶。《傷寒緒論》下◎戴元禮曰：又有非是暴寒中人，伏氣於少陰，經旬月方發，先咽痛而次下利，宜半夏桂甘湯，謂之腎傷寒，此證人罕知。見《秘傳證治要訣》二。

半夏瀉心湯

半夏半升洗　黄芩　乾薑　人參　甘草炙各三兩　黄連一兩　大棗二十枚擘◎《玉函》十六枚

右七味，以水一斗，煮取六升，去滓，再煎取三升，温服一升，日三服。須大陷胸湯者，方用前第二法一方用半夏一升。

下後虛痞　程原仲治。魏公一親人，庚戌五月間歸自郊外，遇雨冒風，病頭疼發熱惡風等證。逆予治。予適他往。醫用解表藥未得汗。日投清熱發散之劑，不效。至第七日，體熱未退。因其胸膈脹，以承氣湯下之，反致心下痞鞕而滿。又作結胸證治，將投陷胸湯。予歸診其脉虛浮體熱，按其心胸，但覺滿而不痛，且無高起伏。身體困倦，口不渴，時作嘔。予曰：此虛痞證耳，非結胸也。前已誤下，今復下，是再逆而促命期。醫辯曰：病過八日，可下之期也。脹滿腹堅，可下之證也。古人有三下而愈疾，子未聞乎？予曰：古人惟下證必使各證悉具，方可言下，所以下不厭遲。今作嘔屬陽明證，至如陽明病雖心下鞕滿，又未可攻。經曰，陽明病，心下鞕滿，不可攻也。攻之，利遂不止者死，利止者愈。是邪氣自表傳裏，至於心下留結爲實者，猶不可下，乃吐之可也。若未全爲實者，則不可下，故有此戒。高者因而越之，下者引而竭之，要在泄其邪也。又曰：病發於陽而反下之，熱入因作結胸。病發於陰而反下之，乘虚因成痞氣。痞氣者，非若結胸高起而疼痛也。此非結熱，但以胃中空虚，客氣上逆，故使鞕也。宜用瀉心湯。今體困虚，脉虚，不渴而時嘔，於諸瀉心湯中，惟半夏瀉心湯最宜。公促予投藥，遂用黄連、黄芩各二錢，半夏一錢五分，人參一錢，乾薑七分，甘草五分，大棗三枚，水二鍾煎一鍾。温服安卧。次早往視，聞汗出痞滿寬而病愈。《程原仲醫案》一

胸痞　張璐治。内兄顧九玉頒詔假道歸吳，大暑中患胸痞顱脹。脉得虚大而濡，氣口獨顯滑象。此濕熱泛濫於膈上也。與清暑益氣二劑，顱脹止而胸痞不除。與半夏瀉心湯減炮薑去大棗加枳實，一服而愈。《醫通》三

胸痞　馬元儀治。凌伯尹患痢兩月不止，百治益甚。診之，右關尺虚而結滯，胸中有塊突起如拳，水漿不得下咽。曰：此症屢經誤治，邪未得除而胃氣已傷，客邪乘虚結於心下，與痰飲相搏而成痞。水不得下咽者，土虚不能勝水，且以寒飲内格而不入也。與半夏瀉心湯二劑，結塊漸平。再劑而症減七八，漸進粥飲。蓋外邪挾内飲相結，其留連膠固，有非一表一裏所能盡者。攻之則正愈傷，補之則痞益甚，然舍此則治法何從而施。乃用人參、大棗以安胃氣之虚，而加炮薑、半夏、黄芩、黄連以滌痰治邪而成傾痞之用。正如良吏治民，威惠兼著而治功成矣。《續名醫類案》八

熱邪内結　葉桂治。何某。寒熱嘔吐，胸中格拒喜暖飲。怕涼，平昔胃陽最虚，熱邪内結，體虚邪實，最防

痙厥。人參、黄芩、炒半夏、薑汁、川連、枳實。《臨證指南醫案》四

食復　又。某。時熱食復，胸痞惡心欲嘔。進半夏瀉心法。炒半夏、川連、枳實、乾薑汁、草蔻。又方人參、山楂、枳實、乾薑、薑汁、炒半夏。《評點葉案存真類編》二

翻胃　徐大椿治。嘉興朱亭立向病嘔吐，時發時愈。是時吐不止，粒米不下三日，醫以膈證回絶。其友人來邀診。余曰：此翻胃證，非膈證也。膈乃胃腑乾枯，翻胃乃痰火上逆，輕重懸殊。以半夏瀉心湯加減治之，漸能進食，尋復舊，從此遂成知己。每因飲食無節，時時小發，且不善飯。如是數年，非余方不服，甚相安也。後余便道過其家，謂余曰：我遇武林名醫，謂我體虚，非參、附不可。今服其方，覺强旺加餐。余謂此乃助火以腐食，元氣必耗，將有熱毒之害。亭立笑而腹非之，似有恨不早遇此醫之意。不兩月，遣人連夜來迎，即登舟，抵暮入其寢室。見牀前血汗滿地，駭問故。亭立已不能言，惟垂淚引過作泣别之態而已。蓋血涌斗餘，無藥可施矣。天明而逝。十年幸活，殞於一朝，天下之服熱劑而隱受其害者，何可勝數也。《洄溪醫案》

肝木侮土證　徐守愚治。沈渭川年五十餘，詢知今歲春初忽然嘔惡不止，腹内脹滿，不得飲食，少頃即吐，每日惟進酒數爵，縱飲當飯。自春至夏，日甚一日。目前肌肉瘦削，步履艱難，胺脉右關寸浮大，左關寸沉弦，明係肝木侮脾及胃，證非輕渺。余用半夏瀉心湯加茯苓、烏梅數劑獲效。可知寒熱錯雜，氣道阻塞，以致食物不入，必藉芩、連之苦降，人參之補運，乾薑之辛開，半夏之平衡逆，茯苓之開胃陽，始盡止嘔進食之妙。況甘草合乾薑之辛爲辛甘化陽，合烏梅之酸爲酸甘化陰，不第寒熱互用，抑且陰陽平調矣。薑夏四、潞黨三、川連一、黄芩一、

甘草一、茯苓三、烏梅二、乾薑一、大棗三個。《醫案夢記》下

四逆加人參湯◎《玉函》名人參四逆湯

甘草二兩炙　附子一枚生，去皮，破八片　乾薑一兩半　人參一兩

右四味，以水三升，煮取一升二合，去滓，分温再服。

少陰證　羅謙甫治。省椽曹德裕男婦，三月初病傷寒八九日。請予治之。脈得沉細而微，四肢逆冷，自利腹痛。目不欲開，兩手常抱脇下。昏昏嗜卧，口舌乾燥。乃曰：前醫用白虎加人參湯一服，可服否？予曰：白虎湯雖云治口燥舌乾，若執此一句亦未然。今此證不可用白虎者有三。《傷寒論》云，立夏以前，處暑已後，不可妄用，一也。太陽證無汗而渴者不可用，二也。況病人陰證悉具，其時春氣尚寒，不可用，三也。仲景云，下痢清穀，急當救裏，宜四逆湯。三兩加人參一兩、生薑十餘片、連鬚葱白九莖，水五大盞同煎至三盞，去柤，分三服，一日服之。至夜利止，手足温，翌日大汗而解。繼以理中湯，數服而愈。《衛生寶鑑》二十四

陰證似陽　金九淵治。真如葆輝，庚辰夏月身熱中清。杭僧用小柴胡數日，遂虛妄鄭聲，發躁不眠，眼赤足冷。延先生診之，脈已脱。先生曰：此陰證似陽也。急投四逆湯，加人參三錢，脈漸復，手足乃温，治五六日而霍然。《冰壑老人醫案》

真寒假熱證　喻昌治。徐國楨傷寒六七日，身熱目赤，索水到前，復置不飲。異常大躁，將門牖洞啟，身卧地上，輾轉不快，更求入井。一醫洶洶，急以承氣與服。余診其脈洪大無倫，重按無力。謂曰：此用人參、附子、

乾薑之證，奈何認爲下證耶？醫曰：身熱目赤，有餘之邪，躁急若此，再以人參、附子、乾薑服之，踰垣上屋矣。余曰：陽欲暴脱，外顯假熱，内有真寒，以薑、附投之，尚恐不勝回陽之任，况敢以純陰之藥重劫其陽乎？觀其得水不欲咽，情已大露，豈水尚不欲咽，而反可用大黄、芒硝乎？天氣燠蒸，必有大雨。此證頃刻一身大汗，不可救矣。且既認大熱爲陽證，則下之必成結胸，更可慮也。惟用薑、附所謂補中有發，並可以散邪退熱，一舉兩得，至穩至當之法，何可致疑。吾在此久坐，如有差誤，吾任其咎。於是以附子、乾薑各五錢，人參三錢，甘草二錢，煎成冷服。服後寒戰戛齒有聲，以重綿和頭覆之，縮手不肯與診，陽微之狀始著。再與前藥一劑，微汗熱退而安。《寓意草》

陰寒挾暑　張璐治。范鉉甫孫振麟，於大暑中患厥冷自利。六脉弦細芤遲而按之欲絶，舌色淡白，中心黑潤無胎，口鼻氣息微冷，陽縮入腹而精滑如冰。問其所起之由，因卧地晝寢受寒，是夜連走精二度，忽覺顱脹如山，坐起暈倒，便四肢厥逆，腹痛自利。胸中兀兀欲吐，口中喃喃妄言，與濕温之證不殊。醫者誤爲停食感冒，而與發散消導藥一劑。服後，胸前頭項汗出如漉，背上愈加畏寒，而下體如冰，一日昏憒數次。此陰寒挾暑入中手足少陰之候。緣腎中真陽虚極，所以不能發熱。遂擬四逆加人參湯。方用人參一兩，熟附三錢，炮薑二錢，炙甘草二錢，晝夜兼進，三日中進六劑。决定第四日寅刻回陽。是日悉屏薑、附，改用保元。方用人參五錢，黄耆三錢，炙甘草二錢，加麥門冬二錢，五味子一錢，清肅膈上之虚陽。四劑食進，改用生料六味，加麥冬、五味，每服用熟地八錢以救下焦將竭之水，使陰平陽秘，精神乃治。《醫通》二

真陽外越　鄭重光治。趙宅寡居蔣氏，年四十外，五月得時疫傷寒。初醫未辨時疫，概作傷寒正治，發表有汗而熱不退，再用清熱，即乾嘔吐蛔。七日後延余往治。脉弦數而無力。余曰：此時疫證，乃邪自裏發於表，非若傷寒自表而傳入於裏也。初因誤汗，徒傷正氣，清熱必定寒中，以致乾嘔吐蛔，急宜温中安蛔，免邪入裏。即以小柴胡加炮薑去黄芩，四劑嘔止蛔安。而經水適至，夜則譫語，即前方加當歸、赤芍、紅花，作熱入血室施治，至十一日，乃大戰汗出而解。已身涼脉靜一日一夜矣，忽復煩躁，面赤戴陽，渴欲冷飲，赤身跣足，或歌或哭，譫妄如狂。他醫有謂汗後餘熱未盡，當用竹葉石膏者，有謂汗雖出而裏未通，宜用承氣者，又有謂余先誤用炮薑熱藥貽患者，議論雜出。余答曰：皆不然。初因邪未出表而誤汗，以傷陽氣，致中寒乾嘔吐蛔。又值行經而傷陰血，氣血兩虚，故出戰汗。幸戰而有汗，邪方外解。若戰而無汗，正屬不治。今身不熱而脉反大，乃真陽外越，不急用參附，必再戰而脱。余主用四逆湯加人參，煎成而不敢服。瞬息間病人索被惡寒，方信余言。即以前四逆湯乘冷灌之，面赤漸淡。就枕略睡片刻，醒則又躁，即急煎如前大劑，亦用冷飲，方熟寐一時。及醒問前事全然不知，反倦卧於牀不能昂首矣。用參、术、炮薑，一月方瘥。《素圃醫案》一

陰極似陽　又。吕惟斗翁令眷，診其脉細數近疾，重取全無。舌卷焦黑，齒垢枯黄，卧牀去被，露胸取涼。問其病源，初二日開窗梳頭受寒，前醫用麻黄湯發汗，汗出後即煩躁，因而又用石膏白虎湯，遂致如此。口索冷水，復不能咽，而房内又設火三爐。余曰：病人如此怕熱，何須置火。家人答以主母平素畏寒，日常所設。余曰：若此乃陰極似陽，亡陽脱證，辭不治。時朱性生翁在座，力囑用藥。勉以四逆加豬膽汁湯主之。生附子三錢，乾薑二錢，人參三錢，甘草一錢，人尿豬膽汁各五匙，煎成灌下一半，而人即昏沉不能咽。約一時許回甦，已離魂

至江口。醒云：揚州醫生藥好。復索餘藥，服後熟寐，次日回陽，齒舌潤滑，如常畏寒矣。繼用理中、生脉湯十數劑而愈。同上

太陰冷結　又。績溪堪輿方於長，年將六旬，自徽初到維揚，爲方宅卜地。時癸亥初冬，彼不知江北較冷，多啖海珍，蓋覆單薄，夜受寒冷，因之頭痛發熱，忍隱不藥，而飲食又未節。迨傳至陰經，乾嘔胸脹，舌黑乾捲，脉細如絲，方求醫治。因其脉證，諸醫僉云不治，宜遷别寓。而卜地主人不忍使遷，最後招余以定去留。余診脉望形，答以不死。其語音清響，身輕自能起卧，無煩躁下利厥逆等證，病脉似少陰，而實太陰也。因肥甘在胃，冷結不通，食壓太陰致脉不出，中宫壅滯，津液不能上輸，致舌乾齒燥。用四逆湯加人參，作太陰霍亂治法。乾薑三錢，附子二錢，人參、甘草各一錢，陳皮二錢，服至六日，腹中腸鳴，冷食鎔化，大便暢解二次，脉出舌潤。次日黑苔轉黄，胸寛思食矣。此證内實似虚，冷證似熱，若不以形證相參，幾至不救。要之陽氣未傷，身輕不厥，爲可治也。同上

寒霍亂　又。吴雲翼秋杪赴席，夜歸已寐，半夜後寒戰，嘔吐汗多。次日微發熱，他醫作陽證傷寒用汗法，汗後熱愈甚，反增身痛腹疼。三日後就診。脉細緊，身無大熱，因思酒後已寐而病作，寒戰不熱，嘔吐汗出，此病從中發，寒邪在裏不在表也。因藥汗出而身反疼，豈非誤汗乎。初以桂枝、理中解肌温裏，二日不效。至夜即轉少陰而現亡陽煩躁，狂叫撫几而立，不能卧牀。少腹急痛，肉瞤筋惕，兩足厥冷。急用四逆湯加人參三錢，夜投三劑。至四鼓方躁定，登牀得寐。次日，夫婦悲泣畏死。余慰曰：昨夜應死，今日不死矣。改用真武湯加人參二錢。六日後方能坐於牀，後用理中湯加減調治，半月方愈。治病須意會表裏陰陽，此寒霍亂，初治即當用理中

湯者。同上

陽越　又。汪象成兄令眷年三十外，素有肋下臍旁寒積，每發必痛，吐痰飲，非一日矣。乙酉年初秋，復感外寒，而舊病同舉。初不以爲病，醫者亦以薑、附輕劑治之。至第九日，病熱沉重，路截邀治，則兩尺脉全無，嘔呃不已。手足厥冷，氣塞喉中，耳聾神昏下利。予曰：病劇矣。此少陰證也，非重劑不能回生，先以半硫丸治呃，繼用生附子三錢，乾薑、半夏、茯苓各二錢，吳茱萸五分，日投四劑，雖未變壞，陽總不回。如此三日，隔牆廚內烹雀，彼忽知之，急索欲食。予曰：此真陽飛越，將亡陽矣。急用四逆加人參，藥未熟即大笑不止。隨即服藥，而狂呼揮拳，亂毆猶甚。急服再劑，方寧而寐。次日問之，全然不知。若非知機急救，豈不亡陽而逝哉。繼用四逆加人參、桂、苓、半夏，日投二劑，月餘方陽回利止。復冷秘吞半硫丸十日，大便乃通。皆稀溏糞水，因臍旁動氣，始終皆屬前方。若加白朮理中湯，便脹痛不已，以動氣禁用白朮也。同上

夏月厥陰寒證　王式鈺治。一少年夏月患病，時厥時熱，汗出如浴，四肢僵直，及余診視，不大便者幾日矣。脉沉細。告之曰：此厥陰經寒證也。仲景云，大汗出熱不去，內拘急，四肢疼，又下利厥逆而惡寒者，四逆湯主之是也。用附子五分，人參一錢，白朮一錢，茯苓八分，甘草五分，白芍八分，桂枝五分，烏梅一個，當歸一錢，投之而汗斂，諸證亦向愈。時有一鄰醫從而憎之，謂其尊人曰：此皆冬月傷寒之論也，夏月治病何用拘拘於六經爲哉！余聞而歎曰：人身之有六經，猶第宅之有門户也，何人不由此道，何病不由此經，豈以冬則用之，夏則廢之哉。《東皋草堂醫案》

霍亂轉筋　吳畹菴治。許老師之二公郎在三世兄，於甲子秋月在省應試，時天氣炎熱異常，忽患霍亂。一

夜至天明吐瀉數百次，飲水一碗，反吐出碗餘，大便竟不論遍數，不時直流。口内作乾，舌純白色，四肢冷口唇青。脉則浮微數亂，按之無根，腳又轉筋痛不能忍。余思昔人云轉筋入腹者死，觀此光景，心甚慮之。憶《内經》之言霍亂者不一，其中有一條，云歲土不及，風木不行，民病霍亂飧泄。此言風木勝土而爲霍亂也，今轉筋則兼風木矣。風木之證，宜桂苓白术散。然又厥冷唇青，乃屬寒證，想必誤傷生冷以致此也，此又宜吴萸、四逆等湯，因參會而用之。爲定方，用人參、白术各一錢五分，肉桂、乾薑各八分，茯苓一錢，陳皮六分，炙甘草四分，半夏八分，丁香、吴萸各五分，澤瀉七分。因是寒證，並木瓜亦不用。服一劑，吐瀉俱止。下午仍令照前再服一劑，次日往候之，已飲啖行動如常矣。不覺快甚。《吴氏醫驗録》初集下

兩感傷寒　又。癸酉九月里中一僕婦患病四五日。其主人知醫，自投表藥，連服三日，發熱不退，諸症如故。其夫情急，叩求余治。診其脉浮洪數緊，按之弦細。問其病，遍身俱痛，頭腦更痛極。余曰：此兩感傷寒也，原是死症，再看爾造化何如。初用一劑附子細辛湯加川芎、當歸、秦艽、乾葛服之。是夜身微汗，大熱盡退，頭痛減半。次日用附子理中湯，加當歸、秦艽，渾身痛盡去，惟腹脹微痛，面色青，手足厥冷。更用四逆湯加人參二錢。連服三劑，共七日而病全愈。同上二集一

傷寒陰證　程文囿治。鄭鶴鳴冬月適患傷寒，初起寒熱身痛，不以爲意。延挨數日，陡然肢冷脉伏，肌肉青紫，面赤煩躁，呃逆頻頻。請同道曹肖巖翁診視，詢知係欲事後起病，以爲少陰下虧，寒邪乘之，逼其真陽外越，與六味回陽飲服之不應。勢已瀕危，邀予商酌。予曰：景岳回陽二方，皆能救急，其中尚有分别。夫寒中陰經，審其陰陽俱傷，而病尚緩者，則從陰陽兩回之法。苟真陽飛越，重陰用事，須取單騎突入重圍，搴旗樹幟，使既散

之陽望幟爭趨，若加合陰藥，反牽制其雄入之勢。定方單用薑、附、參、草四味，煎令冷服。外用蔥艾炒熱熨臍，老薑、附子皮煮汁，蒸洗手足。於是一晝夜厥始回，脉始出，惟呃未止，每呃必至百聲。知爲腎氣上衝，於前藥中參以熟地、枸杞、五味、丁香攝納真元，諸恙漸減。改用右歸飲，與服二日，口辣舌燥，投六味地黄湯，浮陽頓平。復爲調理脾胃及脾腎，雙補而起。《杏軒醫案》初集

嘔噦虛寒證　陳匊生曰。嘔噦有氣血多少之分，有寒熱虛實之異。實而熱者，清之瀉之可以即瘳，虛而寒者，温之補之不能速愈。壬辰秋余客天津，張鴻卿觀察來速余診。據云夙病嘔吐，延今偶觸凉風，即泛冷涎，若將噦逆者然。余切其脉沉細而遲，知是積寒久鬱，非用大熱藥，不足消沉痼之逆冷，不能復耗散之元陽。用四逆湯加味，重劑與之。每劑用附子一兩，共服至百數十劑，宿恙始痊。或問附子稟雄壯之質，用至一兩，不嫌多乎？答曰：大寒症，非用斬關奪將之藥不治。惟附子能通行十二經，無所不至。暖脾胃，通膈噎，療呃逆，同乾薑則熱，同人參則補，同白术則除寒濕如神，爲退陰回陽必用之味，近世疑而不用，直待陰極陽竭，而用已遲矣。古人於傷寒陰證厥逆直中三陰及中寒夾陰，雖身熱而脉細，或虛浮無力者，俱用附子以温理之，或厥冷腹痛脉沉細，甚則唇青囊縮者，急須生附以温散之。東垣治陰盛格陽，面赤目赤，煩渴引飲，脉來七八至按之即散者，用乾薑附子湯加人參。余於此證，附子外又加乾薑、吴萸、白术、人參，共服至百餘劑而止，可見陰寒固結，非重劑不爲功也。《診餘舉隅録》上

四逆散

甘草炙　枳實破，水漬，炙乾　柴胡　芍藥

右四味，各十分，搗篩，白飲和服方寸匕。日三服。咳者加五味子、乾薑各五分，並主下利。悸者加桂枝五分。小便不利者加茯苓五分。腹中痛者加附子一枚，炮令坼。泄利下重者，先以水五升，煮薤白三升，煮取三升，去滓，以散三方寸匕内湯中，煮取一升半，分温再服。

怒厥挾痰　祝仲寧治。某。周身百節痛及胸腹脹滿，目閉肢厥，爪甲青黑。醫以傷寒治之，七日昏沉弗效。公曰：此得之怒火與痰相搏，與四逆散加芩、連，瀉三焦火而愈。《醫學入門·首》

熱厥　樓英曰。成無己云：若始得之手足便厥而不温者，是陰經受邪，陽氣不足，可用四逆湯温之。若手足自熱而至温，從四逆而至厥者，傳經之邪也，四逆散主之。必須識此，勿令誤也。又當外症别之。予嘗治一中年婦人，惡熱身熱而渴，脉數細弱，先厥後熱，用温藥反劇。後以四逆散兼參、术各半服之，厥愈，脉出洪大而痊。《醫學綱目》三十一

譫妄　盧復治。蜀富順孝廉阮太和諱士肅，病寓吳山下。召予診。披衣强坐，對語甚莊，神氣則内索也。身熱進退，舌苔黄而厚，蓋自吳門受寒，以肉羹爲補而時啜之，遂纏綿及月。余用疏散輕劑熱退。又復强啖再熱，不能起坐。予時之富春，五日歸診之，譫妄呼笑不識人已三日，形骨立，汗雨下，内熱特甚，而胸脇之熱，捫之烙手。第脉尚有神。予用人參八錢加四逆散中，一劑而譫妄定，三劑而熱邪清矣。自言其神魂窮天之上，極地之下，飛揚奇變，得太乙神符召之，始得返生。愈彌旬方啜粥。病中自爲之記。别時問藥狀，余謂此寒傷心氣，荏苒厥深而湊於胸也。緣以不第南旋，病淹中道，骨肉之音雖近實違。藥石之給，既缺且竭，心已傷矣。又反覆再四，汗液多亡，内無主宰，熱遂入胸。胸爲心主之宮城，精神因而渙散，是以遊魂爲變也。用四逆使熱外出，加

人參俾神内凝，氣復邪散，是以生耳。《芷園臆草存案》

火鬱　李用粹治。文學包曰余因食蟹腹痛，發則厥逆，逾月不已。延余商治。述前服平胃、二陳，繼服薑、桂理中，不但無效，反增脹痛。余曰：痛非一端，治亦各異。感寒者綿綿無間，因熱者作止不常，二者判若霄壤。尊恙痛勢，有時脉帶沉數，其爲火鬱無疑。雖因食蟹，然寒久成熱，火鬱於中，熱鬱似寒，厥冷於外，此始末傳變之道，明訓可考，奈何執泥虛寒，漫投剛劑，是以火濟火，求愈豈不難哉。以四逆散加酒炒黄連，一劑而愈。《舊德堂醫案》

伏暑時行　邵登瀛曰。乾隆己巳厥陰風木司天，是年初夏燥熱，三伏反凉，秋暑大盛，秋分後又大凉。天時寒熱互作，人身寒火交鬱至深，秋民病時行，淹纏難愈。一復再復，甚至三復。昭文縣一人因犯房勞，伏邪深入陰經。八月初旬病發，邪陷不達，熱深厥深。數日外，外凉内熱，日輕夜重，暮則神昏譫語，循衣摸牀。予見其形色憔悴，唇舌焦乾，脉微而澀，知其陰液陽津並涸。欲與達邪，當先扶正。因以復脉湯去薑、桂與服。舌苔稍潤，脉象略舒。遂遵熱深厥深之治，用四逆散本方一劑，則汗大出厥回神爽。病者曰：我前如在夢中，今覺身爲己有矣。索粥飲一盞，病勢遂減。次日，以製首烏、鱉甲、柴胡、青蒿、丹皮輕調，病退六七。越兩日，熱又熾，忽然發狂亂。蓋少陽膽也，其藏風其生火。腎水久虛之下，其足供風火之挹取者幾何。遂以生首烏、知母、芩連、枳、樸、半夏麯、杏仁以滋其陰，讝語止而身熱減。大便不行，再以更衣丸一服，去宿糞數枚。脉變虛，口燥渴，蓋陰虛生内熱也。以人參、製首烏、丹皮、白芍、柴胡、鱉甲、半夏麯、廣皮補虛清熱，熱遂止。經一月始起坐於牀，百日始散步於地，尚骨瘦皮乾，以左歸丸加人參，調半載而康。《四時病機》十二

夾食傷寒　謝映廬治。吳聚羣令愛發熱頭昏，目珠上視，四肢逆冷，然唇燥溺短，病情已露於外。而醫者泥其發厥，更見其軟弱困倦，欲以燈火薑附急施。適余至而切止之。因辨之曰：此夾食傷寒證也。雖四肢爲諸陽之本，因食停胃中，加以新寒外入，以致胃氣抑鬱不能四達，故發厥而昏沉，乃大實有羸狀，即此類也。且既無吐瀉之因，又非汗下之後，此先熱後厥，明是熱深厥深之病，安得認爲陰證耶。以檳榔丸一劑，下出膠粘之物一團而人事遂醒。但厥回復厥，更以四逆散升散表邪，推泄裏熱，復微熱微汗而諸逆悉解。似此人鬼關頭，不過先攻後和兩法，未費周張，二劑以生。此陰陽疑似之證，最宜詳辨。《得心集》六

暑邪入裏　又。周慶華乃孫因乳母冒暑哺乳，暑邪入胃，一時吐瀉交作。醫以夾食傷寒治之，投以正氣散辛温發散，以致大熱躁渴。更醫見熱勢升騰，又以白虎湯治之，大寒重墜，以致熱邪入裏，而成四肢厥逆。又復更醫，匆匆一視，見其肢厥，即與附子理中服之。迨至奄奄將息，冷過肢肘，不食不嘔，不哭不便，復延羣醫環視，咸稱不治。棄之一日，未見其死，始延余治。視其四逆雖厥，而肌膚尚隱隱微紅，唇齒乾燥，滿頭猶熱，且眼眵乾燥，溺出極臭。知爲暑邪入裏，與傳經熱證相同，所謂熱深厥深，熱微厥微之證也。意擬解肌清熱，使邪氣分消。但四肢厥逆已久，胃陽抑遏已極，不能敷達於四末，先當和解表裏，宣通胃陽，然后解肌清熱，方爲合法。即煎四逆散以柴胡發少陽生氣，枳實疏陽明抑遏，芍藥斂陰和血，甘草和中補土，更煎米飲和服，取其助胃生津。服之片時，果然四肢温和，神氣清爽，大便亦通，立時吮乳食粥。復與防風、乾葛、連翹、赤芍、燈芯、竈土之屬，果然遍身紅赤，搔癢之甚，再劑而安。門人問曰：此症暑邪入胃，吐瀉交作之時，不識何藥可治。答曰：暑令吐瀉，必先辨臟腑陰陽，次審陽暑陰暑，以及風寒食滯之有無，苗竅便溺之證據，煩渴之真假，病因之傳變，所謂必先議

病，而後議藥也。但此證初起，既知陽暑，若與四味香薷飲服之，豈不冰解乎。而四肢厥逆一證，原有陰厥陽厥，自古分晰甚明，奈時醫一見肢熱輒投寒劑。若遇肢冷，靡不温燥，遺害不可勝紀。皆由不究陰陽真假之疑似耳。考薛立齋治小兒吐瀉之證，亦以手足並熱爲陽，手足並冷爲陰，教人如此認證，未免千慮一失，蒙害至今未已。可見立言之難，非敢駕過前人也。同上

肝氣結瘕　郭敬三治。范某女，肝氣結瘕，聚於胯間，其痛難忍。伊祖父以逍遥散、大小柴胡、當歸四逆、烏梅丸、金鈴子散、佐金丸、天臺烏藥散之類，遍嘗無效。延余診視。左脉沉弦略數，問其瘕結於左胯，大如茶杯，痛不可忍，晝夜呻吟不止。余思胯間近於環跳穴，是少陽經脉所過之處，獨於此間凝結瘕氣作痛，必係少陽陽樞下陷不升。遵仲師法用四逆散撥動陰樞，則陽樞庶幾條暢，連服二三次，其痛即減，服十餘日，其瘕亦散而愈。此病前雖用大小柴胡、逍遥散等方，疏肝轉樞而竟不應者，其故何歟？蓋柴胡雖能轉樞而性輕浮，不能直達下焦，仲師故用形圓味苦下降之枳實，速引柴胡下行，旋而柴胡升浮之性一作，遂載其下陷之陽暢達而升，故痛止而瘕散。《郭氏醫案》

血虛痞瘕　又。嚴媪年六十餘，少年曾因肝鬱血崩。時或氣逆咯血，血愈傷則肝木愈乏榮養，至四十八九，天癸已絶之年，小腹痞瘕，自覺内熱如焚，胸脘悶脹，食少倦怠，頭目暈眩，兩側常痛。肌肉消瘦，面色皖白，不耐風冷，常似感冒非感冒之象，至於十餘年之久，醫治不惟未效，且服藥亦罕能盡劑者。諸醫投以歸脾、六君温補之藥，則助脹增熱，苦寒則飲食愈少，腹痛作泄，辛熱則起火瘕痞更熱，養血之藥，則加痞悶。因而束手無策，延余診視。六脉沉細略數，按之虛澀，全係血虛木乏滋濡，肝膽之陽抑遏不升，聚爲瘕痞。其熱如焚，非外來六淫

之邪可用芩連之苦寒可制伏者。治法宜升舉少陽，而柴胡之性，輕浮難達下焦，故前醫雖用小柴胡、逍遥散之類，毫無少效。因仿仲師陽樞下陷陰樞之法，而用四逆散杵粗末，每用六錢，大火煎之，至七八十沸，隔布去渣，連服數次，瘕熱即去五六，脹亦大減。又服十餘日，脹熱皆愈。另用生地、白芍、阿膠、龜鱉甲膠、麥冬、五味子、枸杞、麗參、茯苓、鮑魚、沙苑、牡蠣、蜂蜜熬膏，早晚用百沸湯化服一匙，如此調理數月，十餘年沉疴，竟得霍然。經方之妙，業醫者而可不熟習其理哉。同上

四逆湯

甘草二兩，炙　乾薑一兩半　附子一枚，生用，去皮，破八片

右三味◎成本以下有㕮咀二字，以水三升，煮取一升二合，去滓，分温再服。强人可大附子一枚，乾薑三兩。

少陰壞證　許叔微治。維揚謝康中任儀真酒官，咽乾煩渴，腰疼身熱，脉細而微急。予診視之，曰：此真少陰證也。六經之中，少陰難治。少陰病傳之經絡，此證有補瀉法，仲景瀉者用承氣，補者用四逆，誤之則相去遠矣。此證當温，勿以水證爲疑也。予適以事出境，後七日歸，則爲他醫汗之矣。經絡既虚，邪毒流入大經之中，手足瘈瘲如驚癇狀，其家狼狽求救。予曰：不可治也。予驗此甚多，是謂邪入大經。不旋踵，其家已哭矣。《傷寒九十論》

暑月陰證　羅謙甫曰。至元己巳夏六月，予往上都。僉院董彦斌年踰四旬，因勞役過甚，煩渴不止，極飲湩乳，又傷冷物，遂自利。腸鳴腹痛，四肢逆冷，冷汗自出，口鼻氣亦冷，六脉如蛛絲，時發昏憒。衆太醫議之，以葱

熨臍下，又以四逆湯五兩，生薑二十片，連鬚葱白九莖，水三升煮至一升，去柤凉服。至夜半，氣温身熱思粥飲，至天明而愈。《玉機真臟論》云：脉細、皮寒、氣少、泄利、飲食不入，此謂五虚，漿粥入胃則虚者活。信哉！魯齋許先生聞之，歎曰：病有輕重，方有大小，治有緩急，僉院之證，非大方從權急治，則不能愈也。《至真要大論》云：補下治下制以急，急則氣味厚，此之謂也。《衛生寶鑑》六

鼓擊脉　王好古治。子秦二又病，太陽證悉具，其脉浮數，初爲陽證，經所受邪也。神术湯解之。未三日，變爲陰證。何以然？旺火投盛水也。以其素服三生茶及好食諸冷物，數年來臟腑積而爲痼疾，一身之經皆凝寒浸漬，醞釀而成太陰。脉亦從此而變其狀，非浮非沈，上下内外舉按極有力，堅而不柔，非若陽脉來之有源。尺以下至宛中全無，惟三部中獨見鼓擊，按之觸指，突出膚表異常，緊爲甚。所稟元陽無，一身游行之火獨萃於胸中，寒氣逼之，故搏而大有加數倍。往來不可以至數名，縱横不可以巨細狀。五日後，文之與薑附等劑而復振摇。又與真武、四逆等湯，煩躁大渴不止。若更接薑附，其汗必作。其人自疑爲熱而益飲水，及得水稍蘇斯須，脉陷沈而緊，厥逆神憒。至六日晡前後，大便秘結，小便赤色而少，强溲得涓滴。時手冷至肘，足冷至膝，脉將絶而不可救。欲復與四逆等湯，恐煩躁私飲而生變。文之請曰：何法以治？余教以烏附、薑、桂、良薑等，佐以芎藥、茴香之類，酒糊丸引而下之，而使不僭。急服之百丸，晝夜相接八九，陽氣從下復生，胸膈不煩躁，不思水，與温劑則微咽。大便軟，屢下氣。陰得以出，小便通快，成劑如灰汁。脉微生。服丸至千半，陽氣遍體，作汗而愈。後神又不全，少氣乏力，又與温中等藥數服，然後良愈。非平昔飲冷腸胃積寒之久者，脉不如此之鼓擊也。鼓擊者何？雖可謂大非大也，忿怒也，宜詳審辨認，世罕有之。大抵此脉屬緊，比緊爲尤甚，故名鼓擊也。仲景云諸

緊爲寒，又云脉浮而緊寒在表也，脉沈而緊寒在裏也。緊似弦，而非有如牽繩之狀，即爲緊也，非帶洪而有源也。成無己云：纍纍如循長竿，連連而强直也。通真子歌云：緊若牽繩轉索初。海藏云：牽繩之緊，循竿之直，二者皆近於鼓擊。鼓擊者，尤甚於二脉數倍。啟玄子云：盛脉同陽，四倍已上，陰之極也。《陰證略例》

内外傷　滑壽治。戴穎仲以使事往奉化，雪中且進冷食，病内外傷。惡寒頭疼，腹心痛而嘔。診之，脉沈且緊，時伏而不見。曰：在法，下利清穀，當急救裏，清便自調，當急救表。今所患内傷冷飲食，外受寒沴，清便自調，救表急。以桂枝湯力微，遂爲變法，與四逆湯服之。晬時服附子一兩，明日則脉在肌肉，唯緊自若。外證已去，内傷獨存，乃以丸藥下去宿食，後調中氣，數日即安。《攖寧生傳》

戴陽　張璐治。梁谿吴公益患傷寒發熱頭痛，先曾服過發散之劑而致面赤戴陽，四肢逆冷，周身骨節大痛，臍腰與小腹相引急痛。莖縮入腹，囊冷如冰。飲食不入，時時煩躁而渴。勢已瀕危，諸醫令具後事矣。余診之。脉雖洪大鼓指，而按之漸小無力，曰：此真元内虧，陰火不歸而遊散在上在外也。遂與四逆加參耆下黑錫丹二劑，上熱頓除，下體漸温，惟周身痛楚不減，繼與大建中、人參養榮調理而痊。《傷寒緒論》下

陰斑　鄭重光治。吴季履兄庚午七月間得傷寒，初不知其病狀，至半月後始延余治。診其脉弦而緊，嘁聲越鄰。舌苔灰黑，胸發紫斑結硬而痛，臍旁動氣，大便利水。詢其何以至此，答曰：初醫説是傷寒，不效。又醫説中暑，進香薷飲二劑，遂變至此。仍欲用化斑湯，未敢煎也。余曰：此陰斑也。因冷極於内，逼其陽於外，法在不治。幸神氣未昏，手足未厥。初劑用四逆湯加茯苓、半夏、吴萸，温裏以治嘁，次日，加人參以培陽。六劑斑

散利止，惟嘔噦胸結不開，仍用前劑不加增減，半月後，胸開痛止，方用白术理中。計用參觔許，附子觔許，兩月方起牀，貽害至今，遇病必須薑、附。《素圃醫案》一

少陰中寒痰證　又。黄庶常翁令政，年近四十，於五月初旬惟熟睡不醒，呼醒又睡，胸背脹痛，嘔吐不能食，不知何病，招余診視。脉沉細緊滑，惡寒足冷，以前病論之，此少陰中寒而兼痰飲也。經曰：少陰病，但欲寐。此證是已。諸陽受氣於胸中，轉行於背，今胸背脹者，寒痰冷氣上參於陽部，幸未厥逆。急以四逆湯加半夏、茯苓，日投三劑，計用附子七錢五分，服至七日，即霍然起矣。同上

伏暑霍亂　又。方哲先兄在室令愛夏月恣食瓜果，伏暑霍亂，瀉止而嘔吐不止，已三日矣。他醫用薷藿二香湯，皆吐不納，第四日而延余。而脉細緊無倫。他醫以緊爲數，將用黄連，乞余决之。余曰：若暑霍亂，一經吐瀉，邪解即愈。今瀉止而吐逆更甚，此中寒厥逆於上也。緊寒數熱，相去天淵。今陰陽格拒藥不能下，失之不温，發呃煩躁厥冷，即不可治矣。先以來復丹，以開格拒而止吐，繼用四逆湯，去甘草加半夏、茯苓以温裹。囑煎成冷飲。仍令質之前醫，再行與服，恐招謗也。及余甫出門，病者即發呃，少頓，即欲下牀卧地，方以余言不謬。先化服來復丹，果吐定，再服四逆湯，片刻稍寧。繼服二煎，嘔止得卧。次日再診，緊脉下移兩尺，乃寒注下焦，反增腹痛，仍用前劑加肉桂、甘草，服三日而愈。同上二

產後中寒　又。汪公肅兄令眷夏初大產，天氣猶寒，生時亦快，而不解事之穩婆已至，不令上牀，令其久坐穢桶，以俟下血。次日即腹痛，大小便皆不通，玉門腫閉，小便反自大腸滲出。第五日請救，脉沉緊，先醫用芎歸

消瘀不效，又用理中補中亦不效。痛脹益甚。細詢病狀，蓋由産後玉門未斂，久坐穢桶，寒氣襲入下焦，陽氣不通，前陰腫閉，陰陽乖錯，小便反從後陰滲出，此非交腸之病，乃屬厥陰中寒明矣。所幸者，尚未厥逆於上耳。但乙癸同源，腎肝同治，且腎主二便，開竅於二陰，又屬厥陰純寒，祇得借用少陰治法，以四逆湯主之。附子三錢，乾薑二錢，甘草一錢，肉桂、當歸各錢半，日進三劑，小便微通，腫處微消。如此藥三日九劑，小便通而瘀血甚少。五日大便通。半月臀上生癰，蓋因瘀血未淨，寒因熱化而作膿潰也。病者幸因前藥見效，不致怨熱藥貽患。同上四

少陰證　葉桂治。某。脉沉微，下利，嘔逆，身痛，四肢厥冷。少陰中寒，應四逆湯急救其裏。生炮附子、乾薑、炙甘草。《評點葉案存真類編》二

霍亂臟厥　童栻廬治。陳氏婦盛夏病霍亂吐瀉，腹中疞痛，四肢厥冷，冷汗溱溱，轉筋戴眼，煩躁大渴喜冷飲，飲已即吐，六脉皆伏。雖曰霍亂，實臟厥也。經云大氣入臟，腹痛下注，可以致死，不可以致生。速宜救陽爲急，遲則腎陽絶矣。以四逆湯、薑、附各三錢，炙甘草、吴茱萸各一錢，木瓜四錢，煎成冷服，日夜連進三劑，四肢始和，危象皆退，口渴反喜沸湯，寒象始露。即於方中佐以生津存液之品，兩服而安。

按：此案論證用藥，皆有卓識。其真諦全在喜冷飲而飲已即吐，及服熱藥後反喜沸湯也。設能受冷飲者，即爲内真熱而外假寒，然熱證亦有胸下格拒不通，雖喜冷飲，飲已仍吐，必細細呷之，始能受也，亦有痰濕内盛，雖渴而喜熱飲者，皆不可誤認爲寒也。故必辨舌苔之色澤，驗小水之有無，始無遁情。案中未及，尚欠周詳。且大氣入臟，非人人共患之疫，而疫氣流行之際，亦間有此一證，故醫者必議病而用藥，毋執方以殺人，

是乃仁術。《霍亂論》三

陰燥　王廷俊治。李詒卿庚申十二月得三陰寒證。頭不痛，身不熱，寒戰鼓慄，咳嗽氣喘，腰膝腿胯痠痛。寸關弦緊，尺脉大動。告之曰：脾腎兩憊，朝服理中，晚服真武，以免脱厥。服三日不效，且增口渴，脉之弦緊更甚。又告之曰：此陰躁也。何爲陰躁？曰：子不見天時乎？冬令嚴寒，冰凝石泐，草木枯槁，非陰氣之躁乎？春令温暖，凍解冰消，草木向榮，非陽氣之和乎？言下解悟。徑以四逆湯投之，連服五劑，腹痛大瀉，口始回潤。又問其故，告曰：前不瀉者，陽不行陰，陽無權也。今大瀉者，陽能化陰，陰退位也。既已得效，可日進一劑，俟其化機自轉。至八劑，診其脉弦緊不退，心實憂之。但喜胃氣微開，日能進粥三盂，是一佳兆。延至新正二日，入室見其通體摇顫，牀亦振動，面目青慘，鬚髯戰張。乃摇顫時許，忽呼口燥，飲熱湯十餘盞，汗乃大至。重茵累褥，蒙頭而睡。一炊黍時，醒謂予曰：此時我乃活矣。問之，云自病起時，臟腑分張，此刻翕闢數次，乃一大合，安穩之至。語次，予又診脉，弦緊盡退，變爲緩小，大喜，決其不死。惟咳嗽不止，衹以真武湯加乾薑、細辛、五味，日日服之，從此日有佳境。初六日，振衣下牀。四逆湯。生附子一錢、乾薑一錢五分、炙甘草二錢。

三陰寒證斷不可表，表則陽亡。所難辨者，脉不沈細而反弦緊。不知弦緊爲寒極而認爲脉有力誤作實證，則不但表而且下矣。予開手即用理中、真武，原欲雙補脾腎以固真陽，使寒自消融，亦矜慎之至也。孰意寒據其中，陽不運動，終無出路，所以不效。繼見陰燥已極，不能不用峻劑以温經回陽，服之五劑，寒從下行，腹痛作瀉，以爲解矣。而弦緊總不能退，亦惟固守前方，不敢變計，以盡吾心。又豈料寒自下解不盡者，陽氣驟長，復自下而上，由裏而表，乃一齊驅之使出耶。《壽芝醫案》◎此案陰燥陰躁悉據原刊

瓜蒂散

瓜蒂一分熬黄　赤小豆一分◎《玉函》作各六銖

右二味，各別擣篩爲散，已合治之，取一錢匕，以香豉一合，用熱湯七合，煮作稀糜。去滓，取汁和散，温頓服之。不吐者，少少加，得快吐乃止。諸亡血虛家，不可與瓜蒂散。

昏眩　《經驗後方》云。治大人小兒久患風癇、纏喉、嘏嗽、遍身風疹、急中涎潮等，此藥不大吐逆，祇出涎水。小兒服一字。瓜蒂不限多少，細碾爲末。壯年一字，十五以下、老怯半字，早晨井花水下一食頃，含沙糖一塊。良久，涎出如水。年深涎盡，有一塊如涎布，水上如鑑矣。涎盡，食粥一兩日。如吐多困甚，即咽麝香湯一盞，即止矣。麝細研。温水調下。昔天平尚書覺昏眩，即服之，取涎有效。《重修政和經史證類備用本草》二十七

太陽中暍　許叔微治。毗陵一時官得病，身疼痛，發熱體重，其脉虛弱。人多作風濕，或作熱病，則又疑其脉虛弱，不敢汗也已數日矣。予診視之曰：中暍證也。仲景云，太陽中暍者，身熱體疼而脉微弱，此以夏月傷冷水，水行皮中所致也。予以瓜蒂散治之，一呷而愈。

論曰：仲景論暍有三證。一則汗出，惡寒身熱而渴，此太陽經中暍也。一則發熱惡寒，身疼痛，其脉弦細芤遲。一則夏月傷冷水，水行皮中，身熱疼痛，重而脉微弱，不可下，不可行温鍼。上二證皆宜用白虎加人參湯，後

一證宜用瓜蒂散方治，不見於《本論》，而見於《金匱要略》。《傷寒九十論》

寒濕發黄　又。一人病身體疼痛，面黄，喘滿，頭痛，自能飲食，大小便如常。或者多以茵陳五苓散與之。予診其脉曰：大而虚，鼻塞且煩，其證如前，則非濕熱與宿穀相搏，乃頭中寒濕。仲景云，疼痛發熱，面黄而喘，頭痛鼻塞而煩，其脉大，自能飲食，腹中和無病，病在頭中寒濕，故鼻塞，納藥鼻中則愈。而仲景無藥方，其方見《外臺》。《删繁》證云，治天行熱毒，通貫臟腑，沈鼓骨髓之間，或爲黄疸，須瓜蒂散。瓜蒂二七枚。赤小豆、秫米各二七枚。爲末如大豆許。内鼻中縮鼻，當出黄水，慎不可吹入鼻中深處。同上

黄入清道　又。夏有高師病黄證，鼻内痠疼，身與目如金色。小便赤澀，大便如常，則知病不在臟腑。今眼睛疼，鼻額痛，則知病在清道中矣。清道者華蓋，肺之經也。若服大黄，則必腹脹爲逆，當用瓜蒂散，先含水，次搐之，令鼻中黄水盡則愈。如其言，數日而病除。同上

齁喘　信州老兵女三歲。因食鹽鰕過多，遂得齁喘之疾，乳食不進，貧無可召醫。一道人過門，見病女喘不止，教使求甜瓜蒂七枚，研爲麄末，用冷水半茶鍾許調澄，取清汁呷一小呷。如其説，才飲竟，即吐痰涎若膠黐狀，胸次既寬，齁喘亦定。少日再作，又服之，隨手愈。凡三進藥，病根如掃。此藥味極苦，難吞咽，俗諺所謂甘瓜蒂苦，非虚言也。《醫説》四引《類編》

帶下　張戴人治。頓丘一婦人病帶下，連綿不絶，白物或來，已三載矣，命予脉之。診其兩手脉，俱滑大而有力，得六七至。常上熱，口乾眩運，時嘔酢水。余知其實有寒痰在胸中，以瓜蒂散吐訖冷痰三二升，皆酢水也，

間如黄涎，狀如爛膠。次以漿粥養其胃氣，又次用導水、禹功以瀉其下，然後以淡劑滲洩之藥利其水道，不數日而愈。《儒門事親》一

風温結胸　又。賀義夫病傷寒，當三日以裏，醫者下之而成結胸，求戴人治之。戴人曰：本風温證也，不可下，又下之太早，故發黄結胸。此已有瘀血在胸中，欲再下之，恐已虚，惟一湧可愈，但出血勿驚。以茶調瓜蒂散吐之，血數升而衄且噎逆，乃以巾捲小鍼而使枕其刃，不數日平復。同上六

痰厥　又。一夫病痰厥不知人，牙關緊急，諸藥不能下，候死而已。戴人見之，問侍病者口中曾有涎否，曰：有。戴人先以防風、藜蘆煎湯調瓜蒂末灌之，口中不能下。乃取長蛤甲磨去刃，以紙裹其尖灌於右鼻竅中，嘓然下咽有聲，後灌其左竅亦然。戴人曰：可治矣。良久，涎不出，遂以砒石一錢，又投之鼻中，忽偃然仰面，似覺有痛，斯須吐噦，吐膠涎數升頗腥。砒石尋常勿用，以其病大，非如此莫能動，然無瓜蒂亦不可便用，宜消息之。大凡中風涎塞，往往止斷爲風，專求風藥靈寶、至寶，誤人多矣。劉河間治風，捨風不論，先論二火，故今將此法實於火形中。同上

痰膈　又。遂平李官人妻，病咽中如物塞食不下，中滿，他醫治之不效。戴人診其脉曰：此痰膈也。《内經》曰三陽結爲膈，王啟玄又曰格陽云陽盛之極，故食格拒而不入。先以通經散越其一半，後以舟車丸下之，凡三次，食已下。又以瓜蒂散再越之，健啖如昔矣。同上

目赤　又。李民范目常赤。至戊子年火運，君火司天，其年病目者往往暴盲，運火炎烈故也。民范是年目

大發，遂遇戴人以瓜蒂散湧之，赤立消。不數日又大發。其病之來也，先以左目内眥赤發牽睛，狀如鋪麻，左之右。次鋭眥發，亦左之右，赤貫瞳子。再湧之，又退。凡五次，交亦五次，皆湧。又刺其手中出血及頭上鼻中皆出血，上下中外皆奪，方能戰退，然不敢觀書及見日。張曰：當候秋凉再攻則愈。火方旺而在皮膚，雖攻其裏，無益也。秋凉則熱漸入裏，方可擒也。惟宜暗處閉目以養神水，暗與靜屬水，明與動屬火，所以不宜見日也。蓋民范因初愈後曾冒暑出門，故病連發不愈。如此湧泄之後，不可常攻，使服黍粘子以退翳，方在别集中矣。同上

傷寒挾食　又。戴人之僕病傷寒，至六七日，下之不通。僕發熱極，投於井中，撈出，以汲水貯之檻，使坐其中。適戴人遊他方，家人偶記戴人治法曰：傷寒三下不通，不可再攻，便當湧之。試服瓜蒂散，良久，吐膠涎三碗許，與宿食相雜在地，狀如一帚，頓快。同上

目睘　又。清州王之一子，年十餘歲。目赤多淚，衆工無效。戴人見之曰：此兒病目睘，當得之母腹中被驚。其父曰：妊娠時在臨清被圍。戴人令服瓜蒂散加鬱金，上湧而下泄，各去涎沫數升，人皆笑之。其母亦曰：兒腹中無病，何吐瀉如此？至明日，其目耀然爽明。李仲安見而驚曰：奇哉，此法！戴人其日又與頭上出血及眉上鼻中皆出血，吐時次用通經散二錢，舟車丸七十粒。自吐卻少半，又以通經散一錢投之，明日又以舟車丸三十粒投之。下十八行，病更不作矣。同上

久瀉　又。古郾一講僧病泄瀉數年，丁香、豆蔻、乾薑、附子、官桂、烏梅等燥藥，燔鍼、燒臍、焫腕，無有缺者。一日，發昏不省，檀那贈紙者盈門。戴人診兩手脉沉而有力，《脉訣》云下利微小者生，脉洪浮大者無瘥，以

瓜蒂散湧之，出寒痰數升。又以無憂散泄其虛中之積及燥糞盈斗。次日以白术調中湯、五苓散、益元散調理，數日，僧已起矣。同上

喘腫　又。蕭令腹滿，面足皆腫，痰黄而喘急食減，三年之間，醫者皆盡而不驗。戴人以瓜蒂散湧之，出寒痰三五升，以舟車丸、濬川散下之，青黄涎沫缶平。又以桂苓白术散、五苓散調之，半月復舊矣。同上

寒痰　又。一婦人心下臍上結硬如斗，按之如石。人皆作病胎，鍼灸毒藥禱祈無數，如捕風然。一日，戴人見之，曰：此寒痰。診其兩手寸脉皆沉，非寒痰而何。以瓜蒂散吐之，連吐六七升，其塊立消過半。俟數日後再吐之，其涎沫類雞黄，腥臭特殊，約二三升。凡如此者三，後以人參調中湯、五苓散調之，腹已平矣。同上七

肥氣　又。陽夏張主簿之妻病肥氣。初如酒杯，大發寒熱，十五餘年後因性急悲感，病益甚，惟心下三指許無病。滿腹如石片，不能坐卧，鍼灸匝矣，徒勞力耳。乃敬邀戴人而問之。既至，斷之曰：此肥氣也。得之季夏戊己日，在左脇下，如覆杯，久不愈，令人發痎瘧。痎瘧者，寒熱也。以瓜蒂散吐之，魚腥黄涎約一二缶。至夜，繼用舟車丸、通經散投之。五更，黄涎膿水相半五六行，凡有積處皆覺痛。後用白术散、當歸散和血流經之藥，如斯湧泄，凡三四次而方愈。同上八

停飲　又。一婦從年少時因大哭罷，痛飲冰水困卧，水停心下，漸發痛悶。醫氏咸以爲冷積，治之以温熱劑及禁食冷物。一聞茶氣，病輒内作，如此數年，燎鍼燒艾，瘡孔數千。十餘年後，小便赤黄，大便秘悶，兩目加昏，積水轉甚，流於兩脇。世謂水癖，或謂肢飲，硇、漆、稜、茂攻磨之藥，竟施之矣。食日衰，積日茂，上至鳩尾，旁至

兩脇及臍下。但發之時，按之如水聲，心腹結硬，手不可近者。月發五七次，甚則欲死，諸藥皆厭二十餘年，求戴人發藥。診其脉，寸口獨沉而遲，此胸中有痰，先以瓜蒂散湧痰五七升，不數日，再越痰水及斗，又數日上湧數升。凡三湧三下，汗如水者亦三，其積皆去，以流濕飲之藥調之，月餘大瘥。同上

血膈　丹溪治。一少年食後必吐出數口，卻不盡出，膈上時作聲，面色如平人。病不在脾胃而在膈間。問其得病之由，乃因大怒未止輒吃麪，即有此症。想其怒甚則死血菀於上，積在膈間，礙氣升降，津液因聚，爲痰爲飲，與血相搏而動，故作聲也。用二陳湯加香附、韭汁、萊菔子。服二日，以瓜蒂散、敗醬吐之。再一日又吐，痰中見血一盞。次日復吐，見血一鍾而愈。《推求師意》

目視倒植　呂復治。臨川蕭雲泉，羽客也。偶遊鄞造翁，告曰：某病兩目視物皆倒植，屢謁名醫，弗喻。翁曰：視一物爲二，視直爲曲，古人嘗言之。視物倒植，誠所未喻也。願聞其因。雲泉曰：某嘗大醉，盡吐所飲酒，熟睡達曙，遂病。翁切其脉，左關浮促，餘部皆無恙，即告之曰：當傷酒大吐時，上焦反覆，致倒其膽腑，故視物皆倒植。此不由外因而致内傷者也，法當復吐以正其膽腑。遂授黎蘆、瓜蒂，俾平旦湧之。湧畢，視物不倒植。《滄州翁傳》

痰證　徐彥純治。一人病痰數年不愈，診其脉，左手微細，右手滑大。微細爲寒，滑大爲燥。以瓜蒂散湧其寒痰數升，汗出如沃。次以導水丸、禹功散去腸中燥垢亦數升，人半愈。後以淡劑流濕降火，開胃口，不越月而瘥。《名醫類案》三

食鬱　馮元成記。家僕名貫者，之金陵路遘寒證，餌藥少瘥。故好酒，即飲酒一二甌及水飯一盂，病乃大

作。氣喘急，吐痰，竟夕不寐連三日。余曰：病且急矣，奈何？請醫與商榷，以瓜蒂散吐之，遂吐痰幾半桶，後吐一塊如豬腦，血食相裹，不二三日遂起。《上池雜説》

痰飲　李士材治。秦景明素有痰飲，每歲必四五發，發即嘔吐不能食。此病久結成窠囊，非大湧之弗愈也。須先進補中益氣，十日後，以瓜蒂散頻投，湧如赤豆沙者數升。已而復得水晶色者升許，如是者七補之，七湧之，百日而窠囊始盡。㫎服六君子、八味丸，經年不輟。《醫通》四

卒中煤毒　吳渭泉治。何某晚餐後驟然叫喚呻吟，慨慨欲絶。視其頭臥坑門，煤火旺極，昏然不知人事，脉洪大滑疾。此食填上脘，先感寒邪，復中煤毒所致。即令移臥凉屋，用甜瓜蒂赤小豆爲末，以酸虀水灌之。少頃，吐宿食數碗，人即甦醒。次晨投以藿香正氣散而瘥。《臨證醫案筆記》六

癖囊　趙竹泉記。一人脘痛，左乳下漉漉有聲，如囊裹漿，脉象滑數。此痰蓄中，胃挾肝火上犯。先以瓜蒂散五分，開水調下，立吐痰水兩碗，繼投楝子、吳萸、半夏、木香、薑汁炒川連、茯苓、乾薑、烏梅、陳皮、白芥子。二十劑全可。《醫門補要》下

痰積　又。一婦胃痛廿餘年，右乳下硬如覆杯，漉漉聲響。此痰積於軀殼内臟腑外空處。先以瓜蒂散五分湧吐其痰，服黨參、乾薑、半夏、烏藥、吳萸、木香、白芥子、橘紅、草蔻、白术、官桂。十二帖除根。同上

甘草附子湯

甘草二兩，炙◎《玉函》作三兩　附子二枚，炮去皮破　白术二兩◎《玉函》作三兩　桂枝四兩去皮

右四味，以水六升，煮取三升，去滓，温服一升，日三服。初服得微汗則解，能食，汗止◎《金匱》及成本均作汗出。復煩者，將服五合，恐一升多者，宜服六七合爲始。◎《千金》一名四物附子湯，見《千金方》卷七風毒脚氣門。《千金》本文云風濕相搏，骨節煩疼，四肢拘急，不可屈伸，近之則痛，自汗出而短氣，小便不利，惡風不欲去衣，或頭面手足時時浮腫，四物附子湯主之。方附子二枚，桂心四兩，白术三兩，甘草二兩，右四味㕮咀，以水六升煮取三升，分三服，微汗愈。大汗煩者，一服五合，體腫者，加防己四兩，悸氣小便不利，加茯苓三兩，既有附子，今加生薑三兩，其文與方並略同《傷寒論》。

風濕痛　《古今録驗》附子湯。療風濕相博，骨節煩疼不得屈伸，近之則痛，白汗出，短氣，小便不得利。惡風不欲去衣，或一身流腫。方桂心三兩，白术三兩，附子二枚，炮，八破，甘草三兩。右四味，㕮咀。以水六升，煮取三升。分三服，微汗即止。若汗出煩者，稍服五合。驃騎使吳諧以建元元年八月二十六日始覺如風，至七日卒起，便頓倒，髀及手皆不隨，通引腰背疼痛，通身腫，心多滿。至九月四日，服此湯一劑，通身流汗，即從來所患悉愈。本方不用生薑，既有附子，今加生薑三兩，忌同。《外臺秘要》十九◎深師名四物附子湯桂心四兩甘草二兩术附同。續云蔡公數用驗。忌豬肉冷水生葱，餘忌桃李雀肉海藻菘菜。見同卷。

風寒表證　薛己治。一婦人肢節作痛，不能轉側，惡見風寒，自汗盗汗，小便短少，雖夏亦不去衣。其脉浮緊。此風寒客於太陽經，用甘草附子湯，一劑而瘥。《明醫雜著》四

風濕痛　謝映廬治。高漢章得風濕病。遍身骨節疼痛，手不可觸，近之則痛甚。微汗自出，小水不利，時當初夏，自漢返舟求治。見其身面手足俱有微腫，且天氣頗熱，尚重裘不脱，脉象頗大而氣不相續。其戚友滿座，問是何證。予曰：此風濕爲病。渠曰：凡驅風利濕之藥，服之多矣，不惟無益而反增重。答曰：夫風本外邪，當從表治，但尊體表虚，何敢發汗。又濕本内邪，須從裏治，而尊體裏虚，豈敢利水乎。當遵仲景法，處甘草附子湯，一劑如神，服至三劑，諸欵悉愈。可見古人之法，用之得當，靈應若此。學者可不求諸古哉。《得心集》一

甘草乾薑湯

甘草四兩炙　乾薑二兩

右二味◎《玉函》、成本下有㕮咀二字，以水三升，煮取一升五合，去滓，分温再服。

四逆證　吕復治。内子王病傷寒，乃陰隔陽，面赤足蜷而下痢，躁擾不得眠。論者有主寒主温之不一，俞不能决。翁以紫雪匱理中丸進，徐以冰漬甘草乾薑湯飲之愈。且告之曰：下痢足蜷，四逆證也。苟用常法，則上焦之熱彌甚。今以紫雪折之，徐引辛甘以温裏，此熱因寒用也。聞者皆嘆服。《滄州翁傳》

痰厥　徐仲光治。一兒痘後食白果，驚搐痰壅，目直腹脹喘急。此氣滯生痰。甘草湯、薑湯漸與服，得吐瀉而愈，不可以風治之也。《痘疹傳心録》十一

肥氣　施沛然治。前岡王隆橋患傷寒，醫以丸藥下之，蜷卧，食不下，左脇堅滿而鼓動，身猶灼熱。彼地醫工謂病篤不治，乃召余診。左關弦急。余曰：病者當先有肥氣，下之而增劇也。經云動氣在左不可下，下之則腹内拘急，食不下，動氣更劇，雖有身熱，卧則欲蜷，是下之而動肝氣者也。用甘草乾薑湯加白芍藥，二劑而病去。後用小建中湯，調理全愈。《雲起堂診籍》

脾胃虚冷痢　謝映廬治。陳丹林之子十歲病痢，發熱嘔惡。醫以藿香正氣散，二日絶粒不進，所下血多白少。諸醫見血爲熱，又稱胃火之嘔，進左金、二陳之屬，腹脹胸高，指尖時冷。余視其血，先下者凝黑成片，後下者點滴晦淡，知爲脾胃虚冷，致陽氣浮越而發熱，陰氣不守而下奔，中焦困乏而不納。與乾薑甘草湯，一劑嘔

止，再劑胃脹已消，以早米湯亦受。更方與理中湯，發熱下痢頓止。蓋脾胃得權，陽氣乃運，使氣血各守其鄉耳。《得心集》三

嘔吐　張畹香治。西郭嘉餘典内一婦伏邪，誤服大黄致危。予以葉法，多日治愈，身涼能食。或食後傾囊吐出，吐後仍食，間數日又吐，予用仲景炮薑甘草湯，一劑即愈。蓋炮薑三錢，炙甘草四錢，以大黄之傷其胃也。《温暑醫旨》

甘草湯

甘草二兩

右一味，以水三升，煮取一升半，去滓，温服七合。日二服。

懸癰　穀道外腎之間所生癰毒，名爲懸癰，醫書所不載，世亦罕有知者。初發唯覺甚癢，狀如松子，大漸如蓮實，四十餘日後，始赤腫如胡桃，遂破。若破，則大小便皆自此去，不可治矣。其藥用横紋大甘草一兩，截長三寸許，取山澗東流水一大碗，井水河水不可用，以甘草蘸水，文武火慢煮，不可性急，須用三時久，水盡爲度。擘視草中潤，然後爲透，卻以無灰酒兩碗煮，俟至一半，作一服温服之。初未便效驗，二十日始消。未破者不破，可保安平，雖再進無害。興化寺姚康朝正苦此癰，衆醫拱手，兩服而愈。《醫説》三引《夷堅志》

懸癰　薛己治。一男子患此焮痛發寒熱，以小柴胡湯加製甘草二劑，少退，又製甘草四劑而消。大抵此症屬陰虚，故不足人多患之。寒涼之劑不可過用，恐傷胃氣，惟製甘草一藥，不損氣血，不動臟腑，其功甚捷，最宜

用之，不可忽也。

製甘草治懸癰腫痛，或發寒熱，不問腫潰，並有神效。其法每大甘草一兩切三寸許，用澗水一碗，浸透，慢火炙乾，仍投前水浸透，再炙。將碗水炙乾爲度。剉細。用無灰酒一碗，煎至七分，去渣，空心服。《外科發揮》七

懸癰　又。一男子腫痛，小便赤澀，以加減龍膽瀉肝湯加製甘草二劑，少愈。以參耆、歸术、黄柏、知母、製甘草，四劑而潰。更以四物湯加黄柏、知母、參耆製甘草而痊。同上◎見懸癰門

懸癰　又。黄吏部穀道前患毒焮痛寒熱，此肝經濕熱而致，名曰懸癰，屬陰虚證。先以製甘草二服，頓退。再以四物加車前子、青皮、甘草節、酒製黄柏、知母，數服而消。又一弱人，莖根結核如大豆許，勞則腫痛。先以十全大補湯去桂加車前子，麥門冬、酒製黄柏、知母，少愈，更服製甘草，漸愈。仍以四物、車前之類而消。《外科心法》五

脾疳　又。一小兒患諸疳瘡疥，大便酸臭，肚腹膨脹，手足時冷。此脾經之證，用五味異功散、四味肥兒丸漸愈。後因母食炙煿，仍發。母服清胃散、黄連瀉心湯，子服一味甘草而愈。《保嬰撮要》十一

足脛痛　施沛然治。少司成張侗初先生患足脛痛，且三年矣。召余診，兩尺脉沉細而澀。余曰：此下焦元氣不足，不能榮養筋骨，當用滋補舒筋之劑。不數服，病少間。會舉封翁大襄，病旋作，且甚。復召余診，則脉兼浮數，元氣愈耗矣。爲製人參膏及河車天乙丸，間服，元氣漸壯，獨兩脛作楚，不能忍。蹙額謂余曰：安得長桑復生，爲我解此苦？余曰：是不難。余潛製萬靈膏，去樟腦，加韶粉、蘇合、麝香，以軟帛緊繫兩脛，仍令飲甘草湯，不頃刻而痛若失。先生驩甚，旋起對酌至夜分始别。先是先生兩股傍亦傷痛，用膏後并愈矣。此膏良驗，方

載《本草綱目》，余以意增損之。後用黃芪建中湯加參、歸滋補而痊。然先生苦於應接，痛或間作，及其赴少司成之命，余乃曰：先生此行，疾有瘳矣，謂舟居可無步履之勞也。且北地高燥，清濕不能爲患故也。先生抵京，以手書報余曰：托庇神力，兩脛已減楚矣。謂余言業有左驗，亦先生之不忘故人也。《雲起堂診籍》

蓐勞　張仲華治。朱右産後逾年，卧牀未起。胃納雖可，脉細如絲，聲音笑貌，宛若無病之人。神志魂魄，頻頻不附於體。經水五日大衝，八日小至，循環不淨。氣隨呵欠則上越於巔頂，隨下泄則陷於下竅，自謂斯際一如魂飛天外矣。向投補劑，等之不服，邇月加至大劑膏滋，日服全料，僅能暫留飛越之態。證乃八脉俱損，關閘盡撤，藥已疲玩，蓐勞難挽。《内經》云：上下俱病治其中。譬之馬謖之失街亭，誤在不守當道耳。勉擬純一立中，爲設關隘，俟有險阻可守，再商他法。藥雖一味，四意寓焉。炙黑甘草四兩。煎湯均三服。晝夜匀進。

復診。三進守中、和中、止血、解毒之法，其力固勝於雜藥，神志較安，經水亦止。雖有呵欠下泄，不至魂飛魄散，中流似有砥柱，真氣似有收攝。然險要暫守，關隘未固，尚宜兵防禦，擬立中、守中、和中繼之。臺人參一兩、真於朮三錢、炙甘草四兩、生白芍三錢，煎湯均三服，晝夜匀進。《臨症經驗方》

懸癰　陸以湉曰。同邑鄭拙言學博鳳鏘性喜單方，言其經驗最靈者有四。道光壬寅年館樂平汪軍門道誠家，糞門前腎囊後起一堅塊，漸覺疼痛，虚寒虚熱時作。案頭有《同壽録》，檢一方云，跨馬癰初起，用甘草五錢，酒水各一碗煎服。如方服之，塊漸軟，次日略出清水，不數日全愈。《冷廬醫話》五

甘草瀉心湯

甘草四两 炙　黃芩三两　乾薑三两　半夏半升 洗　大棗十二枚 擘　黃連一两

右六味，以水一斗，煮取六升，去滓，再煎取三升，温服一升，日三服。臣億等謹按：上生薑瀉心湯法本云理中人參黄芩湯，今詳瀉心以療痞，痞起因發陰而生，是半夏生薑甘草瀉心三方皆本於理中也。其方必各有人參，今甘草泻心中无者，脱落之也。又按：《千金》並《外臺秘要》治伤寒䘌食用此方，皆有人參，知脱落无疑。

虚痞　鄭重光治。瓜鎮趙姓，傷寒半月餘，前醫發表攻裏俱備，已經兩下。心下痞鞕，腸鳴下利，乾嘔心煩，形容瘦削，六脉沉細。前醫辭治。其母求救，余曰：胸痞鞕而不痛，非結胸也。因兩下胃虚而氣逆，故痞鞕，惟温中瀉實一法可施。以甘草瀉心湯主之，用黄連、乾薑、甘草、半夏、大棗。二劑知，六劑即效。蓋前治之不如法，所以易效也。《素圃醫案》一

生薑瀉心湯

生薑四兩切　甘草三兩炙　人參三兩　乾薑一兩　黄芩三兩　半夏半升洗　黄連一兩　大棗十二枚擘

右八味，以水一斗，煮取六升，去滓，再煎取三升，温服一升，日三服。附子瀉心湯本云加附子。半夏瀉心湯、甘草瀉心湯，同體别名耳。生薑瀉心湯本云理中人參黄芩湯。去桂枝、术，加黄連。並瀉汗法。

瘧病壞證　張璐治。廣文張安期夫人，先是其女及壻與婢，數日連斃三人，其僕尚傳染垂危。安期夫人因送女殮歸亦病瘧，雜治罔效，遂成壞病。勉與生薑瀉心湯救之。《醫通》三

心脘痛　葉桂治。孫某，十四歲。食物隨入即吐，並不渴飲。當年以苦辛得效，三載不發，今心下常痛如辣，大便六七日始通。議通膈上，用生薑瀉心湯。生薑汁四分調，川連六分炒，黄芩二錢，泡十次，熟半夏三錢炒，枳實一錢，人參五分同煎。覆診。問或不吐食物，腹中腰膂似乎氣墜。自長夏起，心痛頭重，至今未減。思夏熱必兼濕，在裏水穀之濕與外

來之熱相洽，結聚飲邪矣。當緩攻之，議用控涎丹五分，間日一用。《臨證指南醫案》四

吐利　謝映廬治。危廷階年二十，始病發熱惡寒，進表散藥二劑，汗已大出，熱仍不解。更醫又用柴葛解肌之法，反增氣逆乾嘔，胸前板結。一醫進大柴胡湯一劑，遂爾腹中雷鳴，利下不止。其父亦知醫理，邀集同道相商，交口當進七味白术散。余獨議曰：仲景云，胸中實，下利不止者死。其父惶悚，諸醫默然。余又曰：此真謂之死證耶？但證極險耳，俟吾以法治之，二劑可收神效。其父且驚且喜，及見疏方，乃生薑瀉心湯，又疑芩連不服。余曰：此症吾揣摩有素，非一時之擬用也。服下果然嘔熱頓止，但渴泄未止。更與甘草瀉心湯，嘔利隨止。歸語門人，門人不解，因誨之曰：此證頭緒錯雜，無非汗下傷胃，胃中不和，客氣上逆，伏飲搏結聚膈。夫胸前板結，即心中痞鞕也。胃虛火盛，中焦鼓激，以致腹中雷鳴。蓋火走空竅，是以上嘔下泄也。生薑性溫善助胃陽，甘草味甘最益胃陰，因仿長沙之訣，汗後胃虛，是陽氣外傷，故用生薑之溫以助陽。下後胃虛，是陰氣內傷，故用甘草之甘以補陰。藥僅更一味，意則有二，先後兩劑，欲起一生於九死者，敢操無師之智哉。門人問曰：甘草補陰止利之義，先賢開導來學，但此證胸前板實，生薑散滿固其宜也，吾師復用甘草，獨不慮其資滿乎？答曰：甘草味甘補土，土健而滿自除也，況施火性急迫，陰氣不守之症耶！且甘草之功用甚長，惟仲景之聖，方知舉用。試觀發表藥中，如桂枝、麻黃、大小青龍輩，必用甘草者，欲以載邪外達，不使陷入陰分也。若邪入裏，必無復用甘草之理，如五苓、承氣、陷胸、十棗諸方，俱不用也。至桃核、調胃兩方，以其邪兼太陽，尚屬用之。若陰血大傷，竟重用甘草以復脉。可見前賢用藥，取舍自有法度。而後之葉天士、黃宮繡輩，每視甘草爲畏物，致令良藥見屈，固不識此取舍之妙，又不察資滿泄滿之意也。又問：土健而滿自除，則凡滿證俱不必忌乎？曰：非也。

陰氣内盛之滿，法所必忌。陰氣下亡之滿，法所必施。如發表藥中之甘草必不可少，攻利藥中之甘草，有斷不可用者。舉一隅，不以三隅反，則不復也。《得心集》一

誤下嘔吐　張畹香治。同治甲子二月，偏門謝患風濕十餘日。身熱，舌鮮紅，咳痰不出，嘔吐不得食。脉浮洪大。是邪在上焦，誤服小承氣與調胃承氣，正合《傷寒論》不應下而下之，致成結胸。用瀉心湯。用生薑瀉心湯先除其嘔，繼用黄芩、葳蕤等湯加減而愈。《温暑醫旨》

水臌　王廷俊治。師母甘氏女年已四十歲，經水愆期。延醫診脉，謂洪滑流利，斷其有喜。師自診如之，遂不服藥。十月滿足，腹大如抱甕，日俟其産，而毫無動静。又三四月，漸增行路喘促，飲食脹滿。予診之，滑大無倫，七八至一歇止，十數至一歇止，二三十至又一歇止。當即斷爲痰飲，確乎非孕。師曰：滑大予亦見及。以爲年紀過大，生産又多，胎氣不足，宜有是脉，在平武時，常服參术補藥。今雖不産，而腹内震動，睡左則左，睡右則右，不咳不嘔，何以直斷爲痰飲而非孕？對曰：水飲上射於肺則咳，溢出於胃則嘔，既咳且嘔，水有消路，腹自平軟，人皆知爲病，不疑胎矣。今氣道閉而不通，水積日多，腹大如鼓，是爲水臌。再不用逐痰行水之劑，衹用補益，實其實而虚其虚，迨至水氣四溢，散漫作腫，其時欲消水而脾胃無權，欲培土而水飲横肆，兩難兼顧，病必不起。乘此胃口雖脹滿而尚納食，行路雖喘促而尚能卧，根本未離，尚可醫治。曰：金匱腎氣湯可服否？對曰：腎氣湯治水飲，利小便，堪推神劑。然上中焦之氣化不行，欲其直達下焦，未必如此便易。曰：爲之奈何？對之曰：小半夏加茯苓湯，平平淺淺中極有精義，連服十劑，果能喘稍平，脹稍減，再議他治。如言服足十劑。又診。師母云：近日腹如雷鳴，胃口加脹，口舌乾燥，想係生薑太多之故。告以水氣凌脾，脾津

不能上潮，所以口渴加脹者，藥不勝病，病與藥拒。腹雷鳴者，陽氣宣動，是大佳兆，可勿疑慮。生薑瀉心湯與之，本方一兩者酌減爲二錢半，屬服三劑。其病或增或減，或變他候，速速來告，以便另爲處方。第二日告云：服藥後滿腹俱響，水聲漉漉。第三日云：腹痛甚，氣往下墜，恰似生産，請即往視。至，見小堂師謂予曰：醫可謂明矣，藥可謂神矣。自子認此證爲痰飲，予朝夕將痰飲門遍觀，以爲方必在此册也。昨歸，乃見用者爲生薑瀉心湯，茫然不識所謂。又聞須服三劑，總疑寒熱夾雜，未必中窾。乃今早腹痛氣墜，尚以爲産，頃間穩婆已來，亦云兒頭向下，業已轉身，乃痛極而瀉，瀉水如注，起則腹消大半，觀此確係水飲證矣。兩日後又來延請，師母出見拜謝云：第三劑後大瀉兩次，腹不痛，而身輕如釋重負。診之細濡無力，急與大振脾陽之术附湯十餘劑。飲食大進，行動時氣亦舒緩，可勿藥矣。《壽芝醫案》

白虎加人參湯

知母六兩　石膏一斤碎　甘草二兩炙　粳米六合　人參二兩

右五味，以水一斗，煮米熟湯成，去滓，温服一升，日三服。此方立夏後立秋前乃可服，立秋後不可服。正月二月三月尚凜冷，亦不可與服之，與之則嘔利而腹痛。諸亡血虛家亦不可與，得之則腹痛，利者但可温之，當愈。

白虎湯證　許叔微治。從軍王武經病，始嘔吐，俄爲醫者下之。已八九日，而内外發熱。予診之曰：當行白虎加人參湯。或云：既吐復下，是裏虛矣，白虎可行乎？予曰：仲景云，見太陽篇二十八證，若下後七八日不解，熱結在裏，表裏俱熱者，白虎加人參湯。證相當也。蓋吐者爲其熱在胃脘，而脉致令虛大，三投而愈。

論曰：仲景稱，傷寒若吐下後七八日不解，熱結在裏，表裏俱熱者，人參白虎湯主之。又云，傷寒脉浮無汗，發熱不解，不可與白虎湯。又云，脉滑爲表有熱裏有寒，白虎湯主之。國朝林億校正謂仲景此法必表裏字差矣，是大不然。大抵白虎能除傷寒中暍表裏發熱，故前後證或云表裏俱熱，或云表熱裏寒，皆可服之，宜也。中一證稱表不解不可服者，以其宜汗發熱，此全是傷寒麻黄與葛根湯證，安可行白虎。林但見所稱表裏不同便謂之差，是亦不思不精之過也。《伤寒九十論》

三陽合病　又。城南婦人腹滿身重，遺尿，言語失常。他醫曰：不可治也，腎絶矣。其家驚憂無措，密召予至，則醫尚在座，乃診之曰：何爲腎絶？醫家曰：景謂溲便遺失，狂言，反目直視，此謂腎絶也。予曰：今脉浮大而長，此三陽合病也，胡爲腎絶！仲景云，腹痛，身重，難以轉側，口不仁，譫語遺尿，發汗則譫語，下之則額上生汗、手足厥冷，白虎證也。今病人譫語者，以不當汗而汗之，非狂言反目直視，須是腎絶，脉方可言此證。乃投以白虎加人參湯，數服而病悉除。同上

濕温證　又。丙午歲，商人張皓季夏得疾。胸項多汗，四股時冷，頭痛譫語。予診其脉，關前濡，關後數。斷曰：當作濕温治。蓋先受暑，後受濕，暑濕相搏，是謂濕温。投以白虎加參，次以白虎蒼朮，頭痛漸退，足漸温，汗漸止，數日愈。此病名賊邪，誤服藥則死。

論曰：或者難云，何謂賊邪？予曰：《難經》論五邪，有實邪、虚邪、正邪、微邪、賊邪。從後來者爲虚邪，從前來者爲實邪，從所不勝者爲賊邪，從所勝者爲微邪，自病者爲正邪。又曰：假令心病，中暑者爲正邪，中濕得之爲賊邪。今心先受邪而濕勝之，水尅火，從所不勝，斯爲賊邪，五邪之最逆者也。《難經》有云，濕温之脉，陽濡而弱，陰小而急。濡弱見於陽部，濕氣搏暑也，小急見於陰部，暑氣濕蒸也。故經曰暑濕相搏，名曰濕温。是爲

賊邪也。同上

傷寒發斑　吕復治。趙氏子病傷寒餘十日，身熱而人靜，兩手脉盡伏，俚醫以爲死也，弗與藥。翁診之，三部舉按皆無，其舌胎滑而兩顴赤如火，語言不亂。因告之曰：此子必大發赤斑，周身如錦文。夫脉血之波瀾也，今血爲邪熱所搏，淖而爲斑，外見於皮膚，呼吸之氣，無形可依，猶溝隧之無水，雖有風不能成波瀾。斑消則脉出矣。及揭其衾而赤斑爛然。即用白虎加人參湯化其斑，脉乃復常，繼投承氣下之愈。發斑無脉，長沙所未論，翁蓋以意消息耳。《滄州翁傳》

暑瘧　汪石山治。本縣二尹大人，北人，形長魁偉，年逾四十。六月舟中受熱病瘧，寒少熱多，頭疼躁渴，汗多，醫用七保飲治之，不愈。予診其脉，浮濡而駛略弦。曰：此暑瘧也。以白虎湯加人參三錢，煎服十餘帖而瘧止。《石山醫案》上

秋瘧　汪石山曰。予年逾六十，形質近弱，八九月酷熱時，往來休、歙，外有藥劑之功，内有病者之憂，内外弗寧，晝夜不靜，至十月初旬瘧作。三日午後一發，寒不甚寒，熱不甚熱，喜熱惡寒，寒去熱來則爽快矣。口乾微渴，臨發昏倦嗜卧。左脉沉小而數，右脉浮濡無力，亦近於數，獨脾部弦而頗洪，瘧去則脉皆大小浮沉相等，惟覺緩弱而矣。初服補中益氣湯十餘帖，病無加減。夜苦盜汗，繼服當歸六黄湯、黄耆每帖四錢，五帖汗止，瘧如舊。再服白虎湯，人參四錢，石膏三錢，知母一錢，甘草六分，米一撮，煎服十餘帖而瘧止矣。同上

暑月霍亂　又。臨河程正剛年三十餘，形瘦體弱，忽病上吐下瀉，勺水粒米不入口者七日，自分死矣。居士

診脉八至而數，曰：當仲夏而得是脉者，暑邪深入也。上吐下瀉，不納水穀，邪氣自甚也。宜以暑治焉。或曰：深居高堂，暑從何入。居士曰：東垣云遠行勞倦，動而得之爲傷熱，高堂大廈，靜而得之爲傷暑，此正合靜而傷暑之論也。但彼用温熱，以暑邪在表，此則暑邪已深入矣。變例而用清凉之劑可也。遂以人參白虎湯進半杯，良久，再進一杯，遂覺稍安。家人皆大喜曰：藥能起死回生，果然。三服後，減去石膏、知母，再以人參漸次加作四五錢，黄柏、陳皮、麥門冬等，隨所兼病而爲佐使，一月後，平復如初。《石山醫案》附録

陽明熱證　吴洋治。汪伯玉三從嫂潘病，其家故不悉洋，及衆醫窮洋始至。目家人曰易與爾，第以寒水飲之。其黨謂病者三日不飽，奈何予水？公洋一號池上公曰：傷寒陽明熱甚，恃藥將不逞，即投所宜，勿藥可也。及督汲者陳榻下，先以一杯飲之。病者爽然，遂盡一斗病良已。乃進人參白虎湯而平。《太函集》三十一

胃爍　又。汪父妾以病召婺醫，醫不知所出。池上公至，父請飯公，公曰：病者將發狂，亟予之藥乃飯。既而女僕告急病者且狂，藥熱飲之乃已。公謂父曰：此爲熱入血室，病在三禁之間，不亟解則狂爾。居數年乃復病瘵，汗淫淫而渴，骨蒸蒸而内爍其肌膚。公以人參白虎湯飲之，病減半。公曰：此胃爍也。急治其標，自今宜主補中，毋以悍劑，歲至乃可刈其根爾。越二載，中氣復，乃出驅蟲藥，下二蟯蟯，黝而殷，長尺有咫。同上

時疫發斑　陸養愚治。費西村患時疾。頭疼，身熱如燔炭，口渴氣喘，下半日熱潮更甚。他醫以藿香正氣散投之，煩躁特甚，舌心焦黑，譫語發斑。又醫又以柴苓湯服之，更加嘔噦，且自汗不止，舉家危之。予診其脉浮數而微，曰：此少陽陽明合病之虚熱也。用白虎湯加人參、黄耆、葛根、柴胡、燈心、竹葉煎服之，而熱減十分之

七，汗亦稍止。後以人參、麥冬、五味、黄芩、山梔、甘草二劑，斑亦漸退。《陸氏三世醫驗》二

疫證　陸肖愚治。南關一屠户沈姓者，四月間患疫未起牀，其妻以伏事勞倦，亦相傳染，月餘而身熱譫語不清。生理久廢，資本又盡於祀神，裸體閉門，奄奄待斃而已。其鄰邵南橋偶遇予，道時疫之多，並述其事，與予同往。予進診視，面赤唇焦，氣促厥冷，身熱如火，其脉浮之數大而散，沈之細澀而微。予出謂南橋曰：若以殯殮之資半易人參，此婦尚可生也。南橋即同予贖人參五錢，予以白虎合生脉二劑與之，囑曰：若有好處，明日再爲診看。服後人事頓爽，熱已半減，手足温和。南橋喜甚來拉予往看，其脉稍斂有神。予以前方加白芍，人參止用一錢，付四劑。十日，其夫卧牀未起，而此婦已能行走矣。同上三

中暑　程茂先治。洪壽卿年近四旬，體氣素弱。今年六月中旬患頭疼身熱而渴，汗出惡寒，氣急而不能伏枕，夜多譫語，脉息虛浮，重取緩弱。諸醫作感寒而治，汗益多而熱益甚。人事昏沉，急延予診視。予曰：此中暑症也。既已自汗，寧復汗乎？或曰：身熱惡寒頭痛，豈非感寒。予曰：感寒決然無汗。今汗而熱不退者，非寒可知也。經云因於暑，汗，煩則喘渴，靜則多言。當用人參白虎湯清其暑熱。醫諍之曰：傷寒無補法，人參可妄用耶？如是病家見疑，不敢用藥。延至下午，病者氣愈急，熱愈盛。復延予觀之。予曰：先用人參一錢，今遲而事急，非二錢不可。病家見予擔當，憑予下藥，於是一劑而神清，兩劑而熱退，數劑而全愈矣。《程茂先醫案》四

陽明噦證　繆仲淳治。高存之鄰人賣腐者，傷寒發噦，兩日夜不省人事。其子乞方。仲淳問曰：汝父當時曾頭疼身熱乎？曰然。曰：曾服汗藥乎？曰未也。曾吐下乎？曰未也。仲淳因索傷寒書檢之，其方類用乾

薑、柿蒂、丁香及附子等温熱之藥，末條僅載白虎湯一方。仲淳思之曰：傷寒頭痛身熱口渴，本屬陽明熱邪傳裏，故身涼發噦，未經汗吐下，邪何從而出。第其人年老多作勞，故於白虎湯中加參三錢，二劑立起。《先醒齋廣筆記》一

傷寒熱渴　又。翁文學具茨感冒壯熱，舌生黑苔，煩渴，勢甚劇。時稽勳諸昆仲環視揮涕，羣醫束手。仲淳以大劑白虎湯，一劑立甦。或問仲淳治傷寒有秘法乎，仲淳云：熟讀仲景書，即秘法也白虎湯中曾加人參三錢。同上

瘴瘧　又。臧玉涵子歲半，盛夏咳嗽七日，因浴受驚，又傷食大熱，倦頓三日，不敢與藥。目翳唇鼉舌乾，謀之仲淳。曰：此暑病也，當與白虎湯。玉涵曰：腹瀉，石膏無害乎？曰先以天水散探之。服二錢，少頃，藥夾痰而吐，微汗身涼，黄昏復熱。又以天水散二錢，不效。仲淳曰：其爲暑症無疑，當以白虎湯加人參。因兒患肺熱且止。仲淳再診之曰：暑邪客於皮膚分肉，有熱無寒，是爲瘴瘧。斷當用白虎湯。連服二劑不效。鼻露眼開，口不納氣，勢甚危。叩仲淳，曰：此正氣不足勝邪也。偶思《刺瘧論》有云，凡瘧先時一食頃，乃可治，過時則失之也。又云，無刺熇熇之熱，無刺渾渾之脉，無刺漉漉之汗。意者服藥不得時耶？將前藥併劑煎，露一宿，雞鳴温服之，病頓失，更不須調理，精神漸復，經年無病。同上

虚瘧　又。顧伯欽患瘧。仲淳之門人疏方，以白虎湯加人參一兩。一庸工云：豈有用參至兩數者乎？改用清脾飲，二十餘劑而瘧不止，體尪弱。仲淳至，笑曰：此虚甚，非參不可，吾徒不謬也。投以大劑參、耆，一劑瘥。人參一兩，黄耆蜜炙一兩，知母蜜炙五錢，陳皮二錢，乾葛二錢，甘草八分，石膏五錢。同上

中暍　鄭重光治。族叔祖年六十外，初秋，每日僕僕道途，夜忽小便多極，兩倍於平常，且頻數不已，次日即

發熱口渴。先醫作瘧治，一二日即小便淋滴不斷，竟無寧刻。余往視之，見其面垢齒燥口渴，脉浮而弦。此病似瘧而非瘧，乃仲景之中暍證也。暑邪中於太陽膀胱經，以膀胱自受病，不能司出納之權，是以小便頻數。且面垢齒燥，口渴脉弦，的属中暍。用白虎加人參湯，一剂身得微汗，热渴旋止，小便即如常矣。《素圃医案》二

火證　王式鈺治。一僧患病，惡寒鼓慄，目昧耳聾，昏冒不知人事。切其脉則洪數而有力，明知其火症而一時未敢決也。以冷水少少與之，一吸而盡。遂用人參一錢、石膏二錢、知母一錢、甘草一錢、粳米一撮，煎服稍安。再并兩劑爲一劑，增薄荷葉八分投之，汗出而愈。《東皋草堂醫案》

間日瘧　王三尊曰。繆姓患間瘧，剛過三發。湯萬春處以人參白虎湯合小柴胡湯，石膏用一兩、黄芩三錢、知母、貝母各二錢，令露一宿，五更時與服，不意夜忽夢遺，繆畏藥大寒，不敢服。湯云：各行其道，可服之無疑。服後瘧果止而諸症皆安。當時若懼而不服，或改用温補，瘧必復至而劇，虚而益虚，火而益火，變症百出，纏綿不已矣。是知乃有故無殞之理也。予服其膽壯而理透，故附之。《醫權初編》下

熱驚　許橡村治。曹氏子四歲，秋燥時發熱嘔吐，服消散藥，二日而驚作。延予治時，搐未定，熱未退，脉滑大，舌如楊梅，出口不能收。予曰：此燥火上沖而吐，不與清凉，是以驚作。視其舌，則爲熱甚之確據。先用梨汁以潤其舌，舌能轉動，即以牛黄生蜜調塗舌上，少頃舌收，遂能咽藥。乃用生地、丹皮、麥冬、連翹、梔子以清心瀉火，丹參、茯神以寧心，橘紅、半夏、天麻、鈎藤以開痰散驚，徐徐進藥，至夜搐定，夜半熱退，天明人事省，但倦耳。因其吐多，遂與和胃之劑，午後四肢微冷，熱復大作，唇紅口渴，人事昏悶，此胃熱復甚也，前症當用黄連石

膏，見其胃弱，治以平劑，是以復作。不得已，乃用白虎湯加柴胡、黄連、人參，退而復發，十日乃全。《橡村治驗》

暑證　齊秉慧治。張某感冒盛暑，壯熱大汗，煩渴惡熱，暈眩倒仆，昏睡懶言。其子來寓求診，按其六脉微細而緩，惟右關弦緊而芤，余曰：此暑邪侵入陽明之裏，故壯熱大汗，煩渴飲冷，乃爲熱越。暈眩不言，熱盛而神昏也。乃與白虎湯以撤其熱，更加人參二錢、黄耆五錢、桑葉十三片，以大補其氣而收其汗。果服一劑而熱退汗止，再服生脉散二劑而全愈矣。《齊氏醫案》四

陽明伏邪　何書田治。秦珠厓之母夫人，春秋七十矣。夏日因暑患瘧，瘧止而熱不已，口渴煩躁，病旬餘未得汗。衆醫皆以爲少陽證，疊投小柴胡湯不效。珠厓憂甚，邀山人治。切其脉數而有次，右大於左，舌微白，曰：此陽明伏邪未洩也，當進人參白虎湯。珠厓以石膏太凉，恐非老年人所宜。山人曰：石膏爲陽明表證主藥，有人參以助其氣而達其邪，何慮之有？是夕遂留宿，視其煎而進之。及東方明，遍體大汗而熱亦全退。《重古三何醫案》中

白虎湯

知母六兩　石膏一斤碎　甘草二兩炙　粳米六合

右四味，以水一斗，煮米熟湯成，去滓，温服一升。日三服。臣億等謹按：前篇云熱結在裏表裏俱熱者，白虎湯主之。又云其表不解不可與白虎湯，此云脉浮滑，表有熱，裏有寒者，必表裏字差矣。又陽明一證云脉浮遲，表熱裏寒，四逆湯主之。以此表裏自差明矣，《千金翼》云白通湯，非也。

伏熱吐泄　錢仲陽治。廣親宅四大王宫五太尉，病吐瀉不止，水穀不化。衆醫用補藥，言用薑汁調服之。

六月中服温藥，一日，益加喘吐不定。錢曰：當用涼藥治之。所以然者，謂傷熱在内也，用石膏湯三服併服之。衆醫皆言吐瀉多而米穀不化，當補脾，何以用涼藥？王信衆醫，又用丁香散三服。錢後至曰：不可服此。三日外必腹滿身熱，飲水吐逆。三日外一如所言。所以然者，謂六月熱甚，伏入腹中而令引飲，熱傷脾胃，即大吐瀉，他醫又行温藥，即上焦亦熱，故喘而引飲，三日當死。衆醫不能治，復召錢至宫中。見有熱證，以白虎湯三服，更以白餅子下之。一日，減藥二分。二日、三日又與白虎湯各二服。四日用石膏湯一服，旋合麥門冬、黄芩、腦子、牛黄、天竺黄、茯苓，以朱砂爲衣，與五丸竹葉湯化下，熱退而安。《錢氏小兒藥證直訣》中

三陽合病　許叔微治。市人李九妻患腹痛，身體重不能轉側小便遺失。或作中濕治。予曰：非是也。三陽合病證，仲景云，見陽明篇第十證，三陽合病，腹滿身重難轉側，口不仁，面垢譫語遺尿，不可汗。汗則譫語，下則額上汗出，手足逆冷。乃三投白虎湯而愈。《傷寒九十論》

濕温證　又。江西茶客吴某病頭疼如裹，兩腳自膝以下皆冷，胸間多汗，時時譫語。醫作陰證，治以附子輩，意其足冷而厥也。予診其脉，關濡尺急，遂斷以濕温脉證。其病先日受濕，而又中暍，濕熱相搏，故此證成。急以白虎，三投而解。同上

中暑　又。一尼病頭痛身熱，煩渴躁，診其脉大而虚。問之，曰：小便赤，背惡寒，毛竦灑灑然，面垢，中暑也。醫作熱病治，但未敢服藥。予投以白虎湯，數日愈。

論曰：仲景云，脉虚身熱，得之傷暑。又云，其脉弦細芤遲，何也？《素問》曰，寒傷形，熱傷氣。蓋傷氣不

傷形，則氣消而脉虛弱，所以弦遲芤細，皆虛脉而可知矣。同上

熱實證　平江張省幹病傷寒。眼赤，舌縮有膏，唇口生瘡，氣喘失音，臟腑利已數日，勢甚危。此證傷寒家不載，諸醫皆欲先止臟腑。忽秀州醫僧寶鑑大師者過，投以茵陳五苓散、白虎湯而愈。諸醫問出何書，僧曰：仲景云五臟實者死。今賴大腸通，若更止之，死可立而待也。五苓以導其小腸，白虎以散其邪氣也。諸人始服。《雲麓漫鈔》五

血淋　康侯云：治暑氣在內，小便血淋，用白虎湯加麥門冬煎，屢取其效。此亦有理。《志雅堂雜鈔》上

虛瘧　竇材治。一人病瘧月餘，發熱未退。一醫與白虎湯，熱愈甚。余曰：公病脾氣大虛，而服寒涼藥恐傷脾胃。病人云：不服涼藥，熱何時得退？余曰：《內經》云，瘧之始發，其寒也，烈火不能止，其熱也，冰水不能遏，當是時，良工不能措其手，且扶元氣，待其自衰。公元氣大虛，服涼劑退火，吾恐熱未去而元氣脱矣。因爲之灸命關，纔五七壯，脇中有氣下降，三十壯全愈。《扁鵲心書》中

白虎壞證　李明之治。西臺掾蕭君瑞，二月中病傷寒發熱，醫以白虎投之。病者面黑如墨，本證遂不復見。脉沉細，小便不禁。明之初不知用何藥也，及診之，曰：此立夏以前誤用白虎之過。得無以投白虎耶？白虎大寒，非行經之藥，止能寒腑臟，不善用之，則傷寒本病隱曲於經絡之間，或更以大熱之藥救之以苦陰邪，則它證必起，非所以救。白虎也有溫藥之升陽行經者，吾用之。有難者云：白虎大寒，非大熱何以救？君之治奈何。明之曰：病隱於經絡間，陽大升則經不行，經行而本證見矣，本證又何難焉。果如其言而愈。《遺山先生文集》三十《傷寒會要引》

瘴瘧　羅謙甫治。高士謙年踰四十，至元戊寅七月間，暑氣未退，因官事出外勞役。又因過飲，午後大發熱而渴，冰水不能解。其病早辰稍輕減，服藥不效，召予治之。診其脉弦數，《金匱要略》云，瘧脉自弦，弦數者多熱。《瘧論》曰瘴瘧脉數。素有熱氣盛於身，厥逆上衝，中氣實而不外泄，因有所用力，腠理開，風寒舍於皮膚之内，骨肉之間而發，因邪氣盛而不衰，則病矣。元氣不及即生，故但熱而不寒者，邪氣内藏於裏而外舍於肌肉之間，令人消爍脱肉，故名曰瘴瘧。《月令》云，孟秋行夏令，民多瘴瘧。潔古云，動而得之，名曰中暑。以白虎加梔子湯治之。士謙遠行勞役，又暑氣有傷，酒熱相搏，午後時助，故大熱而渴，如在甑中。先以柴胡飲子一兩下之，後以白虎加梔子湯，每服一兩，數服而愈。《衛生寶鑑》十六

暑證　項彦章治。越幕官費姓者，有子病甚，衆醫皆以爲瘵，盡愕束手。一日，費對客獨泣，客以翁薦。翁診之曰：此病暑邪，非瘵也。家問死期，翁曰：何得死，何得死。爲作白虎湯，飲之即瘥。翁所以知費子之病者，切其脉細數而且實。細數者暑也，暑傷氣宜虚，今不虚而反實，乃熱傷血，藥爲之也。《抱一翁傳》

熱瘧　陸養愚治。崔鹽院八月間按臨嘉興，患瘧，每日一發。彼處醫家治療十日不愈，嘉興醫者進診曰：前日内外之邪尚重，未敢即截，截則恐復發，今邪已去，可以截矣。因進丸藥一服，服後嘔惡一番而明日果不發矣。然瘧雖愈而飲食無味，口每乾苦，勉强竣事。九月中旬，到湖甫三日而瘧復陡發。兩縣各延醫送看，烏程送邵，歸安送予。監院分付各先呈方，後取樂，邵先到進診，已呈方矣。予後至進診，正直瘧發寒戰，牀幃俱動，面赤戴陽，汗泄不止，身熱如火。其脉洪數無倫而沉按則駛。予思此證乃熱瘧也，以三黃石膏湯

呈進。鹽院以邵方在嘉興服過無效，予方又瘧倏不載，俱不取藥，竟差人到嘉興醫家仍取丸藥一服，五更服之，嘔吐不止，至巳午時瘧發更甚，熱竟日不退，隨召邵與予同進。診視後，鹽院要兩人押一狀，限幾日内好。邵逡巡不敢押。予即書二日内可減，三日可愈。予思兩番丸藥，胃氣重傷，且脉較前數日更弱，不可純作實熱治，因以白虎湯合建中、生脉之半投之。一夜二劑，嘔吐即止，明日瘧已不發矣，無俟三日。後以清氣養榮湯調理之。《陸氏三世醫驗》一

疫證　又，陳好古患兩太陽痛，左脇作疼，口渴，大便瀉水，小便短赤，面色如塵。予診其脉，滑大而數，右關爲甚。時正春末夏初。曰：此疫證也。好古曰：據公説是瘟病了。見其詞色有怒意，予辭而退。更一醫以胃苓湯投之，煩渴異常，語言錯亂。其家復來延。再診，其脉仍前，證似危急。然細參其色脉證候，不過熱鬱之極，故煩亂沉昏耳。其瀉者，因表氣不舒，故裏氣不固也。用白虎合解肌湯療之，二劑而神思便清，又二劑而起且飲食矣。同上二

消中　吳茭山治。一老人年踰七十，素有痰火，過思鬱結，因得消中之患。晝夜進食無度，時時常進則可，若少頃缺食則不安。每服寒凉俱罔效，人皆以年老患消中危之。吳診其脉，左寸關弦，右寸關弦滑，尺浮，大腑燥結。吳疑之。此大腸移熱於胃，胃火内消，故善食而不發渴也。斷曰：消中善食而肌肉削消，脉虚無力者不治。此痰火内消，肌色如故，依法治之可生也。遂用白虎湯倍入石膏服之，胃火漸平，飲食漸減，次以坎離丸養血，四物湯調理，二月而安。《名醫類案》六

榮不諧衛證　萬全治。縣學生員胡應龍嘉靖丙辰年五月初患熱病，請萬小竹治之，良醫也。半月未愈。予往問之，乃業師胡柳溪之後，見其身側向左卧不敢轉動，其父近東責其不能調理而病反覆也。予診其脉弦數，知病未退，非犯禁忌也。次日，鼻衄出，予密問應龍，應龍答曰：我病亦向未退，或三日或四日則鼻中血出，其熱暫退又發熱也。我左脇刺痛，故側卧不敢動耳。我父祇聽小竹之言，責我不會調理，無可奈何，死生命也。吾思脉弦而數，病在厥陰，脇痛者，足厥陰肝病也。鼻衄者，手厥陰包絡病也。經曰太陽病衄者，解病在表也。今病熱不以衄解者，病在裏也。時衄未止，小竹用熨法，予止取出梔子一個，婦人髮同燒，存性研末，竹管吹入鼻中，衄止即乃議治其脇痛。小竹主小柴胡湯加枳殼、桔梗，予曰：不如以當歸龍薈丸方作湯飲。小竹曰：甚妙。一劑而脇痛止，能轉動矣。應龍稱謝曰：我側卧不能動，今八日矣。予再診其脉，弦去而浮數，予曰：當以汗解。小竹曰：衄家不可發汗。予不應。近東心服吾之治有法，密問吾曰：誠可汗否？予曰：此法在仲景《傷寒正理論》中而推廣之，不與人言也。仲景曰，病人臟無他病，時發熱自汗出而不愈者，此衛氣不和也，宜桂枝湯主之。詳味仲景之意，今發熱自衄而不愈者，此榮氣不和也。夫榮行脉中，榮者陰也，衛行脉外，衛者陽也。衛氣不共榮氣諧和，則當用桂枝湯以治其陽，榮氣不共衛氣和諧，則當用黄連解毒湯合白虎湯以治其陰，使榮衛和則愈也。乃以解毒湯、白虎湯二方相合作湯飲之。先告曰：當以戰汗解，勿驚也。連進二劑，果得戰汗而愈。《保命歌括》三十五

熱邪乘胃　張介賓治。一少年姻婦，以熱邪乘胃，依附鬼神，毆詈驚狂，舉家恐怖，欲召巫以治，謀之於余。余曰：不必，余能治之。因令人高聲先導，首懾其氣，余即整容隨而突入。病者褻衣不恭，瞠視相向，余施怒目

勝之，面對良久，見其赧生神怯，忽爾潸遯，余益令人索之，懼不敢出。乃進以白虎湯一劑，諸邪悉退。此以威儀勝其褻瀆，寒涼勝其邪火也。《類經》十二

中消　程茂先治。任海年近五十，色蒼而質實。四月中患心胸之間有塊墳起，漸如碗大，痛如掤拽，勢若承蜩，腰莫能直，鎮日呻吟。更數醫絶無寸效。延至六月，巴見洲邀予往視之。及門見備衣棺，咸謂必死。但能食粥，晝夜數十碗。其妻用兩具銅罐更替炊煮，陸續而進，猶然應接不暇，稍遲號呼叫餓。諸醫皆作胃氣疼治之，故藥罔效。予脉之曰：此中消之證。胸高而痛者，痰與火也。效在旦夕，何遽備後事耶。乃用石膏一兩、黄連二錢、黄芩一錢五分、山支仁二錢、枳實二錢、花粉一錢、知母一錢、貝母二錢、甘草五分煎服一劑，痛亦隨減。數劑之間，用粥頓少。其妻泣告曰：往時雖病而善飯，今不能飯，或不起矣。余笑曰：向能食者，乃病邪耳，正可爲慮，兹食漸減，病亦漸除。再以前方出入加減，旬月之間霍然無恙矣。《程茂先醫案》三

熱盛斑證　施笠澤治。孝廉唐後坡長公患寒熱面赤，頭齒大痛。余診之，脉洪而數，此熱證也。法當用白虎湯大劑取效，每劑須用石膏一兩。投一劑而頭及齒痛俱已，寒熱亦除，但脉尚搏指。余曰：須仍前再進一劑，不然兩日後定發斑矣。主人疑，謀之顳科。曰：是何丰膽也，石藥豈堪重劑乎？置不服，並不召余。余意其瘥矣，至半月後，復求治，余甚驚訝。乃知置余劑不服，兩日後果發斑。斑十日不解，解後身猶灼熱，並告余故。余曰：曲突徙薪，其有功乎。今而後始信余言不謬矣。投柴芩芍藥湯，一劑而熱退。後用參、术調理而痊。《雲起堂診籍》

三陽合病　李士林治。吳玄水太陽歸頭痛腹脹，身重不能轉側，口内不和，語言譫妄。有云表裏俱有邪，宜

以大柴胡下之。余曰：此三陽合病也，誤下之決不可救。乃以白虎湯連進兩服，諸證漸減。更加天花粉、麥門冬，二劑而安。《醫宗必讀》五

暑狂　李用粹治。慈谿天生楊先生，館江灣鎮。時值盛暑，壯熱頭痛，神昏發斑，狂亂不畏水火。數人守望，猶難禁止。甚至舌黑刺高，環口青暗，氣促眼紅，譫語直視。迎余往治。余見衆人環繞，蒸汗如雨，病狂躁無有休息，尋衣摸牀，正在危候。强按診脉，幸尚未散。急取筋頭纏綿，用新汲水抉開口，鑿去芒刺，即以西瓜與之，猶能下咽。乃用大桶置凉水併灑濕中間空地，設席於地，扶患者卧上，再用青布丈許，摺作數層浸濕搭在心間，便能云頓入清凉世界六字。語雖模糊，亦爲吉兆。遂用大劑白虎湯與服，加黄芩、山梔、元參，半日之間，狂奔亂走，目無交睫，此藥入口，熟睡如泥，鄉人盡曰休矣。余曰：此胃和而睡着也，不可驚覺。自日中至半夜方甦，其病遂愈。《舊德堂醫案》

暑瘧　許橡村治。謝氏子年二十，暑瘧三發，寒已即熱，熱已即寒，循環無休，脉洪大，熱甚時嘔血水。用白虎湯加柴胡、黄芩、丹皮、山梔，一劑血止，二劑脉平，三劑熱減，四劑止。《橡村治驗》

陽明熱實　舒詔治。房嬸懷孕三月而患熱病，求吾藥。吾見其口燥心煩，渴欲冷飲者，陽明裏熱也，法宜白虎以撤其熱。汗出惡熱，大便閉結者，胃實也，法宜調胃承氣以蕩其實。口苦咽乾者，少陽腑證也，法宜黄芩以瀉腑熱。舌胎乾黑，芒刺滿口者，内火爍乾津液，陰欲竭之徵也。腹微痛而胎欲動者，熱邪逼及胞胎也。若不急行驅陽救陰之法，胞胎立壞不可爲矣。即用白虎湯合調胃承氣加黄芩，一劑而熱勢略殺。再投一劑，泄下二次，

結去津回，諸證皆愈，其胎即安，此但治其病，不必安胎，而無不安者也。《醫述》

陽明瘧　袁枚曰。丙子九月，余患暑瘧，早飲吕醫藥，至日昳，忽嘔逆頭眩不止。家慈抱余起坐，覺血氣自胸僨起，性命在呼吸間。忽有同徵友趙藜村來訪，家中以疾辭。曰：我解醫理。乃延入診脉看方。笑曰：容易。命速買石膏加他藥投之。余甫飲一勺，如以千鈞之石，將腸胃壓下，血氣全消。未半盂，沉沉睡去，額上微汗。睡須臾醒，君猶在座，問思西瓜否，曰：想甚。即命買瓜，曰：憑君盡量，我去矣。食片許，如醍醐灌頂，頭目爲輕，晚便食粥。次日來，曰：君所患陽明經瘧也。吕醫誤爲太陽經，以升麻、羌活二味升提之，將君妄血逆流而上，惟白虎湯可治，然亦危矣。《隨園詩話》二

耳遊風　俞震記。余鄉有戚許君，初起外感發熱，繼則左耳門生小癤潰腐，認爲聤耳，敷以藥，潰腐不退，通耳腫赤，延及頭面皆腫赤。痛極，汗大出，身熱反得凉，頗能進食，似覺稍安，越三日，忽又發熱，左耳前後連頭面腫痛更甚，漸神昏譫語。蓋因連日出門登厠，復受風邪所致。内外科皆以脉小而數，按之無力，慮其虚陷。余友李昆陽兄至，曰：是爲耳遊風，非致命之瘡，重復冒風，故現險象。外敷以藥，内用大劑風藥散之，而腫痛與身熱俱退，惟神昏譫語不减，兩日後，昏譫更甚，湯粥入口即吐，手足厥冷，呃逆不止，勢又危極。李以箸抉其口視之，則咽喉腐爛，懸雍赤紫腫大如茄子下墜，脉仍細數，右手尤軟，乃曰：連日不食，胃氣大虚，故嘔且呃。命以白米三升，大鍋煮粥，取鍋面團結之粥油與食，遂納而不吐。復用藥攪洗喉間之腐穢，隨以石膏四五兩，竹葉一大把，煎湯與漱且服。服竟夜，神昏稍醒，呃止厥回，又進大劑芩、連、白虎、梔、翹等藥，數日得愈。《古今醫案按》七

熱入血室　沈堯封治。一婦熱多寒少，譫語夜甚，經水來三日，病發而止。本家亦知熱入血室，醫用小柴胡數帖，病增，舌色黄燥，上下齒俱是乾血。余用生地、丹皮、麥冬等藥不應，藥入則乾嘔，脉象弱而不大，因思弱脉多火，胃液乾燥，所以作嘔，遂用白虎湯加生地、麥冬。二劑熱退神清，惟二十餘日不大便爲苦，與麻仁丸三服，得便而安。《女科輯要》下

暑證　臨海洪菉園孝廉裕封治。文參軍之子患暑證，初微惡寒，後壯熱汗出，噯氣腹痞，口乾渴，面腫頭痛，大小便少。醫用葛根、桔梗、製半夏、薄荷、佩蘭、赤苓、通草、杏仁、蘆根等藥，漸覺氣急神昏。菉園診之，謂脉大舌黄，是白虎湯證也。投一劑，諸症皆減，改用鮮石斛、黄連、生甘草、金銀花、瓜蔞實等味而痊。《冷廬醫話》二

感證實證類虚　程文囿治。汪木工年二旬餘，夏間患感證，初起寒熱，嘔瀉，自汗頭痛。他醫與疏表和中藥，嘔瀉雖止，發熱不退，汗多口渴，形倦懶言。望色青白不澤，舌苔微黄而潤，診脉虚細。經云脉虚身熱得之傷暑，因擬清暑益氣湯加減。服藥一劑，夜熱更甚，譫狂不安。次早復診，其脉更細，疑爲陽證陰脉。及視舌苔，與昨大異，色紫舌碎，凝有血痕，渴嗜冷飲。予思此必内有熱邪，藴伏未透，當舍脉從證。改用白虎湯加生地、丹皮、黑梔、黄芩、竹葉、燈心。下午，人來請，云服頭煎藥後，遍身汗出，譫狂雖定，神呆肢冷，不識何故。予往捫其手足，果冰冷異常，按脉至骨不見，闔目不省人事，知爲熱厥，命再進藥。旁議以爲體脉如此，怕係陰證，前藥恐未合宜。予曰：此非陰證，乃陽極似陰耳，若誤投熱劑則殆。否則今晚勿藥，明日再看何如。衆然之。次日神呆略回，體脉如故，視其舌苔又與昨異，形短而厚，滿舌俱起紫泡，大如葡萄，並有青黄黑緑雜色膩苔罩於其上，予甚驚異，辭以不治。其母哀懇拯救，予憫之。揣摩再四，令取紫雪蜜調塗舌，於前方内加入犀角、黄連、元參以

清熱，金汁、人中黄、銀花、菉豆以解毒，另用雪水煎藥。翌日再診，厥回脉出，觀其舌，泡消苔退，僅乾紫耳。再劑，熱淨神清，舌色如常。是役也，予雖能審其陽證似陰於後，然未能察其實證類虚於前，自咎學力未到。但生平歷治傷寒瘟疫諸候，曾未見此舌苔之異。且診視五日，變幻如出五人，前賢諸書亦鮮言及，真匪夷所思也。諺云：讀盡王叔和，不如臨證多。洵非妄語。《杏軒醫案》初集

伏暑　黄凱鈞治。周姓年逾三旬，孟冬患身熱，自汗如雨，不飢不納，形軟不能起坐。一醫用龍、牡、歸、地養血攝斂，病日加重。延予診視，面色慘淡無神，脉細欲絶。乃問思冷飲否，答曰：欲，而家人不許。又令人傾其溺器，氣穢而赤。病者又述不得安寐，已十晝夜矣，予曰：此伏暑證也，方中須用人參。病家業斷，以無力爲辭。予曰：不用亦可，但非經一月，則不能行立，奈何？曰：得保無虞爲幸，遲起亦所願耳。方用白虎湯加北沙參四錢，麥冬二錢，滑石三錢，一服汗收，酣寢一夜。半日，諸患霍然，後果調理匝月始愈。此證昧者多有誤認陽虚陰證用温補者，禍不旋踵。《友漁齋醫話》第五種

卒中　熊叔陵治。奉新張希良卒倒不知人。頭破出血，喉中痰鳴，遺溺，汗大出，兩手兩足皆不順適。衆醫咸指爲脱，已煎參附湯矣。余望其面色赤而光，切其脉浮大而緩，急止參附，投白虎湯一劑而痰靜，再劑而漸醒。次日左手足能動而右則否，始知偏枯在右矣。因連服數劑，右手亦愈，但不思食，衆疑服藥過涼，止之弗聽。再服清涼數劑，乃大飢能食，倍於平日而病全愈。或曰：何以斷其必夾火而面赤之，必非戴陽乎？曰：戴陽爲虚陽上脱，其脉必散，斷不能緩，故確知。細急不分至數者爲散，若見此脉須桂、附以納之。《中風論》

辛中　又。奉新李榮光體肥多痰，生平好服耆朮，雖當歸亦不敢服。一日猝倒不知人，口喎，右手不動，舌黑而焦乾。用白虎湯加麥冬、元參、生地、當歸、白芍、白菊。四劑而甦，右亦漸動。怕藥凉不肯再服，竟成偏枯，語言蹇澀。同上

陽明胃熱　方南薰治。乙酉孟夏，靖邑劉文士自省歸里，發熱頭疼。醫以解表導滯之藥，服至旬餘，愈增汗出煩躁。更醫診治，因其脉澀便通，舌白不渴，手足逆冷，疑爲夾陰證，以真武湯投之。遂爾亂言無次，神識昏迷，大汗如浴，噦呃之聲達於户外。舉室倉皇，呼號神佑。時閔君謙文，舒君達五與劉夙好，力薦余治。余謂閔君曰：此證陰陽有天淵之别，治失其法，存亡攸關。兹之脉澀者，血被熱灼，無陰則陽無以施也。便通舌白者，中焦熱鬱，未能達於上下也，四肢厥逆者，熱極反兼寒化也。且陽盛則亂言，熱盛則神昏。多汗者，陽明熱越。噦呃者，胃火上衝。急宜大劑白虎湯以救津液。隨用生石膏一兩，知母八錢，生甘草五錢，淡竹葉爲使，連進二劑，諸症悉屏。改用滋陰養血，調治旬餘，精神如舊，堆雲之髮，剩無餘莖。《尚友堂醫案》上

春温衄血　又。靖邑舒允第兄寓省得病。服藥發汗，旬日不退。旋歸醫治，大熱口渴，鼻血淋漓，汗出便閉，煩躁不安。余曰：此春温熱證也。先以白虎湯服之，繼以滋陰瀉火，乃得大便熱退身安。同上下

暑邪虚證　王孟英治。赤山埠李氏女素稟怯弱，春間汛事不行，脇腹聚氣如瘕，減餐肌削，屢服温通之藥，至孟秋加以微寒壯熱，醫仍作經閉治，勢瀕於危。乃母託伊表兄林豫堂措辦後事，豫堂特請孟英一診以决之。孟英切其脉時，壯熱烙指，汗出如雨，其汗珠落於脉枕上微有粉紅色。乃曰：虚損是其本也。今暑熱熾盛，先當

治其客邪，庶可希冀。疏白虎湯加西洋參、元參、竹葉、荷桿、桑葉。及何醫至，一籌莫展。聞孟英主白虎湯，乃謂其母曰：危險至此，尚可服石膏乎？且《本草》於石膏條下致戒云，血虚胃弱者禁用。豈彼未之知也？豫堂毅然曰：我主藥。與其束手待斃，盍從孟英死裏求生之路耶？遂服二帖，熱果退，汗漸收，改用甘凉以清餘熱，日以向安，繼與調氣養營陰，宿瘕亦消，培補至仲冬，汛至而痊。《回春録》二◎王氏善於白虎湯中加西洋參，雖屬參類不入白虎加人參湯。下同。

感證發斑　又。莊半霞闈後患感，日作寒熱七八次，神氣昏迷，微斑隱隱。孟英視之曰：此平昔飲酒，積熱深蘊，挾感而發，理從清解，必誤投温補，以致熱勢披猖若是。詢之果三場皆服參，且攜棗子浸燒酒入闈。初病尚不至此，因連服羌、防、薑、桂，漸以滋甚。孟英曰：是矣。先以白虎湯三劑，斑化而寒熱漸已。繼用大苦寒之藥，瀉其結熱，所下黑矢皆作棗子氣。旬日後與甘潤滋濡之法，兩月始得全愈。同上

暑熱　又。石誦義夏杪患感，多醫廣藥，病勢日增，延踰一月始請孟英診焉。脉至右寸關滑數上溢，左手弦數。耳聾舌苦，熱甚於夜。胸次迷悶，頻吐粘沫。啜飲咽喉阻塞，便溏溺赤，間有譫語。曰：此暑熱始終在肺，並不傳經，一劑白虎湯可愈者，何以久延至此也？乃尊北涯出前所服方見示，孟英一一閱之，惟初診顧聽泉用清解肺衛法爲不謬耳。其餘温散升提，滋陰凉血，各有來歷，皆費心思，原是好方，惜未中病。而北涯因其溏泄，見孟英君石膏以爲治，不敢與服。次日復診，自陳昨藥未投，惟求易施妥法。孟英曰：我法最妥，而君以爲未妥者，爲石膏之性寒耳。第藥以對病爲妥，此病舍此方别無再妥之方。若必以模稜迎合爲妥，恐賢郎之病不妥矣。北涯聞而感悟，而病者偶索方一看，見首列石膏，即曰：我胸中但覺一團冷氣，湯水皆須熱呷，此藥安可投乎？堅不肯服。然素仰孟英手眼，越日仍延過診，且告之故。孟英曰：吾於是證，正欲發明。夫邪在肺經，清肅之令

不行，津液凝滯，結成涎沫盤踞胸中，升降之機亦窒，大氣僅能旁趨而轉旋，是一團涎沫之中，爲氣機所不能流行之地，其覺冷也，不亦宜乎。且予初診時即斷爲不傳經之候，所以尚有今日而能自覺胸中之冷，若傳入心包，則舌黑神昏，纔合吳古年之犀角地黄矣。然雖不傳經，延之踰月，熱愈久而液愈涸，藥愈亂而病愈深，切勿以白虎爲不妥，急急投之爲妙。於是有敢服之心矣。而又有人云：曾目擊所親某，石膏甫下咽而命亦隨之。況月餘之病，耳聾泄瀉，正氣已虧，究宜慎用。北涯聞之，惶惑仍不敢投，乃約翼日廣徵名士，會商可否。比孟英往診而羣賢畢至，且見北涯求神拜佛，意亂心慌，殊可憐憫。欲與衆商権，恐轉生掣肘以誤其病，遂不違謙讓，援筆立案云：病既久延，藥無小效，主人之方寸亂矣。予三疏白虎而不用，今仍赴招診視者，欲求其病之愈也。夫有是病，則有是藥，諸君不必各抒高見，希原自用之愚。古云鼻塞治心，耳聾治肺，肺移熱於大腸則爲腸澼，是皆白虎之專司，何必拘少陽而疑虛寒哉。放膽服之，勿再因循，致貽伊戚也。坐中顧聽泉見案，即謂北涯曰：孟英腸熱膽堅，極堪倚賴，如猶不信，我輩別無善法也。顧友梅、許芷卿、趙笛樓亦皆謂是。疏方以白虎加西洋參、貝母、花粉、黄芩、紫苑、杏仁、冬瓜仁、枇杷葉、竹葉、竹茹、竹黄，而一劑甫投，咽喉即利，三服而各恙皆去，糜粥漸安。乃改甘潤生津調理而愈。同上

吐血　又。鄭某吐血盈碗，孟英脉之，右關洪滑，自汗口渴，稍一動摇，血即上溢。人皆慮其脱，意欲補之。孟英曰：如脱，惟我是問。與白虎湯加西洋參、大黄炭，一劑霍然。同上

暑瘧　又。酷熱之際，瘧疾甚行。有儲麗波患此。陸某泥今歲寒水司天，濕土在泉，中運又從濕化，是以多瘧，率投平胃理中之法，漸至危殆。伊表兄徐和圃薦孟英視之。熱熾神昏，胸高氣逆，苔若蘁黄，溺如赭赤，脉伏

口渴，不食不便。曰：舍現病之暑熱，拘司氣而論治，謂之執死書以困活人。幸其體豐陰足，尚可救藥，然非白虎十劑，不能愈也。和圃然之。遂以生石膏、知母、銀花、枳、貝、黄連、木通、花粉、茹、芩、杏、斛、海蛇、竹葉等相迭爲方。服旬日，瘧果斷。《仁術志》一

癉瘧　又。吴西瀍患瘧，寒微熱甚，旬餘不愈。孟英診之，脉滑而長，疏大劑白虎湯與之。渠兄濂仲云：沈、顧二君，皆主是方，屢服無效。孟英索方閱之，湯雖白虎，而石膏既少且煨，兼不去米。因謂其兄曰：湯雖同，君藥已重用而去米加花粉、竹茹等，其力不同科矣。濂仲大悟，服之尋愈。此可以見服藥不可徒有湯頭之名也。同上五

暑瘧　又。莊曉村，芝階姊夫之姪孫也，館於金愿谷舍人家，病瘧。孟英曰：吸受暑熱，清滌即瘳。閱數日，瘧作甚劇，目赤狂言，汗如雨下，居停大驚，聞服凉劑，疑爲藥誤，亟速孟英至，正在披狂莫制之時，按其脉洪滑無倫，視其舌深黄厚燥，心疑其另服他藥之故，而撲鼻吹來一陣薑棗氣。因詰曰：得無服薑棗湯乎？曰：恣飲三日矣。孟英即令取西瓜一枚，劈開任病者食之，方從白虎而生石膏用一兩六錢，病即霍然。踰六年，以他疾亡。繼有陳仰山如君患瘧，孟英連與清暑法，病不少減。孟英疑亦薑棗湯所致，詢知果然，亟令屏絶，遂愈。餘如汪子寬、魏雲裳、胡秋紉等暑瘧治案，皆以白虎化裁，案多不備載，録此以待讀者之隅反焉。同上一

熱瘧　王堉治。先生之母余太師女也，年過八旬，頗壯健。夏秋忽得瘧疾，發則如火燒身，狂叫反側，他醫用藥截之不效。招余治之。見其目如赤珠，口乾唇破，時時呼冷水。問便，則小便如血，大便閉数日矣。按其脉

則六脉弦數尤甚，乃告曰：此熱瘧也。單熱不寒，須内清其熱，則火退而瘧自止。若徒用截法，萬無效理。因投以大劑白虎湯重用石膏至兩許，二服而熱退，四服而瘧已。《醉花窗醫案》

消食病　王燕昌治。一老婦温病初愈，食新麥蒸餅數日，但覺飢甚，口不絶食，腹仍飢也。每日食米二升而無大便，惟呼食來也。診得右關沉弦，此由病後新麥食早，積熱於脾，成消食病。用石膏一兩，白芍一兩，知母、黄芩、生地、胡黄連、膽草各二錢。兩劑愈。復用白虎湯數劑。《王氏醫存》十七

藥氣偏勝　趙濂記。一人因服硃砂、青鹽，神呆語澀，面赤口渴，起坐不安。此苦燥烈性擾犯心神，陰傷火熾無制。投大劑白虎湯，加犀角八帖，遂平。《醫門補要》下

霍亂　韓誦先治。壬寅秋，浙人張某年三十六歲，患霍亂吐瀉轉筋，四肢厥冷，音瘖口渴，諸醫用四逆回陽等法，愈治愈危。延至六日，始邀余診。六脉沉伏不起，面赤膚紫，肢冷如冰，異常煩躁，胸悶口渴泄瀉不止。脉既沉伏，無以察其内因，祇以外象觀之，面赤爲陽邪上亢，口渴乃邪火奪精，熱陷胸次，飲積膈間，此煩躁之所由來也。是乃暑濕邪熱被寒凉所遏而發，多服温燥之劑，火上添油，變爲火極如水之象，投以白虎兼黄連瀉心湯，石膏用至四兩，黄連用至三錢。至黎明時，通體得汗，煩躁定而四肢温。證已轉陽，進以消暑化濕而愈。誠以霍亂必察陰陽，明陰陽而後能治霍亂，奈何以陰陽清濁爲謬説也。《上海醫報》第四期

白通加豬膽汁湯

葱白四莖　乾薑一兩　附子一枚，生，去皮破八片　人尿五合　豬膽汁一合

右五味，以水三升，煮取一升，去滓，内膽汁人尿，和令相得。分温再服。若無膽亦可用。

上盛下虚　馬元儀治。鮑坤厚病經半月，兩寸獨鼓，兩關尺虚微，頭痛如斧劈，汗出不止，譫語神昏。曰：寸大尺小爲上盛下虚之候，况頭痛如破者，虚陽上僭也。汗出不止者，虚陽外散也。譫語神昏者，孤陽氣浮，神失其守也。非人參、附子，無以追散失之元氣，非童便、豬膽、葱白，無以通僭逆之陽氣。法當用白通湯以急救之。時夜半特宰豬取膽。比藥成，牙關緊急，不知人事，乃挖而灌之。黎明神氣漸清，此陽氣已漸歸原，但欲其深根固蒂，非大劑温補不可。用人參四兩，附子一兩，肉桂五錢，合附子理中法連投數劑，痛定汗止，調理而安。《續名醫類案》一

傷寒格陽　又。周禹九傷寒五日，發熱，中痛嘔逆，須三四人摇扇取凉。與藥隨吐。脉之，寸空大關尺虚小。曰：兩寸空大，陽欲從上越也。關尺虚小，陰欲從下脱也。若大汗一至，陰陽兩絶，不可爲矣。以白通湯加人尿、豬膽，服後嘔逆隨已，寸脉平，關脉起，後見口燥中痛脉實，乃以承氣湯下之，周身發斑疹，兩頤發腫，轉用黄連解毒湯而愈。同上

單鼓脹　葉桂治。汪某。脉右澀左弱，面黄瘦露筋，乃積勞憂思傷陽。濁陰起於少腹，漸至盤踞中宫，甚則妨食嘔吐，皆单鼓脹之象大著，調治最難。欲驅陰濁，急急通陽。乾薑、附子、豬苓、澤瀉、椒目。續診。通太陽之裏，驅其濁陰，已得脹減嘔緩，知身中真陽向爲羣藥大傷，議以護陽兼以泄濁法。人參、塊茯苓、生乾薑、淡附子、澤瀉。三診。濁陰盤踞中土，清陽蒙閉，腹滿䐜脹，氣逆腹痛，皆陽氣不得宣通，濁陰不能下走，擬進白通法。生乾薑、生炮附子、冲豬膽汁。《臨證指南醫案》三

嘔吐　又。金某。參藥不受，皆濁陰在上阻塞氣機，幾無法矣。勉與白通湯加人尿豬膽汁，急進以通陽泄濁。附子、淡生薑、葱白五寸、人尿、豬膽汁。同上四

脹滿　又。某。由夏季目黄神倦，漸至中焦脹滿，延至霜降，上吐瘀血，下便汙濁。按脉弱細不調，視色神采不振，兼以呼吸帶喘。素有寒疾氣逆，其宿飲之畜，已非一日。當夏三月脾胃主令，天氣熱，地氣升，人身氣泄，加以飢飽勞役，而遂減食脹滿。是皆病於中，綿延上下矣。夫六腑以通爲用，不但腑不用事，其間經脉絡脉中氣血皆令不行，氣壅血瘀，脹勢愈加。古人以脹病專以宣通爲法，而有陰陽之殊，後之攻刼宣通如神佑、舟車、禹功等方。值此久病淹淹，何敢輕試。議以專通三焦之陽氣，驅其錮蔽之濁陰，温補兼進。若不陽氣漸甦，難以擬投。引用仲景白通湯。去鬚葱白四枚、乾薑切片，鹽水泡二十餘次去辣味，三錢、豬膽汁十匙、淡附子去皮臍再用包火煨，一錢。

再診。脉神如昨，胸滿脹更急。不思納食，鼻尖冷甚，熱汗出。自吐瘀便垢，至今神衰吸短。古人謂上下交征，當理其中，但陽微濁僭，格拒不通，理中守劑，不能理煩治劇。此護陽通陽仍參苦寒，俾濁陰泄得一分，其陽復得一分，安穀之理在焉。不及縷述。前方去葱白加人參三錢。《三家醫案合刻》一

痞滿　又。某。背痛，得按摩愈痛，吐涎沫，短氣腹滿，小腹堅，小便不通，大便自利，下身麻木，不得移動，不食不寐，煩則汗出。病機多端，無縷治成法。思冷濁竊踞，陽微不行，爲痞塞之象。二氣既乖，豈可忽略。引仲景少陰例，急進通陽爲要。議用白通加人尿豬膽汁湯。去鬚葱白、生淡乾薑、生炮附子。右藥用水一盞，煎至四分濾清，加人尿一小杯，豬膽汁一枚，頻頻調和，勿令其沈於藥底。再診。濁陰蔽塞，捨通陽再無別法。服白

通加人尿豬膽汁湯，脉不微續，仍三五參差，尚非穩保。議用四逆通脉方。人參、淡乾薑、人尿、炮附子、豬膽汁。三診。症象稍減，但少腹濁陰尚踞，胃氣不甦，猶慮反覆。人參、生淡乾薑、炮附子、茯苓、澤瀉。四診。誤用攻表傷陽，致陰邪濁氣結閉於下，少腹堅痛，二便阻澀。濁上干，逆則嘔，非温熱佐以鹹苦寒，何以直達下焦。炮附子、淡乾薑、人尿、豬膽汁、蔥白頭。同上

少陰格陽證　又。某。脉微，下痢厥逆，煩躁，面赤戴陽，顯然少陰證格陽於上也。用白通去豬膽汁，以膽汁亦損真陽也。泡生附子、乾薑、蔥白，煎好冲入人尿一杯。《評點葉案存真類編》二

産後陽脱　沈堯封記。陸姓婦産後三日發疹，細而成粒，不稀不密，用荆芥、蟬蜕、粘子等藥一劑，頭面俱透。越一日，漸有回意，忽大便溏泄數次，覺神氣不寧。問其所苦，曰熱曰渴，語言皆如抖出。脉虚細數有七至。我師金大文診之曰：此陽脱證也，屬少陰，用生附子三錢，水洗略浸切片煠如炒米色。炮乾薑八分，炒甘草一錢，炒白芍一錢，五分水煎，衝入尿一調羹。青魚膽汁四小茶匙。因夜中無豬膽，故以此代，即羊膽亦可。服畢即睡，覺來熱渴俱除。續用黄耆建中湯加丹參、蘇木，二劑而安。《女科輯要》下

暑月伏陰　齊秉慧治。汪三元暑月吐利，汗出惡寒，腹痛厥逆，喜手摩按，心中煩熱無狀，時時索飲，飲而即吐。服薑、附不納，心中煩熱加劇。此爲伏陰在下，錯雜陽邪在上。予依白通湯加半夏、吳萸、白术、茯苓，入人尿、豬膽汁，因有汗去蔥白，煎服一劑而效，二劑而遂收功焉。《齊氏醫案》四

陰寒直中　謝映廬治。傅德生善飲，衣食弗給，時值暑月，吐瀉交作，大汗如洗，口渴飲水，四肢厥冷，尚

能匍匐來寓求治。余見而駭之。忙與附子理中丸一兩，更與附桂理中湯一劑，俱嘔不納。又託人求診。見其吐瀉汗厥，惡症未減，余益駭之。尤可畏者，六脉全無，四肢冰冷，捫之寒徹指骨，頃刻間肌肉大奪，指掌尤甚。急以回陽火焠之，諸逆幸挽，始獲斟酌處方，以大劑附子理中湯加益志，又嘔而不納。因思胃者腎之關也，寒邪直入，舍此大熱之藥，將安求乎。復悟腎胃之關，一臟一腑，寒邪斬關直入，與少陰腎寒之氣滔天莫制，大熱之藥勢必拒格。夫理中者理太陰也，與少陰各別。原仲景治少陰病下利厥逆無脉之證，格藥不入者有反佐通陽之法。用白通加人尿豬膽汁湯按法煎進，下咽乃受。漸喜脉微續出，陰濁潛消，陽光復辟，九死一生之症，賴以生全。

按：回陽火不僅能回陽於無何有之鄉，凡一切暴中、陰寒、陽縮、痧厥、氣閉等證，用之得當，無不立效。惟臍下平平三焦（中焦宜稍偏），病人長則下焦宜疏，病人短則下焦宜密。診脉之理，下指亦然。此余趨庭傳受心法，未忍私秘。但焦之大小，焠之輕重，與夫按穴不差，神而明之，存乎其人。《得心集》三

陰陽兩虛　又。熊惟謙晚年舉子，甫及半週，體肥面白，先患吐瀉，醫以二陳、藿香、扁豆之屬，繼加煩渴。更醫進七味白术散，入口即吐，人事大困。請余視之。時靜時擾，靜時氣急目閉，動時角弓反張。遍身如火，四肢獨厥。唇紅舌光，乾燥之極，顖沉睛白，頭項青筋累累，此乃陰陽虛竭，本屬不治。熊君素知醫理，曰：雖有靈丹，奈胃不能受何？余曰：吾慮亦在此耳。因思此證外顯假熱，內本真寒，四肢發厥，元陽亦敗，舌燥無津，元陰亦損。但救陰無速功，回陽宜急治。今格藥不入，可見中寒已極，必得反佐嚮導之法，庶克有濟。遂將人參通白加豬膽汁徐徐與服，入口不吐，乳食亦受，四肢漸和，余即回寓，仍囑是夜再進一劑。熊君慮其膽汁苦寒，遂減

膽汁，仍然吐出。因加日間所剩膽汁數滴，下咽即受。次早邀視，身體温和，舌已生苔，尚有微泄未除，連服八味地黄湯加花椒而愈。同上六

陽虚自汗　謝甘澍治。陳希正學博素稟陽虚。時届秋令，偶傷於風，寒熱間作，脉來浮緩，議用桂枝湯重加附子，將疏方，寒戰鼓慄，熱汗驟至。進藥少安。越日咳嗽，知汗後腠理空疏，復召外邪，遂將原方去白芍加荆、防，服下汗倍於前，而寒熱咳嗽悉除。後因口乾鼻熱，類於火氣上炎，自認秋燥焚金，未審汗後津傷辛散耗陽之理，誤進甘寒一劑，熟睡良久，越時口渴，火愈上炎。又誤進參葉湯一碗，繼進稀粥二碗，遂至胸腹飽脹，汗出如雨。復請予視，滿面紅赤，脉來冲指，内外一探，陰氣瀰漫，知爲參葉、稀粥陰壅之氣，無由轉輸，上衝心肺從皮膚而作汗也。因悟搏激過顙，逆行在山之理，取五苓散加薑、附以進，俾得膀胱氣化，小便長行，汗止脹消而安。未越日，體間又津津自汗，於是湯撲兼施，按治不輟，面紅雖息，汗仍不止。經云：陽氣者若天與日，失其所則折壽而不彰，故天運常以日光明，是故陽因而上，衛外者也。今汗止復出，非由腠理空疏，陽不外衛之咎歟。遂用真武重加附子，少佐收攝之味。服下，汗雖漸止而四肢漸厥，口渴喜飲，頻引熱湯自救。其間有議伏瘧未分者，有議口渴服燥藥太過者，紛紛聚訟，惟予獨唱無和，堅執扶陽之法。複以附子四兩，人參一兩，濃煎湯服。服未終劑，汗收渴止厥回，諸症悉安。無何，越日汗渴厥逆交至，是爲去而復返，必有所因。經云：欲伏其所主，必先其所因，可使氣和，可使必已。兹者叠投湯劑，悉皆剛燥，於陽不違，於陰有乖，宜其退而復返也。乃進四逆湯加童便，未甚效，繼進白通加豬膽汁湯，吞黑錫丸數錢，藥方下咽，忽然戰慄，四肢漸温，陽氣得所，頃刻間諸症如失。所謂藥不瞑眩，厥疾勿瘳是也。善後之法，一月未棄薑、附，並須按日兩劑。迨至卧不受被，有時手梗略冷或掌

心作熱，是皆陰陽和而不合之勢，乃轉將歸脾、養心、十全大補進退酌用，兼吞八味地黄丸，又遵陰平陽秘，精神乃治之旨，調理而後全安。同上二

少陰證　張仲華治。王左。灼熱旬餘，咽痛如裂，舌紅起刺且卷，口乾不思湯飲。汗雖暢，表熱猶壯。脉沉細，兩尺空豁。煩躁面赤，肢冷囊縮。顯然少陰證據，誤服陽經凉藥，危險已極，計惟背城借一。但病之來源名目，雖經一診道破，尚慮鞭長莫及耳。勉擬仲聖白通湯加膽汁一法，以冀挽回爲幸。淡附子一錢、細辛三分、懷膝一錢炒、葱白三個、上肉桂五分、半夏錢半、牡蠣七錢、豬膽汁一個和入，微温服。復診。少陰之惡款悉除，少陰之虚波旋見，古法古方，信不誣也。邇既僥倖於萬一，慎勿怠忽以致覆。製附子五分、枸杞錢半炒、五味十粒、煅磁石四錢、大熟地八錢、杜仲三錢炒、雲苓三錢、煅牡蠣七錢。《臨症經驗方》

暑厥　趙海石治。天氣酷熱，人受暑疫，於是肢冷脉伏，徧體冷汗淋漓，手足麻木抽搐，此乃陽襲於外，陰藏於内，慮有厥脱將危之患。擬方，速解，乃吉。乾薑三錢、葱白三枚、生附子三錢、童便半酒杯、豬膽汁三匙冲服。《壽石軒醫案》

伏暑濕重寒證　吴東暘治。一伏暑之濕重者，前醫一進凉藥而熱退，用地骨而加腹痛。余診脉細澀，舌上遍體白苔，厚膩異常，進樸、半等無效，改用附子、乾薑、川椒、葱白，以豬膽汁爲引，一劑而舌白退半，大便旬日未解者至此亦通。減輕再進，證已霍然。此乃濕重之證，倘不慎寒凉而用下法，必成痢證。《醫學求是》

白通湯

葱白四莖　乾薑一兩　附子一枚，生，去皮破八片

右三味，以水三升，煮取一升，去滓，分温再服。

四逆證　馬元儀治。某。傷寒下痢，吐逆煩躁，手足厥冷，脉微欲絶。此腎中真陽素虧，外邪入之，内寒與外寒相合，由是陰氣上逆而爲吐，下逆而爲利。陽氣外越則煩躁，内鬱則肢寒也。仲景云：少陰病，吐利煩躁四逆者死。正以吐利並見，陰氣之上攻下徹已極，加以煩躁四逆，虚陽不能主事，其爲中州氣敗可知。軀殻之中，有陰氣無陽氣，物其能久乎？不得已用白通湯，仗通脉救陽之力以冀挽回，若得脉微續，則生之機也。葱白、乾薑、附子。《印機草》

少陰虚證　祁正明治。某。十月於時爲純陰，於卦爲坤，其秋末之際應凉，反有大温，至十三四裏驟然極寒，人身中殘陽皆爲暴寒折盡，正氣旺者尚可支撑，氣半怯者偶病即愈，怯弱者甚至不可收拾。今先生以勞心之體，復馳驅場屋之務，更勞其形，汗出擾陽，精摇夢洩，兼感温邪。上則神明孤露，下則空洞無涯，是乃至虚之候也。慎勿以停滯之法爲治，據鄙見急進參附白通湯爲近理。昨進通陽之法，頗得應手，可知真陽已自欲回。再議盞中添油、爐中覆火之法，兩候平靜，庶幾萬全。《祁氏醫案》◎見《評點葉案存真類編》附

疝氣　葉桂治。方某，七十七歲。高年宿疝不愈，入夏陰囊足跗腹大，乃陰藏之真漸竭，腑中陽氣不行，一派濁陰迷漫。述二便皆不通爽，明知老弱久虚，然呆補必助濁壅塞，議通陽一法，白通湯去葱白。《種福堂公選醫案》一

寒邪入腎　謝映廬治。周孔昌體肥而弱，忽然腹痛泄瀉，十指稍冷，脉甚微，因與理中湯，服後泄未止而厥逆愈進，腹痛愈甚。再診無脉，知陰寒入腎。蓋理中者僅理中焦，與下焦迥别，改進白通湯，一服而安。

附：次日，其堂兄腹痛纏綿，漸至厥逆，二便阻閉脹悶之極，已進攻下而痛愈重，促余診治。六脉俱無，且面青唇白，知爲寒邪入腎，亦與白通湯，溺長便利而安。

門人不解，疑而問曰：一泄瀉不止，一二便阻閉，何以俱用白通湯而愈？答曰：少陰腎者，胃之關也。前陰利水，後陰利穀，其輸泄有常度者，原賴腎臟司開闔之權耳。若腎受寒侵，則開闔失職，胃氣告止，故厥逆無脉也。今兩症雖異而受病則同，一者有開無闔，故下利不止，一者有闔無開，故二便皆閉。均以白通湯復陽散寒，溫暖腎氣，使腎氣得權，復其開闔之舊，則開者有合，合者有開矣。噫，此《金匱》奥義，仲景隱而未發者，子輩既從吾遊，讀書必期悟境。悟能通神，洵非虚語。乃知聖人之法，變化無窮也。《得心集》三

喉痺　王庭俊治。張氏婦體肥白，素有痰飲，甲子七月，痛其父之客死他鄉也而哭諸野。歸患喉痛，飲甘桔湯不瘥，延外科古先生治之。古先生謂喉蛾當刺，刺之出紫血數口，痛不減而氣緊，自謂如有人扼其喉者，水漿入口即嗆，紅腫增劇。更醫仍用通套藥冰硼散吹之，冀其開而納食，緩爲調理。孰意痰涎壅塞，刺破處紅者反白，黏膩不開，痰在喉間，聲如曳鋸，萬分難耐，乃邀予診。診得兩尺細如屬絲，兩關弦滑，兩寸則無脉可尋，知中宫痰阻，陽不上騰。細閲前方，又皆青黛、僵蠶、芩、連、知、柏之屬，乃豁然曰：痰之阻，藥之寒爲之也。脾胃之運轉，非真火上升不足以行其關鍵。今祇知治喉痛而不察其痛之由，無惑乎愈降愈逆，且陽明燥金不敵太陰濕土，經所謂出入廢則神機化滅，升降息則氣力孤危也。危乎危乎。此非大辛大降，萬難望其津液上升，主用白通湯以逐寒飲而通肺腎之氣，分兩皆照原方，毫不增減。一劑而痰化，二劑而氣通，食飲可進。改用苓桂术甘湯溫中降逆，五帖後喉症悉愈，惟小便了而不了，知膀胱氣化不行也。腎氣丸緩治之，駸駸向安，一月後全愈。白通

湯、葱白四莖、乾薑一兩、生附子一枚，去黑皮用。

按：《傷寒論》治少陰病下利者此方主之，論與解俱無一字治喉痛，予用之而效，是有道焉。經云，少陰腎經之脉，入肺挾舌，循於喉嚨。今腎經寒極，水藏之陽幾於澌滅，太陰濕土，無火蒸化，不能上輸於華蓋，肺亦乾槁，咽喉無津液以潤之，焉得不痛。氣道壅塞，焉得不腫。醫者不明此理，誤認陰躁爲陽亢，一味以苦寒之品直折之，上中下三焦皆冰凝石泐矣。故得生附子逐寒温經、通下焦之陽使之上，葱白開竅導氣、通上焦之陽使之下，乾薑守中燠土，交接上下，使之環抱於中宫，正如嬰兒姹女，得黄婆而媒合也。古人貴陽而賤陰，義取諸此。《壽芝醫案》

寒疝　僧心禪治。寧城應家衕何世全與施采成爲鄰，采成余契友也，辛巳冬請診視。自言午尚無恙，至未刻少腹稍有脹急，申即暴發，陰囊腫大如升如斗，堅硬如石，痛若欲絶。上吐下瀉，脉細而弦，陰莖入腹，囊底一孔如臍，自欲求西醫割破。余曰：西人雖有此法，安可妄試。此症發則甚暴，去亦甚速，若能聽余用藥，今晚可以即愈。爲立理中湯加生附子三錢，半夏二錢，吴萸七分，囑其靜心安養，不可急躁。服藥後至戌刻，吐瀉止而疝仍如故，痛反更甚。余謂此寒邪盛，與熱藥相拒，下焦深痼之邪藥力尚輕，不能勝病，須再服可瘳。病者有難色，余恐其疑，復邀同學王君元仲共商。王至已初更餘矣，診畢，論與余合，乃立椒附白通湯合五苓散，仍用生附子三錢。至二更服下，余就宿施友家，蓋恐病情有變，雜藥亂投，反致危殆。至三更後其子來告云：父病已好大半。余持燈速往，病者曰：我因久坐尻痠，移動覺如氣泄，脹痛頓失。視之，陰囊已小大半而皮起皺紋，陰莖伸出其半。次日腫硬全消，平復如故。《一得集》下

白散（一云三物小白散）

桔梗三分◎《玉函》作十八銖　巴豆一分，去皮心，熬黑，研如脂◎《玉函》作六銖　貝母三分◎《玉函》作十八銖

右三味爲散，内巴豆，更於臼中杵之，以白飲和服。强人半錢匕，羸者减之。病在膈上必吐，在膈下必利。不利進熱粥一杯，利過不止進冷粥一杯。身熱皮粟不解，欲引衣自覆，若以水潠之洗之，益令熱劫不得出。當汗而不汗則煩。假令汗出已，腹中痛，與芍藥三兩如上法。

脾泄　金壇王肯堂年八十，患脾泄。羣醫咸以年高體衰，輒投滋補，病愈劇，乃延李◎李士材診視。診畢語王曰：公體肥多痰，愈補則愈滯，當用迅利藥盪滌之，能勿疑乎？王曰：當世知醫，惟我二人。君定方，我服藥，又何疑！遂用巴豆霜下痰涎數升，病頓愈。《醫粹精言》二◎白散以巴豆爲主藥故選録之，下吴案同。

痞脹　葉桂治。王某五十七歲，氣逆自左升，胸脘阻痺，僅飲米湯，形質不得下咽。此屬胸痺。宗仲景法，瓜蔞薤白湯。復診。脉沉細如伏，痞脹格拒在脘膈上部，病人述氣壅，自左覺熱。凡木鬱達之，火鬱發之，患在上宜吐之。巴豆霜一分製、川貝母三分、桔梗二分爲細末服。吐後服凉水即止之。《臨證指南醫案》四

結胸　吴鞠通治。錢氏三十二歲，咳嗽，胃中停水，與小青龍去麻、辛重加枳實、廣皮五帖，已愈八九。因回母家爲父祝壽，大開酒肉。其父亦時醫也，性喜用人參，愛其女，遂用六君子湯，服關東參數十帖將近一年，胃中積水脹而且痛，又延其父視之。所用之藥，大抵不出守補中焦之外，愈治愈脹，愈治愈痛，以致胸高不可以俯，夜坐不可以卧，已數日不食矣。其翁見勢已急，力辭其父，延余治之。余見其目欲努出，面色青黄，胸大脹痛不可

忍，六脉弦緊七八至之多。余曰：勢急矣，斷非緩藥所能救，因服巴豆霜三分，下黑水將近一桶，勢稍平。以和脾胃藥調之，三四日後漸平，胃大開，於是吃羊肉餃三十二枚，胃中大痛一晝夜，又用巴豆霜一分五厘，下後痛止，嚴禁血肉，通補脾胃，一月而安。《吴鞠通先生醫案》三

白頭翁湯

白頭翁二兩◎《玉函》作三兩　黄柏三兩　黄連三兩　秦皮三兩

右四味，以水七升，煮取二升，去滓，温服一升，不愈，更服一升。

疹後下血　朱惠明治。一兒疹後壯熱煩渴，利下鮮血不止。以白頭翁湯治之愈。《痘疹傳心録》十三

厥陰熱利　吴孚先治。一人患厥陰直中，四肢厥冷，脉細欲絶，爪甲青紫，但不吐利。與四逆湯。至三日，四肢暖，甲紅發熱，脉轉實數有力，此陰極陽生也。使與涼劑。病家疑一日寒温各異，不肯服。至九日，熱不退，熱利下重，飲水不輟，再求診。用白頭翁、秦皮、黄連、黄柏各二錢。一帖減，二帖痊。《續名醫類案》二

温邪下利　葉桂治。陳氏。温邪經旬不解，發熱自利，神識有時不清，此邪伏厥陰，恐致變痙。白頭翁、川連、黄芩、北秦皮、黄柏、生白芍。《臨證指南醫案》七

噤口痢　又。某。噤口痢，乃熱氣自下上衝而犯胃口，腸中傳導皆逆阻以閉，腹痛在下尤甚。香、連、梅、芍僅宣中焦，未能泄下熱燔燎，若不急清，陰液同歸於盡，姑明其理，以俟高明備採。白頭翁湯。同上

臨月下痢　又。王。臨月下痢膿血，色紫形濃，熱伏陰分，議用白頭翁湯。同上九

五色痢　王孟英治。朱某患痢於越，表散蕩滌滋膩等藥備嘗之矣。勢瀕於危，始返杭乞孟英診之。神氣昏沈，耳聾脘悶，口乾身熱，環臍硬痛異常，晝夜下五色者數十行，小溲澀痛，四肢抽搐，時時暈厥。曰：此暑濕之邪，失於清解，表散蕩滌，正氣傷殘，而邪乃傳入厥陰，再以滋膩之品補而錮之，遂成牢不可拔之勢。正虛邪實，危險極矣。與白頭翁湯加楝實、蓯蓉、芩、連、梔、芍、銀花、石斛、桑葉、橘葉、羚羊角、牡蠣、海蛇、鼈甲、鷄内金等藥大劑頻灌，一帖而抽厥減半，四帖而抽厥始息。旬日後便色始正，溲漸清長，粥食漸進。半月後臍間之硬始得盡消，改用養陰調理踰月而康。《回春録》二

熱痢　又。朱念民患泄瀉，自謂春寒偶薄而飲燒酒，次日轉爲滯下，左腹起一痞塊，痢時絞痛異常。孟英曰：陰虛木燥，侮胃爲泄，誤飲火酒，怒木愈張，非寒也，亟屏辛温之物。用白頭翁湯加芩、楝、梔、連、海蛇、銀花、草决明、枳椇子、緑豆皮，十餘劑而愈。《仁術志》一

赤痢　又。管氏婦自去秋患赤痢，多醫罔效。延至暮春，孟英診脉弦數，苔黄渴飲，腹脹而墜，五熱夜甚。用白頭翁湯合金鈴子散加芩、芍、梔、斛，吞駐車丸，浹旬而愈。同上二

虚痢　又。丙子春，高漢芳患滯下，色醬，日數十行，年已七十七歲。自去秋以來，漸形疲憊，即服補藥，馴致見痢。黄某徑用温補，勢乃劇。延孟英診之，右脉弦細芤遲，口渴溲澀，時時面赤自汗，乃吸受暑邪，誤作虚治，幸其所稟極堅，尚能轉痢，一誤再誤，邪愈盛而正反虚矣。以白頭翁湯加參、术、銀花、芩、芍、楝、斛、延胡，二劑即減，五劑而安。繼與調補，竟得霍然。後三載，以他疾終。同上三

痔血　又。徐亞枝曰：便血至三十餘年，且已形瘦腰疼，嗽痰氣逆，似宜温補之法矣。而嘉定沈醞書患此瀕危，求孟英以决歸程之及否。比按脉弦數，視舌苔黄，詢溺短赤，曰：痔血也，殆誤於温補矣。肯服吾藥，旬日可瘳。醞書欣感，力排衆論，徑服其方，果不旬而愈。方用葦莖合白頭翁湯加枇杷葉、旋覆花、側柏葉、藕，是肅肺祛痰、清肝凉血互用也。同上八

霍亂　又。婺源詹耀堂子年二十，患霍亂。服薑桂數劑，瀉不止。素吸鴉片，疑爲虚漏補之，瀉益甚。始延余視，大渴而脉弦數，幸而起病不因暑熱，然陰分素虧，雖飲冷貪凉，熱藥豈堪過劑，設無便瀉以分其藥力，則津液早枯矣。予白頭翁湯合封髓丹加銀花、緑豆、石斛，一劑知，二劑已。《霍亂論》三

泄瀉　吳東暘治。清和里王姓婦，己卯秋病，迎診。知其前服苦寒而病殆，余用法挽救，胸發疹痦而平。庚辰七月請診，乃發熱而服痧藥，加以挑刮，忽然大瀉，熱勢極重。詢知腹無疼痛而氣墜，瀉時直射而出。即書白頭翁湯去川連加淡芩、白芍、丹皮、通草、滑石等，一劑瀉止熱退，詰朝乃郎至寓改方，調理而安。《醫學求是》

秋温挾濕　又。衣莊李慎三兄庚辰七月請診，病見發熱甚重而不惡寒，自服蘇梗、薑糖而大瀉，脉象沈數有力，右尺獨大。緣是年夏令，天無酷熱，汗孔常閉，是以秋病衛鬱其營而見但熱不寒，與春温之證相似。然熱甚不渴，究屬秋病夾濕，與春温不同。詢其腹不痛而氣墜肛門，瀉時直噴而出，用白頭翁湯，增入二陳，佐以滑石、苡仁之類，因素體有痰濕也。亦一劑而諸恙悉平，明日即請調理。夫白頭翁一方，每利於春温。因春温發熱口渴，木火内焚，火先犯肺，大腸爲肺之腑，肺急而移熱大腸，是以見熱瀉之證。今診秋病，見其但熱而不惡寒，熱邪亦移入大腸而用之佐以滲濕利竅諸品，究與春温有别，同中實有不同也。同上

六畫

竹葉石膏湯

竹葉二把　石膏一斤　半夏半升洗　麥門冬一升去心　人參二兩◎《玉函》成本均作三兩　甘草二兩炙　粳米半升

右七味，以水一斗，煮取六升，去滓，内粳米，煮米熟，湯成去米，温服一升。日三服。

傷寒虚證　袁州天慶觀主首王自正，病傷寒旬餘。四肢乍冷乍熱，頭重氣塞，唇寒面青，累日不能食，勢已甚殆。袁唯一醫徐生能調治此疾。診之曰：脉極虚，是爲陰證，必服桂枝湯乃可。觀宇去城三里，徐居在城内，留藥而歸。未及煮，若有語之者曰：何故不服竹葉石膏湯？王回顧不見。寮中但有一老道士適入市，衹小童子在。呼問之曰：恰何人到此？曰：無人。自惑焉。急遣邀徐醫還。正告曰：或教我服此，如何？徐曰：寒燠如冰炭，君之疾狀已危，果餌前藥，立見委頓，它日殺人之謗，非吾所能任也。自爲煮桂枝湯一碗，曰：姑飲之，正使不對病，猶未至傷生。萬一發躁狂眩，旋用師所言未爲晚。方酬答次，復聞耳傍人云：何故不肯服竹葉石膏湯？自正益悚。俟徐去，即買見成藥二帖，付童使煎，又聞所告如初。於是斷然曰：神明三告我，殆是賜以更生，安得不敬聽。即盡其半。先是頭不能舉若戴物千斤，倏爾神清，唇亦漸暖，咽膈通暢無所礙。悉服之。少頃汗出如洗，徑就睡。及平旦，脱然如常時。《醫説》三引《夷堅庚志》◎王自正或自知醫，心疑徐方，自處竹葉石膏湯，服之而效。作者故神其事爾。龐安時云：竹葉湯治虚煩，病似傷寒，身亦熱而煩躁，頭不痛身不疼脉不數者，兼治中暍渴吐逆而脉滑數者，及傷寒解後虚羸少逆欲吐者並宜服之。

瘡疾煩渴　薛己治。一小兒稟賦腎虚，患注夏之疾，因乳母大勞，則發熱益甚。用補中益氣湯，令母子並服而愈。後因乳母多食膏粱，又患瘡疾，煩躁作渴，先用竹葉石膏湯及補中益氣湯，將瘥，母着怒氣，大熱發搐，用柴胡梔子散、加味逍遥散而痊。《保嬰撮要》九

痘後餘毒　徐重光治。一兒痘後煩渴，乳食聚滿即吐，面赤，手足心熱，居處喜凉。余謂餘毒在胃，以竹葉石膏湯治之愈。《痘疹傳心録》十一◎《續名醫類案》二十七同

温病伏脉證　劉復真曰。暑脉虚而微弱，按之無力，又脉來隱伏，弦細芤遲，皆暑脉也。脉虚身熱，得之傷暑，中暍脉虚而微者是也。寒病傳經，故脉日變，温熱不傳經，故脉不變。寒病浮洪有力者易治，芤細無力者難治，無脉者不治。若温熱則不然，有一二部無脉者，暑熱有三四部無脉者，被火所逼勒而藏伏耳，非絶無也。於病無妨，攻之亦易。醫人一切驚走，不知照經用辛寒藥，火散而脉起，脉起而病愈，徒駭何益乎，要在辨之詳耳。蓋温熱病有中一二經，始終止在此一二經更不傳遞别經者，其一二經或洪數，則别經弱且伏，依經絡調之，則洪者平、伏者起，乃愈徵也。昔在萬曆丁未三月間，予寓京師，備員太倉庫差。忽一日，吏部同鄉劉蒲亭馳報曰：病劇求救。予就其寓，吏部同僚諸公環守之，已備後事。譫語抹衣不寐者七八日矣。御醫院吴思泉，名醫也，偕醫數人治之。予診脉止關脉洪大，其餘皆伏，乃書方竹葉石膏湯。諸公皆驚曰：吴等已煎附子理中湯，何冰炭如是。予詰之，曰：吴云陽證陰脉，故用附子。予曰：兩關洪大，此陽脉也，其餘經爲火所伏，非陰脉也。吴厲聲相爭，予亦動色自任。諸公從之。一劑，晡時即止譫語抹衣，就寐片時。予視其脉已洪者平而伏者起，又用辛凉藥調理痊愈。脉症有相合者易知，有相左者難知。脉明而後可以辨證，證真而後可以施藥，要在虚心細察，不可執己見而以百藥嘗試令命在反掌間也，慎之慎之。《增訂傷暑全書》

陽明證　繆仲淳治。章衡陽銓部患熱病，病在陽明。頭痛壯熱，渴甚且嘔，鼻乾燥不得眠，診其脉洪大而實。仲淳故問醫師。醫師曰：陽明證也。曰然。問所投何藥，曰：葛根湯。仲淳曰：非也。曰：葛根湯非陽明經藥乎？曰：陽陽之藥，表劑有二，一爲葛根湯，一爲白虎湯。不嘔吐而解表用葛根湯。今吐甚，是陽明之氣逆升也，葛根升散，故用之不宜。白虎湯硬石膏知母甘草加麥門冬、竹葉名竹葉石膏湯，石膏辛能解肌鎮墜，能下胃家痰熱，肌解熱散則不嘔而煩躁壯熱皆解矣。遂用大劑竹葉石膏湯，疏方與之。且戒其仲君曰：虜荆非六十萬人不可，李信二十萬則奔還矣。臨別去，囑曰：斯時投藥，五鼓瘥，天明投藥，朝飡瘥。已而果然。或謂嘔甚不用半夏，何也？仲淳曰：半夏有三禁，渴家、汗家、血家是也。病人渴甚而嘔，是陽明熱邪熾盛，劫其津液故渴，邪火上升故嘔。半夏辛苦温而燥有毒，定非所宜。又疑其不用甘草，何也？曰：嘔家忌甘，仲景法也。《先醒齋廣筆記》一

陽明證　又。于潤父夫人娠九月，患傷寒陽明證。頭疼壯熱渴甚，舌上黑胎有刺，勢甚危。仲淳投竹葉石膏湯。索白藥子醫馬病者不得，即以井底泥塗臍上，乾則易之。一日夜盡石膏十五兩五錢，病瘳。越六日産一女，母子並無恙。同上

傷寒熱證　又。四明虞吉卿，因三十外出疹，不忌豬肉，兼之好飲，作泄八載矣。忽患傷寒頭痛如裂，滿面發赤，舌生黑胎，煩躁口渴，時發譫語，兩眼不合者七日。洞泄如注，較前益無度。其尊人虞仰韶年八十一矣，客寓莊斂之處，方得長郎凶聞，懷抱甚惡，膝下止此一子，坐待其斃，腸爲寸裂。斂之向余曰：此兄不禄，仰韶必繼之。余聞其語爲之惻然，急往診。其脉洪大而數，爲疏竹葉石膏湯方，因其有腹瀉之病，石膏止用一兩，病初不

減。此兄素不謹良，一友疑其虛也，云宜用肉桂、附子，斂之以其言來告。余曰：誠有是理。但余前者按脉，似非此證，豈不數日脉頓變耶？復往視其脉，仍洪大而數。余曰：此時一投桂、附，即發狂登屋，必不救矣。一照前方，但加石膏至二兩。斂之曰：得毋與泄瀉有妨乎？余曰：熱邪作祟，此客病也，不治立殆。渠泄瀉已八年，非暴病也，治病須先太甚，急治其邪，徐并其夙恙除之。急進一劑，夜卧遂安，即省人事。再劑而前惡證頓去，不數劑霍然，但瀉未止耳。余爲疏脾腎雙補丸方，更加黄連、乾葛、升麻，以痧痢法治之。不一月，瀉竟止，八載沉疴，一旦若失。同上

暑證　又。任丘裴在澗棄家逃禪，持戒茹素，遍遊五岳，足跡幾滿天下。偶客金壇，寓西禪寺僧舍，酷暑中坐卧小樓，日持準提咒三千，念佛號三萬。忽患頭痛如斧劈，身熱發躁口乾，日飲冷水斗餘，渴猶未解，自分必死。莊斂之憐其旅病，時過視疾，一日急走蒼頭召斂之永訣。余此時遊梁溪陽羨間，斂之命余僕克勤相追歸。視其脉，知係受暑，爲疏竹葉石膏湯方。斂之如方製藥，躬爲煎服。不二劑，發熱口渴俱止，幾十劑病始退，旋加健脾藥十餘帖而安。同上

暑瘧　又。沈少卿中丞請告時，苦瘧。仲淳往診之，憊甚。曰：再一發死矣。先生何方立止之？仲淳曰：何言之易也。書三方作五劑，一日夜飲盡，次早瘧止。先二劑清暑，用大劑竹葉石膏湯加桂枝，以其渴而多汗也。次二劑健脾去積滯，用橘紅、白豆蔻、白术、茯苓、穀糵、烏梅、白扁豆、山楂、麥芽。最後一劑人參、生薑皮各一兩，水煎露一宿，五更温服，盡劑而效。同上

口瘡　金九淵治。盛鼎卿室人患熱厥。庸工以手足寒，誤投熱藥非一二劑矣，甚至桂附皆數劑。病者口糜喉痛，齒齶俱腐，遍體印瘡，粥飲難進，不食不寐幾月餘。先生投以犀角地黄、竹葉石膏，二湯並進，兩劑即安寢。以吹藥療其喉，遂啜粥漸愈。《冰壑老人醫案》

傷寒食復發斑　李用粹治。徐敬山傷寒鬱熱，過經不解，愈後食復，譫語神昏，刺高胎黑，耳聾如愚，六脉洪大。此陽明胃熱，血化爲斑之狀。乃燃燈照其胸腹，果紫斑如緑豆大者朗如列星，但未全透於肌表，宜清胃解毒，使斑點透露則神清熱减矣。用竹葉石膏湯二劑，壯熱頓退，斑勢掀發。但昏呆愈甚，厲聲呼之亦不醒覺，將身掀動，全無活意，惟氣尚未絶。俱云死矣。予復診其脉，兩手皆在，不過虚微耳。蓋此症始因胃熱將腐，先用寒凉以解其客邪，今邪火雖退，正氣獨孤，故兩目緊閉，僵如死狀。急用補胃之劑以醒胃脘真陽，生機自回也。即以生脉散合四君子湯一劑，至夜半而兩目能視。乃索米粥以後調理漸安。《舊德堂醫案》

春温　又。淮右章公克，壬寅春客遊海邑，患温病發熱，邪氣再傳，壯熱神昏，濈濈自汗，眼紅面赤，口渴舌黑，胸膈滿悶，勢甚危殆。醫者泛用清熱輕劑，以冀倖免。余曰：春温之温邪，伏藏於冬，觸發於春，隨天氣化寒鬱爲熱，此時令之熱也。脉來洪大舌黑，口乾灼熱，汗流，神思昏瞶，此脉證之熱也。當速煎甘寒大劑清徹裏邪，庶不使胃熱腐化。若徒任芩連諸藥，恐一杯之水難救車薪之火，勢必自焚矣。立方用石膏五錢，麥冬二錢，知母、花粉各一錢五分，山梔一錢，甘草五分，加竹葉、粳米、燈心爲引。二劑而神爽熱除。同上

濕温邪留氣分　孫亮揆治。金六吉年踰二旬，丁亥五月初八，濕温證誤治幾危。是病由受凉停食而起，以

故身熱胸悶，按之而痛，未經解肌透表，早投陷胸，繼又妄用承氣，服後大便先軟後溏，不但熱不除而反增重，業已六日。口渴喜飲，舌苔糙刺無津，陰液涸矣，且愈熱愈渴，日飲茶數十甌而究未能解其一渴。脉息左弦勁右滑數，此温邪留戀於氣分也，緣誤治而至此極。議仲聖竹葉石膏湯法出入之。生石膏五錢，竹卷心三錢，麥冬一錢半去心，黄芩一錢半炒，生甘草六分，加陳粳米百粒，用百勞水煎。服後頃之睡着約一時而醒，醒後嘆氣一聲。問之，答曰：適身松矣。少緩遍體汗出，熱從斯退。自此渴止溲長，病若失矣。次日清養胃陰，用生地、石斛、黄連、麥冬、山梔、甘草輩煎服以清虚熱耳。《竹亭醫案》五

霍亂四逆壞證　童栻廬治。倪姓患霍亂吐瀉。審知始不作渴，四肢不逆，脉不沉細，一醫用大順散兩帖漸至於此。因見四逆，復加附子，脉證更劇。童曰：此病一誤再誤，命將殆矣。若果屬寒，投熱病已，今反四逆脉轉沉細欲伏，乃釀成熱深厥深，與熱邪傳入厥陰者何異！即以竹葉石膏湯人參易西洋參加黄連、滑石，兩劑而安。同時有陸姓患此，醫用回陽之劑日夜兼進，厥逆煩躁日增，病人欲得冷水，禁絶不與。甚至病者自起拾地上痰涎以解渴，遷延旬日而死。噫！即使真屬陰寒，陽回躁渴如是，熱藥之性，鬱而無主，以凉藥和之，病亦立起。不學無術，曷勝浩歎。《霍亂論》三

春温讝語　方南薰治。羅福毓兄染春温證。大熱煩渴，讝語無次。余以竹葉石膏湯投之，清其胃火，旋與以滋陰潤燥十餘劑而安。《尚友堂醫案》下

暑熱鼻衄　吴渭泉治。馬氏鼻血甚多，虚羸困倦，氣逆欲嘔，煩熱作渴，脉浮虚數。此暑熱傷於肺胃，火燄

上逆則血熱妄行而爲衄。蓋暑氣通心，火毒刑金也。當服竹葉石膏湯以清暑安胃、止嘔補虚、益肺生津，是謂去熱而不損其真，導熱而益其氣也。《臨證醫案筆記》四

暑瘧　又。太史施琴泉孫六歲，患瘧三月，服和解之劑無效。視其虚羸氣促，熱渴作嘔，舌燥唇乾，脉弦滑數。由於感受風熱暑邪，衹用發散而未清熱，以致火灼肺胃，熱盛於内，故但熱而不寒。即用竹葉石膏湯以清肺胃虚熱，則炎蒸退而津液生矣。遂服三劑，熱退渴解，易以生脉散，數帖乃愈。同上六

暑邪陽證似陰　徐錦治。陝西皮貨客王姓患陽明病，狂渴便秘，脉伏不顯。諸醫認爲霍亂渴煩脉伏，議用冷香飲子。余後至，時已昏夜，其方而不宣，診畢，告其戚友曰：暑邪深入，此陽證似陰。脉之伏，非脉之絶也，若以陰證似陽而投薑附，正如抱薪救火矣。定大劑竹葉石膏湯加生大黄。時伊戚劉姓亦以熱藥不可用，而一傅不勝衆咻，且病者畏石膏如虎。不得已，兩方並貨，隱煎石膏湯與之服，而病者不知也。是夜渴減腑通，脉亦稍起，明晨延診，病者尚疑未服昨方，以藥渣示之而信。調治旬日而霍然。《心太平軒醫案》

暑瘧　林珮琴治。族婦暑證轉瘧，寒微熱甚，汗多頭眩便鞕。用竹葉石膏湯去參加知母，服愈。《類證治裁》四

發熱泄瀉　王孟英治。葉杏江仲郎患發熱泄瀉，醫治十七日不效，骨瘦如柴，音嘶氣逆，所親許芷卿薦孟英診之。脉數，大渴，汗多，苔黄，以竹葉石膏湯加減十餘劑，漸以向愈。大解反極堅燥，繼與滋養而康。《仁術志》二

暑瘧　又。陳足甫室懷孕九月而患瘧，目不能瞑，口渴自汗，便溏氣短，醫進育陰清解法，數劑不應。改用小柴胡一帖而咽疼舌黑，心頭絞痛。乃翁仰山聞之，疑其胎壞，延孟英過診。曰：右脉洪滑，雖舌黑而胎固無恙

也。病由伏暑，育陰嫌其滋膩。小柴胡乃正瘧之主方，古人謂爲和劑，須知是傷寒之和劑，在温暑等證，不特手足異經，而人參、半夏、薑、棗，皆不可輕用之藥。雖有黄芩之苦寒，而仲聖於傷寒之治，猶有渴者去半夏加括蔞根之文。古人立方之嚴密，何後人不加體察耶。投以竹葉石膏湯，四劑瘧止，便秘口渴不休，與甘凉濡潤法數帖，忽腹鳴泄瀉。或疑寒凉所致。孟英曰：吾當以凉藥解之。人莫識其意，問難終朝，語多不備録。果以白頭翁湯兩啜而愈。迨季秋娩後，發熱不蒸乳，惡露淡且少，家人欲用生化湯。孟英急止之曰：血去陰更傷，豈可妄疑瘀停而攻之。與西洋參、生地、茯苓、石斛、女貞、旱蓮、甘草爲大劑，數日而安。同上

春温化瘧　又。陳舜廷患瘧，久不愈，其體素虧，醫皆束手。孟英視之，舌絳無津，微寒溲赤。原屬春温化瘧，體與病皆不是小柴胡之例，過投温散，熱熾陰傷，與竹葉石膏湯，撤熱存津而愈。同上六

傷寒陽證似陰　謝映廬治。吴雙龍乃室得傷寒病，信巫不藥。漸至潮熱大作，胸前板結，譫語耳聾。數日未食，猶不服藥，遂爾神識昏迷，眼翻牙緊，合室驚惶，延余治之。脉得細澀，十指微冷，面色黄白。問之，不飲湯水，潮熱時有時無，儼然虚極之象。細審此症，寒邪成熱爲陽，其成其陰候者，古人謂大實有羸狀，即此類也。又河間云：鬱熱蓄盛，神昏厥逆，脉反滯澀，有微細欲絶之象，使投以温藥則不可救矣。蓋其初原因傷寒失表，遂入於裏，寒鬱成熱，熱極變寒，理宜表裏兩解。治以柴胡、薄荷、菖蒲、大黄、枳實、甘草等味。急服兩劑，連泄三次。潮熱大作，口反大渴，知其裏舒熱出。三焦經絡之熱，法當清之，以竹葉石膏湯，四劑而安。《得心集》一

虚人受暑　僧心禪治。馮某年四十許，素質本虚，更患暑邪，脉極虚大而數，近八至，舌絳目赤，面色戴陽，

頭汗淋漓，目直視而昏。余曰：病原暑邪未透，但真元虛極，醫甚棘手，當先固其元。急用四逆加人參湯，益以龍骨、牡蠣，佐以膽汁、童溺，用地漿水一杯爲引。濃煎候冷，徐徐投之。服下一時許，口斂神定，目能轉動，但大渴舌燥，暑象畢呈。令食西瓜，神氣頓覺清爽。次日再診，脉象稍斂，有根而數，減去一至。爲立竹葉石膏湯。服二劑，身能起而口能言，但覺困倦少食，此由胃津已耗，餘燼未熄之故。乃以沙參、麥冬、石斛、知母、生甘草、銀花、生扁豆等滋養肺胃而清餘熱，數劑即安。徐洄溪慣用此法，用之頗不易也。蓋此證象白虎，開手即用白虎，用則必死。何以辨之，全在脉之虛實而已。《一得集》中

暑熱證　又。張姓婦盛夏生產半月，患暑熱證，口渴目赤，頭面身體，暑瘍櫛比，幾無孔隙。召余診之。脉一息七八至，浮沉皆洪滑，爲立竹葉石膏湯。婦翁村學究也，執産後宜温之説，見余方用石膏一兩，以爲孟浪。余知其意，以《金匱》用竹皮大丸之法曲爲詳解，並以石膏質重而氣清，最能清熱。乃彼格不能入，另延他醫，迎合疏方，三日而畢命。聞死後有鮮血從口鼻出，不終朝而皮肉腐矣。同上

暑毒　又。一人腹痛如絞，上吐下瀉，面目俱赤，舌胎老黄，舌尖赤而起刺，肢冷脉伏，煩躁如狂，飲不解渴，吐瀉之物酸臭不可近。此暑穢之毒深入於裏，仿涼膈散法，加石膏、銀花，化其在裏之暑毒。一劑而吐瀉定，舌胎轉爲鮮赤，略帶紫色，脉出洪大。此爲熱轉血分，以竹葉石膏湯加細生地、丹皮、銀花、山梔，一劑而愈。此等證不概見，必須審證明確，方可用之，一或稍誤，禍不旋踵。同上

瘧後食復　潘蘭坪治。黄雲裳之女十二歲秋杪患瘧，醫以柴葛羌防治而愈之。已進飲食，後復發熱，渴飲，

微汗津津，醫誤認復感，仍用表散，熱愈熾，渴愈甚。邀余診，脉得右關獨數，余曰：此食滯耳，非外感也。原治瘧時，辛散過用，燥傷胃津，胃液不充，因食納而化遲，漸生積熱，以至壅壓營衛而不能相和，胃爲陽土，故獨發熱。兒輩病初愈，即頻進飲食，每多此證，倘仍苦寒以傷胃，辛散以劫津，斯變幻立殆矣。治法宜選甘凉以養胃生津，胃津充則穀食自化，營衛自和而肌熱自解。倣人參白虎法加減，麗參五分同煎，麥冬連心、鮮嫩竹葉各二錢剪碎，生扁豆不打三錢，知母、石膏各一錢，甘草三分，石膏研末白糖沙拌炒後下。煎服一劑，渴熱稍退，三劑全愈。雲裳曰：吾今始知傷食亦有寒熱也。《評琴書屋醫略》一

傷寒虛熱　許恩普治。己丑年京畿道胡岱青病劇，延余診視。舌黑譫語不省人事。諸醫均以爲實熱實結，擬用大承氣湯。余診脉洪而無力，不渴，復以薑片擦舌即淡，症若傷寒化爲虛熱，擬用人參竹葉石膏湯。一服便行見效，加減數劑而愈。後月餘，舌退一殼如枳殼，即書中所謂六十樣舌中之鐵甲舌，陰虧也。設證不辨虛實，則死生反掌矣。《許氏醫案》

傷寒虛熱　又。乙未比部正郎歐陽伯春病傷寒。世醫誤以爲瘟，治以苦寒之藥，不眠者三日，譫語揭被，狂叫大熱，舌苔黑刺，延余診視。脉洪無力，知爲虛熱，以薑擦舌即白，的爲傷寒非瘟疫也。虛火上炎，内無實熱，擬以人參竹葉湯◎原刊漏石膏加減引火歸原之品，伊諸親多不敢主。幸伊姑丈比部郭幹臣力主服之，遂安。四服全愈。同上

七畫

吴茱萸湯

吴茱萸一升洗　人參三兩◎另條作二兩　大棗十二枚擘　生薑六兩切

右四味，以水七升，煮取二升，去滓。温服七合，日三服。

少陰咽痛下利　許叔微治。有人病傷寒數日，自汗，咽喉腫痛，上吐下利，醫作伏氣。予診之，曰：此證可疑。似是之非，乃少陰也。其脉三部俱緊，安得謂之伏氣。伏氣脉必浮弱，謂非時寒冷着人肌膚，咽喉先痛，次下利者是也。近雖有寒冷不時，然當以脉證爲主。若誤用藥，其斃可待。予先以吴茱萸湯救之，次調之以諸藥而愈。

論曰：仲景論伏氣之病，其脉微弱，喉中痛，似傷寒非喉痺也。實咽中痛，今復下利。仲景少陰云，病人手足俱緊反汗出者，亡陽也，此屬少陰證，法當咽痛而復吐利。此證見《少陰篇》。今人三部脉俱緊而又自汗咽痛下利，與伏氣異。然毫釐之差，千里之謬。須講熟此書，精詳分別，庶免疑惑矣。《伤寒九十論》

陰易　王好古治。竇豐侯八郎外感風，内傷冷，自服通聖散，大汗出，内外陽氣俱脱，不及治而死。其子國華又病傷寒四五日，身微瘢，渴飲水。及診之，沉弦欲絶，厥陰脉也。温藥數日不已，又以薑、附等藥，微回脉生。因渴私飲水一盂，脉復退。但見頭不舉，目不開，問之則犯陰易。若祇與燒裩散，則寒而不濟矣。遂煎

吳茱萸湯一大服調燒裩散連進二服，作大汗，兩晝夜汗止。何以然？以其至陰，汗從骨髓中得温而出，所以兩晝夜方止。《陰證略例》

厥陰中寒　吳孚先治。一人傷寒頭痛，不發熱，乾嘔吐沫。醫用川芎、藁本，不應。吳曰：此厥陰中寒之證，乾嘔吐沫，厥陰之寒上干於胃也。頭痛者，厥陰與督脉會於巔，寒氣從經脉上攻也。用人參、大棗益脾以防木邪，吳茱萸、生薑入厥陰以散寒邪且又止嘔，嘔止而頭痛自除。設無頭痛，又屬太陰而非厥陰矣。《續名醫類案》二

慢脾風　葉桂治。虞。面色痿黄，脉形弦遲，湯水食物入咽吐出，神氣懨懨，欲如昏寐。此胃陽大乏，風木來乘，漸延厥逆，俗稱慢脾險證。幼穉弱質，病延半月有餘，豈可再以疲藥玩忽。宗仲景食穀欲嘔者，吳茱萸湯主之。人參、吳萸、茯苓、半夏、薑汁。《臨證指南醫案》十

嘔逆　又。某婦小産後肌肉似乎豐溢，是陽氣發泄，即外有餘内不足，病樣甚多，何堪縷治。在女科莫重於調經。氣血逆亂，擾動肝脾心胸痛發而嘔逆◎原作迷今正，遇怒着冷痛甚。胃陽已衰，厥濁易逆，先理胃陽，用《金匱》法。人參、吳茱萸、茯苓、半夏、良薑。《評點葉案存真類編》二

嘔噦　又。某。頻頻勞怒，肝氣攻觸胃脘。胃陽日衰，納食欲吐。胃不主降，腸枯不便。仿仲景食穀則噦，用吳茱萸湯。人參、黄連、茯苓、乾薑、吳茱萸。同上三

鬱證　林珮琴治。鄒氏因喪女哀挹，漸次脇痞。食入脹加，痰濁不降。嘔苦便溏，脉虚遲。此悲愁鬱損生陽，致氣窒濁壅，治在泄肝温胃。倣吳茱萸湯。吳萸、乾薑各五分。製半夏、茯苓各二錢。枳殼、砂仁殼、橘白、

烏藥各八分。三服嘔止，脹寬食進，改用通腑利濕。大腹皮洗淨二錢，厚朴五分，半夏麴八分，椒目十五粒，茯苓二錢，砂仁殼八分，煨薑錢半，數服而安。《類證治裁》三

呃逆　又。包某呃逆嘔沫，食後爲劇。是肝胃病。據述陰瘧愈後，夏秋浴池兼啖生冷，逐致嘔呃，不時寒懔。夫肺主皮毛，水寒外襲，感病在經。胃主通納，生冷傷陽，氣隨濁逆。怯寒乃肺衛虚，非在經客邪。仲景以嘔涎沫爲肝病，肝病必犯陽明胃腑。先用温通泄濁，吳茱萸湯加半夏、椒目。嘔逆止，再用旋覆代赭湯而呃平。同上

嘔吐　凌永言治。庚子冬，項城宫保撫魯時，太夫人病肝胃不和，引動濕痺夙疾。高年氣血兩衰，營衛失調，水虧木横，脾土受侮，胸痺脘懣，氣逆痰滯，七日夜不得安睡。嘔吐不止，水漿不入，精神疲憊，宫保昆季徬徨失措。其時武衛全軍駐魯軍中中西醫官二十餘人，薈萃一院互相討論。宫保復飭藩臬兩司訪同僚中知醫者，兩司以余暨張蘭洲大令爲薦。張擬方太峻，羣醫不然。余謂此證《金匱》嘔吐噦證治門中載曰：嘔而胸懣者，吳茱萸湯主之。證情相同，即用是方加苦降辛通之味。宫保嫌病重藥輕。羣醫僉云對症下藥，高年正宜如是。當時宫保令兄清泉觀察介弟幹卿司馬及僚屬姜漢卿軍門、幕府徐菊人太史、阮斗瞻孝廉皆以爲然，乃煎藥以進。太夫人聞藥味即少嘔，令冷飲半盞，吐即止。少頃，腹饑欲食，用清高湯下麵頁半碗，全食不吐，病去大半，調治月餘乃痊。《上海醫報》第四期

奇經心痛　熊蘭坪治。順邑馬荔隱方伯第五妾，據荔隱述每戌亥必腹痛戌亥爲至陰之時，肝腎爲至陰之臟，奇經八脉皆發源於肝腎故也，其痛始臍

下，漸繞臍上及兩脇以至於心，天曉則安然無恙。平日慣以八珍湯獲小效而自能漸安，今陸醫與之診，謂脉近有力，當清其源，然後永無再發，轉用苦寒劑，痛益增。明日再診謂倍有力，論脉當清，前劑輕小藥力不到耳。古人謂通則不痛至若寒者温之使通，虚者補之使通，醫似不曉，且每三兩日始一更衣，此治必合幽門氣鈍血燥，醫似未明，用大承氣湯加桃仁、川楝子大劑進服，大便瀉後日夜皆痛陰陽兩傷，且頻嘔不食，特延君愈之。余脉之曰：症屬虚寒理宜温補。荔隱曰：脉鼓指否？余曰：鼓指。曰脉若是，安能補？余曰：未進承氣前，縱似有力，未必鼓指。曰：誠如君言，何也？曰：此真氣虚而邪氣實耳。夫胃氣充足者其脉緩，今苦寒攻伐，胃氣愈傷，是以鼓指。凡實熱脉重按仍有力，今重按則軟，且唇白而困倦無神，豈有餘證耶。少腹痛必心痛者，經云陰維脉病苦心痛也。奇經八脉皆發源於肝腎，原當治下。因苦寒更傷中州，法不得不中下兼顧，使急逐其寒邪而復其胃氣，愚見擬用吳茱萸湯，合附子粳米湯，加減先進。方用野山麗參四錢，吳萸、附子各二錢，炒粳米、半夏、生薑各三錢，大棗二枚，一服吐止痛減，次日診，仍用前方加於术三錢、炙甘草一錢煎服。三日診，脉象和緩，痛減八九。轉用當歸小茴五分拌炒，仍用同煎，紫石英生研各五錢，潞黨、杞子各四錢，鹽水炒破故子、製香附、製蘄艾葉各一錢，服四貼後，間或加天生术，闗沙苑同煎，或加野山土术、人參、北鹿茸末各一錢另燉冲服。調養將一月而痊。半載後因房事痛復發，且少腹脹左尺弦動腎虚風動，用轉方七味，去潞党、石英、故子，加海螵蛸、白蒺藜各四錢，茜根一錢，蝎尾梢一分，二劑漸愈。後仍用歸杞七味，方與配入參、茸、野术、砂仁、熟地出入而調養，以收全功。《評琴書屋醫略》二

牡蠣澤瀉散

牡蠣熬　澤瀉　蜀漆暖水洗去腥　葶藶子熬　商陸根熬　海藻洗，去鹹　瓜蔞根各等分

右七味，異擣下篩爲散，更於臼中治之。白飲和服方寸匕。日三服。小便利，止後服。

小便不利　徐仲光治。一兒痘後小便不利，腰以下腫。乃脾胃氣虚不能制腎水，水溢下焦故也。當利小便。以五苓散間服牡蠣澤瀉散，又六君湯加澤瀉。《痘疹玄珠》二

腫脹　張聿青治。施芷園嗜飲，濕熱素盛。濕釀爲濁，濁阻清道，先起鼻塞，經治而愈。於是濕釀成飲，飲阻肺胃，嗆咳多痰，停飲在胃，中州痞阻，壅極而决，上吐下瀉者屢。然雖經吐瀉，而飲邪之根蒂未除，脾肺胃二臟一腑之氣已是暗損。遂致痰飲化水，滲入肌膚。火必炎上，水必就下，所以先從足腫，漸及脛股，玉莖陰囊，一皆腫脹。今則腹滿脘硬，食入發喘，脉象沉弦，此痰飲而變成水氣之證也。花甲之年，舌光無苔，病實正虚，恐水氣逆射於肺而致喘勢暴盛，擬降肺疏胃，運脾利濕，兼進牡蠣澤瀉散使之入下。甜葶藶七分，大腹皮二錢，五茄皮二錢，生薏仁四錢，澤瀉一錢五分，川朴一錢，連皮苓四錢，雞内金三錢，車前子二錢，炒冬瓜皮五錢，牡蠣澤瀉散三錢。

前人有牡蠣澤瀉散一方，專治水蓄於下，上焦之氣不能下化。故用商陸、葶藶從肺及腎，開其來源之壅，而後牡蠣、海藻之軟堅，蜀漆、澤瀉之開泄方能得力。用瓜蔞根者，恐行水之氣過駛，有傷上焦之陰，仍使之從脾吸陰，還歸於上。其方下注云：小溲大暢即止後服。以商陸行水，有排山倒岳之勢也。又三白散專治囊腫、膚腫、腹脹，如牡蠣澤瀉散仍未得效，然後服神佑丸。此方專下水氣之重者，然恐但利而不瀉，宜以重藥而輕服之，所

謂緩攻是也。此二方皆生平每投輒效者，倘得腫勢大退，清其淵藪，不外五皮、五苓之類，扶正可以祛邪，而祛邪即能保正，所以瀉下之後，不在補藥中求鍼線也。所慮者，既瀉既利，病仍不退，不慮其虚脱也。三白散用白牽牛。其用黑牽牛者，合茴香二味名禹功散，亦屬屢用屢驗，但力量較三白、神佑兩方不如遠甚。管見所及，聊備呈閲。《張聿青醫案》十一

濕腫　又。程左。苦温辛烈，燥胃强脾，口中津液轉滋，蓋濕流氣化，則清津方能上供，惟足腫身痛未松，良以風濕相搏不能遽化，再作日就月將之計。蒼术八分，麻油炒黄，連皮苓三錢，五加皮三錢，生薏仁四錢，豬苓二錢，澤瀉一錢五分，漢防己五錢，川獨活一錢，牡蠣澤瀉散三錢，開水先服。同上十二

芍藥甘草附子湯

芍藥　甘草各三兩◎《玉函》作各一兩　炙　附子一枚，炮，去皮，破八片

右三味，以水五升，煮取一升五合，去滓，分温三服，疑非仲景方。

案缺

芍藥甘草湯

白芍藥　甘草各四兩　炙

右二味，以水三升，煮取一升五合，去滓，分温再服。

熱衂　張璐治。墅關張九弘之媳，頭痛如破，屢服發表之藥轉劇，邀余診之。六脉數疾無倫，寸口大三倍於

尺中。時大煩渴，飲不能多。白睛微黄而視歧。曰：此伏氣之發，誤用表藥，熱邪載火於上而欲衄也。以黄芩湯一劑投之，明晨果衄血如流。與芍藥甘草湯加茅花、童便，不時温服，至晚微顫而止。《傷寒緒論》下

腹痛　吴渭泉治。達氏脉虚遲細，係營氣不和，逆於肉裏，氣血虚寒，故經脉不行而腹痛也。宜用芍藥甘草湯加歸、芎、艾葉以散逆和營，温經調氣，則血活而痛止。蓋稼穡作甘，甘者己也，曲直作酸，酸者甲也，甲己化土，此仲景妙方也。芍藥四錢酒炒，炙甘草一錢，當歸三錢，川芎一錢，艾葉二錢炒，加煨薑三錢，水煎熱服。《臨證醫案筆記》三

赤石脂禹餘糧湯

赤石脂一升碎　太一禹餘糧一斤碎

右二味，以水六升，煮取二升，去滓，分温三服。

泄痢　喻昌治。浦君藝病痢疾。初起有表邪未散而誤用參术固表，使邪氣深入。又誤服黄連凉解、大黄推蕩，治經月餘，胃氣不運，下痢一晝夜百餘行。一夕，嘔出從前黄連藥汁三五碗。嘔至二三次後，胃與腸遂打爲一家，内中幽門、闌門洞開無阻，不但粥飲直出，即人參濃膏纔吞入喉，已汩汩從腸奔下。危急之中，諸昆玉及内戚俱探余曰：此證可無恐乎？余曰：在此用藥，便有可恃。吾豈不知疾勢之危，但無別人可任，姑以静鎮之而殫力以報知己耳。於是以大劑四君子湯煎調赤石脂、禹餘糧二末，連連與服，服後其下痢之勢少衰，但腹中痛不可忍。君藝曰：前此下痢雖多，然尚不痛，服此藥而痛增，未可再服矣。余曰：此正所謂通則不痛，痛則不通之説也。不通則危，痛則安，何藥而不痛耶？仍以前藥再進，俟勢已大減，纔用四君子倍

茯苓，十餘劑全安。《寓意草》

腸風下痢　又。陳彦質患腸風下血近三十年。體肥身健，零星去血旋亦生長，不爲害也。舊冬忽然下血數斗，蓋謀慮憂鬱，過傷肝脾。肝主血，脾統血，血無主統，故出之暴耳。彼時即宜大補急固，延至春月則木旺土衰，脾氣益加下溜矣。肝木之風與腸風交煽，血盡而下塵水，水盡而去腸垢，垢盡而吸取胃中所納之食汩汩下行，總不停留變化，直出如箭，以致肛門脱出三五寸，無氣以收，每以熱湯浴之，睜叫托入。頃之去後，其肛復脱，一晝夜下痢二十餘行，苦不可言。面色浮腫，夭然不澤，唇焦口乾，鼻孔黑煤。種種不治，所共覩矣。僕診其脉，察其症，因爲借箸籌之，得五可治焉。若果陰血脱盡，當目盲無所視，今雙眸尚炯，是所脱者下焦之陰而上焦之陰猶存也，一也。若果陽氣脱盡，當魄汗淋漓，目前無非鬼像，今汗出不過偶有，而見鬼亦止二次，是所脱者脾中之陽，而他臟之陽猶存也，二也。胃中上尚能容穀些少，未顯嘔吐噦逆之症，則相連臟腑未至交絶，三也。夜間雖艱於睡，然交睫時亦多，更不見有發熱之候，四也。脉已虚軟無力，而激之間亦鼓指，是稟受原豐，不易摧朽，五也。但脾臟大傷，兼以失治曠日，其氣去絶不遠耳。經云：陽氣者如天之與日，失其所則折壽而不彰。今陽氣陷入陰中，大股熱氣從肛門泄出，如火之烙，不但失所已也。所以猶存一綫生意者，以他臟中未易動摇，如輔車脣齒相爲倚藉，供其絶乏耳。夫他臟何可恃也，生死大關，全於脾中之陽氣復與不復定之。陽氣微復，則食飲微化，便泄微止，肛門微收。陽氣全復，則食飲全化，便泄全止，肛門全收矣。然陰陽兩竭之餘，偏駁之藥既不可用，所藉者必參术之無陂，復氣之中即寓生血，始克有濟。但人參力未易辦，况纔入胃中即從腸出，不得不廣服以繼之，此則存乎自裁耳。於是以人參湯調赤石脂末，服之稍安，次以人參、白术、赤石脂、禹餘糧爲丸，服之全

愈。其後李萍槎先生之病視此尚輕數倍，乃見石脂、餘糧之藥駭而不用，奈之何哉。同上

久瀉　程文囿治。金䕃陶封翁年逾古稀，恙患泄瀉，公郎邁倫兄善岐黄，屢進温補脾腎諸藥，淹纏日久，瀉總不止。招予診視，謂邁兄曰：尊翁所患，乃瀉久腸胃滑脱之候也。《十劑》云，補可去弱，澀可去脱。瀉久元氣未有不虚，但補僅可益虚，未能固脱。仲景云，理中者理中焦。此利在下焦，赤石脂禹餘糧丸主之。李先知云，下焦有病人難會，須用餘糧赤石脂。况腸胃之空非此不能填，腸垢已去，非此不能復其粘着之性。喻西昌治陳彦質、浦君藝瀉利久而不愈，用此俱奏奇功。遂於原方内加入石脂、餘糧，服之果效。《杏軒醫案》續集

五更泄瀉　謝映廬治。吴樂倫乃室年近四旬，素患小産，每大便必在五更。服盡歸脾、四神、理中之藥，屢孕屢墮。今春復孕，大便仍在五更。諸醫連進四神丸，不僅解未能移，並且沉困更甚。商治於余。診畢，樂兄問曰：拙荊虚不受補，將如之何？余曰：此乃八脉失調，尾閭不禁，病在奇經。諸醫叢事臟腑腸胃，藥與病全無相涉。嘗讀《内經》骨空論曰，督脉者，起於少腹以下骨中央，女子入繫庭孔。又曰，其脉循陰器，合篡間，繞篡後，别繞臀。由是觀之，督脉原司前後二陰。尊閫督脉失權，不司約束，故前墮胎而後晨瀉也。又衝爲血海，任主胞胎，治之之法惟有班龍頂上珠，能補玉堂闕下穴。但久病腸滑，恐難以盡其神化，當兼遵下焦有病人難會，須用餘糧赤石脂。如斯處治，絲毫無爽。五更之泄，今已移矣，十月之胎，今已保矣。《内經》一書，可不讀乎。

謝甘澍按：四神丸原爲五更火衰泄瀉而設，今施於下虚關滑，宜乎不中肯綮。矧五更爲諸陽之會，八脉之聚，非專固奇經，烏乎有濟。而餘糧、石脂二物，人皆泥爲重墜傷胎，今反不然者，《内經》所謂有故無殞，亦無殞也。《得心集》五

附子湯

附子二枚，炮，去皮，破八片　茯苓三兩　人參二兩　白术四兩　芍藥三兩

右五味，以水八升，煮取三升，去滓，温服一升。日三服。

温病伏熱　丹溪治。鄭義士家一少年秋初病熱，口渴而妄語，兩顴火赤，醫作大熱治。翁診之，脉弱而遲。告曰：此作勞後病温，惟當服補劑自已。今六脉皆搏手，必凉藥所致。竟以附子湯啜之，應手而瘥。《丹溪翁傳》

寒極似熱　周貞治。瞿運使得熱病，雖祁寒亦以水晶浸水，輪取握手中。醫以爲大熱，貞曰：此寒極似熱，非熱也。飲以附子湯愈。《周貞傳》

瘧後調理　韓雪翁記。山妻年三十餘，十八胎九殰八夭。會先君松藩難作，賤兄弟皆西奔，妻驚憂過甚，遂昏昏不醒人事，口唇舌皆瘡，或至封喉，下部虛脱，白帶如注。如此四十餘日，或時少醒，至欲自縊，自悲不能堪。醫或投凉劑解其上，則下部疾愈甚，或投熱劑及以湯藥薰蒸其下，則熱暈欲絶。四弟◎飛霞還，脉之，始知爲亡陽證也。大哭曰：宗嗣未立，幾誤殺吾嫂。即以鹽煮大附子九錢爲君，制以薄苛、防風，佐以薑、桂、芎、歸之屬，水煎，入井冰，冷與之。未盡劑，鼾鼻熟睡通宵，覺即能識人。時止一嗣子二女，相抱痛哭，疏戚皆悲。執友趙憲長驚曰：君何術也？弟曰：方書有之，假對假，真對真爾。上乃假熱，故以假冷之藥從之。下乃真冷，故以真熱之藥反之。斯上下和而病解矣。繼後主以女金丹，錯綜以二三方，不但去其病，且調治元氣，庚午生一子，今應襲也，壬申生一子。去年又患瘧疾十三日，亦主以養元氣，調生氣，待飲食大進，然後卻以毒藥吐下塊物甚多。

授以附子湯三錢而愈。《韓氏醫通》上

小便秘脹　鍾大延治。徐大理病小便秘，腫脹，面赤發喘。衆醫皆從熱證治，愈甚。大延診之曰：是無火也。急煮附子湯，一服而愈。《續名醫類案》二十

陽虛脱證　鄭重光治。許滄澄兄年二十外，久病真州，招余往治。詢病源於前醫，謂秋間患夾陰傷寒，治未痊可，而即停藥，至冬則甚。其時十月上旬，診其脉虛細無神而舉止無倫。神思疲倦，默默不欲見人，一派陽氣虛弱之證。用歸脾湯加肉桂、益智仁去木香，告曰：須冬至一陽生，病退方妙。至其時果半愈。後因莊房回禄，悶步於庭，三日不寐，遂病劇矣。次年三月，復招往看。及就診，兩手掩面不敢見人。窗牖障黑，晝日燃燭。兩手枯白，筋露青紫。兩足筋惕，身肉瞤動。足踏火，手抱火，猶然畏寒。三五日必夢遺一次，雖無夢亦遺。尿管連肛，精道澀痛。口渴欲飲，飲必火上沸湯，惟吞一口，旋吐冷涎。日食十餘餐，儼如消證。聞人履聲，便驚汗出。惜費不肯市參，以致危篤至此。又米令兄見其沉重，託余急救。一日三診而脉三變，初則虛大無倫，服參、术、薑、附藥一劑，脉略斂，近夜即細澀無神。蓋脉資始於腎，脉之頻變，腎虛失其常度。渴者，腎虛引水自救也，多餐者胃陽發露，皆亡陽脱證，非尋常藥之能治。立千言醫案，定議用仲景附子湯治少陰病者。人參三錢，附子三錢，白术、茯苓各錢半，芍藥、炮薑各一錢，不須加減，以俟陽回。如此堅服一月，而畏人畏亮筋惕厥冷陽脱諸證皆愈。四月來揚就醫，則脉證與前大不侔矣。脉虛大而尺數，兩足陰囊皆腫，肛右尿莖內痛，微咳多餐，夜反不寐，夢遺雖疏，而未全止，多怒詈罵。此陽甫回而陰旋虛。用金匱腎氣丸日服三錢以消其下部之水，用歸脾湯去

木香加兔絲子、龍骨、五味子以固精。用一旬，則脉數大，咳嗽胸痛，又用六味地黄湯去澤瀉加當歸、人參、麥冬、五味子、兔絲子，相參間服。如此調治五十日，方能步履，回真州，肌肉充於平昔。病有變遷，醫不可執，豈以初治辛熱得效，遂爲始終不易者乎！《素圃醫案》三

真陽外越　又。張僉憲尊閫素有飲證，頻發嘔吐。醫者用生半夏、生附子，以生薑汁入藥調服。如斯一月有餘，計食生薑二十斤，意圖除飲之根，不無用藥過激，遂致耗氣亡陽，七日夜不能合眼而寐。招余往診，脉浮細如羹上之浮脂，指點便散。自知周身之氣行於皮内，淅淅有聲。行至巔頂雙目前，如眼鏡兩圓光蕩漾，即遍身汗出，昏眩不知身在何處。余曰：此真陽外越，不急救之，瞬息便脱。用仲景之附子湯。人參、白术、茯苓、附子、赤芍各二錢。服後得合目昏睡片刻，醒時兩圓光即收。本日又進一劑，夜則熟寐達旦。如此六七日，人事方清爽。痰食是其本病，嗣後以前藥去芍藥加半夏、甘草，畏生薑不用。醫治兩月，方能出户而立。緣生薑辛能散氣，多食幾至亡陽，此過劑用奇之患也。即以前藥爲丸，十年不發矣。同上四

少陰寒證　王廷俊治。子德六，咸豐十一年辛酉正月，背發冷，面發熱，似是外感。脉得沈細而緊，驚其不類。細問寒熱何狀。曰：項不强，頭不痛，上半晝不覺有病，至午背即拘急發冷，漸冷得不可受，面上如火烘即熱，漸至滿腹不可受。予曰：寒當通身寒，熱當通身熱，何分前後？兒曰：確然中分，不似尋常外感，亦不似瘧疾大寒大熱。予恐初診不準，再診之，仍如前無異候。知係少陰病心主陽衰，太陽寒盛之證。惟《傷寒論》少陰病得之一二日，口中和，其背惡寒者，當灸之，附子湯主之。又少陰病，身體痛，手足寒，骨節痛，脉沈者，附子湯主之。今骨節雖不痛而背寒，又增面熱，且截然兩分，大有陰陽不相維繫之象，可危之至。不能别用他法，仍以

附子湯爲主。方寫就，復詢其何因致病。乃言去年冬令夜間讀書，三更時足下冷極乃睡，睡中夢遺。始猶兩三夜一次，久之夜夜如是，自服二加龍骨牡蠣湯，亦未得效，今正忽轉出此病已三日矣。予曰：夢遺陽虛，陰必走也，二加龍牡交接陰陽固神。然細按方義，是從陰一面媾陽下降，陽大虚者不能入彀，令速煎附子湯飲之。服藥後即睡。五更時腹大痛汩汩作響，大瀉一次。予喜曰：《傷寒論》少陰病，脉緊至七八日自下利，脉暴微，手足反溫，脉緊反去者，爲欲解，雖煩，下利必自愈。良由少陰得陽明之氣，陽氣暴回則煩，堅冰得暖則下，戊癸化生，故必可自愈，可接服之，以俟病解。是日晝服一劑，夜又令服一劑。天明問之，極言難受。問其狀，曰：服後睡下不久即驚醒，胃氣上湧欲嘔，起坐忍之，乃竟欲下不下，徹夜作哽。予語之曰：滿腹寒氣變而爲水，在下者從泄解，在上者欲從嘔解。假使一齊嘔去，陰霾散盡，其愈更快。今不從上越而抑之使下，胃陽又弱，不能運行自如，自然難受矣。如法煎服，朝朝問之，云氣日往下行，惟口舌麻木，手足倔强，恐欲轉出别恙。診之，沈者漸起，細者漸大，緊則無矣。告以藥極對證，聽其麻木倔强，不久即去也。又服兩劑，告曰：夜來腹又遽痛，痛極而瀉，暢快之至。令其自審午後寒熱何似，是日云寒熱減及其九，衹些微矣。見其面部黄中隱有黑氣，知濁陰尚盛，改用四逆湯一日一劑。生附子用至六枚，每枚一兩四五錢，約之已八兩外矣。從此留心，時時以小建中、大建中、理中諸法互相出入，常與煎服，黑氣漸退。今已二十九歲，稍食冷物油膩即滑瀉數次，足驗陽尚不足也。生附子湯。生附子二錢、茯苓三錢、人參二錢、白术四錢、芍藥三錢。《壽芝醫案》

附子瀉心湯

大黄二兩　黄連一兩　黄芩一兩　附子一枚，炮，去皮，破，别煮取汁右四味，切三味，以麻沸湯二升漬之，須臾絞去滓，内附子汁，分温再服。

春温壞證　喻昌治。金鑑春月病温，誤治二旬，釀成極重死證。壯熱不退，譫語無倫，皮膚枯澀，胸膛板結，舌卷唇焦，身踡足冷，二便略通，半渴不渴，面上一團黑滯。從前諸醫所用之藥，大率不過汗下和温之法，絕無一效。求救於余。余曰：此症與兩感傷寒無異，但兩感症日傳二經，三日傳經已盡即死。不死者，又三日再傳一週，定死矣。此春温證不傳經，故雖邪氣留連不退，亦必多延幾日，待元氣竭絶乃死。觀其陰證陽證兩下混在一區，治陽則礙陰，治陰則礙陽，兩感證之病情符合，仲景原謂死證，不立治法。然曰發表攻裏，本自不同。又謂活法在人，神而明之，未嘗教人執定勿藥也。吾有一法，即以仲景表裏二方爲治，雖未經試驗，吾天機勃勃自動，若有生變化行鬼神之意，必可效也。於是以麻黄附子細辛湯兩解其在表陰陽之邪，果然皮間透汗而熱全清。再以附子瀉心湯兩解其在裏陰陽之邪，果然胸前柔活，人事明了，諸證俱退。次日即思粥，以後竟不需藥。衹此二劑而起一生於九死，快哉。《寓意草》

嘔吐　葉桂治。吳某。寒熱、邪氣擾中，胃陽大傷，酸濁上湧吐出，脘痛如刺，無非陽衰陰濁上僭，致胃氣不得下行。高年下元衰憊，必得釜底暖蒸，中宫得以流通。擬用仲景附子瀉心湯。通陽之中，原可泄熱開導，煎藥按法用之。人參一錢半，熟附子一錢半，淡乾薑一錢，三味另煎汁。川連六分，炒半夏一錢半，枳實一錢，茯苓三錢，後四味用水一盞，滚水一杯煎三十沸。和入前三味藥汁服。《臨證指南醫案》四

陽結　又。江某。脉弦遲，湯水不下膈，嘔吐涎沫。此陽結，飲邪阻氣，議以辛熱通陽，反佐苦寒利膈。用瀉心法。人參、附子、乾薑。先煎一杯，入薑汁四分。川連、黄芩、半夏、枳實。滚水煎，和入前藥服。同上

太陽壞證　謝映廬治。龔初福初起畏寒發熱，腹痛而嘔，醫以柴胡、當歸之屬治之，更加大熱。繼以藿香、砂仁溫中之藥，愈加沉重，以致人事昏憒，言語聲微，通身如火。然發熱猶衣被不離，四肢時冷，有如瘧狀。時忽痛泄，晝夜不寐。欲服歸脾、理中藥未決，與余商。余診之，曰：此證全爲藥誤。病之初起，原是太陽腑證，若以五苓散投之，得非對症之藥乎，奈何以柴胡引入少陽，當歸引入厥陰？病劇，又誤以藿、砂香燥之藥，而劫其膽之津液以助其火，又安得寐？而乃以久病體虛，欲服歸脾、理中之劑，豈相宜耶？夫寒邪鬱而成熱，顛倒錯誤，已成壞證，理宜急通經絡而兼以直降其鬱火，庶幾寒去而熱除，熱除而人事清，人事清而寤寐安矣。以仲景附子瀉心湯，附子以通經，芩、連以降火，正合其宜。乃渠猶畏芩、連之涼，竟不肯服。力爭之。一劑，大便下泄，小便紅赤。再劑，諸證悉除，惟不寐，加入溫膽湯，四劑而痊。《得心集》一

八畫

抵當丸

水蛭二十箇熬 蝱蟲二十箇去翅足熬◎《玉函》、成本均作二十五箇 桃仁二十五箇去皮尖◎《玉函》作三十箇，成本作二十箇 大黃三兩

右四味，擣分四丸，以水一升，煮一丸，取七合服之，晬時當下血。若不下者，更服。

血積 許叔微治。陳侍郎涇仲，庚戌秋過儀真求診。初不覺有疾。及診視，則肝脉沉弦附骨，取則牢。予曰：病在左脇。有血積，必發痛。陳曰：誠如是。前此守九江被召，冒暑涉長江，暨抵行朝，血痢已數日矣。急欲登對，醫者以剛劑燥之。雖得止，數日臍下一塊大如杯，不旬日如碗大，發則不可忍。故急請官祠以歸，爲之奈何？予曰：積痢不可强止，故血結於臍脇下。非抵當丸不可。渠疑而不肯服。次年，竟以此終。《本事方釋義》四

跌撲傷 虞摶治。金氏子年四十餘，因騎馬跌撲，次年左脇脹痛。醫與小柴胡湯加草龍膽、青皮等藥，不效，來求治。診其脉，左手寸尺皆弦數而澀，關脉芤而急數，右三部惟數而虚。予曰：明是死血證，用抵當丸一劑下黑血二升許，後以四物湯加減調理而安。《醫學正傳》四

傷寒蓄血 陸養愚治。淩東陽患傷寒，已經汗下，身體外不熱，而以手捫之熱極。飲食不進，胃中飢餓不能忍，及强食稀粥，胃脘即脹疼不能當，須人用力揉之，待一二時始下。大腹甫下，即又飢不能支持。大便五六日不行而少腹不鞕滿。數日間，醫者以汗下身涼，大約用開胃養血順氣之藥，出入加減，而病覺日甚一日。病人自

分不起，延予商治。予診之，兩寸關浮數，兩尺沈數有力，曰：此蓄血證也。因下之太早，濁垢雖去，邪熱尚留，内無濁垢之結燥，至血結成瘀。胃中飢甚者火也，食即脹者，邪熱不殺穀也，揉下仍飢者，胃中空涸邪熱尚在也。法宜清上焦之熱，去下焦之瘀，而後徐議補。在座醫者曰：許學士謂血在上則喜忘，血在下則發狂。今有瘀血，何以無此證也？予曰：成無己固深於傷寒者也，謂不大便六七日之際，無喜忘如狂之證，又無少腹鞕滿之候，何以知其有蓄血，蓋以脉浮故也。浮則熱客於氣，數則熱客於血，下後浮數俱去則病已。如數去而浮仍在，則邪獨留於衛，善飢而不殺穀，潮熱及渴也。浮去而數仍在，則邪獨留於榮，血熱下行，血得泄必便膿血。若大便六七日不行，血不得泄，必蓄在下焦而爲瘀，須以抵當湯下之。此前賢之成案也。衆醫語塞。乃用淡鹽湯急送抵當丸三錢，取鹹走血之意，以去榮中之結熱。隨濃煎人參湯調涼膈散五錢，徐徐送下，以去衛中之浮熱。用人參湯者，病久數下，恐元氣不能支也。如此兩日，結血去，浮熱解，飲食漸進，後以清氣養榮湯調理，旬日而愈。《陸氏三世醫驗》二

瘀積　高秉鈞治。尤右。少腹腫脹如敦阜，其色鮮紅，已經三月不能行動，而飲食如故，脉色不衰。問之乃得於産後，此瘀也。痺於皮裏膜外，幸無勞傷六淫之感，故積久如斯，否則結成癰膿而爲腸癰極重之證。當以仲景法調之，非久服不效。抵當丸每日三十粒，益母草湯送服。《謙益齋外科醫案》下

抵當湯

水蛭熬　蝱蟲去翅足熬各三十箇　桃仁二十箇去皮尖　大黄三兩酒洗◎《玉函》、成本作酒浸

右四味，以水五升，煮取三升，去滓，温服一升，不下，更服。

蓄血輕證　韓祇和治。熙寧五年壬子，長安縣君李氏年六十餘，自來瘦弱，患傷寒病至第九日，變成畜血。來召，及到診之，兩手脉沈遲細力微，膚冷，小腹滿，昏迷不省人事。再三詢其所由來，其主病者云：自得病後服發汗藥至第六日，喜妄發狂，至第八日，身體冷，臍下滿，昏迷失次。既得此言，知爲畜血證也。又問：病人曾遺小便否？曰：病後小便常不利。愚甚疑之。因用紙鍼内其兩鼻中，遂嚏數聲，及令驗之，小便已自利。余謂向來小便不利者，因其年老氣弱，不能降下也。若端坐候小便自利，不以法驗之，豈不後時耶。但血雖積聚日多，若投仲景抵當湯丸，慮藥勢太過，血下之後尚有藥之餘力，因而損壞臟腑，變成血痢，大爲後患。愚因別立地黄湯主之，連投之，其血大下，次日乃愈。《傷寒微旨論》◎地黄湯生地黄生藕蝱蟲桃仁藍葉水蛭乾漆大黄。

蓄血重證　又。元豐四年辛酉，親戚孫氏妊娠第八月，患傷寒，至第五六日熱極，第七日墮胎，不及半日，惡露遂絶。至中夜臍下滿，喜妄譫語。至次日，兩手脉沈細數，膚冷，小便自利，此畜血證具也。但病人年少，血氣充盛，又因産畜血，深慮仲景抵當湯力薄，別處生漆湯令服三次，共服藥一升半，其血乃下，病遂愈。今之醫者治畜血病依仲景方投抵當湯丸，若病熱輕及病人年老氣弱其血大下之後，病雖得愈，往往下血不止。何況太平之人，五臟柔脆，若不任蝱蟲水蛭之藥，非仲景藥之過也，乃醫者不審其時代，又不量病人之强弱也。若參酌其病能倣效抵當湯丸方，別立藥治之，即免病人後患矣。今人纔見畜血將謂不可調治，即將抵當湯丸倍增而投之，或連綿而投之，畜血雖出，而蝱蟲水蛭勢力未盡，遂損壞腸胃，日夕疞痛，下血不止，至於不救者十中八九矣。醫者既見病人下血，云是臟毒，尚不知自己投藥太過之罪也。又《盛衰論》篇云，診有十度，形度、脉度、臟度、肉度、筋度、俞度、陰、陽、氣、血，人病自具。注云，診備盡陰陽虛盛之理，則人病自知之。又《五常政大論篇》云，大毒治病十去其六，常毒治病十去其七，小毒治病十去其八，無毒治病十去其九，無使過之，傷其正也。若醫者參酌藥力，量病投之，乃爲良工矣。同上◎生漆湯生地黃大黃犀角桃仁。

太陽瘀血證　許叔微治。仇景莫子儀病傷寒七八日，脉微而沉，身黃發狂，小腹脹滿，臍下如冰，小便反利。醫見發狂，以爲熱毒蓄伏心經，以鐵粉、牛黃等藥欲止其狂躁。予診之曰：非其治也，此瘀血證爾。仲景云：陽病身黃，脉沈結，小腹硬，小便不利爲無血，小便自利，其人如狂者，血證也。可用抵當湯。再投而下血幾數升，狂止，得汗而解。經云血在下則狂，在上則忘。太陽，膀胱經也，隨經而蓄於膀胱，故臍下脹，自闌門會滲入大腸，若大便黑者，此其驗也。《傷寒九十論》

蓄血證　薛己治。太守朱陽山弟，下部蓄血發狂，用抵當湯而愈。《内科摘要》下

蓄血證　張意田治。角江焦姓人，七月間患壯熱舌赤，少腹滿悶，小便自利，目赤發狂已三十餘日。初服解散，繼則攻下，俱得微汗而病終不解。診之，脉至沈微，重按疾急。夫表症仍在，脉反沈微者，邪陷入於陰也。重按急疾者，陰不勝其陽則脉流轉疾，並乃狂矣。此隨經瘀血結於少陰也，宜服抵當湯。乃自爲製䖟蟲、水蛭，加桃仁、大黃煎服，服後下血無算，隨用熟地一味搗爛煎汁，時時飲之以救陰液，候其通暢，用人參、附子、炙草，漸漸服之以固真元。共服熟地二斤餘，人參半斤，附子四兩，漸得平復。《續名醫類案》四

炙甘草湯

甘草四兩炙　生薑三兩切　人參二兩　生地黃一斤　桂枝三兩去皮　阿膠二兩　麥門冬半升去心　麻仁半升　大棗三十枚擘◎成本作十二枚

右九味，以清酒七升，水八升，先煮八味，取三升，去滓，内膠烊消盡，温服一升。日三服。一名復脉湯。

失脉證　孫思邈曰。復脉湯主虛勞不足，汗出而悶，脉結心悸，行動如常，不出百日危急者，二十一日死。方生地黃一斤細切，生薑三兩切，麥門冬去心、麻子仁各三兩，阿膠三兩炙，大棗三十枚擘，人參、桂心各二兩，甘草四兩炙。右九味，㕮咀。以水一斗，煮取六升，去滓。分陸服，日三夜三。若脉未復，隔日又服一劑。力弱者三日一劑。乃至五劑十劑，以脉復爲度。宜取汗。越公楊素，因患失脉七日，服五劑而復。仲景名炙甘草湯一方，以酒七升、水八升煮取三升，見《傷寒》中。《千金翼方》十五

傷寒結脉　羅謙甫治。至元庚辰六月中，許伯威五旬有四，中氣本弱，病傷寒八九日。醫者見其熱甚，以凉劑下之，又食梨三四枚傷脾胃，四肢冷，時昏憒，請予治之。診其脉動而中止，有時自還，乃結脉也。亦心動悸，吃噫不絕，色青黃，精神減少，目不欲开倦卧，惡人語。予以炙甘草湯治之。成無己云補可去弱，人參、大棗甘，補不足之氣。桂枝、生薑辛，益正氣。五臟痿弱，榮衛涸流，濕以潤之，麻仁、阿膠、麥門冬、地黃之甘，潤經益血，復脉通心。加桂枝、人參急扶正氣，減生地黃恐損傷氣，剉一兩服之，不效。予再思脉病對，莫非藥陳腐而不效乎？再於市鋪選嘗氣味厚者再煎服之，其病減半，再服而愈。凡藥，昆蟲草木生之有地，根葉花實採之有時。失其地性味少異，失其時氣味不全。又況新陳不同，精粗不等，倘不擇用，用之不效，醫之過也。《内經》云：司歲備物，氣味之專精也。修合之際，宜加意焉。《衛生寶鑑》二十一

炙甘草湯證　張璐治。顧九玉女小產後感冒客邪。或用散表之藥，熱不止，大便數日不行，六脉結代，氣口尤甚，舌心灰黑而無積胎，心中動悸不寧。正合仲景炙甘草湯證例。遂作本湯，服之，二劑而更衣，熱除脉

復矣。《傷寒緒論》下

類中偏痿　葉桂治。沈，四十九歲。脉細而數，細爲臟陰之虧，數爲營液之耗。上年夏秋病傷，更因冬暖失藏，入春地氣升，肝木風動，遂令右肢偏痿，舌本絡强言蹇。都因根蒂有虧之證，庸俗泄氣降痰，發散攻風，再劫真陰，漸漸神憒如寐，倘加昏厥，將何療治。議用仲景復脉法，復脉湯去薑、桂。《臨證指南醫案》一

陰虚温證　又。龔某。陰虚挾温邪，寒熱不止。雖不宜發散消食，徒補亦屬無益。擬進復脉湯法。炙甘草、阿膠、生白芍、麥冬、炒生地、炒丹皮、青甘蔗汁煎。同上五

津液重傷　又。某。陽津陰液重傷，餘熱淹留不解。臨晚潮熱，舌色若赭，頻飲救亢陽焚燎，究未能解渴。形脉俱虚，難投白虎。議以仲景復脉一法，爲邪少虚多，使少陰、厥陰二臟之陰少甦，冀得胃關復振。因左關尺空數不藏，非久延所宜耳。人參、生地、阿膠、麥冬、炙草、桂枝、生薑、大棗。同上

熱渴　又。某氏。心中煩熱，正值經來而熱渴不已。若清肺氣大謬。用復脉法。炙甘草、生地、阿膠、麥冬、棗仁、蔗漿。同上

熱劫陰液　又。張某。脉虚數，舌紅口渴，上齶乾涸，腹熱不飢。此津液被劫，陰不上承，心下温温液液。用炙甘草湯。炙甘草、阿膠、生地、麥冬、人參、麻仁。同上

乾血勞　又。朱，吳江，十六歲。天癸從未至，肉瘦色悴，嗆嗽，着枕更甚。暮夜内外皆熱，天明汗出熱減，痰中或稠或稀，咽中總不爽利，此先天所稟最薄，既長真陰不旺，陰虚生内熱，怡悦勿攻鍼黹，必要經來，可得熱

除，即世俗所謂乾血勞怯。復脉湯去麻仁。《徐批葉天士晚年方案真本》下

蓐勞　又。仰，三十歲。產後自乳三年，肉消夜熱，咳嗽蓐勞，皆產傷真陰。陰虛生熱，絡中無血，氣入絡變化有形，爲氣聚之瘕。醫攻瘕則謬，理嗽亦非，以下損之傷，在肝腎奇經之虛，肺藥寒涼，望其止嗽，嗽必不效，胃傷經阻則凶。炙甘草湯。同上

痢疾壞證　孫御千云。丁亥六月，姪患痢極重，治療月餘已愈。然不能戒口戒氣，復發。延至閏七月二十日外日没時，人事昏沉，更定後方甦。余診脉細弱無神，右關爲最，腹如仰瓦，臍右動氣大如雞卵，震躍不息，中虛已極，生氣索然。投以建中法。次日，病勢不減，延姜體乾診之。案云：久痢亡陰，以致肉削形奪，神迷如厥，申酉屬陽明時分，腸胃津液久虧，故現證若是。姑以養陰清燥之法治之。真阿膠、大沙參、生白芍、炙甘草、冬桑葉、天門冬、生白扁豆。一劑後，下午神思不昏，再請戚向書、姜體乾同診之。向書案云：痢下腸垢五十餘日，猶腹痛抽掣，憔悴尪羸殆甚，幾幾欲脱矣。雖胃口有滯，勢難消導，急救其陰以戀其陽，彷彿復脉湯之意。天冬、麥冬、生地、阿膠、麻仁、炙草、白芍、南沙參。藥無過煎，三五十沸即服，取義乎濁藥輕投也。

八月初六日，臍旁動氣已平，腹亦漸厚，痢減，腹不掣痛，惟所下粘中有白點不已，衆皆望其向愈矣。予與姜、戚再診之，案云：診左脉弱，右較有神，連進復脉湯，中宫柔和而神亂煩躁俱止，有津回液轉之機，此時不問其虛，安問其餘。大生地、麥冬、生扁豆、炙草、大沙參、清阿膠、白芍、大白藕片五錢、井水煎五十沸服。

自此之後，又服消積去滯丸藥緩攻一法，餘證俱減而痢終不止。家貧不能服參，胃中邪火燔灼，日啖羊肉厚

味勩許方快。凡除中能食，大約不過數日，此竟有月餘不輟。但利不止身亦不能轉側，面浮足腫，脉息俱絶，又延二三日方死，亦事之罕見者。是役也，雖未收功，醫法另出一種，亦堪傳也。《孫御千先生方案》

産後瘈瘲　吴鞠通治。某氏，三十歲。産後感受風温，自汗身熱，七八日不解。現在脉沈數，邪陷下焦，瘈瘲。俗云産後驚風。與復脉法，但須先輕後重。細生地四錢、麥冬不去心四錢、火麻仁二錢、生白芍二錢、丹皮三錢、炙甘草一錢、生鼈甲打碎五錢、阿膠二錢，煮三杯。分三次服。續診。産後陰虚，又感風温身熱。與復脉法，身熱已退，但脉仍數虚未能復，仍宗前法而進之。丹參三錢、大生地五錢、生牡蠣五錢、炒白芍三錢、生鼈甲五錢、麻仁三錢、麥冬不去心三錢、炙甘草二錢、丹皮三錢、阿膠三錢，濃煎三茶杯。分三次服。《吴鞠通先生醫案》四

産後伏暑瘈瘲　又。七月廿七日。普氏，二十七歲。産前暑傷肺衛，身大熱三日而生，産後十五日熱不解，並前三日已十八日矣。逆傳心包，神呆瘈瘲，全入心營。大便結，六脉芤虚，證已深危。勉與邪少虚多之復脉湯法，兼以清上。細生地五錢、元參四錢、茶菊花三錢、焦白芍三錢、麥冬不去心四錢、冬桑葉三錢、火麻仁四錢、丹皮三錢、炙甘草三錢、生鼈甲五錢、阿膠三錢。煮三杯，分三次服。外服牛黄清心丸一丸。覆診。八月初九日。産後伏暑瘈瘲，與復脉法已愈。惟大便結，脉虚，不可以下。祇有導法可行。湯藥潤津液爲要。元參一兩、大生地五錢、阿膠五錢、麥冬不去心五錢、生白芍三錢、麻仁五錢，煮三杯。分三次服。此方服三帖，大便通◎三診仍復脉湯加味略。同上

痙厥　又。愚兒三歲。六月初九日辰時，倚門落空，少時發熱。隨熱隨痙，昏不知人，手足如冰無脉。至戌時而痙止，身熱神昏無汗。次日早，余方與復脉湯去參、桂、薑、棗，每日一帖服三四杯，不飲不食至十四日巳時，

得戰汗而愈。若當痙厥神昏之際，妄動亂治，豈有生理乎。蓋痙厥則陰陽逆亂，少不合拍則不可救，病家情急，因亂投藥餌，胡鍼亂灸而死者不可勝紀。病家中無主宰，醫者又無主宰，兒命其何堪哉。如包絡熱重，唇舌燥，目白睛有赤縷者，牛黄清心丸。本論牛黄安宫丸、紫雪丹輩，亦可酌而用之。《温病條辨》六

肝風　程文囿治。饒君翁盛紀年將二旬，暮春之初，始覺頭筋抽痛，旋見口眼歪斜，肢凉脉細。以爲風寒外感，投藥温散，其病益劇，肢掣頭昏，心悸汗漿。君翁命舁至舍，囑爲診治。按諸風眩掉，皆屬於肝，春深時强木長，水不涵木，陽化内風，乘虚繞絡。凡治風須分内外，外入之風則可散，内出之風散之益助其升騰鼓動之勢。現在左肢瘈瘲，防變痙厥神迷。議以滋水涵木，和陽熄風。方用炙甘草、黨參、熟地、麥冬、阿膠、芝麻、茯神、棗仁、五味子、牡蠣、小麥、南棗。初服四劑，勢已减輕。更加白芍、當歸、萎蕤，服至廿劑病瘥。虚猶未復，令製丸藥，閱數月，始得元復如初。《杏軒醫案》續集

濕温陰虚證　王孟英治。湯西塍年踰花甲，感證初起，周身膚赤，滿舌苔黄，頭痛腰疼，便溏溲痛。伊親家何新之診爲險候，囑延孟英診之。脉見弦細而軟，乃陰虚勞倦濕温毒重之證。清解之中，須寓存陰。以犀角、羚、芩、茹、銀、翹、桑、葦、通草、蘭葉爲方，煎以冬瓜湯服之。偏身赤疹而左眼胞忽腫，右臂痠疼不舉，耳聾，神不清爽。亟以元參、丹皮、菊花、梔子、桑枝、絲瓜絡、石斛、竹葉，煎調神犀丹爲劑。偶邀瘍科視外患，亦知病因濕熱，連進木通等藥，脉更細弱，神益昏憊。飲食不進，溲澀愈疼。新之以爲難挽矣，孟英曰：急救陰液，尚可轉機。授復脉湯，去薑、桂、麻仁，易西洋參，加知母、花粉、竹葉、蔗漿灌之，一劑神甦，脉起再服苔退知飢，三啜身凉溺暢，六帖後膚蜕安眠，目開舌潤。或疑甘柔滑膩之藥，何以能清濕熱？孟英曰：陰虚内熱之人，蘊濕易於

化火。火能爍液，濡布無權。頻溉甘凉，津回氣達。徒知利濕，陰氣先亡。須脉證詳參，法難執一也。又服數劑後，忽然肢腫，偏發風塊，瘙癢異常。或又疑證之有變也，孟英曰：此陰液充而餘邪自尋出路耳，與輕清藥數帖果痊。《仁術志》七

内傷似瘧　謝映廬治。吳俊明年二十，咳嗽多痰，微有寒熱。纏綿數月，形體日羸，舉動氣促，似瘧非瘧，似損非損。温凉補散雜投，漸至潮熱，時忽畏寒，嗽痰食少，卧難熟睡。醫者病家咸言勞瘵已成，委爲不治，聞余精究脉理，姑就一診以決死期。因見形神衰奪，知爲内損，脉得緩中一止，直以結代之脉而取法焉。此陽衰陰凝之象，營衛虚弱之徵，衛陽虚則發熱，營陰凝則畏寒。蓋肺衛心營之機阻滯，氣血不得週流，故見爲結代時止之脉。諦思結代之脉，仲景原有復脉湯法。方中地黄、阿膠、麥冬，正滋腎之陰以保金，乃熱之猶可也。人參、桂枝、棗仁、生薑、清酒，正益心之陽以復脉，乃寒亦通行也。用以治之，數月沉疴，一月而愈。按結代之脉，須知必緩中一止，方爲可治。若急中一止，便爲參五不調，乍疏乍數，安可治乎？故古人有譬之徐行而怠，偶羈一步之語，旨哉斯言，堪爲結代之脉傳神矣！世人惟知仲景爲治傷寒之祖，抑知更爲治虚勞之祖乎。《得心集》二

虚損　徐延祚治。孫宅婦患虚損，診至二十餘處，服藥三百餘劑，病日益甚。余診之，六脉洪大而虚，溢出魚際，大肉枯極，髮落皮皺，氣促咳痰，骨蒸汗熱。晌午則兩顴遊紅，杯粥亦不能下，加以抽掣便溏，卧牀側席彌一月矣。病者告余曰：病至此已自分必死。但是從前錯誤，追悔已遲，爲今之計，尚可回生於萬一否？余曰：爾既自知，無庸贅説。但能息心静慮，勿令藥劑亂投，或者轉禍爲福，亦未可知。乃以炙草湯限服十劑，清寧膏晚服五匙。服至六日，諸證仍然，反益煩悶。其姑欲令中止。病者誓以一日不死，一日守服。及診其脉，溢出魚

際者退於寸内矣。因囑再服。服至九帖，忽身上颺颺，是夜竟得稍寐。來晨諸證略輕，病者自信益堅，耑心續服。至十有六劑，證平大半。續以養榮、歸脾參酌爲丸，每晚服之，右歸、六味時或早服。調理兩月，沉疴盡起。迄今八載，連生子女。有謂怯弱之證九死一生者，余於此重有慨焉。《醫粹精言》三

肺痿　余聽鴻治。常熟西街徐姓，金陵人，年五十餘。因子動怒兼鬱，咳嗽吐痰，延戴姓醫治之。進以木香、厚朴、豆豉、牛蒡等，咳更甚。面紅，痰沫頻吐，起坐不安。前醫見其面紅煩躁，進以鮮生地、鮮石斛、翹、梔、芩、連等，更甚。吾友仲鳴徐君偕往診之。脉虚大無力，煩躁面赤，舌白底絳。頻頻吐痰滿地，白膩如米飲，雖臭不甚。余曰：燥傷肺金，再以苦寒，中陽阻遏不通，肺無肅化之權，清陽不能上升，下之津液不能上承於肺，肺之水蓄不能下行，愈吐愈乾，肺將痿矣。即用千金炙甘草湯原方。取薑、桂之辛，速開中宮阻隔之陽引酸鹹柔潤之藥下行，化津液救上之燥。取參、草、棗培土壯氣，使土氣可以生金。麥冬、麻仁潤肺而柔陽明燥金，加苡米洩上蓄之水下洩◎《診餘集》作行。清肅下降，津液上承。後人畏用薑、桂，何也？不知大雨雪之前，天必先温。一派柔膩陰藥，賴辛甘之味可以通陽，藉其蒸化之權，下焦津液上騰，肺之清氣自可下降，雲蒸雨施，故無疑耳。照方服兩帖，痰沫已盡，咳嗽亦止。後服甘凉清潤。生黄芪、北沙參、百合、玉竹、川貝、枇杷膏、甘草壯氣潤肺清熱，十餘劑而痊。今已五六年，强健逾昔。《外證醫案彙編》四

肺癰　又。某寺和尚冬温咳嗽，每日飲橄欖蘆根湯，數十日。咳嗆日久，痰臭不出，就余寓診。脉右寸關數大而硬，時有鼓指。余曰：喉中痰少而臭，脉見右大鼓指，肺癰已經成膿，急宜開提使膿傾出，免潰他葉。以甘

草、桔梗、千金葦莖法，服後吐出臭膩黄色膿痰碗餘。因其膿出太多，氣短納少，余曰：久咳膿多，肺葉敗壞欲痿之勢。進炙甘草湯。他醫見之曰：此是酒勞，被其誤治。先服桃仁，後服薑、桂，皆非治法。不知古人立方有奇偶佐使。後延他醫治之，遷延月餘，吐膿不止而歿。同上

肺痿　又。常熟東門某姓，年將周甲，素喜酒，痰飲咳疾有年。余每以橘半六君、苓桂术甘等服之皆效。是年咳疾又發。有其某親者亦讀書，實爲關切。與服牛蒡、豆豉、枳、樸等六七劑，咳吐白痰不休。漸漸神昏目瞑，囈語拈衣摸牀，舌薄白，不渴飲。是晚邀余診，脉虚緩無力，痰如米粥盈碗。余曰：此肺液吐多，肺已痿矣。況喻嘉言先生曰，肺痿見其舌白，恣膽用燥藥，令其熇熇自焚而死者，醫罪加等。即與千金炙甘草湯。服兩劑，痰漸少，稍能言語進穀，神識亦清。後其親至，因舌白不渴，膩藥難進，投以芳香甘温，砂仁、棗仁、木香之類，兩帖而逝。凡涉獵醫書之人，若不深思研究，病變百端，豈堪輕試。所云學醫費人，能勿懼耶。同上

嗽血　熊蘭坪治。鳳浦馮君蕙庭人瘦而長，咳嗽繼以吐血。醫與温胃劫痰藥，血益甚。延余治。脉得左堅右弱，余曰：貴恙乃肝腎陰虚而生内熱。薰蒸經絡，致血不得寧靜。前賢謂瘦人之病慮虚其陰，今服燥藥即犯虚虚之戒，陰愈虧陽愈熾矣，故血益甚。愚見主先治肝，方用復脉湯去桂薑（參用麗參）加白芍二錢，生牡蠣塊五錢。次日診仍用前方，加田三七末四分冲服，另用淡菜、黑豆、冬蟲草煎豬精肉湯作飯菜。再診脉緩血止，惟咳痰難出。轉用醒胃汁以滌痰飲一法，麥門冬湯加釵斛二錢（與麗參同先煎）五六貼諸恙均安。繼用歸脾去木香加陳皮、白芍、五味、麥冬、杞子，爲小丸常服，痰咳漸除，身體日健。《評琴書屋醫略》三

九畫

厚朴生薑半夏甘草人參湯

厚朴半斤，炙去皮　生薑半斤切　半夏半升洗　甘草二兩，◎成本有炙字　人參一兩

右五味，以水一斗，煮取三升，去滓，温服一升，日三服。

三焦脹　孫兆治。一女子心腹腫痛，色不變。經曰三焦脹者，氣滿，皮膚硜硜然石堅。遂以仲景厚朴生薑半夏人參甘草湯下保和丸，漸愈。《續名醫類案》十三

枳實梔子湯◎《玉函》作枳實梔子豉湯

枳實三枚炙　梔子十四箇擘　豉一升綿裹

右三味，以清漿水七升，空煮取四升，內枳實、梔子，煮取二升。下豉更煮五六沸，去滓，温分再服。覆令微似汗。若有宿食者，內大黃如博碁子五六枚，服之愈。

食復　程文囿治。曹近軒翁，同道友也。夏月患感證，自用白虎湯治愈後，因飲食不節，病復。發熱腹脹，服消導藥不效。再服白虎湯亦不效。熱盛口渴，舌黃便閉。予曰：此食復也。投以枳實梔豉湯加大黃。一劑和，二劑已。仲景祖方，用之對證，無不桴鼓相應。《杏軒醫案》初集

食復　王孟英治。吳醞香之僕吳森，在越患感，旋杭。日鼻衄數升，苔黃大渴，脉滑而洪。孟英投白虎湯

二帖而安。遽食肥甘，復發壯熱，脘悶昏倦，孟英以枳實梔豉湯而瘥。數日後，又昏沉欲寐，發熱自汗，舌絳溺澀，仍求孟英診之。左尺細數而芤，右尺洪大，是女勞復也。研詰之，果然。與大劑滋陰清熱藥，吞豭鼠矢而愈。《仁術志》三

柴胡加芒硝湯

柴胡二兩十六銖　黄芩一兩　人參一兩　甘草一兩炙　生薑一兩切　半夏二十銖 本云五枚洗◎《玉函》作五枚　大棗四枚擘　芒硝二兩

右八味◎《玉函》作七味，以水四升，煮取二升，去滓。内芒硝，更煮微沸，分温再服。不解，更作。臣億等謹按：《金匱》《玉函》方中無芒硝。别一方云以水七升下芒硝二合、大黄四兩、桑螵蛸五枚，煮取一升半，服五合，微下即愈。本云柴胡再服以解其外，餘二升加芒硝、大黄、桑螵蛸也。◎《玉函》本方又有柴胡加大黄、芒硝、桑螵蛸湯方，林億此條按語不解其何義。

温瘧　李用粹治。秣陵羅明求奉藩催餉，適感風寒，發熱惡寒，頭疼而體痛。至七日後變成温瘧，發時驚駭異常。日晡見鬼如二歲童子大者數十，纏繞腰間，悚懼不堪。至晚方散，已五六發矣。治者皆爲鬼瘧，議用截法，然猶未決。邀余診視，六脉洪滑。余曰：此係痰涎内積，非真邪祟外干也。古語有云，無痰不成瘧，又曰怪病多屬痰。蓋痰乃液所化，液乃腎所主。必平日腎水素弱，虚火獨旺，煎熬精液成痰，攻衝經絡而爲瘧之根本。況腰原屬腎，其液化痰，更無疑矣。惟先驅其痰，俟痰去而瘧鬼自除。然後培補本原，至爲切當。遂用小柴胡湯加茯苓、枳殼、檳榔。臨服調元明粉三錢。頃刻便潤，下積痰甚快，至明日而瘧鬼俱絶。《舊德堂醫案》

柴胡加龍骨牡蠣湯

柴胡四兩　龍骨　黄芩　生薑切　鉛丹　人參　桂枝去皮　茯苓各一兩半　半夏二合半洗　大黄二兩　牡蠣一兩半熬　大

棗六枚擘

右十二味◎成本缺黄芩作十一味，以水八升，煮取四升，内大黄，切如碁子，更煮一兩沸。去滓，温服一升。本云柴胡湯，今加龍骨等。◎《玉函》「温服一升」下作「本方柴胡湯，内加龍骨、牡蠣、黄、丹、桂、茯苓、大黄也，今分作半劑」。

少陽壞證　張璐治。陳仲吾勞力感寒。其人年齒雖高而形體豐盛，飲啖兼人，濕熱素盛。初冬患發熱，胸腹脹滿。甫四日而舌苔焦黑芒刺，痰喘聲嘶，譫語喃喃不休，手足動擲不寧，時發呃一二聲，二便閉澀。脉洪滑搏指，右倍於左。此濕熱挾邪鬱發，下證之最急者。遂疏大承氣入鐵漿、竹瀝、薑汁與之。諸醫咸謂日數未久，不可便下。殊不知濕熱上逆，勢若洪水泛濫，稍遲則脹透膈膜，神丹莫濟矣。彼至戚中有善醫者，深以余言爲然。急令煎服。連下粘垢二次，熱與譫語稍止。更服小陷胸至四五劑，神識始清，糜粥倍進。半月後頻索醇酒，恣啖新橘，致痰濕復聚，仍痞悶譫妄發熱。或欲再進前方，取决於余。診之則人迎小弱而氣口虚火，按之即無，安有復下之理。况仲景譫語例中，亡陽火逆皆爲虚證。此屬少陽生氣衰微，痰涎沃膽之候。遂與柴胡龍骨牡蠣湯，一劑而安。繼詢善後之策，惟香砂六君理脾運痰爲第一義，惜乎龎見雜出，終虧一簣之功耳。《傷寒緒論》下

痰火證　王旭高治。某。心境沉悶，意願不遂，近因患瘧，多飲燒酒，酒酣之後，如醉如狂，語言妄亂。及今二日，診脉小弦滑沉，舌苔薄白，小水短赤，大便不通，渴欲飲冷，昏昏默默，不知病之所的。因思瘧必有痰，酒能助火，痰火内擾，神明不安，此少陽陽明同病而連及厥陰也。少陰爲進出之樞，陽明爲藏邪之藪。今邪併陽明，瀰漫心包，故發狂而又昏昏默默也。仿仲景柴胡加龍牡湯主之。柴胡、黄芩、半夏、茯苓、龍骨、甘草、牡蠣、鉛

丹、菖蒲、大黄、竹瀝、薑汁。《評選環溪草堂醫案》上

痞積　徐延祚治。薛某食量兼人，疊傷酒食，患脾胃壅滯之疾。凡枳、朴、楂、麯、萊菔、檳榔消滯之藥，無不盡劑。且雜以發表疏氣，羌、葛、香、砂等更僕數難。半年有餘，藥益進，病益進，卧不能起。余診之。其脉洪數堅鞕，身亢熱，舌焦黄而齒燥枯，驚悸妄言，呻吟作渴。按及胸膈，偏近左脇處痞鞕如盤。病家懇服補劑，以服消滯藥多而今則卧困若此，不得不畏葸也。余擬其脾胃本厚，脉氣不衰，從前之藥祇可散其無形，安能奪其大聚。因用柴胡龍骨牡蠣湯加減出入十餘帖，日下穢糞，積約一桶，痞鞕漸消，諸症悉可。後以和中之品調理告愈。《醫粹精言》三

柴胡桂枝乾薑湯

柴胡半斤　桂枝三兩去皮　乾薑二兩　瓜蔞根四兩　黄芩三兩　牡蠣二兩熬　甘草二兩炙

右七味，以水一斗二升，煮取六升，去滓。再煎取三升，温服一升，日三服，初服微煩，復服，汗出便愈。

熱入血室　衍義曰。又婦人病温已十二日。診之，其脉六七至而澀，寸稍大，尺稍小，發寒熱，頰赤口乾，不了了，耳聾。問之，病後數日經水乃行。此屬少陽熱入血室也，若治不對病則必死。乃按其證，與小柴胡湯服之，二日，又與小柴胡湯加桂枝乾薑湯，一日，寒熱遂已。《圖經本草衍義》三

感證　張璐治。貳守湯子端，惡寒發熱，面赤足冷，六脉弦細而數。自言不謹後受寒，以爲傷寒陰證，余曰：陰證無寒熱例。與柴胡桂薑湯，二服而痊。《醫通》三

痎瘧　袁焯治。陶冶青君病瘧。始發時尚能行走，繼則不能起坐。延醫服藥，殊無大效。余爲治之。脉沉

弦滑，舌苔滯膩，胸悶身重，骨節痠疼。但惡寒身微熱，口不燥，蓋寒濕痰飲冰伏中焦，陽氣不能健運，非陽和之力不能使之消融。乃以柴胡薑桂湯合平胃散，加薤白、蔻仁、沉香等，厚朴、乾薑、豆蔻均各用一錢，沉香八分，餘藥各二三錢，煎服吐出稀痰水飲甚多，胸悶略寬，惡寒始解。仍以前方減輕其劑，接服三日，遂知饑能食，後以香砂六君子丸調養半月而安。《叢桂草堂醫案》二

柴胡桂枝湯

桂枝一兩半去皮　黃芩一兩半　人參一兩半　甘草一兩炙　半夏二合半洗　芍藥一兩半　大棗六枚擘　生薑一兩半切　柴胡四兩

右九味，以水七升，煮取三升，去滓，溫服一升。本云人參湯，作如桂枝法。加半夏、柴胡、黃芩，復如柴胡法。今用人參作半劑。

傷寒溫瘧　許叔微治。友人孔彥輔病傷寒。身大熱，頭痛自汗惡熱，陽明證也。此公不慎將理，病未除，當風取涼以自快，越半月，寒熱大交作。予再視之，則爲壞病溫瘧矣。仲景云：若十三日以上更感異氣，變爲他病者，當依舊壞病證而治之。若脈陰陽俱盛，重感於寒，變成溫瘧脈之變證，方治如法。乃小柴胡湯之類加桂枝，治之愈。《傷寒九十論》◎柴胡桂枝湯乃小柴胡合桂枝湯，許治似僅小柴胡加桂枝，或爲小柴胡加桂枝湯簡稱。

汗多亡陽證　江篁南治。吳氏子年三十餘，病發熱。醫用藥汗之不效，又投五積散，其熱益甚，兼汗多足冷。江診其脉，告曰：此內傷外感也。用參、芪、歸、术以補裏，防風、羌活以解其表，加山楂以消導之，一服病減半。所以知吳子病者，六脉皆洪大搏指，氣口大於人迎一倍也。既而更醫，熱復作，且頭疼口乾，鼻衄譫

語昏睡。江曰：此汗多亡陽也。投柴胡桂枝湯和其榮衛，諸證減半，惟口乾不除，乃以麥冬、生地、陳皮、生甘草、茯神、人參、柴胡、白芍、乾葛、五味、黄芩，一服食進，諸證皆除。所以知之者，診其脉兩手洪盛，按之勃勃然也。《名醫類案》二

瘧疾　張璐治。貳守金令友之室，春榜蔣曠生之妹也。曠生喬梓見其亢熱昏亂，意謂傷寒，同舟邀往。及診視之，是瘧非寒，與柴胡桂枝湯四劑而安。《醫通》三

少陽中風　王式鈺治。松陵張惠吉尊堂七十一歲，遍身疼痛，不能轉側，口乾不欲食，腹中若有塊，脉弦弱。諸醫以破氣之藥投之不效。余曰：此少陽經中風也。用桂枝五分，人參一錢二分，柴胡六分，半夏一錢，白芍八分，甘草四分，黄芩五分，大棗一枚，生薑一片，二劑霍然。《東皋草堂醫案》

牡瘧　王旭高治。莊某。但熱不寒，此爲牡瘧。柴胡桂枝湯主之。柴胡、桂枝、半夏、茯苓、陳皮、川朴、草果、炙甘草、生薑、紅棗。復診。瘧發間日，但熱不寒，口膩多涎，乃寒痰鬱於心下，陽氣不得宣越故也。蜀漆、桂枝、半夏、陳皮、茯苓、羌活、菖蒲。另獨頭蒜六枚、黄丹六分、雄黄五分，共研末爲丸。清晨朝向東，分五服，開水送。《王旭高臨證醫案》一

胎墮悶證　徐延祚治。許宅婦妊娠八月，仲夏日患亢熱燒渴，引水不欲咽，小便赤澀。濕熱之證，誤服枳、朴消導諸藥，一帖胎墮，因延產科治之，三服芎、歸，以致悶絶。交晝備棺木而化錢紙矣。因病者肌表熱甚，氣息未了，父母放捨不下，延余診之。六脉芤大無序，身直目閉，舌青額潮，腹滿指逆，見證雜沓如此。以胎前之熱在

陽明至今未解，當解肌，不解肌熱不能退。胎前之濕在太陽至今未利，當利水，不利水濕不能消。產後脉大，亟應瀉熱而未可輕瀉，防瀉則正氣隨亡◎原刊脱「防瀉」二字，今補。產後脉芤宜乎補虚，而未可驟補，防補則瘀熱滋甚。且脉之息數無序，表裏陰陽業經雜亂，欲投劑挽復諸難，非易事也。余斟酌至再，訂桂枝柴胡湯加味投之。一劑微汗而愈。《醫粹精言》三

陽明少陽合病　楊毓斌治。張玉書令嗣病十二日，雜治益篤，醫皆引退。時玉翁方抱鴒原之痛，益切憂惶。速予往，述醫言有謂濕温逆傳，有謂秋邪内陷，究屬何證。予診畢曰：瘧吾知其爲瘧，痢吾知其爲痢，以若所云，非所知也。古今刻板證候絶少，自《内經》、《金匱》、《傷寒》而外，前賢廣立病名，原欲後來顧名思義，爲有者求之，無者求之之意。辨别稍差，相去不啻霄壤，非明眼人參以活法，鮮不有誤。故愚謂前賢多創病名，猶嫌徒亂人意。然古人立一名必有一名之的證，不似今人隨口亂稱也。其故由病家以爲病必有名，倘並名尚不知，何以醫爲，雖無可名者必名之，如春病則曰春温，夏則曰傷暑，秋則曰秋邪，冬則曰傷寒。試問春温、夏暑、秋邪、冬寒應見何證，證見何脉爲順爲逆，應從何治。病家不知，醫家亦不暇細辨，無惑乎六經三焦表裏寒熱虚實之不明。案不對證，藥不對案者，比比然矣。今請先將尊恙寫出以驗確否，再擬用藥。案云：纏熱十餘日不解，日晡復熱較壯，入夜時有譫語，微汗不足言。胸腹拒按，右脇痞痛。耳微聾，頭昏聲微。舌苔微黄，小便短赤，口淡不渴，不欲食，脉右弦數微滑，右尺較甚，左部稍弱。張曰：是皆然矣，當作何治。予曰：此陽明少陽合邪，不得外解，漸從裏結，病誠非輕。幸舌不燥，陰液未虧，擬用柴胡桂枝加牡蠣從營分以化表裏之邪，加小半夏以通和陰陽化滯爲治。如法果應手就痊。時壬辰八月十四日。桂枝一錢、生白芍二錢、醋炒柴胡一錢五分、炙甘草一錢、煅牡蠣四錢、薑制

半夏二錢、生薑一錢。《治驗論案》下

腹痛　袁焯治。王善餘次子，年十六歲。陡患腹痛嘔吐，惡寒發熱，痛甚則出汗。舌苔薄膩，脈緩滑。與柴胡桂枝湯，去人參加蔻仁、木香，一劑痛嘔俱止，寒熱亦退。接服一劑全愈。《叢桂草堂醫案》三

苦酒湯

半夏洗破如棗核十四枚　雞子一枚去黃，內上苦酒，着雞子殼中　◎《玉函》着作於

右二味，內半夏著苦酒中，以雞子殼置刀環中，安火上，令三沸，去滓。少少含咽之，不差，更作三劑。

瘧發痰厥　程原仲治。北京一車水者，澤州人，壯年體健多力，酷嗜葱蒜燒酒煎炒之物。初秋盛暑時患瘧，間日一發，發則嘔痰，如此七發矣。又次日將發時，忽然倒地，四肢厥冷，面紫色，心胸熱，口唇裂。惟聞喉間痰響聲，呼之不應，人以爲死也。診脈浮，按全無，沉按至骨，滑不斷續。《脈經》曰：脈滑者多痰。《病機》云：無痰不作瘧。意謂頑痰所結，致閉塞孔竅不通。用生半夏研極細末，取新汲水擂成漿，灌下一二碗，忽吐稠痰十數碗而甦。即能言語，瘧亦不復作。治病有緩急，用藥有經權，方其危篤時豈緩藥治之哉！生半夏有毒戟人喉，理也經也，今頑痰壅盛時足以當其毒，半夏非生用，何以能勝其痰。古云：凡有毒之藥治病，有病則病受之。所以不戟人喉，音聲無傷，若此者，宜也，權也。《程原仲醫案》二

喉痛　金九淵治。項鑑臺多啖新薑，喉痛甚，醫投涼藥愈痛。先生思之，以生半夏投錢許，立止。醫者意也，半夏制薑，薑制半夏，一轉移耳。《冰壑老人醫案》◎以上二案爲本方之變法，故備録之。

十畫

桂枝二麻黄一湯

桂枝一兩十七銖，去皮　芍藥一兩六銖　麻黄十六銖，去節　生薑一兩六銖，切　杏仁十六箇，去皮尖　甘草一兩二銖，炙　大棗五枚，擘

右七味，以水五升，先煮麻黄一二沸，去上沫，内諸藥，煮取二升，去滓，温服一升，日再服。本云桂枝湯二分，麻黄湯一分，合爲二升，分再服。今合爲一方。將息如前法。臣億等謹按：桂枝湯方，桂枝、芍藥、生薑各三兩，甘草二兩，大棗十二枚；麻黄湯方，麻黄三兩，桂枝二兩，甘草一兩，杏仁七十箇。今以算法約之，桂枝湯取十二分之五，即得桂枝、芍藥、生薑各一兩六銖，甘草二十銖，大棗五枚；麻黄湯取九分之二，即得麻黄十六銖，桂枝十銖三分銖之二，收之，得十一銖，甘草五銖三分銖之一，收之，得六銖杏仁十五箇九分枚之四，收之，得十六箇。二湯所取相合，即共得桂枝一兩十七銖，麻黄十六銖，生薑、芍藥各一兩六銖，甘草一兩二銖，大棗五枚，杏仁十六箇合方。

太陽中風　吴鞠通治。唐，五十九歲。頭風惡寒，脉緊言蹇，肢冷，舌色淡。太陽中風，雖係季春天氣，不得看作春温。早間陰晦，雨氣甚寒。以桂枝二麻黄一法。桂枝六錢，杏仁五錢，生薑六片，麻黄去節，三錢，炙甘草三錢，大棗去核，二枚，煮三杯，先服一杯。得微汗，止後服。不汗再服。再不汗，促役其間。續診。於原方倍麻黄減桂枝加附子三錢，一帖。三診。照原方服一帖，諸症悉減。藥當暫停以消息之。《吴鞠通先生醫案》一

桂枝二越婢一湯

桂枝去皮　芍藥　麻黄　甘草各十八銖，炙　大棗四枚，擘　生薑一兩二銖，切　◎《玉函》、成本均作一兩三銖，成本銖誤作錢　石膏二十四銖，碎綿裹

右七味，以水五升，煮麻黄一二沸，去上沫，内諸藥，煮取二升，去滓，温服一升。本云：當裁爲越婢湯、桂枝湯，合飲一升，今合爲一方。桂枝湯二分，越婢湯一分。臣億等謹按：桂枝湯方，桂枝、芍藥、生薑各三兩，甘草二兩，大棗十二枚；越婢湯方，麻黄二兩，生薑三兩，甘草二兩，石膏半斤，大棗十五枚。今以算法約之，桂枝湯取四分之一，即得桂枝、芍藥、生薑各十八銖，甘草十二銖，大棗三枚；越婢湯取八分之一即得麻黄十八銖，生薑九銖，甘草六銖，石膏二十四銖，大棗一枚八分之七，棄之。二湯所取相合，即共得桂枝、芍藥、甘草、麻黄各十八銖，生薑一兩三銖，石膏二十四銖，大棗四枚，合方。舊云桂枝三，今取四分之一，即當云桂枝二也。越婢湯方見仲景《雜方》中，《外臺秘要》一云起脾湯。

案缺

桂枝人參湯

桂枝四兩別切　甘草四兩炙　白术三兩　人參三兩　乾薑三兩

右五味，以水九升，先煮四味取五升，内桂，更煮取三升，去滓，温服一升，日再，夜一服。

感證傷中氣　張璐治。姜學在夏月感冒咳嗽，時居母夫人喪，哀痛骨立，寢苫茹蔬。醫者不察虚實，妄投枳、桔、芩、梔，不但鬱閉表邪，兼之傷犯中氣，遂致嘔血泄瀉。觀其外證，唇燥咽乾，頗似有熱，而脉弦小，知爲脾胃虚寒，客邪不散，虚火乘機僭發之候。遂與桂枝人參湯，三劑而血瀉皆除，調理脾肺而康。《傷寒緒論》下

陰斑熱陷　余聽鴻治。常熟大河鎮道士王少堂，六月初偕妻回里，十四日起寒熱，遍體紅疹滿布。周姓醫進以辛凉解肌之方，服後病增。至十七，病更劇。其岳母邀余診之。脉極細而微，重按至骨，微見數象。神識頗清，遍體乾燥，身無點汗，舌絳無津而又不渴，言語輕微，躁不能寐，紅斑密布，無空隙之處。余思此乃正虚邪陷之陰斑也，余曰：初十晚到家，逐日所作何事，試一一述之。曰：十一至十三做法事，十四日懺事畢，結帳後當夜即熱。

余曰：再去問之，初十有房事否？答言有之。初十日酷暑，坐船數十里，外風襲表，暑熱逼蒸，至夜欲後，氣脉皆虛，熱邪即乘虛内伏。加之十一至十三身爲法官，終日厚衣，汗出不止。汗多則外陽已虛，津液亦涸，腠理空豁。又高叫勅令，中氣亦虛，熱邪易入，故見寒熱，又被寒凉之藥遏其陽氣，故内熱雖甚，無陽氣蒸動，無津液化汗出表。若再服寒凉，表陽愈虛，熱陷更深，陰斑無疑矣。用仲景桂枝湯加乾薑人參，重用甘草。服後再飲以米湯。余思汗多則陽弱陰傷，以桂枝湯和其表，以乾薑合桂枝護其中陽。假甘草之多甘，合米飲之穀氣，甘淡以助其胃津，得乾薑之熱蒸動其胃津以上升，又賴桂枝之力推之出表。若得汗出，則中陽動而表陽和，内伏之邪亦可由外表而發。待其煩躁狂叫，或奔走越垣，方爲佳兆，切不可與以凉藥，恐火鬱不能外達也。如服此藥後仍然不變，則難治矣。服藥後，明午果然神識漸狂，聲高而起坐不安，渴已能飲。病家驚惶，飲以蔗漿一碗，依舊靜卧，聲微脉細。至二鼓，余至其家，問之，曰：今午漸狂，聲高渴飲，不料服蔗汁後依然如故。余曰：正欲其陰證轉陽，由裏出表，陽回而煩，方爲佳兆，又爲寒凉所遏，事屬周折。仍從原方，加臺參鬚服之。明午又見煩躁能飲，以温水飲之，汗出脉起矣。再進以甘凉之品，生胃陰而洩熱助汗託之外出，汗透而神靜安寐，脉亦轉和緩能思飲食。余曰：汗後肌潤脉和思食，正能勝邪，病有轉機矣。陽回以養陰爲要，進以生脉法加甘凉鹹寒之品，數劑而痊。然證似少陰，究非傷寒可比。此是外邪内伏，無陽氣陰液化汗以達表。所以讀《傷寒》者，知有是病即有是方，兩言盡之矣。《診餘集》

桂枝加大黄湯

桂枝三兩，去皮　大黄二兩 ◎《玉函》作三兩，成本作一兩　芍藥六兩　生薑三兩，切　甘草二兩，炙　大棗十二枚，擘右六味，以水七升，煮取三升，去滓，温服一升，日三服。

痘靨大便閉　萬全治。邑訓導馬公順，蜀人也。一孫五歲出痘，至八九日，膿成將靨，忽腹痛煩哭，大便秘。馬駭甚。予曰：此結糞也，當急下之，馬公曰：痘瘡首尾不可下，今當收靨，中氣要實，敢下耶？予思不急下，加腹脹氣喘且不救。乃作桂枝湯，暗入酒蒸大黄，煎服下燥糞，腹痛即止，痘靨而安。馬公知之，謝曰：非子通變，幾誤此孫。（《痘疹心法》十二）

桂枝加芍藥人參新加湯

桂枝三兩，去皮　芍藥四兩　甘草二兩，炙　人參三兩　大棗十二枚，擘　生薑四兩

右六味，以水一斗二升，（◎《玉函》作一斗一升）煮取三升，去滓，温服一升。本云桂枝湯，今加芍藥、生薑、人參。

案缺

桂枝加芍藥湯（◎《玉函》名桂枝倍加芍藥湯）

桂枝三兩，去皮　芍藥六兩　甘草二兩，炙　大棗十二枚，擘　生薑三兩，切

右五味，以水七升，煮取三升，去滓，温分三服。本云桂枝湯，今加芍藥。

案缺

桂枝加厚朴杏子湯

桂枝三兩，去皮　甘草二兩，炙　生薑三兩，切　芍藥三兩　大棗十二枚，擘　厚朴二兩，炙，去皮　杏仁五十枚，去皮尖

右七味，以水七升，微火煮取三升，去滓，温服一升，覆取微似汗。

太陽喘證　許叔微治。戊申正月，有一武臣爲寇所執，置舟中艎板下。數日得脱。乘饑恣食，良久，解衣捫虱，次日遂作傷寒，自汗而膈不利。一醫作傷食而下之，一醫作解衣中邪而汗之，雜治數日，漸覺昏困，上喘息高。醫者倉惶失措。予診之，曰：太陽病下之，表未解微喘者，桂枝加厚朴杏仁湯，此仲景之法也。指令醫者急治藥，一啜喘定，再啜漐漐微汗，至晚身凉而脉已和矣。《本事方釋義》八

内傷咳喘　曹仁伯治。某。晝爲陽，陽旺應不惡寒，夜爲陰，陰旺應不發熱。兹乃日間惡寒，夜間發熱，何以陰陽相反若是耶。此無他，陽虚則惡寒於日，陰虚則發熱於夜，陰陽之正氣既虚，所有瘧後餘邪，無處不可爲患。足爲之浮，腹爲之滿，溺爲之短，一飲一食，脾爲之不運，生飲生痰，肺爲之咳嗽，脉從内變而爲細弦。夫形瘦色黄舌白，陽分比陰分更虧，極易致喘。桂枝加厚朴杏仁湯加附子、乾薑、冬朮、半夏、橘紅。《繼志堂醫案》上

桂枝加附子湯

桂枝三兩，去皮　芍藥三兩　甘草三兩，炙◎《玉函》作二兩　生薑三兩，切　大棗十二枚，擘　附子一枚，炮，去皮，破八片

右六味，以水七升，煮取三升，去滓，温服一升。本云桂枝湯，今加附子，將息如前法。◎成本云於桂枝湯内加附子一枚，炮，去皮，破八片，餘依前法。又成本將朮附湯方附於此方内，云去桂枝加白朮四兩，依前法，是成氏據《金匱》引作附方者，但《金匱》桂枝附子湯與朮附湯各方自有劑量，不盡相同。

桂枝附子湯證　許叔微治。一李姓士人得太陽，因汗後汗不止，惡風小便澀，足攣曲而不伸。予診其脉浮而大，浮爲風，大爲虚。此證，桂枝湯第七證也。仲景云：太陽病發汗，遂漏不止。其人惡風，小便難，四肢微急

難以屈伸者，桂枝加附子。三投而汗止，再投以芍藥而足得伸。數日愈。

論曰：仲景第十六證云，傷寒脉浮，自汗出，小便數，心煩，微惡寒，腳攣急，反與桂枝湯以攻其表，此誤也。得之便厥。咽中乾，煩躁吐逆者，作甘草乾薑湯。若厥愈足温者，更作芍藥甘草湯與之，其腳即伸。若胃氣不和讝語者，少與調胃承氣湯。蓋第七證則爲發汗漏不止小便難，第十六證則爲自汗小便數，故仲景於證候紛紛小變異，便變法以治之。故於湯不可不謹。《傷寒九十論》

破傷風　萬全治。一婦人年四拾餘，形黑而瘠，性躁急。嘉靖庚申五月，左腿發内癰，潰後起坐。予曰：瘡口未合，當禁風。其婦自恃强健，不聽。忽一日眩仆，目劄口喎，身反張，手足攣曲，其家人請予治之。予曰：此破傷風，痓病也。乃用桂枝湯加熟附子、黄耆、防風，一劑而病減，再服十全大補湯，三劑而安。《保命歌括》三十五

太陽中風漏汗　吳鞠通治。唐氏，五十六歲。太陽中風漏汗，桂枝加附子湯主之。桂枝六錢。焦白芍四錢。生薑三片。炙甘草三錢。熟附子三錢。大棗去核三枚。煮三杯，分三次緩緩服。《吳鞠通先生醫案》一

太陽傷風　謝映廬治。熊繼先乃郎半歲，肌膚嬌嫩，笑舞愛人，繼先常與余言可喜。余曰：凡嬌嫩之物，最忌風霜，當預防之。繼因見其易於扶養，乃私議余言之非。一日患傷風小恙，鼻塞咳嗽，醫以二陳、蘇、防之屬，因而得汗，即至嗽聲不出，氣急神揚，尚以不嗽爲效。蓋不知外感以有嗽爲輕，無嗽爲重。又誤進蘇子、枳殼之屬，下咽未久，忽然目珠上瞪，四肢抽掣。又誤進鎮驚丸。諸醫見其小溲短少，更與疏風之藥，加入淡滲之味，繼因見病急未服。危迫之頃，先自謝罪，懇余治之。遂疏桂枝附子湯與服。爾時變證愈出，忙煎灌之。一劑而風

瘂自止，再劑而諸恙悉痊。嗟嗟，藥祇一方二劑，而成功旦夕者，原有自耳，此正分經用藥之妙也。仲景云：太陽病發汗，遂漏不止。其人惡風，小便難，四肢微急，難以屈伸者，桂枝附子湯主之。蓋此兒陽氣素微，汗之有亡陽之變。夫汗爲心之液，四肢爲諸陽之本，小便爲陽氣之化，誤發其汗，陽越於表，津弱於裏，營衛將離，機關大亂，是皆太陽亡陽之象，亦誠危矣。欲返太陽之陽，必當循經引治，故以桂枝色赤屬火入心之品，用附子以補心腎之陽，元腑不密，賴白芍酸以斂之也，津弱筋急，處甘草以緩之也，營衛不諧，藉薑棗以和之也。一方之中，如此妙用，乃仲景之深心，正爲太陽救逆之法。舉世不察，徒事驚風之説，千中千死，執迷不悟，總由不究六經之義耳。《得心集》六

桂枝加桂湯

桂枝五兩去皮　芍藥三兩　生薑三兩切　甘草二兩炙　大棗十二枚擘

右五味，以水七升，煮取三升，去滓，温服一升。本云桂枝湯，今加桂滿五兩。所以加桂者，以能泄奔豚氣也。

奔豚壞證　齊秉慧曰。偶與景陸閔公談醫，曰：昨見一少年，其身壯盛，患少腹痛，以漸上攻而至心下。醫者用桂枝加桂湯四劑，遂汗迫厥逆而死矣。此誤也。是證乃少陰中寒，宜吴萸四逆湯驅陰降逆。疏庸之輩，謬據奔豚法而放膽用桂枝以殺之耳。予聞而爽然曰：先生高識，足以釋我疑而破天下之惑也。今而後益知奔豚之法不可從也。爰是更進而求之，燒鍼者，温經以禦表也，賢邪當不致發矣。且核起面赤者，尚在軀殼之表，曷

爲必發奔豚耶，此必後人之誤。《齊氏醫案》二

奔豚　袁焯治。龍耀南年逾五旬，素有疝病，時發時愈。辛亥冬月病復作，然與從前發病時情形不同。自覺有氣從臍下直衝於心，則心痛欲裂，於是手冷汗出不能支持。吸鴉片煙暫止片刻，然於病無濟。初猶間一二日始發，繼則日發無已。精神疲倦，飲食大減，兩脉弦小，舌中有白苔，蓋奔豚病也。乃腎氣素虛，復受客寒，身中陽氣不能勝寒氣之侵逼，則上衝而作痛，昔人所謂腎氣凌心者是也。乃與桂枝加桂湯，再加熟地、鹿角膠、小茴香。服兩劑後痛大退。越兩日，天氣愈寒，而病又復作，更兼嘔吐。遂改用理中湯，加肉桂、吳茱萸、半夏、鹿角膠、沉香，接服三劑全安。《叢桂草堂醫案》三

桂枝加葛根湯

葛根四兩　麻黃三兩，去節　芍藥二兩　生薑三兩，切　甘草二兩，炙　大棗十二枚，擘　桂枝二兩，去皮◎《玉函》作三兩

右七味，以水一斗，先煮麻黃、葛根，減二升，去上沫，內諸藥，煮取三升，去滓，溫服一升。覆取微似汗，不須啜粥，餘如桂枝法，將息及禁忌。臣億等謹按：仲景本論太陽中風、自汗用桂枝，傷寒無汗用麻黃，今證云汗出惡風，而方中有麻黃，恐非本意也。第三卷有葛根湯證云無汗惡風，正與此方同，是合用麻黃也。此云桂枝加葛根湯，恐是桂枝中但加葛根耳。◎《玉函》本方無麻黃，成本本方無麻黃，但有「先煮麻黃葛根減二升」句同上文。

桂枝加葛根湯證　許叔微治。建康徐南强得傷寒，背强，汗出惡風。予曰：桂枝加葛根湯證。病家曰：他醫用此方，盡二劑而病如舊，汗出愈加。予曰：得非仲景三方乎？曰：然。予曰：誤矣。是方有麻黃，服則愈見汗多，林億謂止於桂枝加葛根湯也。予令生而服之，微汗而解。《傷寒九十論》

痘發不出　朱惠明治。一兒痘出隱隱不見，喘咳寒熱交作，以升發藥不應，召余視。曰：時天大寒，毒爲寒氣所抑，腠理封閉，氣血凝泣而然也。當用辛熱之藥佐之。治以桂枝葛根湯，得微汗而前證悉平，痘豁然透出，調理愈。《痘疹傳心録》六

太陽陽明合病　方南薰治。胡月樵先生姪婦，惡寒發熱頭痛。先生以羌活、柴、蘇、防風、桔梗、陳皮、神麯煎服，汗雖出而頭痛寒熱不減。商余診之。脉浮且大。余曰：此太陽陽明合病也。於桂枝湯内加葛根服之，一劑而愈。《尚友堂醫案》下

桂枝去芍藥湯

桂枝三兩去皮　甘草二兩炙　生薑三兩切　大棗十二枚擘

右四味，以水七升，煮取三升，去滓，温服一升。本云桂枝湯，今去芍藥，將息如前法。

中陽不運　葉桂治。沈某，二十四歲。精氣内損皆是臟病。萸、地甘酸，未爲背謬。緣清陽先傷於上，柔陰之藥反礙陽氣之旋運。食減中痞，顯然明白。病人食薑稍舒者，得辛以助陽之用也。至於黄耆、麥冬、棗仁，更蒙上焦，斯爲背謬極。議辛甘理陽可效，桂枝湯去芍加茯苓。《臨證指南醫案》四

飧泄　方南薰治。漢陽吴瑶圃先生候補江省，丁酉秋，入闈辦公，抱病出。甫食即泄，晝夜無度。令嗣云卿知岐黄，以參蘇飲加神麯、山楂投之，不效。又以藿香正氣散、六和湯、四苓散等方投之，又不效。復投以六君子湯、理中湯加山藥、芡實，亦不效。問治於余，切得人迎脉浮。《内經》云：春傷於風，夏生飧泄。雖非其時，而理

有可悟。投以桂枝湯去白芍加防風、桔梗、生薑、紅棗。煎成熱服。下咽後，噴嚏百餘聲，接服二劑而泄瀉止。蓋先生在至公堂空廊之處，寢卧几席，風由鼻息而入，肺經吸受，下傳脾胃，直趨大腸，以至食已即泄。今用桂枝湯和其營衛，使陷入風邪，上升於肺，仍從鼻出，是治受病之源也。《尚友堂醫案》上

傷寒咳嗽　又。南昌吴君式齋患傷風咳嗽，惡寒發熱，鼻流清涕，每日寅卯時咳嗽更甚。屢食杏仁、海帶清燥潤肺之品，毫不見減。雖咳久痰中帶血，然守輕不服藥之戒。令叔學山先生迎余診視，兩寸脉浮，兩關脉滑，兩尺俱遲，咳嗽重濁，三五聲方有痰出。余曰：此症初起屬風邪傷衛，何至遷延兩月。總由脾虚生痰，痰滯結胸，兼服一派清凉阻遏肺氣。肺旺寅卯，而主皮毛，腠理密固，邪無出路，故發熱惡寒而平旦咳甚。且飲食入胃所生之血，不俟傳布周流，被咳掇出，昔賢所謂傷風不醒變成癆是也。證係感冒風寒，非傳經熱邪，故久居太陽而不傳他經。因用桂枝湯去白芍加蘇梗、桔梗、防風、神麯、查肉，熱服三四劑，津津有汗，寒熱俱解，惟咳嗽益勤。覆診。寸脉仍浮，乃以蘇、桔、二陳湯加白蔻仁，接服三四劑，咳嗽始不費力。初吐濃痰，繼吐白痰，末吐清痰。調治月餘，服至二十劑，總以前方爲加減，乃得脉静寧。處膏粱之家，能任余忌葷禁生冷以收全功，何其快哉。同上下

傷風咳嗽　又。江都祝晴湖先生三乃郎，於乙巳仲春病，患發熱咳嗽。服藥旬餘未效，延余診治。左手脉浮，右手脉弱，係風傷衛證而兼寒滯有痰。投以桂枝湯去白芍加蘇梗、桔梗、防風、半夏、陳皮、神曲、查肉，二劑汗出熱解，惟咳嗽更甚。覆診。知表邪已去，中寒宜温，用六君子湯加炮薑服之而愈。

方南薰曰：傷寒症有左右氣痛之分。其人頭痛發熱惡寒而左脇左乳氣痛，是太陽而兼少陽，法宜發散風

寒，桂枝湯去白芍加柴胡、桔梗、蘇梗、陳皮主之。此症最易轉瘧。若頭痛發熱惡寒而右脇右乳氣痛，是太陽少陽而兼太陰痰滯，法宜桂枝湯去白芍加柴胡、桔梗、蘇梗、陳皮、半夏、砂仁、厚朴、神麯、查肉以開痰導滯。若春温夏熱，證兼左右氣痛，則不宜於桂枝，以敗毒散加減，熱服汗出，無不愈矣。同上

桂枝去芍藥加附子湯

桂枝三兩去皮　甘草二兩炙　生薑三兩切　大棗十二枚擘　附子一枚，炮，去皮，破八片

右五味，以水七升，煮取三升，去滓，温服一升。本云桂枝湯，今去芍藥加附子。將息如前法。

案缺

桂枝去芍藥加蜀漆牡蠣龍骨救逆湯◎《玉函》成本均作桂枝去芍藥加蜀漆龍骨牡蠣救逆湯

桂枝三兩去皮　甘草二兩炙　生薑三兩切　大棗十二枚擘　牡蠣五兩熬　蜀漆三兩，洗去腥　龍骨四兩

右七味，以水一斗二升◎《玉函》作八升，先煮蜀漆，減二升，內諸藥，煮取三升，去滓，温服一升。本云桂枝湯，今去芍藥加蜀漆、牡蠣、龍骨。◎《玉函》一法，以水一斗二升煮取五升。

少陰瘧　葉桂治。又治一人素有遺精，陰虧之體，伏邪遂入陰絡，深秋病少陰瘧。天士曰：素病遺精，陰中之陽既困，邪得深入流連，非治瘧通套柴、芩可效，治宜通陽以搜邪，固陰以存正。以桂枝、蜀漆、龍骨、牡蠣、炙草、薑、棗與之，寒熱少減。自述寒熱起由兩足跗臁，此陽維失護，少陰內怯也。以人參、鹿茸、桂枝、牡蠣、歸身、炙草，四劑而寒熱止。《四時病機》十二

桂枝去桂加茯苓白术湯

芍藥三兩　甘草二兩炙　生薑切　白术　茯苓各三兩　大棗十二枚擘

右六味，以水八升◎《玉函》作七升，煮取三升，去滓，温服一升。小便利則愈。本云桂枝湯，今去桂枝加茯苓、白术。

案缺

桂枝甘草湯

桂枝四兩去皮　甘草二兩炙

右二味，以水三升，煮取一升，去滓，頓服。

叉手冒心證　許叔微治。乙巳六月，吉水譚商人寓城南得傷寒八九日，心下惕惕然，以兩手捫心，身體振振動揺。他醫以心痛治之不效。予曰：此汗過多之所致也。仲景云，持脉時病人叉手自冒心，心下悸，所以然者，以重發汗，虚故如此。又云，發汗過多，其人叉手自冒心，心下悸，欲得按者，桂枝甘草湯證。予投黄耆建中、真武及甘草桂枝，漸得平復。《傷寒九十論》

發汗過多　馬元儀治。沈康生夫人病經一月，兩脉浮虚，自汗惡風。此衛虚而陽弱也。與黄耆建中湯，一劑汗遂止。夫人身之表，衛氣主之，凡所以温分肉實腠理，司開闔者，皆此衛氣之用。故《内經》曰：陽者衛外而爲固也。今衛氣一虚，則分肉不温，腠理不密，周身毛竅有開無闔。由是風之外入，汗之内出，其孰從而拒之。

故用黄耆建中湯以建立中氣，而温衛實表也。越一日，病者叉手自冒心間，脉之虚濡特甚，此汗出過多而心陽受傷也。仲景云：發汗過多，病人叉手自冒心，心下悸者，桂枝甘草湯主之。與一劑，良已。《續名醫類案》十五

桂枝甘草龍骨牡蠣湯

桂枝一兩，去皮　甘草二兩，炙　牡蠣二兩，熬　龍骨二兩◎《玉函》甘草、牡蠣、龍骨各三兩

右四味，以水五升，煮取二升半，去滓，温服八合，日三服。

瘋癲　王廷俊治。夏氏子年甫二十五歲，傭工自流井鹽商家。商見其誠實，以五千金令行鹽楚北。舟至夔巫間失事，歸語商，弗信。又有謂渠在重慶浪費者，兩相牴牾，憤怒抑鬱，無可告語。對影喃喃，書空咄咄，遂成瘋顛。來邀予診。至夏家，見鐵鏈鎖瘋者，面戴陽，口裂，骨裏青慘，揚手擲足，哭笑無時。問病幾何時，曰：兩月。問服何藥，出方，予視不離攻痰敗火諸峻劑。强診，下指如窟，已虚極矣。先以洋參、桂圓令煎濃汁與服，探其尚任藥否。次日來告得藥可睡片刻，醒亦稍静，知可挽回。以桂甘龍牡湯投之。詳告伊父，此藥有旋轉乾坤之力，服後狂甚往日，頃刻即定，一定即不復發。斷不可令庸耳俗目見吾方，恐無知阻撓也。服一劑果應。往診，已困卧無力，脉亦收斂，不似前空大無倫矣。原方再進二劑，睡卧安恬，語言有序。以炙甘草湯緩爲調理，兩月全愈。桂枝甘草龍骨牡蠣湯。炙甘草五錢、桂枝二錢半、生龍骨五錢、生牡蠣五錢，照原方一兩折二錢半爲大劑。《壽芝醫案》

桂枝附子去桂加白术湯◎《玉函》名术附湯，《千金翼》名术附子湯

附子三枚，炮，去皮破　白术四兩　生薑三兩，切　甘草二兩，炙◎《玉函》作三兩　大棗十二枚，擘◎《玉函》作十五枚

右五味，以水六升，煮取二升，去滓，分温三服。初一服其人身如痺，半日許復服之，三服都盡，其人如冒狀勿怪◎《玉函》再服。如冒狀勿怪也 此以附子朮併走皮内，逐水氣未得除，故使之耳。法當加桂四兩。此本一方二法，以大便鞕小便自利，去桂也，以大便不鞕小便不利，當加桂、附子三枚，恐多也，虚弱家及産婦宜減服之。◎《外臺》近效白朮附子湯白朮三兩、附子二枚、炮甘草炙二兩、桂心四兩，註云此本仲景《傷寒論》方，據此朮附湯從本方所自出。

陰毒壞證　許叔微治。朱保義撫辰，庚戌春權監務。予一日就務謁之，見擁爐忍痛若不禁狀。予問所苦，小腸氣痛，求予診之。予曰：六脉虚浮而緊，非但小腸氣，恐別生他疾。越數日再往，卧病已五日矣。入其室，見一市醫孫尚者供藥。予診之曰：此陰毒證。腎虚陽脱，脉無根蒂，獨見於皮膚，黄帝所謂懸絶，仲景所謂瞥如羹上肥也。早晚喘急，未幾而息已高矣。孫生尚與朮附湯，灸臍下。予曰：雖盧、扁之妙，無及矣。是夕死。故論傷寒以真氣爲主。

論曰：傷寒不拘陰證陽證，陰毒陽毒，要之真氣强壯者易治。真氣不守，受邪纔重，便有必死之道。何也？陽證宜下，真氣弱則下之便脱。陰證宜温，真陰弱温之則客熱便生。故醫者難於用藥，非病不可治也，主本無力也。《傷寒九十論》

漏風證　又。癸卯秋九月，牒試淮南僧臺，同試有建陽彭子静得疾，身熱頭痛，嘔逆，自汗如洗已數日矣。召予診視。謂予曰：去試不數日而疾勢如此，爲之奈何？予曰：誤服藥多矣。此證當先止汗，幸無憂也。予作朮附湯與之，三投而汗止。次日微汗漐漐，身凉，五日而得愈。同上

汗漏亡陽　吴澄治。虞山顔三舍，春初偶感風寒，發熱咳嗽，醫家以九味羌活湯、芎蘇飲屢散不休，即汗出不止。昏憒發呃，氣促，脉三五不調，浮大無力。予知其人素有勞倦内傷也，偶感表邪，故脉大無力。初起用托散之法，可微汗而解，醫乃以大劑妄汗過表而不顧其元氣之虚弱，致汗漏神昏、亡陽不足之證。予以术附湯加五味子、黄耆、棗仁，汗斂熱退。後以八珍、十全、理脾益營煎，調補而痊。《不居集》下七

桂枝附子湯

桂枝四兩，去皮　附子三枚，炮，去皮破　生薑三兩，切　大棗十二枚，擘◎《玉函》作十五枚　甘草二兩，炙

右五味，以水六升，煮取二升，去滓，分温三服。

風濕　葉桂治。某。身重汗出疼痛，脉浮緩。此風濕相搏於太陽之表，陽虚邪客，當通營衛以固表，擬桂枝附子湯。《評點葉案存真類編》二

傷風兼夾陰　方南薰治。查嵩山先生同鄉張某，年十六歲。暮春感冒，惡寒發熱，手足厥冷，左手三部脉浮而弱，右手三部脉遲而弱。余曰：此傷風而兼夾陰也。以桂枝附子湯煎成熱服，温覆取汗。病者服藥後身稍煩躁，即揭去衣被。次日又迎余診，脉仍浮弱。余曰：天地鬱蒸而雨作，人身内煩而汗作，氣機之動也。今四肢陽回將外入之邪驅向皮毛，不令汗出，營衛何由得和，風寒何自而解。用前藥再進，透汗而愈。天下有服藥不合法，服藥不忌口，宜多而少，宜少而多，反歸咎於方不對證者，往往類是。《尚友堂醫案》下

傷寒脉沉　又。熊友漱玉，咳嗽發熱，頭背手足惡寒，診得六脉沉弱。《傷寒》書云：少陰脉沉，反發熱，麻

黄附子細辛湯。今因氣虛脉弱，故不用麻黄、細辛而用桂枝附子湯。一劑而愈。同上

風濕　鄒潤安治。辛卯夏初一人腎虛得風濕相搏遍身疼痛證。醫與搜風補腎，痛益劇。予與桂枝附子湯，二劑痛已，而形候大虛，氣纔相屬。重與理中湯加附子，得大汗而解。此其先本未嘗誤，特調劑未得當耳。故恃温托之力，邪復外越矣。《本經疏證》一

桂枝麻黄各半湯

桂枝一兩十六銖，去皮　芍藥　生薑切　甘草炙　麻黄去節，各一兩　大棗四枚擘　杏仁二十四枚，湯浸去皮尖及兩仁者

右七味，以水五升，先煮麻黄一二沸，去上沫，内諸藥，煮取一升八合，去滓，温服六合。本云桂枝湯三合、麻黄湯三合，併爲六合，頓服。將息如上法。臣億等謹按：桂枝湯方，桂枝、芍藥、生薑各三兩，甘草二兩，大棗十二枚；麻黄湯方，麻黄三兩，桂枝二兩，甘草一兩，杏仁七十箇。今以算法約之，二湯各取三分之一，即得桂枝一兩十六銖，芍藥、生薑、甘草各一兩，大棗四枚，杏仁二十三箇零三分枚之一，收之得二十四箇。合方詳此方乃三分之一，非各半也，宜云合半湯。

傷寒先汗後下證　許叔微治。己酉夏，一時官病傷寒，身熱頭疼無汗，大便不通已五日矣。予適自外邑歸城，訪之，見醫者治大黄芒硝輩將下之矣。予曰：子姑少待，予適爲診視。視之脉緩而浮，卧密室中，自稱惡風。予曰：病人表證如此，雖大便閉，腹且不滿，别無所苦，何遽便下。於仲景法，須表證罷方可下，不爾，邪毒乘虛而入内，不爲結胸必爲協熱利也。予作桂枝麻黄各半湯，繼之以小柴胡湯，漐漐然汗出，大便通，數日愈。

論曰：仲景云，傷寒病多從風寒得之，始表中風寒，入裏則不消矣。擬欲攻之，當先解表，方可下之。若表已解而内不消，大滿大堅，實有燥屎，方可議下。若不宜下而遽攻之，諸變不可勝數，輕者必篤，重者

必死。《傷寒九十論》◎《本事方釋義》九文字略同。

痘癢證　萬全治。英山鄭斗門一子出痘將見形，作癢不能禁。亟請予治，迎謂曰：吾祇此子，今痘作癢，奈何？予曰：起發時作癢者逆也，貫膿時作癢者逆也，將靨時作癢者險也。險者可治，逆者不可治。出見便癢，經傳中原無是證，待吾思之。傾之，予謂之曰：吾思仲景《傷寒正理論》云，太陽經病身癢者，此邪在表欲出不得出也，桂枝麻黄各半湯。陽明經病，皮中如蟲行者，此肌肉虛也，建中湯。今嗣身癢，正是痘欲出不得出，與太陽證同，非陽明肌肉虛證也。乃以各半湯方内去桂、杏加升麻、葛根、牛蒡子，一服而癢止，痘出甚密。留予守治半月而安。《痘疹心法》十四

傷寒如瘧　吴謂泉治。大司寇金蘭畦，冬月發熱，惡寒頭痛，惡風身痛腰疼，按脉浮緊數，乃陽衰氣弱，感受風寒，邪在足太陽經。即服桂麻各半湯以解肌表。有門下士知醫者云：病者年逾六旬，豈可大劑發散，祇用補中益氣湯足矣。又有議用參蘇飲者。余曰：此冬月傷寒如瘧狀，當及其在表而汗散之，使不致傳經入裏，則病易已，否則恐有傳變深重之虞。伊家信以爲然，違衆服之，越日寒熱俱退，惟嘔逆痰多，以二陳湯加生薑二帖乃安。《臨證醫案筆記》一

暑月傷寒　楊毓斌治。三小子三歲時，值盛夏酷熱，病發壯熱，微咳不渴。延醫治之，指爲暑濕溫邪，治三四日益劇，薄暮放學歸，心急如焚。皇然不辨何證。守坐卧側，見其左右反側不安，兩手亂撓，周身壯熱，頭不能舉，微咳，皮膚隱隱作紅，知爲身癢，爲遍體撫搔之，覺稍安。睡片時又復輾轉反側，舌苔薄白，狀雖狼狽而不啼鬧。呼吸之間，氣息平靜。伺至夜深，予心神稍靜，因念氣盛身熱，得之傷暑，氣靜身熱，得之傷寒。今氣靜，舌

苔又不黄膩，周身隱紅似作癢，是爲邪遏膚表。因語室人曰：醫誤矣，此傷寒證也。室人謂如此酷熱，晝夜無間，那得傷寒？予曰：是不可泥。問何治，曰：仲聖《傷寒論》云，壯熱不得微汗，身必癢，麻黄桂枝各半湯主之。似與此證相合。室人請俟明早延醫商之。予曰：時醫烏解此。半夜來定心細審似確，當不致大謬，姑放膽爲之。黎明取麻桂各半湯，原方減其分數與之。服竟，安睡兩時許，微汗浸浸，熱平大半。比醒時已向午，熱又減，但咳益甚。予謂表邪雖解而裏邪寒濕未化，用真武湯原方四分之一與之服。迨夕陽在山，居然熱淨身凉，咳亦全止，安然就眠，證已全愈，不須再藥矣。當此大暑爍石流金，一日之内，先用温表，再進温裏，聞者莫不咋舌。而數日沈疴，應手立愈，經方之神妙固有不可思擬者。然非自家兒子，亦不敢放手爲此。即使明辨真確，敢於立方，病家亦決不敢服。甚矣，辨症難，用藥難，得人深信無疑，尤難之又難。《治驗論案》下

桂枝湯

桂枝三兩去皮　芍藥三兩　甘草二兩炙　生薑三兩切　大棗十二枚擘

右五味，㕮咀三味，以水七升，微火煮取三升，去滓，適寒温服一升。服已，須臾歠熱稀粥一升餘，以助藥力。温覆令一時許，遍身漐漐微似有汗者益佳，不可令如水流離，病必不除。若一服汗出病瘥，停後服，不必盡劑。若不汗，更服，依前法。又不汗，後服小促其間，半日許，令三服盡。若病重者，一日一夜服，周時觀之。服一劑盡，病證猶在者更作服。若汗不出者，乃服至二三劑。禁生冷、粘滑、肉麵五辛、酒酪、臭惡等物。

桂枝湯證　許叔微治。馬亨道庚戌春病發熱頭疼，鼻鳴惡心，自汗惡風，宛然桂枝證也。時賊馬破儀真三日矣。市無芍藥，自指圃園採芍藥以利劑。一醫曰：此赤芍藥耳，安可用也？予曰：此正當用。再啜而微

汗解。

論曰：仲景桂枝加減法十有九證，但云芍藥。《圣惠方》皆稱赤芍藥，孫尚藥方皆曰白芍藥。《聖惠方》，太宗朝翰林王懷隱編集。孫兆爲國朝醫師，不應如此背戾。然赤者利，白者補，予嘗以此難名醫，皆愕然失措。謹案：神農本草稱芍藥主邪氣，腹痛利小便，通順血脉，利膀胱大小腸，時行寒熱，則全是赤芍藥也。又桂枝第九證云，微寒者去赤芍藥，蓋懼芍藥之寒也。惟芍藥甘草湯一證云白芍藥，謂其兩脛拘急血寒也，故用白芍藥以補非此時也。《素問》云，澀者陽氣有餘也。陽氣有餘爲身熱無汗，陰氣有餘爲多汗身寒。傷寒脉澀身熱無汗，蓋邪中陰氣，故陽有餘，非麻黄不能發散。中風脉滑多汗身寒，蓋邪中陽，故陰有餘，非赤芍藥不能刮其陰邪，然則桂枝用芍藥赤者明矣。當參《百證歌》。《傷寒九十論》

太陽桂枝證　又。鄉人吴德甫得傷寒，身熱自汗惡風，鼻出涕，關以上浮，關以下弱。予曰：此桂枝證也，仲景法中第一方而世人不究耳。但公服之，一啜而微汗解。翌日，諸苦頓除。公曰：仲景法如此徑捷，世人何以不用。予應之曰：仲景論表證，一則桂枝，二則麻黄，三則青龍。桂枝則治中風，麻黄治傷寒，青龍治中風見寒脉，傷寒見風脉。此三者，人皆能言之，而不知用藥對證之妙處，故今之醫者多不喜用，無足怪也。且脉浮而緩，中風也，故嗇嗇惡寒，淅淅惡風，翕翕發熱，仲景以桂枝對之。脉浮緊而澀，傷寒也，故頭痛發熱，身疼腰痛，骨節皆疼，惡風無汗而喘，仲景以麻黄對之。至於中風脉緊，傷寒脉浮緩，仲景皆以青龍對之，何也？予嘗深究三者，審於證候脉息，相對用之，無不應手而愈。何以言之？風傷衛，衛氣也。寒傷營，營血也。營行脉中，衛行脉外，風傷衛則風邪中於陽氣，陽氣不固發越而爲汗，是以汗出而表虛。故仲景用桂枝以發汗，芍藥以利其血。蓋中風病在脉之外，其病稍輕，雖同曰發汗，特解肌之藥耳。故桂枝證云，令遍身漐漐微似有汗者益佳，不可如水淋漓，病必不除。是知中風不可大發汗，發其汗反動營血，邪乘虚而居中，故病不除也。寒傷營，則寒邪干於陰血，而營行脉中者也。寒邪客於脉中，非特營受病也，邪自內作，則併於衛氣犯之，久則浸淫及骨，是以汗不出而熱煩寃。仲景以麻黄大發其汗，又以桂枝辛甘助其發散，欲捐其內外之邪、營衛之病耳。大抵二藥皆發汗，而桂枝則發衛之邪，麻黄併衛與營而治之。仲景桂枝第十九證云，病常自汗出者，此爲營氣和。營氣和者衛不諧，以衛氣不共營氣和諧故耳。營行脉中，衛行脉外，復發其汗，營衛和則愈，宜桂枝湯。又第四十七證云，發熱汗出者，此謂營弱衛强，故使汗出。欲救風邪，宜桂枝湯。是知中風汗出者，營和而衛不和也。又第一卷云，寸口脉浮而緊。浮則爲風，緊則爲寒，風則傷衛，寒則傷營，營衛俱病也。麻黄湯中併桂枝而用，此仲景之意歟。至於青龍雖治傷寒見風脉，傷風見寒脉，然仲景云，汗出惡風，不可服之，服之則厥逆，筋惕肉瞤。故青龍一證尤難用。須是形證的當，然後可行。王寔大夫證治中，止用桂枝麻黄各半湯代之，蓋慎之也夫。同上

桂枝湯證　又。里間張太醫家一婦病傷寒。發熱惡風自汗，脉浮而弱。予曰：當服桂枝。彼云家有自合者。予令三啜之而病不除。予詢其藥中用肉桂耳，予曰：肉桂與桂枝不同。予自治以桂枝湯，一啜而解。論曰：仲景論用桂枝者，蓋取桂枝輕薄者耳，非肉桂之肉厚也。蓋肉桂厚實治五臟，用之取其鎮重。桂枝輕清，治傷寒用之取其發散，今人一例，是以無功。同上

發熱惡寒證　又。人患發熱惡寒自汗，脉浮而微弱。予以三服桂枝投之，遂愈。仲景云：太陽中風，陽浮而陰弱者汗自出。嗇嗇惡寒，淅淅惡風，翕翕發熱，宜桂枝湯。

論曰：仲景云，假令寸口脉微，名曰陽不足，陰氣上入陽中，則灑淅惡寒也。尺脉弱，名曰陰不足，陽氣下陷入陰中則發熱，此醫發其汗使陽氣微，又大下之，使陰氣弱，此謂醫所病而然也。大抵陰不足陽從之，故陽内陷發熱。陽不足陰往乘之，故陰上入陽中則惡寒。陰陽不歸其分，是以發熱惡寒也。故孫真人云，有熱不可大攻之，熱去則寒起。同上

桂枝湯證　施沛然治。庠友王孟衍患傷寒，過經不解。召余診。人迎脉浮而緩，其外證惡寒畏風，雖重裘不解，烈火不除。以綿蒙其首而兩耳若失，面赤舌黑。先是曾以丸藥下之，余曰：此表證未解，先攻其裏，表證仍在，須桂枝湯解之。主人摇手咋舌，畏不敢用。復以羌活、柴胡等藥發汗，汗后亦不解，反大溲溏泄，前溲黄赤。醫用清利之劑，病益甚。七日後，復召余診，脉候同前。余曰：此病非桂枝湯不效。病者敬諾，余亟處劑。及執藥欲飲，病者曰：生死在此一匕乎？先飲三分之一，覺胸次開豁。再飲其一，則背上一指大有若火烙，其熱漸及兩脇。則曰：誠仙丹也。覆杯盡劑即欲睡，睡醒耳内癢極，轟然有聲，若復還以耳者而病解矣。初病時，醫以爲虚證，曾用補中益氣湯加鹿角膠使外邪閉固不出，致眠食不安者念有七日。病者復畏人參。余曰：此誠因噎廢食也。初者外邪未解，固不可用，今病久氣耗，非參、芪何以復元。製參苓白术散，久服全愈。《雲起堂診籍》

傷寒表不解　李士材治。儒者吴君明傷寒六日，譫語狂笑，頭痛有汗，大便不通，小便自利。衆議承氣湯下之，余診其脉浮而大，因思仲景云傷寒不大便六七日，頭疼有熱，小便清，知不在裏仍在表也。方今仲冬，宜與桂枝湯。衆皆咋舌掩口，謗之甚力。以譫狂爲陽盛，桂枝入口必斃矣。余曰：汗多神昏，故發譫妄。雖不大便，腹無所苦，和其營衛必自愈耳。遂違衆用之。及夜而笑語皆止，明日大便自通。故夫病變多端，不可膠執。向使

狐疑而用下藥，其可活乎。《醫宗必讀》五

柔痓　張路玉治。吳江郭邑侯公子患柔痓。用桂枝湯及六味地黄湯，咸加蝎尾。服之而愈。《續名醫類案》三

桂枝壞證　張飛疇曰。客問：一老婦久患偏頭風，諸治不效。春間復感風寒，方士用火鍼刺風池、合谷等穴，鍼處皆發赤腫，氣從小腹上衝，不時頭面赤熱，諸醫莫解其故。因延瘍醫治之，用消毒藥腫愈堅大。施元倩先生用桂枝湯數劑而平。細繹此證，似屬邪熱，而用辛温之藥反效，何也？曰：此即燒鍼令其汗，鍼處被寒，核起而赤之成法。賴有施子能用，知仲景之學尚不至於全廢也。《傷寒兼證析義》

停食感寒　張志聰治。一少年傷寒三四日，頭痛發熱，胸痛不可按。病家曰：三日前因食麵而致病者。予曰：不然。麵飯糧食，何日不食？蓋因外感風寒，以致内停飲食，非因食麵而爲頭痛發熱者。故凡停食感寒，祇宜解表，不可推食。如裏氣一松，外邪即陷入矣。夫食停於内，在胸下胃脘間，按之而痛，今胸上痛不可按，此必誤下而成結胸。病家云：昨延某師，告以食麵之因，醫用消食之藥，以致胸中大痛。予診視外證尚有，仍用桂枝湯加減，一服而愈。《侶山堂類辨》上

陰結　鄭重光治。真州張右山兄令眷，久便血不止，以病狀來郡問治於余。詢前治法。先用歸地凉血不效，繼用補中益氣不效，又用歸脾湯，重用人參亦不效。困憊在牀，求藥治療。證經三治法罔效，豈非陰結乎。經曰：陰絡結則血下溢。余用桂枝、赤芍、生薑、大棗和營而開絡，人參、白术、茯苓、炮薑、甘草，補脾以助其健運之常，當歸、棗仁引血歸肝。姑以此試之，不意竟屬斯證，三次來郡取藥，半月而血全止。續后咳嗽氣促，乘船

來郡就診，脉細緊，兩尺猶甚，咳而兼喘，頸脉大動。予曰：便血既久，氣隨血脱，肺脾腎三經皆虚，將成水腫。惟有金匱腎氣，湯丸並進，加人參於湯藥，堅心久服，方得取效。病者乃同道李仲易兄之姊，仲易兄醫理精通，不以予言爲繆，堅服百劑而愈。《素圃醫案》四

感證太陽中風　任瞻山治。易佩珊乍病惡風，發熱汗出，身痛頭疼，胸中懊憹，肋下微痛，嗜卧難起，起即昏迷。始醫用補中益氣湯不效，更醫用右歸飲、理陰煎，病愈甚。余至，詢起病之由。彼云：尋山覓穴，行走一日，歸即病發。脉雖浮豁，明是内傷脾胃，外感風邪，即勞倦竭力之兩感也。其惡風發熱汗出，即仲景所謂中風證也。胃中懊憹，乃脾胃受傷，濕侵中土也。土不制水，排胸脹肋，故肋下亦痛。寒濕聚中，壓伏陽氣，故嗜卧神疲，動即昏迷。此時治外感宜散，而中虚又不堪散。治中虚宜補，而外之惡風汗出又劇。以附子理中湯兼桂枝湯大劑與之，一以温中除濕，一以發表祛風，然散邪之藥亦藉中氣托送，藥以治中氣爲主而散邪爲兼。一劑，惡風全除，頭身痛亦愈，懊憹肋痛亦愈，惟汗未全止。是外感已散，方中去桂枝加肉桂十餘劑大安。此證外感風寒，内停濕痰，外寒加寒，必致留連不解，中濕增濕，必致胃敗脾絶。《瞻山醫案》一

間日瘧　又。王秦川之妻患瘧疾，間日一作。因有孕，恐寒熱損胎，發二三次，即服截方單方，俱無效。半月後，方經余診。詢其發日，頭腰痛甚，阿姑囑余速用截方。余曉之曰：瘧疾乃外邪。外邪未散，截亦無濟，况病頭腰痛甚，風寒尚重，截方决然無濟。爾屢截不愈者，乃外邪未散之故也。與桂枝湯加羌獨活。本日服一劑，次日瘧作，腰便不痛。瘧退後，惟頭仍痛。改進補中益氣湯加川芎、藁本。又服二劑，至晚頭痛已愈。余曰：頭腰皆愈，外邪散矣，瘧自截已。至次日果愈。同上

浮腫　許橡村治。程氏子三歲。面目腹背，下及腰足漫腫如瓜，獨囊不腫。卧則涎湧有聲，四肢冷。醫用發汗藥不應，利水藥又不應。予診之曰：此衛氣不和也。經曰：腰已上腫宜發汗，腰已下腫宜利水，腫分上下，故以風水辨之。視此通身漫腫無上下之分，風水交錯於膚腠，當以通劑和之。與桂枝湯四劑而腫消。和即解肌之義，實從發汗利水中推而得之也。《橡村治驗》

風傷衛　又。江氏子五歲。發熱、痰嗽，自汗惡風，脉來浮緩，此風傷衛也。應用桂枝湯。不信。求他醫，十日不愈。復請予治。予曰：天時熱矣，前方少加黄芩。藥未服，惑於傍説，復更醫雜治，十日，又不效。始知自悔，復請予，予不答。叩頭垂泣，予始往視。見其發熱氣促，痰嗽綿綿，汗出如雨。予曰：病雖如故，熱久汗泄，正氣虧矣，前方宜再加人參，方用桂枝六分，杏仁、赤芍各五分，黄芩四分，人參、甘草各三分，薑一片，棗一枚，一劑稍安，二劑汗止熱退，再用二陳加人參、炒梔子，四劑而痰嗽漸平。同上

風傷衛　又。桂林洪貫珍兄子，發熱痰嗽，多汗惡風，日久不愈。求予治。診其脉滑大，予曰：此風傷衛也。與桂枝湯，二劑愈。同上

暑風　吳鞠通四十歲自醫。先暑後風，大汗如雨，惡寒不可解。先服桂枝湯一帖，爲君之桂枝用二兩，盡劑毫無效驗。次日用桂枝八兩，服半帖而愈。《吳鞠通先生醫案》一

太陽中風　又。史，三十二歲。脉浮洪而數，頭痛身痛，惡寒有汗，此爲太陽中風。但中風脉緩，今洪數有力，恐傳經也。桂枝湯主之。桂枝六錢，炙甘草三錢，大棗去核三枚，白芍四錢，生薑五錢。煮兩杯，先服一杯，即啜稀熱粥一

碗。覆被令微汗佳，得汗止後服，不汗再服。復診。脉之洪大已減，頭痛身熱惡寒俱減。餘邪陷入少陽，乾嘔口苦。與小柴胡湯。渴者加天花粉◎下略。同上

感證失血　吴澄治。萬安鎮胡思齊者，年三十二歲。患咳嗽吐痰潮熱，面色慘暗，脉弦緊，失血。予曰：此感寒證也。投以桂枝湯二劑，其患頓減。後以脾胃收功而痊。《不居集》下三

夾食傷風　方南薰治。陳柘樵先生患傷風夾食，惡寒發熱，腹痛氣疼。醫以補藥投之，寒滯填於太陰，臍腹痛甚，腰屈不伸。診其脉，人迎浮而氣口大。余以桂枝湯合平胃散加山楂、神曲、木香生磨汁服、生薑煎服。汗出熱解，腹痛亦除。《尚友堂醫案》下

寒濕腹痛　又。靖邑楊元昌子年十九，病患寒濕外襲，發熱惡寒，隱隱腹痛。醫以砂半理中湯與之，腹乃大痛。復以桂附理中湯投之。填實寒濕，痛莫可耐。余診脉浮而細。投以桂枝湯加蒼术，解表和營，升陽除濕，二劑而愈。同上下

寒濕腹痛　又。賴姓子病患寒濕。醫以凉藥下之，寒濕陷入太陰，腹痛欲絶。余以艾火灸神闕穴三壯，腹痛稍止。旋以桂枝湯加蒼术、防風、桔梗、陳皮、厚朴，三劑而安。同上

肺瘧　謝映廬治。劉正魁患瘧證。先寒後熱，發時胸旁氣閉，喘咳不伸，熱甚口渴。自午至酉大熱，直至徹曉微汗乃解。間日依然，屢治弗效。余以胸痺喘急之兼證，悟出内經肺瘧之例，而取法治之。夫人身營衛，晝夜流行不息。今肺素有熱，復感外風，則肺氣窒痺。毛竅不舒，經絡乃阻，故發爲寒熱。日晡金旺之

時，故發熱尤甚。胸膈之旁，乃肺位之道，淫氣痺聚，則喘咳不伸。法當疏利肺氣，使淫氣盡達於表，則內可宣通，庶幾其瘧不治自愈耳。與紫菀、杏仁、知母、桔梗、半夏，加入桂枝湯中，除薑、棗，一劑而安，孰謂不循古而敢自用哉！《得心集》三

衛不和營證　徐渡漁治。某。新寒引動伏邪，瘧發間日，寒頗重而熱輕短，脉細小而遲。衛氣不與營和也。當歸桂枝湯治之。《徐渡漁醫案》

桃花湯

赤石脂一斤，一半全用，一半篩末　乾薑一兩　粳米一升

右三味，以水七升，煮米令熟，去滓，温服七合。內赤石脂末方寸匕。日三服。若一服愈，餘勿服。

慢驚泄瀉　許橡村曰。三十年前曾見畢載源兄子，泄瀉已成慢驚，喫下藥物隨時吐出，不能停止。衆醫束手。汪履嘉先生用雞子黃調赤石脂末，頓熱，六君子湯溶化服之，泄止，驚不復作。亦妙法也。《橡村治驗》

暑温誤下　吳鞠通治。田某，十四歲。暑温誤下，寒凉太多，洞泄之後關閘不藏，隨食隨便，完穀絲毫不化。脉弦。與桃花湯改粥法。人參、赤石脂末、乾薑、甘草炙、禹餘糧細末、粳米。先以人參、甘草、乾薑三味煎，去渣，湯煮粥成，然後和入赤石脂禹餘糧末。愈後補脾陽而大健。《吳鞠通先生醫案》四

下痢不止　徐玉臺治。華庠生王爔令堂秋月病熱。初延李孝廉謹診視，用薄荷、連翹、山梔等，俱用薑汁製服，服後發厥。復延一時醫診視，用白虎湯清火，人事雖清，下痢不止。改用補劑，亦無效驗。王生係瑶峰先生

令孫，余本屬世好，來寓力懇專治。余倍費苦思，用仲景桃花湯而愈。《醫學舉要》六

暑温下痢　張仲華治。計左。暑濕熱病下痢，始係赤白相雜，晝夜數十餘次。旬日後痢雖減而純下血矣。蓋痢證之門，諸法畢備，虛實並涉，全憑六經證據。今已傷及肝腎，病情最深，非易治者。姑先清熱存陰，宗厥陰下痢之條，擬白頭翁湯複以黄連阿膠湯意。白頭翁三錢，川連五分水炒，川柏一錢鹽水炒，丹皮炭錢半，北秦皮錢半，阿膠錢半蛤粉炒，白芍錢半，地榆炭一錢，乾荷蒂三箇。

復診。下血較昨雖半減，而其來必陣下。腸中已無堵塞之象，腎關亦見下撤之勢，最恐轉脱。擬宗昨方參桃花湯加減。赤石脂四錢，川連四分水炒，阿膠錢半蛤粉炒，地榆一錢炭，乾薑炭五分，川柏一錢炒，白芍錢半，丹皮一錢炭，炙甘草三分，白粳米四錢包。另以赤石脂二錢研末隨煎藥吞下。

再診。血下緩而大減。脉微神倦，氣陰並乏矣。堵塞存陰之法尚不可徹，擬就昨方加立中意。原方加人參一錢另煎冲入。《臨症經驗方》

虚痢　張畹香治。保佑橋酒店，忘其姓，男人年二十餘，痢一月。診時氣息奄奄，脉沉虛小，側卧不敢動，一動則肛門稀水即出。舌鮮紅光潔，是腎陰大傷，必攻擊過分所致。用熟地、肉桂、五味、龜板，復以炮薑、粳米、赤石脂等，桃花湯多劑始愈。《温暑醫旨》

桃核承氣湯◎《玉函》名桃仁承氣湯

桃仁五十箇去皮尖　大黄四兩　桂枝二兩去皮　甘草二兩炙　芒硝二兩

右五味，以水七升，煮取二升半，去滓，内芒硝，更上火，微沸，下火，先食，温服五合，日三服，當微利。

沉積疑胎　張戴人治。脩弓杜匠，其子婦年三十，有孕已歲半矣。每發痛則召侍媪待之，以爲將産也。一二日復故，凡數次，乃問戴人。戴人診其脉澀而小，斷之曰：塊病也，非孕也。《脉訣》所謂澀脉如刀刮竹形，主丈夫傷精、女人敗血。治之法下，有病當瀉之。先以舟車丸百餘粒，後以調胃承氣湯加當歸、桃仁，用河水煎，乘熱投之。三兩日，又以舟車丸、桃仁承氣湯瀉青黄膿血，雜然而下。每更衣，以手向下推之揉之則出。後三二日，又用舟車丸以豬腎散佐之。一二日，又以舟車丸通經如前。數服，病十去九。俟晴明當未食時，以鍼瀉三陰交穴，不再旬，塊已没矣。《儒門事親》八

鬱積　羅太無治。一病僧黄瘦倦怠，羅公診其病。因乃蜀人，出家時其母在堂，及游浙右，經七年，忽一日，念母之心不可遏。欲歸無腰纏，徒爾朝夕西望而泣，以是得病。時僧二十五歲，羅令其隔壁泊宿，每日以牛肉、豬肚甘肥等煮糜爛與之。凡經半月餘，且時慰諭之言勞之，又曰：我與鈔十錠作路費，我不望報，但欲救汝之死命爾。察其形稍甦，與桃仁承氣，一日三貼下之，皆是血塊痰積方止，次日祇與熟乾菜稀粥將息。又半月，其人遂如故。又半月餘，與鈔十錠，遂行。《格致餘論》

呃噦　朱丹溪治。超越陳氏，二十餘歲。因飽後奔走數里，遂患噦病，但食物連噦百餘聲，半日不止。飲酒與湯則不作，至晚發熱，如此者三月，脉澀數。以血入氣中治之，用桃仁承氣湯加紅花煎服，下污血數次即減。再用木香和中丸加丁香服之，十日而愈。《續名醫類案》十四

暑月吐血　滑壽治。王叔雨弟熙暘一日乘盛暑肩輿入邑，塗中吐血數日，亟還，則吐甚。胸拒痛，體熱頭眩，病且殆。或以爲勞心焦思所致，與茯苓補心湯。生至，診其脉洪而滑，曰：是大醉飽，胃氣壅遏，爲暑迫上行。先與犀角地黄湯，繼以桃仁承氣湯去瘀血宿積，後治暑即安。《攖寧生傳》

衄血　又。萬户妻，體肥而氣盛。自以無子，嘗多服暖宮藥，積久火甚，迫血上行爲衄，衄必數升餘。面赤，脉躁疾，神恍恍如癡。醫者猶以治上盛下虚，丹劑鎮墜之，壽曰：經云上者下之，今血氣俱盛，溢而上行，法當下導，奈何實實耶？即與桃仁承氣湯三四下，積瘀既去，繼服既濟湯二十劑而愈。同上

血癥　盛啟東曰。戊子冬，奉上命往視東宮妃張氏，經閉十月腹脹如鼓，衆醫皆以養血安胎治，病加劇。予診脉沉澀弦緊無生氣，直斷爲蓄血腹脹。疏桃仁承氣湯合抵當法。方進，東宮怒甚，羈鎖禁中數日。疾益劇，命余從細復診，脉仍如前，疏前方進。並奏明再三曰：臣不敢疏方。逾二日，賞賚多珍，蓋妃服藥下瘀塊數斗，脹消腹平，遂釋罪而褒榮。予之萬幸也。《醫經秘旨》上

傷寒陽狂　壺仙翁治。黄十六病傷寒。發狂譫語，歌笑不倫，手足厥逆熱深厥亦深，身冷而掌有汗。診其脉，兩手沉滑而有力。翁曰：陽勝拒陰，火極而復，反兼勝己之化，亢則害，承乃制也。熱勝血菀，故發狂而譫語。火性炎上，故歌笑不倫。陽極則反，故身冷厥逆。洩其血則火除，抑其陽則神寧。乃用桃仁承氣湯，下血數升，益以黄連、竹瀝、石膏之劑，大汗而解。《名醫類案》一

胃脘痛　虞天民治。一男子年三十五，胃脘作痛久矣，人形黄瘦，食少而胸中常若食飽，來求治。與加味枳

术丸服，不效，而日漸大痛，叫號聲聞四鄰，别父母妻子囑付後事，欲自殺。予與桃仁承氣湯作大劑與之，連二服，大下瘀血四五碗許，困倦不能言語者三日。教以稀粥少食，漸漸將理，病全安，復壯如舊。《醫學正傳》四

墜馬傷　薛己治。一男子墜馬，腹作痛，以桃仁承氣湯加蘇木、紅花下之，頓愈。更以四物湯加天花粉、柴胡，二劑而愈。《外科發揮》八

牙痛　又。一男子晡熱内熱，牙痛齦潰，常取小蟲。此足三陰虛火，足陽明經濕熱。先用桃仁承氣湯二劑，又用六味地黄丸而愈。《口齒類要》

中焦蓄血發黄　又。應天王治中，遍身發黄，妄言如狂，苦於胸痛，手不可近。此中焦蓄血爲患，用桃仁承氣湯一劑，下瘀血而愈。《古今圖書集成醫部全録》三一七

蓄血證　陸祖愚治。董蔚如三令姪，飽飡麵食，樹下納凉，困倦瞌睡，因而熟寢，以致頭痛身熱，骨節煩疼，胸腹痞滿。村醫以丸藥下之，表證未除，胸滿兼痛。一醫又行表汗，頭痛雖和，胸痛更甚。似此或消導，或推逐，其痛漸下，而未得舒暢。病過五十日。予診得六脉澀數，面容黄白，舌胎灰黑而潤。按其胸腹柔軟，臍下堅硬，晡時微熱，夜半纔退。小水自利，大便不通，此蓄血證也。乃用桃仁承氣湯，下咽之後，滿腹擾刺，躁煩靡安。病者求死不得，父母慟其決死，哭泣罵詈，深咎藥之過也。予心知其無妨，再四解説，奈何村氓不可以理諭者。蔚如踢蹐不安，温存款慰。夜已將半，大便所去黑糞衃血約有若干，肚腹寬舒，神識清爽。次早改用調理之劑，半月以來，漸就坦途。其父謬聽人言，以爲紅棗、芡實補脾之品，恣其多啖，又成食復。三五日來，頻用潤字丸緩緩

消之而愈。《陸氏三世醫驗》五

經凝作痢　吳茭山治。一婦長夏患痢，痛而急迫，其下黄黑色。諸醫以薷苓湯倍用枳殼、黄連，其患愈劇。吳診其脉，兩尺緊而澀，知寒傷榮也。問其病由，乃行經之時，因渴飲冷水一碗，遂得此證。蓋血被冷水所凝，瘀血歸於大腸，熱氣所以墜下，故用桃仁承氣湯，内加馬鞭草、元胡索一服。次早下黑血升許，痛止臟清。次用調脾活血之劑，其患遂痊。此蓋經凝作痢，不可不察也。《名醫類案》四

心脾痛　江篁南治。一婦患心脾痛，弱甚。醫以沉香、木香磨服之，其痛益增，且心前横痛，又兼小腹痛甚。其夫灼艾灸之，痛亦不減。江以桃仁承氣湯去芒硝投之，一服而愈。同上六

陽明譫妄　江應宿治。休寧潘桂，年六十餘，客淳安，患傷寒。亟買舟歸，已十日不更衣，身熱如火，目不識人。譫語煩躁，揭衣露體，知惡熱也。小便秘澀，腹脹，脉沉滑疾。與大柴胡湯，腹中轉矢氣，小便通。再與桃仁承氣湯，大下黑糞，熱退身凉而愈。同上一

痛經　樓英治。一婦人三十歲。每因浴後必用冷水淋通身，又嘗大驚，遂患經來時必先少腹大痛，口吐涎水，然後經行。行後又吐水二日，其痛直至六七日經水止時方住。百藥不效。予診其脉，寸滑大而弦，關尺皆弦大而急，尺小於關，關小於寸，所謂前大後小也。遂用香附三兩，半夏二兩，茯苓、黄芩各一兩半，枳實、玄胡、牡丹皮、人參、當歸、白朮、桃仁各一兩，黄連七錢，川楝、遠志、甘草各半兩，桂三錢，茱萸一錢半，分十五帖，水煎，入生薑汁二蜆殼。熱服後用熱湯洗浴，得微汗乃已。忌當風坐卧，手足見水並喫生冷。服三十帖全愈。半年後，又因驚憂，前病

復舉，腰腹時痛，小便淋痛，心陽惕跳驚悸。予意其表已解，病獨在裏，先與灸少衝、勞宮、三陰交，止悸停痛，次用桃仁承氣大下之。下後用香附（三兩），蓬朮、當歸身（各一兩半），三稜、玄胡索、桂、大黃、青皮（俱醋制），青木香、茴香、滑石、木通、桃仁（各一兩），烏藥、甘草、縮砂、檳榔、苦楝肉（各半兩），木香、吳茱萸（各二錢），分作二十貼，入新取牛膝（濕者二錢），生薑（五片），用荷葉湯煎服。服訖漸安。《醫學綱目》三十四

瘀積　孫文垣治。大宗伯郎君董龍山公夫人，爲憲副茅鹿門公女，年三十五而病便血。日二三下，腹不疼。諸醫診治者三年不效。予診之。左脉沉澀，右脉漏出關外，診不應病。予竊謂血既久下，且當益其氣而升提之，以探其證。乃用補中益氣湯加阿膠、地榆、側柏葉。服八劑，血不下者半月。彼自喜病愈矣。偶因勞而血復下，因索前藥。予語龍山公曰：夫人之病必有瘀血積於經隧，前藥因右脉漏關難憑，故以升提兼補兼澀者以探虛實耳。今得病情，法當下而除其根也。龍山公曰：三年間便血，雖一日二三下，而月汛之期不爽，每行且五日。如此尚有瘀血停蓄耶？予曰：此予因其日下月至而知其必有瘀血停蓄也。經云不塞不流，不行不止。今之瘀，實由塞之行也。不可再澀。古人治痢必先下之，亦此意也。即用桃仁承氣湯加丹參、五靈脂、荷葉蒂，水煎夜服之。五更下黑瘀血半桶，其日血竟不來。復令人索下藥。予曰：姑以理脾藥養之，病根已動，竢五日而再下未晚也。至期復用下劑，又下黑瘀如前者半，繼以補中益氣湯、參苓白朮散調理全愈。《三吳治驗》一

春温腑證　又。族姪孫仲登，因與堂兄構訟，城中方歸。時值二月末旬。醉後房事後◎（原刊作二，今正）起而小溲，隨即臍下作痛，水瀉腸鳴，一日十數度。發熱頭痛。里醫進理中湯一帖，反加嘔逆煩躁口渴。敦予診之。左脉弦

大，右洪大俱七至。飲食不能下咽，晝夜不得睡，面赤唇燥，舌上黄胎深厚。診畢，語予曰：我房失後陰證傷寒也，小腹痛且漏底，幸叔祖救之。予笑而應曰：以子所言決爲陰證，以予指下辨之，當是春温陽證也。且外證亦陽，烏得爲有房事而據以理中進之乎？族中相知者交爲予言渠病的屬陰證，故嘔吐水瀉，不可因其面赤便認爲陽。顧戴陽證與此近似，幸加察之。吾輩正擬於理中湯内再加大附子、肉桂，庶可保全。予極言不可。仲景有云，桂枝下咽，陽盛則斃，況附子理中者乎！陰陽寒熱之間，辨之不真，生死反掌耳。兹當舍證從脉也。以温膽湯加薑汁炒黄連、柴胡、乾葛，與二帖，屬令當夜飲盡，俾明日不它傳也。予别後，渠一服而嘔逆止，餘證悉在。詰朝，予診竟，扣渠曰：夜來二藥必未服完，不然何兩手之脉洪大搏指如是。僉曰：因有竹茹、黄連，恐非房失後所宜，故僅服一。予曰：不服黄連，致熱轉劇，今日非石膏不能已。乃與白虎湯加竹茹兩劑。臨别囑渠曰：今證非昨日可比。用石膏者，豈得已哉！設當用不用，使經中之熱傳入於腑，非大黄不能瘳，切勿失時誤事。詎知别後又有惑之者，仍衹服一帖。瀉即隨止，餘小腹之痛俱在。次日予診畢，語渠曰：昨臨行時囑之再三，何乃又不服完。今脉洪長堅硬，邪已入腑，奈何奈何。對曰：衆謂石膏太寒，恐小腹加痛，實衹服一帖而已。予曰：懼服石膏，今且服大黄矣，皆失時誤事之過。周金人銘云，熒熒不滅，炎炎奈何，其斯之謂歟。思非桃仁承氣湯不可。乃覥面煎服，連飲二劑，下極黑燥糞五六枚，痛熱俱減。再爲診之，六脉皆緩弱，迨是病方盡去，改以四君子湯加白芍藥、黄連、香附，調養數日而愈。《新都治驗》三

熱痢　程原仲治。武庫主政杜應芳，貌魁梧，多膂力，體健，素不親醫藥。因火動痔發，用未成三黄丸作湯劑三服，肚腹痛而痢遂作。七月十二日，日數十行，惟虚努血水數點，小便不利，脉兩尺洪弦，兩關多澀。予曰：

病本乎熱，因三黄驟寒制熱不舒，值痔發時致成發血證也，不治將深。公自恃體健冀其自愈。十九日病轉劇，腹痛更甚，小便絶無，體憊矣。予診脉洪弦且緊，法爲病進。體雖健，而痢屬火邪，若非温藥去其寒而單用寒凉，則反乖隔兩不相入，何以望其奏效，此又非淺學所能識也。遂用桃仁承氣湯倍肉桂加牡丹皮、紅花、檳榔、木通、滑石，一劑下數寸大血塊，再劑痢減，小便通。二十一日，恐服下藥過多，用赤芍藥、牡丹皮、檳榔、黄連、黄芩、枳殼、厚朴、陳皮，服即不快。復用前方再四下而愈。《程原仲醫案》五

過飽嘔衄　金九淵治。姚子家子衄血齒血，傾瀉不止，面目腫脹，幾危。諸醫雜投以調血藥，更劇。先生以桃仁承氣下之，一劑愈。此因飲食過飽嘔血，嘔不暢而腫脹俱作也。《冰壑老人醫案》

血瘧　又。郁黄僧乙丑秋初患瘧，寒熱有時。俗工治之，及二旬矣，治虚治痰，參术雜投，躁擾日甚。諸醫堅認爲虚，妄也。至八月望，始延先生。脉得沉澀，按之中堅，便通似下墜而溺短澀。先生曰：噫！此血瘧也，向補非矣。投桃仁承氣加柴胡、當歸，便見衃血矣。諸俗工不信，更進參术一劑，不識人，妄言妄見，技窮罔措。先生投以桃仁承氣，玄明粉五錢，滑石五錢，辰砂三錢，下瘀血十餘日安。同上

腰僂　喻昌治。張令施乃弟傷寒壞證，兩腰僂廢，卧牀徹夜痛叫，百治不效，求診於余。其脉亦平順無患，其痛則比前大減。余曰：病非死證，但恐成廢人矣。此證之可以轉移處，全在痛如刀刺，尚有邪正互爭之象。若全然不痛，則邪正混爲一家，相安於無事矣。今痛覺大減，實有可慮，宜速治之。病者曰：此身既廢，命安從活，不如速死。余蹙額欲爲救全而無治法。諦思良久，謂熱邪深入兩腰，血脉久閉，不能復出，祇有攻散一法。

而邪入既久，正氣全虛，攻之必不應，乃以桃仁承氣湯多加肉桂、附子二大劑與服。服后即能强起。再倣前意爲丸，服至旬餘全安。此非昔人之已試，乃一時之權宜也，然有自來矣。仲景於結胸證有附子瀉心湯一法，原是附子與大黄同用，但在上之證氣多，故以此法瀉心。然則在下之證血多，獨不可倣其意而合桃仁、肉桂以散腰間之血結乎。後江古生乃弟，傷寒兩腰僂廢痛楚，不勞思索，徑用此法，二劑而愈。《寓意草》

蓄血證　王式鈺治。一人糞後下血者月餘矣，而腹中時痛，夜則發熱，面色黄而小便利。羣以陰虛發熱，爭投補血之劑。余曰：此蓄血證也，當下之。病者曰：匝月以來，去血不下數斗，尚有瘀積乎。余力辯之。投以桃仁承氣湯，下血塊紫黑色者數枚，後以十全大補湯調理而愈。《東皋草堂醫案》

脹滿　吴橋治。里人王英妻年三十，所病脹滿，劑以補中氣利小水者皆亡功。久之，喘急而汗沾衣，嘔逆不能下，昏亂殊死。橋切之，浮取弦數，沉取澀滯，則以爲蓄血，下之宜。或以汗多亡陽，亟下則速之斃爾，橋曰：否。病繇血滯故氣壅，壅則騰騰上蒸而汗出焉。遂進桃仁承氣湯。薄暮始進，嘔者半之。中夜下敗血三升，喘即定，乃酣寢。詰朝腹脹悉平。《太函集》三十一

感冒蓄血　李維麟治。席文玉中秋患感冒，解散之後知有蓄血，而裏證甚急，氣粗喘逆，不得倒身。頭汗如雨，發呃不止，吐蚘煩躁，水漿不入，六脉弦大而緊，其勢甚危。然必下之，方可定其吉凶。作桃仁承氣湯與之。而病邪負固不能就擒，頓作手足寒厥，面唇皆青，稍頃吐藥稍平。予既歸，乃步於庭中者竟夕，得仲景嘔家雖有陽明證，未可攻之之語，蓋爲邪氣尚未收斂爲實也。及明而趨往慰之，曰：今日廿八，至初一日用藥病愈矣。由

於以除燥安蚘之劑進之頗效，至初一日果得逆氣稍平，六脉已斂，遂下之，神氣稍舒而呃逆尚未止也。嗣後調理半月，凡三下之而蓄血始盡，呃逆始平，百日後而元氣復。《李石浮醫案》

熱入血室　又。席之行尊嫂，秋間患感冒，熱入血室，狂燥悶絶，嘔逆特甚。六脉弦細而數。不時昏暈則牙關緊閉，手足寒厥，勢極危篤。初診之祇以小柴胡湯加枳、桔、丹皮、生薑、竹茹，與服未效。既而行吐法，使痰涎得去神思少清，此蓋已數日矣，而胸膈脹滿，按之而痛，似有裏實之證。主人數以急下爲請。予曰邪氣散漫，六脉躁疾，揣摩病情，未能歸斂，雖見痛滿，究如在表，毋草草也。用黄連、竹茹、柴胡、丹皮、枳殼、黄芩、陳皮、乾葛等以清之，得燥熱漸退，神氣漸寧，於是六脉雖數，數而有神矣。乃作桃仁承氣湯與服。僅得藥糞如熱泄狀者一升許，而大下瘀血遂平。此蓋自痛滿以來又數日矣，不意病已去而痛仍在，又何故哉？乃素有胃脘痛疾，挾其邪火而發，昏瞶時不能述耳，遂專治之而更愈。同上

陽明蓄血　葉桂治。某。脉濡澀數，至暮昏亂，身熱未盡，腹痛便黑。陽明蓄血，擬仲景桃仁承氣以逐其邪。桂枝木、大黄、甘草、芒硝、丹皮、桃仁。《評點葉案存真類編》二

太陽熱結　戚雲門治。顧村徐九官令政，脉細澀，少腹脹如覆杯，舌燥渴飲，躁狂便閉。乃心陽火熾，臟病連腑，氣不宣化，致手足太陽之腑俱熱結也。議桃核承氣湯。《戚雲門先生方案》

血臌　高秉鈞治。陸右。病延半載，腹滿如鼓，諸藥備嘗，全無一效。診得脉來澀滯無神，神氣極痿而飲食尚不甚厭。大便澀而不暢，有如藥膏堅結不散。因思仲景太陰之病必下利，陽明之病必胃實，是病與脾胃毫不

相干，却已八九月經事不行，此由肝經積滯，瘀血不行，是謂血臌。乘此胃氣未衰，尚可一戰勉之。桃仁承氣湯、製軍、五靈脂、夾甲末。《謙益齋外科醫案》下

陽明熱結　黃凱鈞治。莊某，三十四歲。發熱十日，神昏譫語，脣焦口臭，煩躁呻吟，脈反沈細。此熱邪已入血分，證非輕淺，擬桃仁承氣下之。大黃三錢、芒硝一錢、桃仁一錢五分、黃芩一錢五分、知母一錢五分、滑石二錢、甘草四分、石膏一兩。服下旋即如圊，數回解下燥糞兩塊，濁穢甚多。熱退神清，舌胎退淡。古稱陽證見陰脈者死，未盡然也。蓋邪氣結於陽明，血無不燥，營行脈中，衛行脈外，營衛熱結不交，其脈多現沈細陰脈。此段與古人翻案，學者審之。餘熱未盡，衹消清養胃陰。鮮生地、鮮石斛、知母、麥冬、花粉、甘草。《友漁齋醫話》第四種

腿骨瘀傷　胡廷光治。一糧船水手墮跌艙內，腿骨出髎，痛苦萬狀。予適北往，運丁張某求予整治。遂令患者卧於天棚上，以布縛兩足繫於桅索上，令人扯起，患者則倒吊矣。予用手按捺入髎，放下即能步履也。惟傷處微痛，大便不通，此瘀血作患，無他害也。外用膏藥散其瘀注，內服桃仁承氣湯通其積聚，未旬日而愈。《傷科彙纂》六

陽明蓄血　方南薰治。靖邑盧田李龍泮妻年近四旬，患發熱腹痛。醫以小建中湯投之未減，隨用附子理中湯二劑，心煩便閉，痛甚，晝夜不安。余與舒君德昌、王君聲拔同往診視。入室搴帷，熱氣撲面，口渴舌粗，脈細而數。予曰：此陽明蓄血證也。法宜犀角地黃湯合桃仁承氣湯主之。二君相謂生平醫病多矣，未嘗見有此證。先生之言，得毋欺乎？予曰：服藥後必下結糞，結糞後必下黑血，浼君耐坐，片晌即有明徵。命其子將藥煎好

灌入。少頃，腹脹便急，果下結糞數枚，旋下瘀血碗許，死蚘三條，改用滋陰生血，數服而安。《尚友堂醫案》上

阻經發狂　又。桃源熊求才妻，因人盜笋，赴林中呼號怒駡，歸即發狂，亂言無次。遂致縱火持刀，無所忌憚。家人扃鎖内室，縶其手足，咸稱邪祟。迎余診視。令其夫燒圓石一枚，置杓中，再令扶坐解其縛，以醋澆石，使煙氣入鼻，乃得安寢就診，其脉關滑尺數。余曰：此因經期適至，大呼大怒，氣從上升，熱入血室，瘀血直冲，故發狂妄。證實阻經，非祟也。投以桃仁承氣湯，加犀角、羚羊角、歸尾、紅花、丹皮、元胡、鬱金、牛膝，三劑，經血下行，其病如失。次年春月，獲生子焉。同上

經閉　又。周洪松妻，病頭頂掀腫，咽喉疼痛，口吐白沫，水漿不入。手足逆冷，六脉沉閉，渾似陰寒。察其面赤唇紅，膚如渥丹，顯係脾胃蘊熱，血海停瘀，熱極似寒之證。投以桃仁承氣湯，便通經行而愈。同上下

痰瘧　王孟英治。顧雲垞體豐年邁，患瘧於秋，脉芤而稍有歇止。孟英曰：芤者，暑也，歇止者，痰濕阻氣機之流行也，大忌温補以助邪氣。及與清解蠲痰之法，病不少減而大便帶血。孟英曰：暑濕無形之氣，而平素多痰，邪反得以盤踞，頗似有形之病。清解不克勝其任，氣血皆受其滋擾，必攻去其痰，使邪無依附而病自去，切勿以高年而畏峻藥。伊姪桂生少腑，亦精於醫者也，聞之極口稱是。遂以桃仁承氣湯加西洋參、滑石、芩、連、橘紅、貝母、石斛爲方，送礞石滚痰丸。乃郎石甫孝廉云：此藥在他人必畏而不敢服，我昔年曾患暑濕證，深悉温補之不可輕試，況高明所見相同，更何疑乎！逕服二劑，下粘痰污血甚多，瘧即不作，仍以清潤法善後而康。《回春録》二

腑實證　又。范廉居女，壯熱殿屎，二便皆閟，苔黃大渴，脹悶難堪。脉來弦滑數實，係腑證也。投桃核承氣加海蛇、蘆菔，二劑而痊。《仁術志》八

濕熱腰痛　謝映廬治。徐伯昆長途至家，醉飽房勞之後，患腰痛屈曲難行。延醫數手，咸謂腰乃腎腑，房勞傷腎，惟補劑相宜。進當歸、枸杞、杜仲之類，漸次沉困，轉側不能。每日晡，心狂意躁，微有潮熱，痛楚異常。卧牀一月幾成廢人。余診之，知係濕熱聚於腰腎，誤在用補，妙在有痛。使無痛，則正與邪流，已成廢人。此證先因長途擾其筋骨之血，後因醉飽亂其營衛之血，隨因房勞耗其百骸之精，内竅空虚，濕熱擾亂，血未定靜，乘虚而入，聚於腰腎之中，若不推蕩惡血，必然攢積堅固，後來斧斤難伐矣。以桃仁承氣湯加附子、玄胡、乳香數劑，下惡血數升而愈。《得心集》四

蓄血腰痛　又。黄紹發腰屈不伸，右睾丸牽引腫痛，服補血行氣之劑，病益日進。余診脉象，弦澀帶沉。詢其二便，小便長利不及臨桶，大便則數日未通，知爲蓄血無疑，處桃仁承氣湯加附子、肉桂、當歸、山甲、川楝，下黑糞而愈。同上

少腹脹痛　又。汪慎餘由蘇州歸。時當酷暑，舟中夢遺，旋因食瓜，繼以膏粱，致患小溲淋痛此濕熱乘虚入於精道之據。途次延醫，投利濕清火之藥，淋痛雖減，又加少腹脹急。舟至許灣，左睾丸偏墜，胯脇牽痛，而少腹之脹日益甚，小水清利，大便不通。連延數醫，俱以五苓散合疝氣方，更增車前、木通。顛連兩日，少腹脹不可當，左腎腫大如碗，煩躁悶亂，坐卧不安。急切邀治，脉得沉弦，遂處桃仁承氣湯，重用肉桂，加當歸。一服，大便下瘀黑二升而

愈。夫邪結膀胱少腹脹急之證，原有便溺蓄血之分，在氣在血之辨。蓋溺澀證，小便不利，大便如常。蓄血證，小便自利，大便黑色。此氣血之辨，古訓昭然。今者少腹脹急，小便自利，則非溺澀氣秘，顯然明矣。獨怪市醫既不究邪之在氣在血，且已知小便自利，反以利水耗氣之藥，其何以操司令之權耶。

此證愈後，繼以後一方連服數劑以杜其根。附方：當歸、附子、肉桂、山甲、元胡、桃仁。

謝甘澍按：《傷寒經》云，蓄血證，少腹硬滿，小便自利，大便黑色，桃仁承氣湯主之。水氣證，頭汗出，大便如常，小便不利，五苓散主之，十棗湯亦主之。燥糞證，腹滿痛，大小便俱不通利，承氣湯主之。同上

腸癰　趙海石治。某，暑濕內困，腹痛頗甚，臍下大熱，右足屈而不伸已有月餘。腸癰之象也。擬桃仁承氣湯加味治之，應手乃吉。桃仁泥二錢、冬瓜瓣一錢五分、桂枝一錢、箱黃一錢五分、枳實一錢五分、風化硝五分、甘草五分、粉丹皮一錢五分。敗醬草三錢。《壽石軒醫案》

熱結血室　趙晴初治。戊辰秋初，友人陶姓以暑熱證來就診。邪熱表裏充斥，病勢頗重，乃仿三黃石膏湯意，爲兩解之，令服一劑。次日其兄來轉方，述服藥後大渴大汗，汗至牀席皆淋濕。余以謂邪熱在陽明經，白虎湯證也，竟與白虎湯一劑。隔日，雇小舟來診，病人忽發狂，舟將顛覆，急折回。乃邀診。至則病大變，身重苔黑，如狂見鬼，大便不解，胸腹鞕痛，脉沉數促澀，模糊不清，時時發厥。余大駭異曰：奚至此乎？其兄曰：昨述汗流卧席，歸後細詢家人，乃小便，非汗也。余頓足曰：誤矣誤矣。小便多，豈得作大汗治哉！此等重證，本不能懸擬處方，況又誤述乎！營熱未透達，服白虎逼入血分矣。男子亦有熱結血室證，所以證現如狂見鬼，小

便自利，大便不通也。勢急矣，奈之何。沉思久之，書犀角地黄湯合桃核承氣湯與之，方内大黄令用醋拌炒黑。次日復赴診，已便解痧透神清矣。詳述藥成已二鼓，纔服半杯，胸腹驟痛不可忍，其父促飲之，盡一杯，則目瞪口噤，肢厥僵卧，奄然氣盡，家人哭泣環守之。夜半忽大喊，便堅黑糞累累，目開身略動。至天明，遍身發疹，胸背間無隙地，便神清思湯飲。診其脉數滑，至數分明。余曰：險哉，幸年才二十餘，正元充足，能運藥力與邪戰，一戰而捷，不然一去不復返矣。後與清熱養陰，不匝月全愈。閲《三世醫驗》，陸祖愚先生治董姓，與余所治證大略相同，特余不留宿得不聞泣罵聲，爲幸多矣。陶姓現游幕，晤時道及此猶言服藥後，胸膈間痛如刀割不可忍，漸次入腹，後痛極遂不省人事。噫，瞑眩藥入人口腹若是哉！《存存齋醫話藁》二

肝癰　余聽鴻記。業師治施姓婦，素有肝氣，喪夫後，因應嗣愛嗣爭産不能决，後脇肋刺痛。吾師治愈後，經阻三月不通，覺左肋内由臍旁引痛腰脊，肌肉不變，重按之内中極痛。吾師曰：此肝癰也。用延胡、柴胡、川楝、青皮、歸尾、木香合桃仁承氣法下之，下血紫片如雞肝。一劑後痛减，再進消瘀理氣疎肝解郁數十劑，經通痛止而愈。吾師曰：若肝經絡脉生癰，當用活血理氣之輕藥，取其輕可入絡。若癰生於内中本臟，當用破血理氣重藥，取藥重力專直攻本臟也。《外證醫案彙編》四

瘀積　余聽鴻治。一童十三歲，在樓上失足墜下，當時悶絶。後延傷科治愈，停八九日漸起寒熱，延他醫治之，進芩、翹、梔、豉等，服後腹膨如鼓，氣促冷汗，欲脱之狀。邀余診，詢病始末。余曰：瘀停氣阻，被寒冷凝結，不可遲下，然下之又恐驟脱。進以桃仁承氣湯，重桂，用大黄四錢。余曰：若不下，恐氣阻不通，危在頃刻，若下，又恐驟脱，已屬兩難之勢。服後不下，再進一劑，下三四次，氣平腹舒，病已霍然。同上

室女經閉　又。常熟阜北門吳姓女，十九歲。經停四月餘，飲食如常，脉亦不澀，肌肉不削，不内熱，不咳嗽。其父母恐停經而成乾血。余曰：飲食如常，肌肉不削，少腹脹硬，此乃水寒與血互相膠結於血室之中，若不趁其正氣旺時攻之，待至日久，正虚難以再攻。即以瞿麥、桃仁、紅花之類，罔效。再以歸尾、紅花、肉桂、山稜、莪蒁、延胡、五靈、炮薑、桃仁等品，服百餘劑，不效。自六月至十月，少腹漸硬，諸藥不效。至十二月，余適回孟河度歲，請某姓婦科，服以四物等湯，恐其血虚，經不能濟。先養其血，少腹更硬。又延某醫治之，曰：被余某破血太甚，急宜補之。進以四君、補中益氣之類，少腹仍然。二月，余回琴，仍邀余診。少腹脹硬，令其母捫之，其冷如冰，痛不可言，肢冷面青。余曰：水與血互結血室，下之亦死，不下亦死。既是血虚，豈有服山稜、莪蒁、歸尾、桃仁等百餘劑而不死者耶？余即進桃核承氣湯。大黄四兩，桂枝一兩，炙草一兩，芒硝二兩，桃仁三兩，陳酒和水煎，分三次服。初次服下，小便中即下黄膩水，連服三次，連下三次，腹痛稍緩，神氣極疲，少腹稍軟。明晨，余恐其過下氣脱，即進以活血理氣之品，血仍不下，腹痛更甚。再進以桃仁承氣湯送下抵當丸，不料腹痛欲厥。即以艾葉煎湯洗熨少腹，下黄膩水更多，又下紫血塊數枚，而痛即止。兩月後信水如常。至九月出閣，强健如昔。《診餘集》

喉痧閉經　張龢棻治。某婦年二十許，患喉痧。醫用喉科成方如甘桔湯、銀翹散、豆豉荆芥散、牛蒡解肌湯之類，連投五六劑兼治吹藥，病勢日劇。邀余至，已口噤喉閉，不能出聲。幸通文字，囑以筆述病由，知爲月事適行感召風邪發熱，因而經停，肝木上升，遂致咽痛。及視喉底已腐爛不堪，脉弦數極澀。余曰：此瘀血熱毒上乘清道，當從蓄血證論治。用桃仁承氣湯合銀翹敗毒散，得惡露下行而愈。《上海醫報》第一期

桔梗湯

桔梗一兩　甘草二兩

右二味，以水三升，煮取一升，去滓，温分再服。

兒啼　李可大治。朱錦衣子甫一歲，晝夜啼不止。請可大醫之，戒勿見兒，恐成客忤。可大曰：但隔壁聞聲足矣。朱許之。可大曰：啼而不哭爲痛。用桔梗湯調乳香灌之即愈。《古今圖書集成醫部全録》五三二

肺癰　徐重光治。一兒痘十二朝，咳嗽旬餘不止，服發表化痰藥多，反吐膿血。此脾肺虚，重傷真氣，成肺◎原刊作肝，今正癰也。用桔梗湯而愈。《續名醫類案》二十七

咳逆　張璐治。通政勞書紳太夫人，年五十餘，素稟氣虚多痰，數日來患風熱咳逆，咳甚則厄厄欲吐，且宿有崩淋，近幸向安。法當先治其咳，因以桔梗湯加葳蕤、白薇、丹皮、橘皮蜜煎生薑四劑，撤其標證。次與六君子加葳蕤以安其胃氣，繼進烏骨雞丸方療其痼疾。而夫人以久不茹腥，不忍傷殘物命，改用大温經湯加麋茸角腮作丸，藥雖異而功則一也。《醫通》四

烏梅丸

烏梅三百枚　細辛六兩　乾薑十兩　黄連十六兩　當歸四兩　附子六兩，炮，去皮　蜀椒四兩，出汗◎《玉函》四兩去子，成本四兩去汗　桂枝六兩，去皮　人參六兩　黄柏六兩

右十味，異擣篩合治之，以苦酒漬烏梅一宿，去核蒸之。五斗米下，飯熟，擣成泥，和藥令相得。内臼中，與

蜜杵二千下。丸如梧桐子大，先食飲服十丸，日三服。稍加至二十丸。禁生冷滑物臭食等。

內傷吐蚘　陸祖愚治。潘東弦尊堂夫人，年六十餘，稟賦素薄弱，平時多鬱多火。世胄之後家事繁冗，而夫人以身任之，素所勞頓，槪可知也。忽一日勞倦感冒，次早仍然飲食，晡時遂發寒熱，頭痛骨疼，嘔吐酸水，冷汗心疼。一醫知其平日多鬱多火，乃引經云諸嘔吐酸，皆屬於熱。投之清凉，其痰愈甚，吐出蚘蟲數條。延予診。得兩關緊盛，兩尺空虛，分明風寒飲食之故，遂用陳皮、半夏、桂枝、枳殼、山楂、桔梗、厚朴、白芷、藿香、薑、砂。服後諸症少減，次日清晨，吃腐漿一碗，菱頭粥湯而尤有諱言之物。食後諸症仍劇，夜不得卧。先用烏梅丸三錢以安其蚘，隨用檳榔、青皮、枳實、山楂、厚朴、陳皮、半夏、炮薑、藿香、黄連、薑、砂之類寬其中，又用麸皮炒熨中脘，旬日後用小承氣加元明粉去燥糞二次，調理半月而愈。《陸氏三世醫驗》四

客寒犯胃　戚雲門治。築塘張蔭堂客寒犯胃中，氣關乖隔，蚘厥則嘔，腹痛則瀉，病屬厥陰肝臟。肝性喜酸，蚘以苦下，取仲景烏梅丸法，合乎厥陰條中下痢吐蚘論治。烏梅，乾薑，附子，川椒，當歸，桂枝，黄柏，人參，川連，炙草，白术，苦酒冲三匙。《戚雲門先生方案》

惡阻吐蚘　沈尭封治。朱宗承正室，甲戌秋體倦吐食，診之略見動脉。詢得停經兩月，惡阻證也。述前治法，有效有不效。如或不效，即當停藥。録半夏茯苓湯方與之，不效。連更數醫，越二旬，復邀余診。前之動脉不見，但覺細軟，嘔惡日夜不止，且吐蚘兩條。余曰：惡阻無礙，吐蚘是重候，姑安其蚘以觀動静。用烏梅丸，早晚各二十丸。四日蚘止，嘔亦不作。此治惡阻之變局也，故誌之。《女科輯要》上

嘔逆　吴鞠通治。恒氏，二十七歲。初因大驚，肝氣厥逆，嘔吐頻仍。後因誤補，大嘔不止，嘔即避人以剪刀自刎。漸至粒米不下，體瘦如柴，奄奄一息。仍不時乾嘔，四肢如冰。後事俱備。脉弦如絲而勁，與烏梅丸法。遼參三錢，川椒炭四錢，吴萸泡淡三錢，半夏四錢，薑汁三匙，川連薑炒二錢，雲苓塊五錢，烏梅去核五錢，黄芩炭一錢。服二帖而進米飲。服四帖而食粥，七帖後全愈。後以兩和肝胃到底而大安。《吴鞠通先生醫案》三

暑犯厥陰　余聽鴻曰。人言醫不認錯，醫豈有不錯之理。錯而合於理，情猶可恕，錯而不合於理，不徒不自知其錯，反自信其不錯，斯終身陷於錯中而不悟，其罪尚可問乎？余治常熟水北門葉姓婦，素有肝氣胸痺，發時脘痛。屢進瓜蔞、薤白、半夏、枳實，一劑更衣即平，屢治屢驗。是年夏杪，此婦雇船下鄉，回城受暑濕而見寒熱，胸脘阻格作嘔。戴姓醫進以胃苓湯加藿香、蘇梗，此方亦屬不錯，而服之反甚。邀余診之，脉滯而沈，汗冷作噦，脘中作鞕，按之甚痛而拒按。余視此證乃熱邪挾濕内陷，爲小陷胸證無疑。進小陷胸湯法一劑，明日更重。診脉仍滯不起，舌灰潤，作噦頻頻，湯液不入，胸中格如兩截，拒按作痛，且讝語言澀不出，汗冷撮空，余竟不解。問病家曰：大便何如？曰：大便已溏數日。余思小陷胸湯已錯，又屬太陰證矣。即進四逆加人參。余思此證下利虚痞，作噦肢寒，顯然濁陰上犯，雖不中病，諒亦不遠。即將此方與服。余歸即細心思之，因憶《温病條辨·下焦篇》中，有暑邪深入厥陰，舌灰，心下板實，嘔惡，寒熱下痢，聲音不出，上下拒格者，有椒梅湯法，此證頗切。黄昏，病家至寓云：服藥似乎肢温汗少，神識仍蒙，作噦，便溏不止。余曰：將二次藥煎好，以仲景烏梅丸四錢，將藥汁煎化灌之。服後胸膈漸開，利止噦平而能安寐。明午復診，神清言爽。余即將烏梅丸原方改作小劑，服兩劑痊愈。醫學一道，豈易談哉。戴姓之胃苓湯似未必錯，胸中拒按，余之小陷胸亦切病情，乃皆不合。四逆加

參，似錯而反不遠。合以烏梅丸，竟克兩劑而痊。藥不中病，百劑徒然，藥能中病，一劑而安。仲景書豈可不讀哉。《診餘集》

腹痛肝厥　又。徐仲鳴幼女杏寶，年八歲。始以寒熱腹痛痙厥，經某醫以牛蒡、豆豉、枳實、檳榔等味，無效。又經一醫以石斛、珠粉、鈎籐、羚羊、石決等味，腹痛痙厥更甚。腹痛即厥而痙，痛平則痙厥亦止，一日夜三四十次，證已危險。黄昏邀余過診，其脉細而微弦，舌心焦黑，舌邊乾白。目眶低陷，神倦音瘖，兩目少神。腹痛痙厥，時作時止，身無寒熱。余細思熱病痙厥，當神昏而腹不痛，若是寒厥，四肢厥冷祇有轉筋而無痙。此乃腹痛痙厥並見，定是寒熱陰陽雜亂於中。夫温病之厥關乎手足厥陰者多宜寒凉，寒病之厥關乎手足厥陰者多宜温凉並進，此證皆不離厥陰一經，先煎仲景烏梅丸三錢，連渣灌下，越一時即吐出白痰半碗。再服又吐白痰半碗，再服再嘔，約服藥汁三分之二，而腹痛痙厥亦止，即能安寐。明日復診，舌黑亦潤，喜笑如常，惟腹中略痛而已。余即進以烏梅丸原法，再服小劑一劑，即飲食如常矣。同上

厥陰厥證　又。壬辰二月，常熟青龍巷口錢姓婦，始因肝氣寒熱，他醫進以破氣消導發散，而致嘔吐氣上衝心，由下焦上升，即昏厥不知人事，氣平則醒。邀余診之。余曰：嘔吐氣上衝則厥，此是風邪犯於足厥陰肝經，破氣温中俱無益也，當以烏梅丸三錢煎化連滓服。服後嘔吐即止，氣衝亦平，再調以平肝降逆之劑，二三劑而痊。大市橋孫姓婦亦脘痛，氣衝胸膈則肢厥神昏，嘔吐額汗。余以烏梅丸三錢煎化服之，氣衝厥逆漸平。後服仲景黄連湯加吳萸，三劑即痊。此二證皆春天少陽風熱之邪，誤服破氣消導寒凉等品而入厥陰者，所以病入於裏，徒事發表消導無益也。同上

真武湯

茯苓三兩　芍藥三兩　白术二兩　生薑三兩，切　附子一枚，炮，去皮，破八片

右五味，以水八升，煮取三升，去滓，温服七合，日三服。若咳者加五味子半升，細辛一兩乾薑一兩。若小便利者去茯苓。若下利者去芍藥加乾薑二兩。若嘔者去附子加生薑，足前爲半斤。

傷寒腎虚無汗　孫兆治。太乙宫道士周德真患傷寒，發汗出多驚悸目眩，身戰掉欲倒地。衆醫有欲發汗者，有作風治者，有用冷藥解者，病皆不除。召孫至，曰：太陽經病得汗早，欲解不解者，因太陽經欲解復作汗，腎氣不足汗不來，所以心悸、目眩、身轉。遂作真武湯服之。三服，微汗自出，遂解。蓋真武湯附子、白术和其腎氣，腎氣得行，故汗得來也。若但責太陽者，惟能乾涸血液爾。仲景云：尺脉不足，榮氣不足，不可以汗。以此知腎氣怯，則難得汗也，明矣。《傷寒準繩》五

筋惕肉瞤證　許叔微治。鄉里市人姓京，鬻繩爲業，謂之京繩子。其子年近三十，初得病身微汗，脉弱惡風。醫者誤以麻黄湯汗之，汗遂不止。發熱心痛，多驚悸，夜間不得眠卧，譫語不識人，筋惕肉瞤，振振動摇，醫者以鎮心驚風藥治之。予視之，曰：强汗之過也。仲景云，脉微弱，汗出惡風者，不可服青龍湯，服之則筋惕肉瞤，此爲逆也。惟真武湯可收之。仲景云，太陽病發汗，汗出不解，其人仍發熱，心下悸，身瞤動，振振欲擗地者，真武湯主之。予三投而大病除。次以清心丸、竹葉湯解餘毒，數日瘥。《傷寒九十論》

傷寒發汗過多　又。戊申年類試山陽，一時官病傷寒八九日，耳聾而無聞。楚醫少陽治，意謂仲景稱少陽

受病，則脇痛而耳聾也。予診之曰：兩手脉弱而無力，非少陽證也。若少陽則渴飲水，心煩，但寐，咽痛，今俱無此證，但多汗驚悸，必汗過多所致也。仲景云，未持脉時，令病人咳而不咳者，兩耳聾無所聞也。所以然者，因重發汗，虛，故如此。病家曰：醫者嘗大發汗矣。遂投以真武、白术附子湯輩，數日，耳有聞而愈。同上

暑月陰盛格陽　滑壽治。宋可與妾，暑月身冷自汗，口乾煩躁，欲卧泥水中。伯仁診其脉浮而數，沉之豁然虛散，曰：《素問》云，脉至而從，按之不鼓，諸陽皆然，此爲陰盛隔陽，得之飲食生冷、坐卧風露。煎真武湯冷飲之。一進汗止，再進煩躁去，三進平復如初。《攖寧生傳》

傷寒陰證　又。陸用和病惡寒發熱，頭體微痛，苦嘔下泄五日矣。其親亦知醫，以小柴胡湯治之不解。招攖寧生診視，脉弦而遲，曰：是在陰，當温之。爲製真武湯。其親爭之，强與人參竹葉湯進，進即泄甚，脉且陷弱。始亟以前劑服之，連進四五劑乃效。同上

筋惕肉瞤證　又。方德明七月内病發熱，或令其服小柴胡湯，必二十六劑乃愈。如其言服之，未盡一劑，則升發太過，多汗亡陽，惡寒甚，肉瞤筋惕，乃固請攖寧。視脉微欲無，即以真武湯進七八服。稍有緒，更服附子七八枚。然後愈。同上

厥陰汗多亡陽　鄭重光治。程靖宋兄就診於親家李宅，尚能强步。但稱左脇痛甚，已四五日矣。診其脉，弦緊而細，兩手清冷，面色純青，咳嗽則痛引頭脇。此寒中厥陰肝經，須温經散寒，痛方得止。用桂枝、細辛、當歸、赤芍、吴萸、乾薑、半夏、甘草，二劑痛减，再劑加附子，遂大汗而痛除。又二劑，又汗而痛全止。但少腹微痛，

似動氣之狀，三四日通夜不寐，幸不煩躁，脉則細澀無力。此必因兩汗亡陽而不寐也。倣大青龍誤汗法，用真武湯去白术加人參、當歸，易炮薑，加肉桂，收陰攝陽。如此五六日，方能熟寐而愈。此乃厥陰病，惟用桂枝、細辛，尚汗出亡陽幾至危殆。若少陰誤汗，更當何如哉。《素圃醫案》一

少陰亡陽證　又。方安止郡丞素虛寒，脉本細小。丙子年初冬，因酒後蓋覆不周感寒嘔吐。次日即發熱惡寒，身痛脉浮，猶有表證。作太陰病治法。用桂枝、蒼术、炮薑、二陳等藥温裏解肌，得汗表解，旋入少陰。脉細如絲，舌黑下痢，尿如煤水。因病重，又請一醫參治。見舌黑而滑，作腎虛，用八味地黄湯加人參，甫一劑，即嘔吐，半夜而增呃逆。因吐汗多，遂致亡陽，筋惕肉瞤，大便頻下，神昏踡卧。急以真武湯換乾薑。每劑人參五錢。附子三錢。日服三劑。如此十日，未少間斷，方得神清利止。幸天生胃氣能進粥食，計用人參三觔，薑、附二觔，醫治兩月，方獲痊可。同上

邪入少陰　又。仙柯族姪秋杪内傷生冷，外感寒邪，形盛氣虛。中宫素冷，即腹痛作瀉，嘔吐發熱，裏證多而表熱微。余初作太陰治，用蒼术、炮薑、桂枝、二陳、香、砂之劑。畏余藥熱，易醫用柴苓湯。至十日，寒邪直入少陰，漸變神昏不語，默默但寐，腸鳴下利，足冷自汗，筋惕肉瞤。復招治療，病勢已危。主用真武湯加人參、乾薑回陽固脱。衆醫議論不合，惟秦郵孫醫以予不謬。令祖曉齋先生主持，堅托余醫，遂以真武湯本方加人參三錢，乾薑二錢，附子三錢，日投三劑，汗瀉稍寧。其時令岳母曰：藥則效矣。奈熱不退何？余曰：此證以身熱爲可治，若不熱則厥冷下利不止矣，故余留熱醫也。照上藥服至三十劑，歷一旬始省人事，筋惕下利方止。詢其前事，全然不知，後服理中湯匝月方起。蓋少陰病以陽爲主，熱乃可治也。同上

亡陽譫妄　又。吳南皋兄家人年二十餘，五月間得傷寒，初係他醫所治，至八九日，忽發狂譫語，躁欲墜樓。其妻拉住，揮拳擊婦，致婦胎墮。數人不能制。用醋炭熏鼻，方能握手診脉。脉則散大無倫，面赤戴陽。此誤服凉藥，亡陽譫語，瞬息即脱。衆藥陳几，有用白虎湯者，承氣湯者，柴胡、凉膈者。病家云：因服香薷凉藥，大汗至此，故不敢再煎，求余決之。余辭不治，主人力囑。遂以真武湯本方易乾薑，用生附子三錢，令其煎成冷飲。服後片時，即登牀就枕，略睡片刻，醒則再劑，加人參一錢。熟睡兩時，即熱退神清。詢其前事，皆云不知，繼用理中湯，六七日而愈。其婦因擊墮胎而反殞。同上

陰濕　王式鈺治。一婦人腹中脹滿，足脛胕腫，腰痛不能轉側。小便秘，大便溏，本是濕氣入腎，所云至陰盛則水勝，合爲陰濕之證也。病家聞拈痛湯治前證◎王另案之妙，尤而效之。面目浮虛，氣逆喘急，延余診視，六脉沉細。余曰：前證嘔吐頭重，濕淫上焦，故升散得宜，此證足腫腰痛，濕淫下焦，誤用升提，水氣隨之上湧，故不惟無益，反致氣喘面目浮腫也。急以五苓調六一散利其小便，隨進真武湯加乾薑溫中鎮水，計日奏效。《東皋草堂醫案》

喘逆　又。一人患水氣，咳嗽而喘，誤認傷風，概投風藥，面目盡腫，喘逆愈甚。余曰：風起則水湧，前藥誤之也。以真武湯溫中鎮水，諸症俱平。同上◎《續名醫類案》十四作吳孚先治案。

痰飲　馬元儀治。沈表姪因悲哀勞役，面色枯白，形體憔悴。右脇有塊，凝結作痛，痛則嘔，手足厥逆，飲食不思，大便時溏時結。吐出痰飲，動輒盈盆。或一日一發，或間日一發，苦楚萬狀。診其脉，左三部弦而勁急，右

三部虛微無力，方用附子理中加桂湯，稍安。越三日又發，與前方不應。乃倍加附子，甚安。後復發，前方又不應。因思仲景傷寒治法有用真武湯一法，原以真火飛越，水氣上逆，故用此以復陽收陰，坐鎮少陰北方之位。究其功用，全在行水醒脾之妙。今因勞鬱所傷，中氣損甚，由是所勝之木乘脾，所不勝之水侮之而逆，木橫則痞結作嘔，水逆則痰飲泛濫，若非真武，何以攝元陽而鎮陰邪耶。遂用此方倍加分兩，多用人參，連進三十餘劑，嘔漸已，痰漸少，令早服八味丸，晚服附桂理中丸調理，諸症悉愈。惟結塊不除，則以久積陰寒難解，恐成痼疾也。《續名醫類案》十六

陰寒內伏　吳畹庵治。壬戌春，佛嶺僧人號松石，患傷寒十日矣。初起大瀉三日，後始發熱，服表藥熱不退，連服三日，汗出如雨，晝夜不止。發寒戰，轉而爲大小便閉，飲食不進，不能成寐，凡經九日，瀕於危矣。汪石老囑其徒迎余治之。余視其日內所服之方，皆黃芩、枳殼、元明粉、木通、澤瀉之類，蓋欲通其二便也，而二便愈閉。余診其脉，浮大虛軟，重按細如絲。余曰：此虛陽外浮，陰寒內伏之證也。若用此種藥通二便，再十日亦不得通，惟用薑、附則立通矣。遵仲景以真武湯斂陽制陰之法，用附子、黑薑各五分，人參一錢五分，黄耆二錢，白术、茯苓、棗仁各一錢，服下安臥汗少，至半夜而小便通矣。初解出黑汁碗餘，次便黄，次便長而清，遂知餓食粥。余謂小便既通，大便自然亦通，因汗出亡津液，故大便閉，補養一二日，俟津液內潤，自然大解，一毫劫利之藥不可用。越兩日，照前藥加沉香五分。服二劑，大便亦微通，汗全斂，食漸多，神氣爽朗，脉和平有根，萬萬無慮矣。無如二陰之間出有一毒，至此日潰出膿血。蓋此僧素有坐板瘡，將病之前，有人教以水銀、雄黄熏法，瘡果立愈。旋發一毒，乃瘡閉之故。余再四囑之曰：汗出大傷元氣，瘡毒又復出膿，人身氣血幾何，堪此虧耗，即治毒，亦惟

參、耆托裏，切不可用清涼解毒藥重傷真元，爲一指而失肩背也。《吳氏醫驗録》初集上

汗多亡陽　又。甲子年十月，里中一老僕名廷鳳，病初起，發熱惡寒有汗，醫又與麻黄湯二劑。此藥纔服一盞，即刻汗出如雨，人事昏沉，語言錯亂，更加大發熱，口乾煩燥，即刻欲氣絶之狀。延至天明，其妻來求救。診之脉浮大，按之極微，余曰：此本少陰證，誤發少陰汗，遂爾成亡陽之證，故汗大出語言錯亂。與真武湯二劑，每劑用參一錢。一日連服二劑，熱退汗止，人事清白。少進粥食，再照前藥服三劑而起。同上下

嘔吐水飲　葉桂治。潘，十八歲。食後吐出水液及不化米粒，二便自通，並不渴飲，五年不愈。宜理胃陽，用仲景法。熟附子、半夏、薑汁、白粳米。復診。泄濁陰，劫水飲以安胃陽，服四日，腹脹吐水已減。知陽腑之陽，非通不闔，再宗仲景法。真武湯加人參。《臨證指南醫案》四

衝逆　又，吴某。濁陰自夜上干填塞，故陽不旋降，衝逆不得安卧。用仲景真武法。人參、淡熟附子、生淡乾薑、茯苓塊、豬苓、澤瀉。同上

脹滿　又。永隆號某。屢通大便，脹勢不減。是陽氣愈傷，陰濁益壅矣。進通陽法。真武湯去白芍加澤瀉、椒目。《評點葉案存真類編》三

痰飲　又。徽州某，三十九歲。仲景論痰飲分二要，外飲治脾，内飲治腎，又云凡飲邪必以温藥和之。閲方從腎臟主治，不爲背謬。陽氣微弱，濁陰固聚，自下上逆，喘不著枕。附子走而通陽，深爲合理，第其餘一派滋柔護陰，束縛附子之標疾。真武湯。同上

衝氣　又。秦，五十一歲。脉沉微，少腹衝氣，兩脇脹痛嘔逆。真武湯。《徐批葉天士晚年方案真本》下

産後腫脹　戚雲門治。宋大年令政，脾病則九竅不利，以至陰之藏，不得陽和舒布。斯水穀入胃，傳送不行，清濁混亂，遂成腹滿腫脹之病。此經旨所謂臟寒生滿病，三陰結，謂之水也。病者胎前即患喘咳，産後繼以腫脹，經今百日有餘。脉來微弱無神，在右尤甚，可知氣血式微，中焦窒塞，升降無由，州都失職，决瀆不宣，日居月諸，灌入隧道，津液脂血，浸淫洋溢，悉化爲水。總由中央孤臟無氣，不能灌溉四旁以鎮流行，則水濕泛濫而難肢矣。讀《病機》一十九條，所以脹病獨歸脾土，蓋脾損不能散精於肺，則病於上，胃損不能司腎之關鑰，則病於下。三焦俱病，以腎純陰之劑投之，求其向愈，豈可得乎？勉擬東垣脾宜升、胃宜降，合以回陽，不失乎人事之當盡也可。真武湯加肉桂。《戚雲門先生方案》

心陽外越發疹　李炳治。焦循子廷琥病，每巳午未三時，則頭面熱如火蒸，兩肺俞穴煩擾不可耐。氣促神躁，不大便，惡水不飲，溲短而黃。翁始以暑治之，不應。温以薑、朮，不應。面有紅跡似疹，日益見。時閏六月二十五日，翁清晨至，曰：此子所關甚重，然病情隱曲，今終夜思之，前此非所治也。當由心陰傷而心陽上越，姑試以甘温。署甘草、大棗等令服，未服而身亦有疹，大如戎豆，色且紫，他醫議用快斑發疹之劑，翁又至，曰：脉弦微而不渴，何敢用凉藥？且未有出疹而躁若此者。是時躁甚，坐卧行立皆不寧。翁曰：試以前藥服之。服已而躁定，翁曰：未也。俟之良久，果又躁，且呼手足不仁，臍下亦不仁，漸及於胃脘間。翁曰：急矣。吾今日必愈此疾。乃去急治藥，促煎之，跣足袒衣，自調其水火，診脉凡七八次，藥熟又診脉，久之，自持藥令服。曰：是矣，服之必愈。時正躁急，持其母手而呼。藥既入，遂能卧而諸苦頓失，面上之疹悉没，惟熱蒸尚存。翁曰：

腎氣虛，虛則寒，昨所服者，真武湯也。氣分之寒消而血分之寒未去，宜溫血。服炮薑、當歸、山萸、熟地黄、甘草，入口遂酣睡，蒸熱悉除。越三日便膿血。或曰熱藥所致，翁聞之，急至曰：非瀉也。少陰之寒升於厥陰，用理中湯加吳茱萸，服十劑，膿血自止。服之果然。《李翁醫記》上

眩暈　繆松心治。李嫗患頭目眩暈，閉目不敢開，開時即天旋地轉。如是兩晝夜，余與真武湯，二劑已。《松心醫案》

暑月陰寒直中　方南薰治。劉姓子暑月患病，痰氣上壅，充塞咽喉，口鼻出血，目閉不開，聲如鼾睡。閔君文思延余診治，六脉沉細微弱，四肢厥冷。余曰：此陰寒直中之證，寒客太陰則痰蔽胸膈，神識昏迷，寒客少陰，陰火上冲，凝結喉間頸筋麄大，逼血上溢。急宜真武湯大劑煎成冷飲，收龍雷之火歸其窟宅，厥疾可瘳。其父疑此方不合時令，未敢遽服。余大聲呼曰：救此逆證，如拯焚濟溺，刻不容緩。若再躊躇，恐無及矣，余在此坐待以壯君之膽。督令灌之，一劑甦，三劑愈。《尚友堂醫案》下

時邪戴陽證　李冠仙治。田展初五兄予至好也，嘉慶十四年伊遠館吳門，其內染時邪之證，醫者皆用傷寒藥發散，升提太過，其熱不減。又皆競用寒涼，如黄芩、黄連、山梔、石膏之類，連進多劑，熱仍不減。面轉通紅，頭皮作痛，手不能近，近則痛甚，病勢沉重。醫者皆曰邪已傳裏，無法可治。又換某時醫，於前藥中加犀角、羚羊角，謂祇此板劑，再不應，即不治。適其內兄李進之亦予至好，知予素解岐黄，邀余一診，以決生死。予診其脉，上部浮大而空，兩尺沈細欲絶。雖氣微弱不欲言語，而心尚明了，並不昏迷。詢其欲飲否，曰：不欲。詢其二

便，大便少而稀溏，小便清白，少腹有痛意。予急曰：此戴陽證也。此素本陰虧，不能潛陽，今時邪誤作傷寒論治，温散太過，虚陽上浮，治宜引火歸源。醫者見其煩躁，不知其爲龍雷上升侵犯清虚之腑所致，反以爲熱邪傳裏，肆用寒凉，陽即欲回，歸路已阻。再用寒藥，不獨腹痛自利，證必加重，而無根之陽將一汗而亡，奈何。於是竟用真武湯勸其速進。病者知用附子，斷不肯服。勸之再三，勉進半劑。本已十日不寐，進藥後不覺安睡兩時許。始寐頭皮不痛，面赤全退，腹痛亦止，心中不煩，乃復索藥盡劑。次日復診，其病若失。細詢平日本有上紅之恙，生育亦多，其陰本虧，故陰中之陽易動也。改用附子理陰，煎服一劑，又專用理陰煎服三劑，後以八珍加減調理全愈。《仿寓意草》上

傷風戴陽　王孟英治。何叟年近八旬，冬月傷風，有面赤氣逆煩躁不安之象。孟英曰：此喻氏所謂傷風亦有戴陽證也，不可藐視。以東洋人參、細辛、炙甘草、熟附片、白术、白芍、茯苓、乾薑、五味、胡桃肉、細茶、葱白，一劑而瘳。孟英曰：此真陽素擾，痰飲内動，衛陽不固，風邪外入，有根蒂欲拔之虞。誤投表散，一汗亡陽。故以真武、四逆諸法回陽鎮飲，攘外安内以爲劑也。不可輕試於人，致干操刄之辜，慎之慎之。《回春録》一

痰嗽戴陽　又。孟英叔高年痰嗽，喘逆礙卧，肢冷顴紅，飲食不進，與真武湯而安。同上二

霍亂轉筋　又。七月十八日夜，予患霍亂轉筋甚劇，倉卒間誤服青麟丸錢許。比曉，急邀孟英診之。脉微弱如無，耳聾目陷，汗出肢冷，音啞肌削，危象畢呈。藥恐遲滯，因囑家慈先濃煎高麗參湯亟爲接續，隨以參、术、白芍、茯苓、附、桂、乾薑、木瓜、苡仁、扁豆、蓮實爲方，一劑而各證皆減。次日復診。孟英曰：氣分偏虚，那堪吐

瀉之泄奪，誤餌苦寒，微陽欲絶。昨與真武、理中合法，脾腎之陽復辟矣，剛猛之品，可以撤去。蓋吐瀉甚而津液傷，筋失其養則爲之轉，薛生白比之痙病，例可推也。凡治轉筋，最要顧其津液，若陽既回而再投剛烈，則津液不能復而内風動矣。此治寒霍亂之用附、桂，亦貴有權衡而不可漫無節制致墮前功也。即於前方裁去薑、附、肉桂，加黄耆、石斛，服至旬日而愈。同上

白痢　又。一叟患滯下，色白不黏，不飢不渴，腹微痛而不脹。孟英切脉遲微，進大劑真武湯加參而愈。《仁術志》二

陽虚痰喘　王孟英曰：痰喘礙眠，又有虚而不在陰分者。余治方嘯山今秋患痰喘汗多，醫進清降藥數劑，遂便溏肢冷不食，礙眠氣逆脘疼，面紅汗冷。余診之。脉弦軟無神，苔白不渴，乃寒痰上實，腎陽下虚也。以真武湯去生薑加乾薑、五味、人參、厚朴、杏仁。一劑知，二劑已。《洄溪醫案》

真陽浮越　謝映廬治。陳南圃先生，由京歸里，舟泊許灣，忽覺渾身麻痺，自服靈寶如意丸，得稍安。日西渾身大熱，譫語無倫，昏夜邀視。見其面色如粧硃紅，熱勢沸騰。脉雖鼓指，重按全無。上身躁擾，下半僵冷。知爲腎氣素虚，真陽浮越肌表。恐其戰汗不止，藩籬洞開，勢必飛越而亡。宜用表裏先後救援之法，因處大劑真武湯與之，坐鎮北方以安腎氣，飲畢，復預煎黄耆二兩，附子二兩，五味、龍骨、牡蠣各五錢，沉香、肉桂各一錢。此畜魚置介之法，以救既散之陽。後藥方煎，人事已清。亥刻果然渾身戰慄，魄汗不止，叉手冒心，即將預煎之藥亟爲啜盡，俾得戰止汗收。蓋未絶之陽先已安堵，而既散之陽復以駟追，千金之身救援有數，誠非偶然，重服養

榮湯而健。《得心集》二

血證浮腫　王廷俊治。王梅隱二十三歲，戊午三月吐血不止，面色如蠟，兩臥蠶已帶浮腫。診其脉，雖現空芤，卻兼微緩，欣然許其不死，並詢致病之由，自云甲寅夏肝氣上衝，服平肝理氣藥轉得此證，隨愈隨發。有人教以三七、牛膝磨酒沖服，昨病發服後，血湧溢而至滿盎滿碗，三日不斷。今早已無可吐，止吐淡黃血水，病劇如此，先生憐之。予寬慰曰：吐血脉所忌者洪大急促，今空芤乃此證必有之脉。而微緩無力，即係脉未脱根，生機全在於此，可以按法施治。以柏葉湯投之，一服即效。次日再診，自謂身體畏寒，予知其陽虚也，用理中湯照時方妙用加南木香一錢，四劑後食知香味，睡亦安恬，以爲愈矣。半月後腿脛發腫，自下而上，漸滿周身，咳喘嘔逆，更形困憊，脉之息緩增甚。乃令朝服理中原方，午後一以真武爲主，加減如之。服至一月外，瀉水兩桶，腫悉退去。柏葉湯。柏葉五錢，炮薑一錢五分，艾葉三錢，水一杯，馬通水一杯煎服。馬通即馬糞用水，發開，去渣，取水煎藥。真武湯。生薑三錢，芍藥三錢，茯苓三錢，白术二錢，製附片一錢。《壽芝醫案》

氣喘壞證　徐守愚治。潘蕙亭在嵊業鹽，體質虚弱，平日常需藥餌，近因辛苦而喘大作。時某不究其原，猥云肺感風寒，肺氣不得升降故喘，用杏仁、薄荷、蘇子等味以治之，不知肺與大腸相表裏，其人患痔多年，一開肺則氣虚而痔遂墜痛不堪，喘亦漸加。伊謂氣虚下陷，非升提不堪，用補中益氣，不效。又謂腎不納氣所致，改用崔氏八味丸加沉香與之。衹知喘由腎陰之虚，而不知其爲腎陽之虚也。服後喘益甚，幾至於死。余診其脉沉弱，按久愈微，舌苔厚白而兩邊帶灰，顯然陰象可覩。先以苓桂术甘湯加乾薑與服，數劑而喘減半，得進稀粥，再以真武湯加杞子、桂枝，接服五劑而喘乃除，胃亦漸開。惜勉强行走數武，力不能勝，頭汗即出，怯證已成，爲之奈何！時歲將暮矣，歸期在即，伊求調治方藥，余乃書一參芪建中湯，囑服二十劑，不見變動，可卜無虞。不意越二旬，節交立春，其喘旋發，不數日而逝。是知病愈而元不復者，勢必至此。《醫案夢記》

水氣病　姚龍光治。王捷庵二令媳，年二十餘，四月患病，直至九月初間，歷易名手數輩，百治莫效，奄奄一息，已預備凶器。余在孫府，再三敦請。至其家，有張君潤之陪余診視，告余曰：初病發寒熱，間日一次，咳而微喘，身疼，頭眩運，飲食漸減，肢體軟弱，心中動悸。所服方藥甚雜，如建中湯、桂枝湯、桂枝加龍骨牡蠣湯，而養陰平肝之方不可記憶，漸至身瞤動，手足搐搦，粒米不進，心跳神憊，卧不能起，如弱證矣。余進内診脉，搐搦無定，其夫執持手膊，任余診之。脉則似有似無，陽微實甚，面色白而微黄，舌苔薄白而潤有水氣。體瘦如柴，皮膚尚潤，寒熱均在支干陰日，逢陽日則稍安，亦可略進米飲。余商曰：此極重水氣病也。《傷寒》曰，心下有水氣，乾嘔發熱而咳。又曰，咳而微喘，發熱不渴。又曰，其人仍發熱，心下悸，頭眩身瞤動，振振欲擗地者，皆水病也。此證俱見矣。水氣入經絡，故搐搦振顫，水氣凌心，故動悸頭眩，時久又爲藥誤，故陽氣衰微、神疲倦怠。得支干之陽以助之則安，得支干之陰以劫之則重，是本體陽微，求助於天時之陽氣也。若補陽驅水，尚可救活。爲開真武湯加細辛一錢與服，竟日有起色，得獲全愈。《崇實堂醫案》

少陰咳逆　郭敬三治。隆城王某年四十餘無子，納二妾，下元久虚，偶因感寒，咳嗽痰多，怯風畏冷，已服表散藥不愈。形神大脱，枯瘦如柴，面色灰白，至於咳逆倚息不得卧，家人謂其必死，已將後事備辦，適余進城，伊戚鄭某代求診視。六脉沉細虚遲，乃少陰證也。定真武湯加乾薑、五味子、細辛與服，次早衝氣即平，咳嗽亦緩，

數劑即愈。《郭氏醫案》

少陰真寒假熱　又。范敖氏體素孱弱，偶患咳嗽，吐痰少食，怯風，牙牀腫痛，口不能開。伊翁以爲陽明胃火，用白虎湯，石膏用至二兩之多，數劑轉劇。延余往診。脉微細而遲，乃少陰陰邪上逆，假熱真寒之證。用真武湯加乾薑、五味、細辛，一劑牙牀腫痛即消，咳嗽亦減，連進數劑而愈。此病所現之證，似乎陽邪，而脉則微細虛遲，純是少陰寒證，若不憑脉，必至誤事，所謂捨證從脉也。同上

越陽證　周聲溢治。廖福田徹夜不眠，胸前發熱甚熾，口渴異常，一夜可盡凉水兩桶。六脉沈遲，乃陽不歸根，陽氣上越之證，急宜納陽。白术六錢，茯苓六錢，本附片四錢，人尿一盅兑服，恐术、附燥其肺胃，乃用偷關之法，此證若用凉藥，一劑而斃矣。其人不肯服人尿，以童便代之，一劑而愈。《醫學實驗》

脾虛中滿　徐渡漁治。某。脾陽久虛，無以運濕，阻遏消導氣機，以致中下兩陽式微。脘脹腹脹，兩脉細澀，幾成中滿。温陽泄濕，且與真武湯。薑用乾者。《徐渡漁醫案》

傷寒戴陽　陸懋修記方山府君治。沈鼎甫侍郎之外姑劉病傷寒，熱象上浮，醫進苦寒，轉劇。獨府君曰：此面赤戴陽也。投以真武湯熱退，然後清之乃愈。《世補齋醫書》十六

茯苓四逆湯

茯苓四兩◎成本作六兩　人參一兩　附子一枚，生用，去皮，破八片　甘草二兩，炙　乾薑一兩半

右五味，以水五升，煮取三升◎《玉函》作一升二合。去滓，温服七合◎《玉函》無以上四字，日二服◎《玉函》作分温再服，成本作日三服。

少陰亡陽證　鄭重光治。魏虞成學博，壬申秋得傷寒似瘧。諸醫皆以柴葛解肌，枳朴化滯，或作瘧治而寒熱無定期，且無汗解。因熱不退，又進大黄丸下之而不便。至十八日，招余診視。脉來弦細而緊，三脉皆陰，舌黑而滑。乾噦不休，頻欲飲湯，甫下咽即嘔出，而水倍之。當胸結鞕，腹亦微痛。告之曰：余治法不類諸醫，恐不相信也。此證已轉虚寒，非温劑不效。舌黑而滑，腎水凌心，飲湯即吐，引水自救，皆屬少陰。況已汗已下而邪猶不解，反增嘔噦，陰躁不眠，乃亡陽之機，常藥不效。遂立方用生附子三錢，茯苓四錢，乾薑二錢，甘草五分，乃茯苓四逆湯也。令其多迎高明參議，未敢奉藥，惟團弘春首允，他皆不然。至暮，乞藥於余，服二劑躁定，四劑舌退黑，六劑熱除，八劑嘔止，能進穀湯。照此藥再加半夏，八九日後，粥食漸進而大便冷秘不通，兼服半硫丸五日，大便方通而病解。計服温藥一月，甫能離牀。《素圃醫案》一

臟結壞證　又。全椒胡子任，寓王東木兄宅，二月上旬，舟中受寒，即中陰經。王兄知醫，自以桂枝、薑附治之，暫減。因無發熱頭痛，病者漫不爲意，飲食不節，酒肉無忌，致邪不解。如此半月，坐食時忽不能起立，遂困卧於牀，漸變神昏譫妄，舌黑而乾。迎醫治療，不識寒邪入裏，食滿胃中，誤以舌乾譫妄，認爲前服熱藥所致，因身有紅影，遂作斑狂。初用生地黄、玄參、麥冬、石膏、升麻、黄連，不效，益加犀角、大黄，如斯三日，大便不動而病愈篤。前醫自遜不辨何證，易余診視。脉則一息二至似雀啄之象，證則舌乾而黑，身痛不能轉側，口不能言，余辭不治。因告之曰：此水極似火◎原刊訛作土，今正《内經》亢則害之證也。今舌乾不渴，陰也。脉衹二至，陰也。譫妄聲低，乃爲鄭聲，陰也。身重痛，不能轉側，陰也。夜則譫妄，日則但寐，陰也。身有疹影，乃寒極於内，逼陽於

外，陰斑也。具此六陰，其舌乾黑者。乃寒極於下，逼陽於上，假熱也。因一假熱而棄六陰，悖謬殆甚。王兄力囑，勉用附子、人參、茯苓四逆湯。五日，脉起三至，身輕能言，稍有生機。至六日，真陽欲絶，夜汗三身，遂肉瞤筋惕，脉脱亡陽，乃苦寒結陰，大便冷秘，竟成藏結，藥難下膈，又延六日而殞。同上

少陰真寒假熱　又。方安止郡丞令郎年十五歲，因夏月貪凉食冷，致仲秋發熱腹痛。初幼科醫治，十日不效。令余接醫，診脉弦緊。仍以童稚治法，用温中化滯，蒼、朴、桂枝、炮薑。又四五日，亦不效。以手按其痛處，則在臍旁季肋之下，此少陰部絡，且年已十五，不可作童子醫矣。已經汗而熱不退，每日大便而痛不減，漸增煩躁，此内真寒而外假熱，少陰病也。用茯苓四逆湯暗投附子，恐病家之疑畏也。初煎服下即熱退，再煎擠渣服即安卧。次日，直告明用附子，照前藥遵原方加人參一錢。如此七日，熱退痛除，即轉咳嗽，前之季脇痛處，變爲不能著席而卧。蓋前痛乃外寒客於少陰，今之咳嗽，則因病而内虚寒。改用八味地黄湯加人參十數劑，咳止，方能側卧。病後唾水，仍以八味地黄丸，兩倍桂、附，水疊爲丸，服年餘乃唾止。同上

夹陰傷寒　又。許蔚南兄令眷，暑月因食瓜菓，得夾陰傷寒。至第七日迎余往真州。時當酷暑，診其脉數大無倫，重取無力，乃虚陽伏陰之脉，煩躁席地而卧者五日矣。身發赤斑，目赤畏亮，口渴頻欲冷飲，復不能飲。前醫不識夾陰，誤爲中暑，投以香薷，以致陰極似陽。余因其懷孕六月，薑、附未敢即投，初用温中平劑。又屬女病，不能親視病容唇舌。脉大而虚，亦似暑證。恐熱藥傷胎，先以井底泥敷臍以試其裏之寒熱，便投温劑。甫以泥沾腹皮，即叫冰冷入腹而痛，急令拭去。余曰：此真病狀也。遂用茯苓四逆湯。茯苓三錢，附子二錢，乾薑、人

參各一錢五分，甘草五分，令煎成冷飲。余方撮藥，病者驚畏而哭，謂人參、附子盡劑也，倘不效奈何，有孕在懷，即藥效，胎將奈何。余曰：經云有故無殞，有病則病受，不傷胎也。正在遲疑，吴中璧兄曰：此吾女也，年少可再孕。接藥加參，煎成立令服下，五日未寐之病人，得藥便睡。醒則登牀，再劑斑消熱退，熟寐半夜。次日，余辭曰：藥效矣，病未除也，尚須藥六日。倘畏熱，予告去矣。病家云：藥雖效，而附子、乾薑必致墮胎，汝去誰爲先生任過耶？因留七日，每日人參五錢，附子四錢，乾薑、白术三錢，甘草一錢，服六日，胎不墮而病回，後足月産一女，今成育。同上

時疫少陰經證　又。吴隱南主政尊堂，因大勞後得時疫。初病但發熱身痛，胸脹作嘔，脉弦數，外無表證。此邪從内發，所謂混合三焦，難分經絡者也。用芎蘇飲疏解之。至第三日，兩頤連頸腫痛，此邪由太少二陽而出，正合敗毒散證。服二劑，邪不外解，次日反内陷而入少陰，變爲胸脹嘔噦，煩躁不寐。因病增劇，日請數醫，皆用柴胡、蒼、樸、半夏、青陳皮、枳殼。余雖日到，而診視者五人，藥劑難投，余不能肩任。至第九日脉變細疾，煩躁下利，乾嘔胸滿，令汗自出，遂直告隱南曰：病危矣，不知連日所服何藥？已傳少陰，將致亡陽，若不急救，明日即不可治。遂立方立論，用茯苓四逆湯，茯苓三錢，附子二錢，乾薑錢半，人參八分，甘草三分。留藥爲備卷以俟衆議。其日歷醫八位，皆曰不可服。延至二鼓，病人不躁忽變爲笑矣。隱南知笑爲惡證，勉煎服半劑，即安睡至四鼓。醒索餘藥，盡劑服之，又熟睡至天明。再請不准服四逆之醫，又云當服矣，但造議宜減附加參。病家崇信，減附一半，加參一倍。甫下咽，即煩躁乾嘔，急復相招，竟去人參而加附子，隨即相安。蓋寒邪在少陰，重在附子，其加人參不過助正氣耳，終竟去人參，以俟邪盡，六日後方用人參理中湯加半夏，彌月乃安。病九日而傳變三經，醫不明經，何能治病。同上

寒濕痰厥　鄒潤安治。辛卯夏初，一人脾腎本虚，動輒氣逆痰湧而厥。是時偶感寒濕，微熱惡寒，他醫與九味羌活湯，遂厥。厥甦後，下利呃逆，煩躁不得眠。予與茯苓四逆湯三劑，後轉爲陽明證，壯熱煩渴腹滿，得大便而解。此本感寒濕，以生地、黄芩、梔子更益其寒，烏能不下利。既已下利，則表邪已從之陷，表邪既陷，焉能復出於表，不傳陽明，如何得解。是本不得用人參，但其人過虚，不藉人參不能禁附子之辛烈走竄。然所以傳陽明者，實人參有以致之也。不當用之中，有當用焉如此者。《本經疏證》一

茯苓甘草湯

茯苓二兩◎《玉函》作三兩　甘草一兩炙　生薑三兩切　桂枝二兩去皮

右四味，以水四升，煮取二升，去滓，分温三服。

衝氣　葉桂治。謝某。衝氣至脘作痛，散漫高突，氣聚如瘕。由乎過勞傷陽。薤白，桂枝，茯苓，甘草，臨服冲入白酒一小杯。《臨證指南醫案》四

茯苓桂枝甘草大棗湯

茯苓半斤　桂枝四兩去皮　甘草二兩炙　大棗十五枚擘

右四味，以甘爛水◎《玉函》爛作瀾，下同一斗，先煮茯苓，減二升，内諸藥，煮取三升，去滓，温服一升，日三服。

作甘爛水法：取水二斗置大盆内，以杓揚之，水上有珠子五六千顆相逐，取用之。

案缺

茯苓桂枝白术甘草湯

茯苓四兩　桂枝三兩，去皮　白术二兩◎《玉函》作三兩　甘草二兩，炙

右四味，以水六升，煮取三升，去滓，分温三服◎《玉函》末有小便即利四字。

厥陰飲證　許叔微治。里中一中表病渴甚，飲水不止，胸中熱疼，氣衝心下八九日矣。醫者或作中暍，或作賁豚。予診之曰：證似厥陰，曾吐蟲否？曰：昨曾吐蛔。予曰：審如是，厥陰證也。可喜者，脉來沈而緩遲耳。仲景云，厥陰爲病，消渴，氣上撞心，飢不欲食，食則吐蛔。又曰，厥陰病，渴欲飲水者，少少與之，愈。今病人飲水過多，乃以茯苓甘草白术桂枝湯治之，得止。後投以烏梅丸，數日愈。

論曰：病至厥陰，若太陽傳者，三陰三陽皆已遍，惟恐脉强則肝邪盛，脾土受尅，故舌卷囊縮而死。今脉來遲緩而沈，則土脉得氣，脾不受尅，故有可喜之道。仲景云，衛氣和名曰緩，營氣和名曰遲，遲緩相搏名曰沈。又曰，寸口脉緩而遲。緩則陽氣長，其色鮮，其顏光，其聲商。遲則陰氣盛，骨髓滿，精血生，肌肉緊。營衛俱行，剛柔相濟，豈非安脉耶。《傷寒九十論》

勞風　張璐治。郁金巖勞役後傷風自汗，胸滿痰結，咳出青黄涕大如彈丸，此即《内經》所謂勞風，治在肺下也。與茯苓桂枝白术甘草湯加薑汁、竹瀝，二劑而安。《傷寒緒論》下

痰證　王式鈺治。一婦人目中見鬼，時作眩暈，腰痛，大便溏。脾脉獨滑而濡。問其所見黄青鬼乎，病者曰：然。余曰：此脾家有痰也。煎苓桂术甘湯送下礞石滚痰丸。五日後瀉出敗痰，諸證俱愈。但少氣身軟，用

六君子加蒼术湯治之。《東皋草堂醫案》

脘痛　葉桂治。平某，酒客，脾胃陽微，下午陰氣漸漫，脘中微痛，不飢。服苦降重墜辛燥愈加不適者，清陽再受傷觸也。宗仲景圣訓以轉旋胸次之陽爲法。苓桂术甘湯。《臨證指南醫案》四

上焦氣阻　又。嚴某，三十一歲。胸滿不飢，是陽不運行。嗜酒必挾濕凝阻其氣，久則三焦皆閉。用半硫丸，二便已通，議治上焦之陽。苓桂术甘湯。同上五

虚痞　又。唐某，三十五歲。病是勞傷陽氣，陽衰不主流行，清濁升降不得自如，是爲虚痞之結。《内經》謂勞者温之，此温字乃温養之稱。若吴萸大熱開泄，仍是攻尅，與勞傷原氣相反。苓桂术甘湯。《種福堂公選醫案》一

便血浮腫　許橡村治。陳氏子六歲，自七月便血起服芩連梔柏，不效，至九月，面目浮腫，胸腹膨脹。又服燥利藥一月，中氣愈傷，請予治，已嚴冬矣。腫脹已到十分，額汗肢冷，痰嗽喘促，不得卧，脉微欲絶，尚能飲藥。予曰：中氣已傷，脾土將敗，營衛不行，水何由利？以苓桂术甘湯加人參與之，一服而陽回喘定，二服而水利腹減，三服而安卧，再與和胃之劑，十日而全。藥之對症，其應如響，病雖至危，不可輕棄也。《橡村治驗》

痰飲　吴謂泉治。德氏脉弦而滑，乃肝木乘土。脾濕胃弱則生痰飲，稠者爲痰，稀者爲飲，痰飲積於厥陰心包，故胸脇支滿。痰飲阻其胸中之陽，水精不能上布，故氣逆目眩也。宜用桂苓甘术湯加半夏、陳皮、香附、煨薑以燥痰水而通陽氣。《臨證醫案筆記》四

風水　徐錦治。洞庭農人王姓負其子，年甫數齡，求診。肢面腎囊俱已浮腫，眼皮合不能開，氣急便艱。余

診之曰：此風水浮腫也。幼年防喘塞，越脾湯合苓桂术甘湯去甘草。再診。云在舟服兩劑腫勢頓消，以五苓散加減與之。《心太平軒醫案》

支飲　又。松陵沈數年久恙，胃氣升逆，痰飲中阻，脘痛偏右，嘔吐清水，脉弦而滑。前服諸方治肝治脾不應，皆未明痰飲治法乃支飲横逆、胃失下行爲順之旨也。苓桂术甘湯加當歸、吴萸、九香蟲、車前子。同上

水飲　姚龍光治。劉氏病患旬餘，經名手醫治，反致沉困。敦請數次，因往診視。乃知患病已十八日，每日酉刻發寒，四肢冷至肘膝，三更轉熱，亦僅四肢發燒，五更始退，面色微紅，口渴而不欲飲。食久不進，小便一日一次，色赤而少，大便十七日不行。診其脉，六部沉微，舌色嫩紅，苔黏滑。心中煩熱脹悶，坐卧不安。前醫視爲陰虚火結，用青蒿鱉甲湯重劑十餘服，反致危篤，斷以不治。予思沉微之脉，陰脉也。四肢爲諸陽之末，四肢獨冷，陽微也。寒熱在陰分之時，交陽分則退，屬陰邪也。渴不欲飲，舌紅苔滑，面有紅光，心中煩悶，陰盛於内，逼陽於外也。大便不通，小便赤澀，陰結於内，輸機失職也。此證定屬水飲而外顯假熱之象，若用陰藥，是以陰益陰爲助邪也。以苓桂术甘湯加細辛、厚朴與服，是夜病退甚早，肢冷亦輕。三服後小便清暢，大便下行多水。舌苔滿布，舌色轉白，脉亦起矣。再用六君子湯調理，寢食如常而安。《崇實堂醫案》

茵陳蒿湯

茵陳蒿六兩　梔子十四枚擘　大黄二兩去皮

右三味，以水一斗二升◎《玉函》成本均作一斗，先煮茵陳，減六升，内二味，煮取三升，去滓，分三服。小便當利。尿如皂莢

汁狀色正赤。一宿腹減，黃從小便去也。

傷寒發黃　許叔微治。五月，一豪子病傷寒八九日，身體洞黃，鼻目皆痛，兩髆及項頭腰皆强急。大便澀，小便如金。予診曰：脉緊且數，其病脾先受濕，暑熱蘊蓄於足太陰之經，宿穀相搏，鬱蒸而不得泄，故使頭面有汗，項以下無之，若鼻中氣冷，寸口近掌無脉則死。今脉與證相應，以茵陳湯調五苓散與之，數日瘥。《傷寒九十論》

濕鬱發黃　王肯堂治。一婦面目周身黃如染金，腹脹氣促，始由果齋用仲景梔子柏皮湯治之，不應。余診脉濡而沉，此屬濕蘊日久，水竄腠理未能外達，鬱濕化熱而發黃。投以茵陳蒿湯加梔、柏、大黃以泄濕熱，外用金鱗黑脊活鯽魚七尾，剪魚尾貼臍之四圍，當臍勿貼，乾則易之。未及四時，水由臍出，其黃漸退。如是旬日，厥疾已瘳。

按：此法捷效。壽仿其方法，屢治屢驗。緣世罕見，今特誌之，以啟後進。然此方《準繩》中未載，偶閱《秘旨》，有一方與此彷彿，後質之椿田，亦云李冠仙用之亦效若桴鼓，第不知始自何人，容再查明，以待博雅教政。顧曉瀾誌。《肯堂醫論》中

陽明發黃　吳渭泉治。錢某身目俱黃，腹滿口渴，二便不利，按脉沉實有力，係傷寒陽明病。但頭汗出而身無汗，故瘀熱在裏，濕熱相搏，鬱而爲黃也。當用茵陳蒿湯分泄前後，則腹得利而黃自退。茵陳蒿三錢，大黃五錢，梔子三枚，水二鍾，煎一鍾服。《臨證醫案筆記》一

穀疸　又。福某身體盡黃，寒熱不食，食即頭眩，心胸不安，脉浮遲澀。由於脾衰胃弱，濕熱在裏，飲食傷

脾，穀氣不消而成穀疸也。即服茵陳蒿湯，自效。同上

陽黄　熊蘭坪曰。葉案治疸證，有云不宜下，恐犯太陰變脹，不知亦問其證之宜與不宜耳。琴師左君逢源患此症三月餘，服藥罔效，延余治。自述每三四日始一更衣，今已五日矣。能食，脉有力。余用茵陳蒿湯加芒硝治之，方用大黄三錢，茵陳四錢，梔子、芒硝各二錢，煎好冲入酒二杯服。服後大瀉。明日硝減半服再瀉，病稍退，隔四日仍苦便難，前方去硝，加桃仁三錢，服二帖，仍瀉二次。繼以薄味調養而收全功。《評琴書屋醫略》二

十一畫

乾薑附子湯

乾薑一兩　附子一枚，生用，去皮，切八片

右二味，以水三升，煮取一升，去滓，頓服。

霍亂壞證　張戴人曰。泰和間，余親見陳下廣濟禪院其主僧病霍亂，一方士用附子一枚及兩者，乾薑一兩炮，水一碗同煎，放冷服之，服訖，嘔血而死。《儒門事親》一

陰證似陽　李明之治。馮内翰叔獻之姪擽，年十五六，病傷寒。目赤而頓渴，脉七八至。醫欲以承氣下之，已煮藥而明之適從外來，馮告之當用承氣。明之切脉，大駭曰：幾殺此兒。《内經》有言，在脉諸數爲熱，諸遲爲寒。今脉八九至，是熱極也。而《會要大論》云，病有脉從而病反者，何也？脉至而從，按之不鼓，諸陽皆然，此傳而爲陰證矣。趣持薑、附來，吾當以熱因寒用法處之。藥未就而病者爪甲變，頓服者八兩，汗尋出而愈。《遺山先生文集》三十《傷寒會要引》

瘧　俞弁曰。嶺南一大商病瘧，胸中痞悶煩燥，昏不知人，願得凉藥，清利上膈，其證上熱下寒，脉沉而微，以生薑附子作湯，浸冷俾服，踰時甦醒。自言胸膈疏爽然不知實用附子也。若庸工見其胸中痞悶，投以凉藥下之，十無一生。然此法惟山嵐瘴氣所致，下體虚冷之人宜施，若暑瘧痰瘧，則別處治可也。《續醫説》六

感證誤下　李維麟治。戴維五大暑中患感冒，邪不在裏，止以胸膈脹滿，爲醫所誤，遂大下之，致陽氣暴絶，手足寒厥，六脉俱無，下利不止，氣乏不能言動，勢甚危篤。及予診之，誠可駭也。然想見當時必是邪氣盛於外，正氣虚於裏之證，任斯責者，方欲使正氣内强，可以逼邪外出，曷爲而倒施之若是也。但維五少壯之人，而病陽邪之證，雖爲大寒所困未至遽絶。急宜救裏。若得陽氣一復，即熱證仍起，事爲可矣。遂用薑附以温之，一劑而脉續，二劑則手足温而利止，言語出矣。乃兄維三曰：宜再進乎？予曰：不可。正氣可保無虞，剛劑安敢過投，况當小暑之令乎！兩日後見面赤煩渴，六脉洪大而數，病仍在陽，而裏虚之象邈乎遠矣。用竹葉石膏五劑而安。《李石浮醫案》

冬月痢疾　又。俞惠卿嚴寒中患痢，紅白相兼，腹痛後重，徹夜無眠，神思困憊。外證厥冷惡寒不思飲食，察其脉則沉數有力，再徵其舌上色黄，小便短赤澀痛，此温熱内陷之證也。仍用黄連、滑石、禾香等藥以治之。但佐以煨薑二錢，熱附五分，從時令温四末耳。服四劑而厥逆止，胃氣開，十餘劑而方愈，尚未霍然也。别半月其病復劇，心竊爲之危篤。及診之，脉診如初，治亦如初，既平然後調補元氣，遂起。同上

傷冷壞證　王廷俊曰。望而知之之謂神，聞而知之之謂圣，問而知之之謂功，切而知之之謂巧。切居其末，良以一脉能主數十病，不可執脉猜病，而貴因問察脉也。而尤貴善於問，善於答問，方能曲揣病情，按方施治，不致錯誤。否則習見之人一時有病，妄憑己見處方用藥，亦無不錯。憶予治姨姪周振靡，初不問而錯，繼因問而效，捷於轉環，功過相抵，至今常惴惴焉。戊午六月，原配大病，多方調理，時廑予懷，又兼治他人，刻無停晷，形神交瘁，怠忽乘焉。振靡恰於此時病。其母抱之告予曰：二官下午發熱，徹夜如火，天明即退。予漫應曰：非

濕即熱，不則受暑，藿香正氣丸即好，取而與服可也。次早見之甚清爽，以爲愈矣。乃是夜又發，尚不介意，改換白术除濕湯。茯苓、潞參、柴胡、甘草、地骨皮、白术、生地黄、知母、澤瀉。全方服後令睡。黎明予起，伊母已淚痕交睫，云二官昨夜服藥後反復煩亂，徹夜不眠，似在不救。予聞而心悸，入室觀之，面目青慘，神氣飛揚，不禁大駭。乃詳詢其何由致病，初病何狀。始猶語言支離，辭不達意。急語曰：勿太瑣瑣，直言前日誤食何物，因而發熱。曰：食過冰粉，別無他物。乃憬然悟夏月伏陰在内，冰粉停窒胃氣，又加寒冷，午後陰生，入夜陰盛，陽氣無權，散漫於外不能歸宅，所以發熱。藿香正氣、白术除濕兩方，一疏其表，一清其裏，直砒酖也。以乾薑附子湯與之，服後腹痛瀉水兩次，其夜不熱，乃得安睡。繼服理中平補，無所苦矣。噫嘻，小兒發熱，本小恙也。伊母不能詳告，予亦未經細問，以致用藥判若天淵，幾促其命。平日動云不錯，孰知錯至此耶。醫無殺人之心，而有殺人之術，三復此言，敢不警懔。《壽芝醫案》

胃陽濁結　葉桂治。沈，三十四歲。六腑陽氣不行，濁凝便艱。濁結則痛，半硫丸熱藥中最滑入腸，泄濁陰沈滯，胃陽當未醒復，薄味相宜。炒生川附，生淡乾薑，葱白汁泛丸。《徐批葉天士晚年方案真本》上

乾薑黄芩黄連人參湯◎成本作乾薑黄連黄芩人參湯

乾薑　黄芩　黄連　人參各三兩

右四味，以水六升，煮取二升，去滓，分温再服。

瀉利　張璐治。總戎陳孟庸瀉利腹脹作痛，服黄芩、白芍之類，脹急愈甚。其脉洪盛而數，按之則濡，氣口

大三倍於人迎。此濕熱傷脾胃之氣也，與厚朴生薑甘草半夏人參湯二劑，痛止脹減而瀉利未已。與乾薑黃芩黃連人參湯二劑，瀉利止而飲食不思。與半夏瀉心湯二劑而安。《醫通》七

旋覆代赭石湯

旋覆花三兩　人參二兩　生薑五兩　代赭一兩　甘草三兩，炙　半夏半升，洗　大棗十二枚，擘

右七味，以水一斗，煮取六升，去滓，再煎取三升，温服一升，日三服。

嘔噦　喻昌治。王岵翁公祖，冬盡偶因飽食當風，忽然一吐，傾囊而出，胃氣大傷。隨召診間，體中微似發熱，左關之脉甚大。自云始先中脘不舒，今覺氣反攻左，始用梨汁不投，今用蔗漿稍定，不知此何證也。昌因斷曰：此虛風之候也。以胃中所受之水穀出盡無留，空虛若谷而風自内生，兼腸中久蓄之風乘機上入，是以胃中不安。然風入於胃，必左投肝木而從其類，是以氣反攻左，而左脉即爲之大且勁。《内經》云，風淫於内，治以甘寒。梨汁、蔗漿俱甘寒對證之物，而一效一不效者，又可知胃中氣虛已極，不耐梨性之達下，而喜蔗性之和中也。於是以甘寒一派之藥定方，人參、竹瀝、麥門冬、生地黄之屬，衆議除參不用，服後腹中呱呱有聲，嘔出黄痰少許，胸中遂快。次早大便亦通，證似向安。然有可怪者，本是胃經受病，而胃脉反不見其病，祗是上下兩傍心腎肝肺之脉，時時另起一頭不安其常，因爲剖心爭論，謂此非上下兩傍之見病端也，乃中央氣弱不能四迄，如母病而四子失乳，故現飢餒之象耳。觀公祖自云口中之味極淡，又云水到喉管即汪住不肯下行，明明是胃中之氣不轉，宿水擋住喉間不能更吞新水耳。宜急用四君子湯以理胃氣則中央之樞軸轉而四畔之機關盡利喉管之水，氣不逆而口中之淡味亦除矣。如不見信，速請明者商之，不便在此羈時誤事也。然而言過激烈，反怪爲故意驚駭，改召

二醫。有謂中風者，有謂傷寒者，見各不同，至於人參之不可用，則同聲和之。謂證之輕而易療，則同力擔之。微用發表之藥，即汗出沾濡，又同口讚之。曾不顧已竭之胃氣，追之實難，反開關而縱之去，於是氣高神蕩，呃逆不休矣。再邀倖而投黃連一劑，將絕之系極加苦寒以速其絕。二醫措手不及，復召昌至。則脉已大亂，如沸如羹，頻轉頻歇，神昏不醒，身强莫移，年壽間一團黑滯，其氣出則順而入必噦。通計晝夜一萬三千五百息，即得一萬三千五百噦矣。二醫卻禍，謂昌前所議四君子湯，今始可用。吁嗟，呼吸存亡，尚圖雍容樽俎乎。據理答之曰：氣已出而不入，再加參术之膩阻，立斷矣，惟有仲景旋覆代赭石一方，可收神功於百一。進一劑而噦勢稍減，二劑加代赭至五錢，噦遂大減。連連進粥，神清色亮，脉復體輕。再用參、苓、麥冬、木瓜、甘草，平調二日，遂康復如初，此蓋祖翁少時純樸不凋，故松栢之姿，老而彌勁，非盡藥之功能也。即論藥，亦非參之力乃代赭墜參下行之力也。《寓意草》◎喻氏自謂用此方治反胃多痰氣逆並噦者愈千人矣。見《尚論後篇》三

反胃　尤怡治。某。朝食暮吐，肝胃克賊，病屬反胃。旋覆花，代赭石，茯苓，半夏，吳萸，生薑，秔米，人參，枇杷葉。《靜香樓醫案》上

痰飲　又。某。穀之不入，非胃之不納，有痰飲以阻之耳。是當以下氣降痰爲法，代赭之用，先得我心矣。旋覆代赭湯。同上

噎膈　又。某。因氣生痰，痰凝氣滯，而中焦之道路塞矣。由是飲食不得下行，津液不得四布。不飢不食，口燥便堅，心悸頭運，經兩月不愈，以法通調中氣，庶無噎隔腹滿之慮。旋覆代赭湯加石菖蒲、枳實、陳皮。同上

噯氣　葉桂治。某。味淡嘔惡噯氣，胃虛濁逆。白旋覆花，釘頭代赭，炒黄半夏，薑汁，人參，茯苓。《臨證指南醫案》四

噫氣　又。王，二十二歲。初用辛通見效，多服不應。想雨濕泛潮，都是濁陰上加，致胃陽更困。倣仲景胃中虛，客氣上逆，噫氣不除例。人參，旋覆花，代赭石，半夏，茯苓，乾薑。同上

吐涎　又。沈某。食過逾時，漾漾湧涎欲吐，診脉濡澀。以胃虛肝乘，宗仲景旋覆代赭法。旋覆花，代赭石，人參，半夏，茯苓，廣皮。同上

嘔食　又。王，五十八歲。氣惱而起，肝木犯胃，胃氣逆翻嘔食，其涎沫即津液蒸變，倣仲景胃虛則客氣上逆。旋覆代赭湯。《徐批葉天士晚年方案真本》下

子懸　沈堯封治。郁姓婦懷妊九月，偶因勞動遂覺腹痛，胎漸升至胸中，氣塞不通。忽然狂叫咬人，數人扶持不住。病名子上撞心，即子懸之最重者，用旋覆代赭湯去參、棗，連灌兩劑，胎墮得生。又一婦證亦如之，服前藥胎墮而死。

又陸檢修正室子上撞心，江穩婆教磨代赭汁服，遂産兩子。一子在上横於心下，一子撞着上子，故經一晝夜不至撞心，得不死。産下遂安。《女科輯要》上

噎證　吴鞠通治。趙，四十歲。噎食，脉弦細，脇痛。前與宣肝絡，其痛已止。與代赭旋覆湯治其噎。代赭石煆飛八錢，人參三錢，薑半夏五錢，炙甘草三錢，旋覆花五錢包煎，洋參一錢，雲苓塊五錢，大棗肉三枚，生薑五錢，煮三杯。分三次服。復診。效，不更方，再服四帖，能用關東參更妙。三診。又服四帖。《吴鞠通先生醫案》三

左脇痞悶噯氣　林珮琴治。姪左脇痞悶上撐，胸臆頻噯不舒。按：丹溪云，凡上升之氣，自肝而出。左脇，肝部也，痞而上逆必犯胃，倣仲景旋覆代赭湯。成氏所謂鹹以軟堅，以鎮逆也。代赭湯去甘草、薑、棗加廣皮、栝蔞皮、枳殼，俱麩炒。三服而愈。《類證治裁》三

呃逆　王旭高治。某。瘧後痰氣阻滯胃脘，清陽不升作呃，納食輒嘔，防成膈證。且與仲景化痰鎮逆再商。旋覆花，代赭石，淡乾薑，法半夏，赤苓，製香附，丁香，柿蒂。《王旭高臨證醫案》三

胃氣不和　謝映廬治。李惟貴舉子甚遲，今春末得子頗肥。奈乳食缺乏，夏中天氣燥熱，乳母不慎口腹，致兒受病，患煩渴吐瀉之證，付幼科醫治，通用清暑利水，生津消食之劑，病轉危篤。迨至慢驚之候，目瞪聲直，四處◎處字訛當作肢乾枯。是夜來寓請救。視其氣息奄奄，面唇青白。問其瀉下甚稀，祇是乳食入口即吐，不能少停片刻。遍身如火指尖略冷，小水短少，口渴不止。一切敗證，殊難逆挽。然此證重處，正在嘔吐口渴爲急，至於目瞪聲直都是津枯筋急之故。雖用生津之藥，奈胃不能受，將如之何？竊含安胃一法，決無生理。仿仲景所謂汗下後噎氣不除食不能下者，用旋覆花代赭石湯之例。方中有赭石之重墜，乃安胃之最妙者，有旋覆花旋轉於上，誠爲胃虛客氣上逆之證而設，合之生津解煩，允爲定法。疏方與服，其吐瀉煩渴略止，二劑，不復吐矣。仍與安胃理脾之劑，調理而痊。後臨證此病頗多，悉以此法加減治之，皆獲全安。孰謂幼科治法爲易易耶。初方人參，白术，葛根，茯苓，麥冬，烏梅，半夏，赭石，覆花，早米。次服人參，白术，山藥，薏苡仁，烏梅，石斛，扁豆，粉葛，地骨皮，甘草，早米。《得心集》六

呃逆逆證　謝甘澍治。余啟初捕魚爲業，患呃逆病。醫以丁香柿蒂湯，疊服如故。復就原醫診曰：丁香柿蒂湯爲止呃神方，連服數劑，毫不見效。且脉已離根，病在難治，因而辭去。始請余診。診得脉來遲細，重按乃得。滿面浮氣，狀如通草糊成。呃聲甚長，似空器中出。謂曰：此證之可望生者，正得脉之遲細耳，且細玩有神，毋容懼也。遂用代赭旋覆湯與服，藥方下咽，呃聲即止。繼進二劑，呃聲復起。越日又診，脉證如前，呃則抬肩，聲類牛吼。溯仲景設代赭旋覆湯，原爲重以鎮怯立意。今聲如牛吼，中虛可知。故一服呃止者，乃得重鎮之力，再服又呃者，足徵中州之虛，而倉廪空乏，尤恍然悟矣。因詳詰之，啟曰：始因感冒風寒，來求先生數次未遇。向藥鋪問服一劑，寒已除清。後因胸前不舒，得食身重，復問一劑不識何藥，祇見有花色如檳榔者，服下未久五臟翻裂，有如刀割腸斷之苦。始知已往之誤。於是以理中加赭石、當歸，鎮中安臟，日進兩劑，呃漸休，脉漸充，按方再服，諸證皆平。惟面部尚浮，以脾虛失統，治之而安。按此證因胸不舒，得食身重，理當健運脾陽或辛温助胃，亦可奏效。夫呃逆，一總名也，有因寒、因熱、因虛、因實者，治以清火、温寒、降氣、理虛之法，種種不同，敢曰柿蒂一方遂足以畢斯證之能事乎！《得心集》四

梔子甘草豉湯

梔子十四箇擘　甘草二兩炙　香豉四合綿裹

右三味，以水四升，先煮梔子、甘草，取二升半，内豉，煮取一升半，去滓，分二服。温進一服，得吐者止後服。

案缺

梔子生薑豉湯

梔子十四箇擘　生薑五兩　香豉四合綿裹

右三味，以水四升，先煮梔子生薑，取二升半，内豉，煮取一升半，去滓，分二服。温進一服。得吐者止後服。

妊娠嘔吐　郭敬三治。族姪媳王氏妊娠七月，忽患胸脘疼痛，嘔吐不止，水米不進者數日。余用吳茱萸湯，一劑痛緩嘔止，改用梔子豉加生薑湯而愈。蓋婦人懷孕，週身血液被胎吸引，肝木遂乏榮養，鬱而不升，夾衝上逆，故作嘔吐，先用吳茱萸苦辛以開降之。而厥陰少陽相爲表裏，未有肝病而膽不病者，故少陽相火痞結胸中不思納穀。嘔吐止後，用梔子豉加生薑湯以清胸脘熱濁，服後頓然開爽，進食如常，後以四物湯加阿膠、黄芩，調治十餘日而愈。兩月後生一子，母子俱無恙。《郭氏醫案》

梔子厚朴湯

梔子十四箇擘　厚朴四兩，炙，去皮◎成本用薑炙　枳實四枚，水浸，炙令黄◎《玉函》成本均作四枚去穰炒

右三味，以水三升半◎《玉函》作三升，煮取一升半，去滓，分二服。温進一服，得吐者止後服。

陽明腹滿虚煩　葉桂治。某。口苦惡熱，腹滿虚煩，汗出，此陽明證也。《内經》云邪中於面，則入於膺而未全歸腑，故有是證。擬仲景梔子厚朴湯。香豉，梔子，厚朴，連翹，枳殼。《評點葉案存真類編》二

梔子乾薑湯

梔子十四箇擘　乾薑二兩

右二味，以水三升半◎《玉函》作三升，煮取一升半◎《玉函》作一升，去滓，分二服◎《玉函》作分爲二服。温進一服，得吐者◎《玉函》作得快吐止後服。

案缺

梔子豉湯

梔子十四箇擘　香豉四合綿裹

右二味，以水四升，先煮梔子，得二升半，内豉，煮取一升半，去滓，分爲二服。温進一服，得吐者◎《玉函》作得快吐止後服。

舌上滑胎證　許叔微治。丁未五月，鄉人邢原暉病傷寒。寒熱往來，心下鬱悶，舌上白滑胎。予曰：舌上滑胎有數證。有陰陽脉緊，鼻出涕者，有臟結而不可治者，有温瘴丹田有熱者，有陽明脇下堅者。此證屬陽明，宜梔子湯吐之於前，小柴胡繼於其後。數日汗解而愈。《傷寒九十論》

懊憹怫鬱證　江應宿治。都事靳相莊患傷寒十餘日，身熱無汗，怫鬱不得卧，非躁非煩，非寒非痛，時發一聲如歎息之狀。醫者不知何證，迎予診視。曰：懊憹怫鬱證也。投以梔子豉湯一劑，十減二三。再以大柴胡湯下燥屎，怫鬱除而安卧，調理數日而起。《名醫類案》一

懊憹　葉桂治。章某。病乃宿病，當治病發之由。今痺塞脹悶，食入不安，得頻吐之餘，疹形朗發，是陳腐積氣膠結。因吐，經氣宣通，倣仲景胸中懊憹例，用梔子豉湯主之。復診。胸中稍舒，腰腹如束，氣隧有欲通之象，而血絡仍然錮結。就形體畏寒怯冷，乃營衛之氣失司，非陽微惡寒之比，議用宣絡之法。歸鬚、降香、青蔥

管、鬱金、新絳、柏子仁。《臨證指南醫案》八

痞脹　又。方某風濕上受，心營肺衛皆熱，氣不宣降則痞脹，熱薰膻中則神迷。此上焦客邪，想有酒食内因之濕互相挾持，七八日未能清爽，以梔豉湯主之。山梔、豆豉、杏仁、鬱金、蔞皮、鮮菖蒲。《種福堂公選醫案》一

火鬱發斑　懷抱奇治。一婦夏月飲火酒，發斑面赤煩熱，診其脉絶無。予曰：此火鬱而熱極，用梔子豆豉湯加葛根、厚朴、黄連清之，斑大出而脉遂見矣。《古今醫徹》一

産後發熱　徐玉臺曰。産後感冒時邪，宜温散不宜凉散，人人知之，而亦有不宜於温而宜凉者，誤用温，則不得不用大寒矣。歸鞠氏姪女，冬月初産無恙，至六日，頭痛身熱，凛凛畏寒。予用梔豉湯，夜半熱退，逾日復熱。更醫用産後逐瘀成法，遂加煩躁。余謂冬温爲病，清之可安。《通評虚實論》曰：乳子而病熱，脉懸小者，手足温則生。仍依時邪治例，用白虎湯而愈。凡産後無産證而染他證者，即當以他證治之，而丹溪大補氣血之言，卻不可拘。《醫學舉要》六

胸脘脇痛　謝甘澍治。吳鼎三形稟木火之質，膏粱厚味素亦不節，患脇痛冲脘之病，綿纏兩載。痛時由左直上撞心，煩惋莫耐，痛久必嘔稀涎數口，方漸安適。始則一日一發，繼則一日數發，遂至神疲氣怯，焦躁嘈雜，難以名狀。醫者不從正旁搜求，用控涎、導痰諸方治之，毫不中竅，延磨歲月，迨至春升。一日痛嘔倍甚，吐血兩碗紅白相間結成顆粒是陽明離位之血留久而爲瘀者，所當審辨也，神昏氣湧，目瞪如斃。即進人參、當歸二味，漸漸甦回。嗣後神容頓萎，杜門靜坐，不樂對客交談，而氣上撞心，胸脹脘悶諸證仍是一日一發，以攻補兩難，惟日進參湯而已。值余道經其門，邀入診

視，細詢其由，始知原委。問曰：傷證乎？余曰：非也。曰：癆證乎？曰：非也。曰：非傷非癆，請先生明示何證。余曰：肝氣病也。診得脉來弦大，記讀《靈樞經·脉篇》云，足厥陰所生病者，胸滿，嘔逆。又仲景云，厥陰之爲病，消渴，氣上撞心，心中疼熱，飢不欲食，故見嘈雜焦躁等症。竊意焦躁嘈雜即古人所謂煩冤懊憹之狀。知肝氣横逆，鬱火内燔，仿仲景治胸中懊憹例，用梔子淡豆豉湯以泄鬱火，參入葉天士宣絡降氣之法以制肝逆，酌投數劑，諸證漸愈。梔子、淡豉、鬱金、當歸鬚、降香、新絳、葱管、柏子仁。

厥後診云，前進泄鬱降逆之法，雖兩載痼疾數劑而痊，然擬暫行之法，未可久恃。緣甘平之性少，苦辛之味多，僅使中病即已，勿過用焉。亟當善爲轉方，所謂用藥如用兵，更訂四君子加白芍、遠志，續服，多多益善。《得心集》四

梔子蘗皮湯◎《玉函》名梔子黄柏湯

肥梔子十五箇擘　黄柏二兩◎《玉函》作二兩十六銖　甘草一兩炙

右三味，以水四升，煮取一升半，去滓，分温再服。

黄疸　薛己治。一小兒飲食不調，腹脹身黄，小便金色。雜用治疸之劑，作渴飲水。余謂胃氣實熱，先用瀉黄散二劑，其渴頓止，用梔子柏皮湯，其黄亦退，用白术散而飲食進。《保嬰撮要》六

傷食發黄　萬全治。一義子十五歲病疸，面目俱黄。予問之，對曰：傷食起，腹中大熱又痛。乃立一方，用黄柏、梔子等分，大黄減半以退其熱，豬苓、澤瀉、茯苓、蒼术等分以去其濕，枳實、厚朴、神麯以去其食積，茵陳蒿

倍用以去其黄。共爲細末，酒糊丸，車前子煎湯下。三日後吐去黄水一碗許，胃中不熱。又二日泄三行，腹中不痛。十日以後，小便漸清，黄亦減矣。《幼科發揮》下

陽黄　吴謂泉治。范某面目俱黄，發熱煩渴，小便赤澀，脉虚浮數。乃胃有濕熱，鬱而爲黄。身已發熱，則勢外出而不内入，無須汗下，惟用柏皮梔子甘草湯以清熱利濕耳。《臨證醫案筆記》一

脚氣　張龢菜曰：脚氣，此證鍼斃者最多。曾目覩三人，一爲鄞邑倪築嚴孝廉，攻文藝外兼承先業，精瘍醫，年四十八。是秋患脚氣，已汗喘逆冷，小溲如注，頃刻不離溺壺。僕知其嗜飲，投梔子柏皮湯合犀角旋覆湯，經冬而愈。乃喜服諸膠，又覺氣壅，堅欲用鍼，再三勸阻，竟鍼三次，一春頗通快，至夏病發，頓時喘逆而脱。《急治彙編》初集

理中丸

人參　乾薑　甘草炙　白术　各三兩

右四味，擣篩蜜和爲丸，如雞子黄許大，以沸湯數合，和一丸研碎温服之，日三四◎《玉函》成本作日三服，夜二服。腹中未熱，益至三四丸，然不及湯。湯法以四物，依兩數切，用水八升。煮取三升，去滓，温服一升，日三服。若臍上築者，腎氣動也，去术加桂四兩。吐多者，去术加生薑三兩。下多者還用术。悸者加茯苓二兩。渴欲得水者，加术足前成四兩半。腹中痛者，加人參足前成四兩半。寒者加乾薑足前成四兩半。腹滿者去术加附子一枚。服湯後，如食頃飲熱粥一升許。微自温。勿發揭衣被。

脾泄　泗州楊吉老，名醫也。徽廟常苦脾疾，國醫進藥俱不效，遂召吉老。診視訖，進藥，徽廟問何藥，吉老對以大理中丸。上云：朕服之屢矣，不驗。吉老曰：臣所進湯使不同，陛下之疾，以食冰太過得之。今臣以冰煎此藥，欲以受病之源。果一二服而愈。《類編朱氏集驗方》四引《瑣碎録》

冷嘔　杜壬治。安業坊閻家老婦人患嘔吐，請石秀才醫。曰：胃冷而嘔，下理中丸。至百餘丸其病不愈，石疑之。杜至曰：藥病相投，何必多疑？石曰：何故藥相投而病不愈？杜曰：藥力未及，更進五十丸必愈。果如其言。石於是師法於杜。《續名醫類案》六

陰證傷寒　王執中治。有士人患陰證傷寒，手足冷甚，以火温之亦不暖。予與理中湯服，即得汗而病愈，手足自温矣。若其他手足厥者，當隨證灸之。《鍼灸資生經》五◎王曰：陰毒沉，困藥餌難工，但灸臍中三百壯。艾如半棗，手足不暖，不可治也。或心迷耳聾，叫不應，因食冷得疾者，予以理中湯，救數人矣。若復渴則煎五苓散與服，或煎人參湯服，皆效。又曰：傷寒自汗蓋陰證也，惟理中湯最佳，予屢教人服，驗。若祇額上有微汗，與夫上一節有汗者，最宜煎五苓散服之，見《既效方》。以上並見卷七。

陰狂　王好古治。竇豐阿磨堆侯君輔之縣丞爲親軍時，飲食積寒，所傷久矣。一日病，其脉極沈細易辨，即陰證無疑。内寒外熱，故肩背胸脇斑出十數點，語言狂亂。家人驚曰：發斑譫語，莫非熱乎？余曰：非也。陽爲陰逼，上入於肺，傳之皮毛，故斑微出。神不守舍，故錯言如狂，非譫語也。肌表雖熱，以手按執須臾，冷透如冰。余與薑、附等藥，前後數日約二十餘兩，後中大汗而愈。及見庭中物色、兒童、雞犬，指之曰：此正我二三日間夢中境物也。然則神不守舍信矣。愈後起行，其狂又發，張目而言曰：今我受省劄，爲御馬羣大使，如何不與我慶？及診之，脉又沈退，三四日不大便。余與理中丸，三日内約半斤，其疾全愈。侯公之狂，非陽狂之狂，乃

失神之狂，即陰也，但脉陰爲驗，學者當審。獨取諸脉，不憑外證可也。《陰證略例》

口舌生瘡　薛己治。一男子口舌生瘡，服凉藥愈甚，治以理中湯而愈。《外科發揮》六

痔漏泄瀉　又。一男子年踰四十，有痔漏，大便不實，服五苓散愈加泄瀉，飲食少思。予謂非濕毒，乃腸胃虛也，當以理中湯治之。彼不以爲然，仍服五苓散，愈甚，復請予。乃以理中湯及二神丸，月餘而平。《外科心法》五

胃虛發斑　汪石山治。一人年五十餘，形色蒼古。五月間泛木與人爭辨，冒雨勞役受飢，且有内事，夜半忽病發熱惡食，上吐下瀉，昏悶煩躁，頭痛身痛。因自發汗，汗遂不止。遣書來示，脉皆洪數。予曰：脉果洪數，乃危證矣。蓋吐瀉内虛，汗多表虛，兼之脉不爲汗衰，亦不爲瀉減，在法不治。但古人有言，醫而不活者有也，未有不醫而活者也。令用人參五錢以救裏，黄耆五錢以救表，白术三錢、乾薑七分、甘草五分以和中安胃，白茯苓一錢、陳皮七分以清神理氣。水煎，不時温服一酒杯，看其病勢何如。服至六七貼，則見紅斑而四肢尤甚，面赤，身及四肢脹悶，人來告急。予曰：斑症自吐泄者多吉，謂邪從上下出也。但傷寒發斑，胃熱所致。今此發斑，由胃虛而無根失守之火遊行於外也，可補而不可泄，可温而不可凉，若用化斑湯元參、升麻之類，則死生反掌矣。仍令守前方服十餘帖，諸病悉減，斑則成瘡，肢腫亦消而愈。《石山醫案》中

虛中有實腹痛　陸肖愚治。尤少溪年近六十，平日性急，每多怒氣。五月間，腹饑而偶值盛怒，喫冷粽四枚，遂患腹痛並脇亦痛。醫用平胃散加枳實、黄連等藥投之，痛不少減。彼亦知予家潤字丸方，以五錢分三服，令一日内服之，大便已瀉而痛仍未止。彼醫曰：通則不痛，今通而仍痛，藥力淺而積未盡也。再用五錢分三服，

令一日服之。大便一日十數行，皆清水，而痛反增劇，號叫不已，飲食不進，手足厥逆，面色青脹，勢極危迫。予診其脉弦細沉弱，右關弦而有力。予曰：虚中有實，消則元氣即脱，補則腹痛尚劇，因用理中湯料五錢，配枳實五錢，一日二劑，始得堅積缶許。是夜痛大減，明日減枳實之半，又二劑而腹痛全愈矣。第脇間尚有微痛，因去枳實加青皮、吴茱萸，數劑而諸症悉痊，後以調氣養榮調理之。《陸氏三世醫驗》三

真寒假熱　《醫學綱目》曰：一婦人年六十歲，病振寒戰慄，足太陽寒水也，呵欠噴嚔，足少陽膽也，口中乏津液，足陽明不足也，心中急痛而痞，手少陰受寒，足少陰血滯也，身熱又欲近火，熱在皮膚寒在骨髓也。臍下惡寒，丹田有寒也，渾身黄及睛黄，皆寒濕也。餘證驗之，知其爲寒。溺黄赤而黑又頻數者，寒濕勝也，病來身重如山，便著牀枕者，陰濕盛也。其脉右手關尺命門弦細，按之洪而弦，弦急爲寒，加之細者，北方寒水，雜以緩甚者，濕盛出黄色，脉洪大者，心火受制也。左手又按之至骨，舉手來實者，壬癸腎旺也。六脉按之俱空虚者，下焦無陽也。用藥法，先宜以輕劑去其寒濕，兼退其洪大之脉，以理中加茯苓湯投之，水煎熟，以冰冷與之。此熱因寒用，以假寒對足太陽之假熱，以乾薑辛熱瀉膀胱之真氣，故曰真對真，假對假。若不愈，當以朮附湯與之。按此證雖小便黄赤亦作寒治者，蓋以餘證及脉別之也。《古今圖書集成醫部全録》三〇七◎《續名醫類案》九屬張仲文治案

嘔吐　萬全治。本縣儒學教官陶有一子生八月，病吐。諸醫治之不止，湯丸入口即吐。諸醫云：食入即吐，是有火也。欲作火治。用瀉火藥又不效。衆醫不能治，其吐益劇，即請予至議治。予曰理中湯。醫曰：服此方不得入也。予曰：用法不同。作理中湯劑用豶豬膽汁、童便各半拌之，炒焦，以水煎服。藥入立止。吐本寒邪，當用理中湯熱藥以止之。内寒已甚，格拒其陽，故熱藥入喉，被寒所拒不得入也。今膽汁之苦寒、童便之

鹹寒，下喉之後，兩寒相得，故不復出。須臾之間，陰氣漸消，陽氣乃發。此熱藥須冷服，以主治格拒之寒，以止嘔噦者是也。《幼科發揮》一

嘔吐　又。熊文材子二歲病嘔吐，更數醫治之皆不效，藥食入口即吐出也。文材差人請全往。告曰：病可治也。文材問用何方，曰理中湯。文材曰：服多劑矣！不效，奈何？余曰：此在《内經》乃陰盛拒陽之病。寒因熱用，熱因寒用，伏其所主，先其所因則效矣。乃作理中湯一劑，取豶豬膽汁、童便各半，和藥炒乾，煎而服之，吐立止。文材曰：神矣哉！藥入不吐，其吐止矣。公子稱渴，以湯飲之，復作吐。全曰：凡嘔家多渴者，胃脘之津液乾也。常思一二時吐止，胃氣立，津液生，渴自止矣。可將先藥渣再煎服之，仍禁其飲食，半日而安。文材詳問：同是理中湯，别醫用之不效，先生用之效者，何也？全對曰：公子胃寒而吐，當以熱藥治之。寒盛於中，投之熱藥，兩情不得，故不效。今以理中湯爲治寒之主，用豬膽汁之苦寒、小便之鹹寒爲佐以從其格拒之寒，藥下於咽而寒相得，藥入於胃，陰體漸弱，陽性乃發。其始則同，其終則異。故曰伏其所主，先其所因也。《廣嗣紀要》十六

嘔吐　又。嘉靖戊午九月，庠生王民肅季子半歲病吐。先請醫甘大文治之，亦吾之所教者，用理中丸，益黄散服之，不納，乳入即吐。使人請予往。至則昏睡仰卧而努其身，有作慢風之候。予謂民肅曰：勢危矣。取理中末三分，用水一酒鍾，煎至半鍾，入豶豬膽汁、童小便各一匙在内攪匀，以茶匙灌之。民肅曰：恐吐。予曰：不妨。初進一匙，少停再進一匙，又少停進一匙，命以乳哺之。乳母曰：怕吐。予曰：不妨，吮乳三五口令其止。兒乃熟睡一覺而醒，服盡其藥，乳不吐，身不努而安。同上

驚風　萬邦寧治。一兒驚風時熱不退，有議用小柴胡湯，有欲用竹葉湯者，有欲用涼驚丸者。予曰：大驚之後，脾胃已虛，宜溫補之。三藥寒涼，不可服也。乃作理中湯，用炒乾薑，一劑即除。《萬氏醫貫》天部下

身弩發驚　又。王少峯次子，三個月病吐。予往觀，見其兒在乳母懷抱中，以身伸弩上竄，呃呃作聲，有發驚之意。取理中湯丸末子一分，用豬膽汁、童便各半匙，調分三服。初一次少停，略以乳喂一二口，即又進一次，又乳之。其兒睡一覺醒，則嘔出不伸弩、不呃呃作聲矣。此方治人甚多。同上地部上

疫證　孫文垣治。一婦人清明前十日發熱頭痛，醫者以九味羌活湯、十神湯進之不效，而又加口渴，舌黑如煤。更一醫以如神白虎湯、竹葉石膏湯進之，亦不效，而加洩瀉不止。人事昏沉，四肢厥冷，呼吸氣微，米粒不進者十四日。其家爲具含殮而待斃。其子懇爲一診，其脉細如蛛絲，予曰：此疫證也。合理中、生脉二湯飲之，連進二服，夜半神氣稍甦，飲粥湯半盞。次早，六脉漸見，予喜語其子曰：可保無事。書云，脉絶微續者生。仍以前藥與之，至晚瀉止，口不渴，舌心焦煤退，精神清爽，鬆鬆向安矣。再用人參、白术各五錢，炮薑、炙甘草各二錢半，麥門冬三錢，五味子十五粒，水煎，不拘時服。不數日而全愈。《新都治驗》四

痢疾　又。族太學從獻長郎，七歲時患痢，紅白稠粘而紅更多，飲食少，形氣弱。於時太學應南都試，其兄從明雅知予，因逆予視。視畢，予曰：此不可以尋常治治也。法當補。從明曰：語云，無積不成痢，故法先推，今不下而遽用補，積何從去？予曰：足下論者常也，治病貴先察證。古人有先攻後補、有先補後攻者，因證投劑，不膠於常也。今形瘦體弱，面色青，稟受大不足者，飲食又少，予故用補，欲使寧有餘。即不如意，猶可措手。若拘常法下之，倘有變，將奈之何？即以四君子湯加歸、芎、黃連、山楂與服，三帖而病無進退。婦道間有議予

非幼科專門，令更請夏氏。夏至，即語予先不下而用補，以至遷延如是。夏曰：幸不下。若下，今不可爲。叩其故，曰：丹溪云，大孔如竹筒者不治。今肛門有竹筒狀，豈可下，然亦不必補，香連丸、六一散可愈耳。三服而痢愈頻，其痛愈甚，又加惡心而神氣憊。又更請汪恒春。汪至亦以香連丸、黄芩芍藥湯與之，痢下日夜不可以數計，飲食不入口。獨從明持議復逆予。予往，觀其形神大非昔比，知中氣虚極，非理中湯不可。用人參、白术各二錢五分，酒炒白芍藥、白茯苓各一錢，炙甘草、炮薑各八分，肉桂三分，四帖痢即減半。前方減其半料，又六帖而飲食進，痢亦止。稠粘雖無，而血水日夜仍三五行，肌肉亦未生。予思其故，必疳疾從虚而動，用如聖丸以治疳，病則全瘳矣。同上

傷冷腹脹虚鳴　徐重光治。一兒痘五日，形色少神，腹脹喘急，腸鳴，肢冷。或擬内傷者，或擬陷伏者。殊不知内傷者按必痛，陷伏者必煩悶，今若便利安寧而虚鳴者，乃陰陽二氣不和，傷冷之證，或服凉藥也。曰：中氣不足則腹滿腸鳴。以理中湯加木香、陳皮、官桂等疏逐冷氣，諸證悉平，服補中益氣湯調理。《痘疹玄珠》二

虚火咽痛　陳實功治。一婦人咽痛微腫，色白，吐咽不利。診之，脉亦細微，此中氣不足，虚火假證也。用理中湯二服，其疼頓止。又以補中益氣湯加炒黄柏、知母數服，再不復作。《外科正宗》二

慢驚　程茂先治。羅鵠南第五孫，年方週半，失乳而飲食早，脾氣不無過傷。七月間得瀉泄發熱之症，服藥又遲，漸至疲憊。初，醫視爲内傷，無非剋伐，因而自汗面色青黄，口乾引飲，腹且膨，三關筋紋純青。此肝木凌脾，欲成慢驚之候也，速宜温補。乃其外母堅執不肯用參，謂此兒熱極，寧復温補，如再增煩渴，將若之何。不知

因虛而渴。更醫以爲是小兒傷寒，將欲從事汗下，予極諍之，以爲不可，誤則難治。鵠南以予言爲然，隨用參术理中之劑。一劑知，數劑愈。《程茂先醫案》三

攻伐太過傷脾　施沛然治。庠友岳聞思病，就予診。告曰：是脾氣也，少年不宜有此，豈攻伐太過乎。聞思，曰：然。時就試白門，寓僧寮，病食後煩懣，僧教予以棗煨巴豆啖之。每食輒啖，共計不下二百許粒，歸而胸腹䐜脹，醫復投以三稜、蓬术等，即食不下而腹中作楚，故就予診，幸爲療之。余曰：巴豆大毒之藥，其性生温熟寒，太傷脾胃，非年少元氣强旺，無活理矣。今脉一息再至，臟氣損而寒甚，用理中湯數服，飲食始下。用前方隨時加減，更間服河車八味丸調理年餘，始得安痊。《雲起堂診籍》

瘧傷太陰吐蚘　李士材治。沈銘縝丙辰秋患瘧吐蚘，悶不思食，六脉沉細。余曰：瘧傷太陰，中寒蚘動也。用理中湯加烏梅三個，黄連五分，進四劑後，胸中豁然，寒熱亦減，蚘亦不吐。去黄連加黄耆二錢，生薑五錢，五劑而瘧止。《醫宗必讀》五

少腹痛　又。京鄉胡慕東少腹作痛連於兩脇，服疏肝之劑，日甚一日。余診之，左關尺俱沉遲。治以理中湯加吳茱萸，一劑知，十劑起矣。同上八

夾食傷寒　喻昌治。袁仲卿乃郎入水捉彭蜞爲戲，偶仆水中，家人救出。少頃大熱呻吟，諸小兒醫以鎮驚清熱合成丸散，與服二日，遂至昏迷不醒，胸高三寸，頸軟，頭往側倒，氣已垂絶，萬無生理，再四求余往視。診其脉，止存蛛絲，過指全無，以湯二茶匙滴入口中，微有吞意。謂之曰：吾從來不懼外證之重，但脉已無根，不可救

矣。一趙姓醫云：鼻如煙煤，肺氣已絶，縱有神丹，不可復活。余曰：此兒受證何至此極，主人及客，俱請稍遠，待吾一人獨坐，靜籌其故。良久曰：得之矣。驚風一證，乃前人鑿空妄譚，後之小兒受其害者，不知幾千百億兆。方中行先生《傷寒條辨》後附《痙書》一册，顓言其事，始知昔賢先得我心，於道爲不孤。如此證因驚而得，其實跌仆水中感冷濕之氣，爲外感發熱之病。其食物在胃中者因而不化，當比夾食傷寒例，用五積散治之。醫者不明，以金石寒冷藥鎮墜外邪，深入臟腑，神識因而不清，其食停胃中者，得寒涼而不運。所進之藥，皆在胃中之上不能透入，轉積轉多，以致胸高而突。宜以理中藥運轉前藥，倘得證減脉出，然后從傷寒門用藥，尚有生理。醫者曰：鼻如煙煤，肺氣已絶，而用理中，得毋重其絶乎？余曰：所以獨坐沉思者，正爲此耳。蓋煙煤不過大腸燥結之徵，若果肺絶，當汗出大喘，何得身熱無汗，又何得胸高而氣不逼，且鼻準有微潤耶？此余之所以望其有生也。於是煎理中湯一盞與服，灌入喉中，大爆一口，果然從前二日所受之藥一齊俱出，胸突頓平，頸亦稍硬，但脉仍不出，人亦不甦。余曰：其事已驗，即是轉機，此爲食尚未動，關竅堵塞之故。再灌前藥些少，熱已漸退，證復遞減。乃從傷寒下例，以元明粉一味化水，連灌三次以開其大腸之燥結。是夜下黑糞甚多。次早忽言一聲云，我要酒喫，此後尚不知人事，以生津藥頻灌，一日而甦。《寓意草》

痢疾嘔噦　又。葉茂卿幼男病痢，噤口發熱十餘日，嘔噦連聲不斷，診其關脉上湧而無根，再診其足脉亦上湧而無根，謂其父曰：此非噤口痢之證，乃胃氣將絶之證也。噤口痢者，虛熱在胃壅遏不宣，故覺其飽而不思食，治宜補虛清熱兩法。此因苦寒之藥所傷不能容食，治惟有顓顓溫補一法而已。於是以理中湯連投二劑，不一時，痢下十餘行，遍地俱污。茂卿恐藥不對證，求更方。余曰：吾意在先救胃氣之絶，原不治痢。即治痢，人之大小腸盤疊腹中甚遠，雖神丹不能遽變其糞。今藉藥力催之速下，正爲美事，焉可疑之。遂與前藥連服二日，人事大轉，思食不嚱，痢勢亦減。四日後止便糟粕，以補中益氣調理旬日全安。此可見小兒之痢，縱啖傷胃者多，内有積熱者少，尤不宜輕用痢疾門中通套治法也。同上

膈氣　又。倪慶雲病膈氣十四日，粒米不入咽，始吐清水，次吐緑水，次吐黑水，次吐臭水。呼吸將絶，醫已歇手。余適診之，許以可救。渠家不信。余曰：盡令一晝夜，先服理中湯六劑，不令其絶，來早轉方一劑全安。渠家曰：病已至此，滴水不能入喉，安能服藥六劑乎。余曰：但得此等甘温入口，必喜而再服，不須過慮。僉曰：既有妙方，何不即投見效，必先與理中然后乃用，此何意也？余曰：《金匱》有云，病人噫氣不除者，旋覆代赭石湯主之。吾於此病分别用之者有二道，一者以黑水爲胃底之水，臭水爲腸中之水，此水且出，則胃中之津液久已不存，不敢用半夏以燥其胃也；一者以將絶之氣止存一絲，以代赭墜之，恐其立斷。必先以理中分理陰陽，俾氣易於降下，然後代赭得以建奇奏績。一時之深心，即同千古之已試，何必更疑。及簡仲景方，見方中止用煨薑而不用乾薑，又謂乾薑比半夏性更燥而不敢用，余曰：尊人所噫者，下焦之氣也。所嘔者，腸中之水也。陰乘陽位，加以日久不食，諸多蛔蟲必上居膈間，非乾薑之辣，則蛔蟲不下轉而上氣亦必不下轉，妙處正在此，君曷可泥哉。進後果再索藥，三劑後，病者能言，云内氣稍接，但恐太急。俟天明再服，後旦轉方爲妥。至次早未及服藥，復請前醫參酌，衆醫交口極沮，渠家並後三劑不肯服矣。余持前藥一盞，勉令服之，曰：吾即於衆醫前立地轉方，頃刻見效，再有何説。乃用乾覆花一味煎湯，調代赭石末二茶匙與之。纔一入口，病者曰好藥，吾氣已轉入丹田矣。但恐此藥難得，余曰：易耳。病者十四衣不解帶，目不交睫，憊甚。因圖脱衣安寢，冷氣一觸復嘔，

與前藥立止。思粥，令食半盞，渠飢甚，竟食二盞。少頃，已食六盞，復嘔，與前藥立止。又因動怒，以物擊婢，復嘔，與前藥立止，已後不復嘔。但困倦之極，服補藥二十劑，丸藥一斤，將息二月始能遠出，方悔從前少服理中二劑耳。同上

久痢　張璐治。褚某水尊堂，深秋久痢，口噤不食者半月餘。但飲開水及瓜瓤汁，啜後必嘔脹腸鳴，絞痛不已，煩渴悶亂，至夜轉劇。所下皆膿血，晝夜百餘次，小水涓滴不通，諸醫束手告辭，始邀石頑。切其六脉皆弦細乏力，驗其積沫皆瘀淡色晦，詢其所服皆芩、連、檳、朴之類，因謂之曰：所見諸證俱逆，幸久痢脉弱，尚宜溫補。姑勒一方，用理中加桂、苓、紫苑調之，服後小便即通，便得稍寐。三四日間，糜粥漸進，痢亦漸減。更與理中倍參，伏龍肝湯泛丸，調理而痊。《醫通》七

五色痢　又。郭然明之室患五色痢，晝夜數十次，兼帶下如崩。誤服大黄、黄連之屬十餘劑，遂隔塞不通，口噤不食者半月餘，至夜必大發熱躁渴，六脉弦細而疾，此足三陰俱虚之候。與理中加桂、苓、木香、烏梅以調其胃，次與加減八味作湯，導其陰火而痊。同上

久痢除中壞證　又。刑部郎中申勗，亦高年久痢，色如莧汁。服芩、連、芍藥之類二十餘劑，漸加呃逆。乃甥王勤中邀石頑往診。六脉弦細如絲，惟急進辛溫峻補，庶合病情，遂疏理中加丁香、肉桂方。諸醫咸謂血痢無用薑、桂、人參之理，遲疑不敢服，仍啜芩、連、芍藥。遷延五日，病愈甚，而驟然索粥。舉家及諸醫皆以能食爲慶，復邀石頑相商。而脉至如循刀刃，此中氣告竭，求救於食，除中證也。世人但知下痢能食爲向愈，曷知其有除中之例乎。因表出以爲後學之鑑。同上

中虛腹痛　李用粹治。胡文宰子舍，向患怯弱，乙巳季夏，方飲食後，忽腹中絞痛。自謂着暑，調天水散一服不愈。又疑停食，進山楂麥芽湯，其痛更增。發厥昏暈，無有停歇，中脘硬痛，手不可近。兩眼露白，舌縮譫語，狀若神靈。延醫調治，或曰大便實而用枳、朴，或云積暑而用芩、連，諸藥雜投，病勢益增，當事者咸疑懼無措。余獨謂虛證，力主大補之劑。蓋平昔脉弦洪兼數，且右手更旺，今也轉數成遲，左手更覺無本根，此至虛有盛候，憑脉合證之良法。急煎理中湯加陳皮、半夏與服，庶胃氣充沛、元陽流動，縱有蓄積盤踞方隅，定然向風自化。果一劑而稍安，數劑而全愈。《舊德堂醫案》

勞傷泄瀉　王式鈺治。一僕勞傷氣血，泄瀉下積，形神衰脱，六脉大虛，急宜温補。用人參、黄耆、白朮、甘草、乾薑、茯苓。服藥後腹中作飢，小便亦利，仍用理中湯加肉桂五分，乾薑一錢。因兩尺虛極，得温則土自旺，陽自回也。《東皋草堂醫案》

鹹寒傷血　葉桂治。龔，無錫，六十三歲。老年嗜蟹介，鹹寒傷血，上下皆溢，當理其中。理中湯。《徐批葉天士晚年方案真本》上

又。張，官宰衖，三十一歲。酒客多濕，腸胃中如淖泥。陽氣陷血下注，昔王損菴以剛藥劫胃水濕。理中湯加木瓜。同上

久瘧血溢　尤怡治。某。瘧發而上下血溢，責之中虛而邪又擾之也。血去既多，瘧邪尚熾，中原之擾猶未已也，誰能必其血之不復來耶。謹按古法中虛血脱之證，從無獨任血藥之理。而瘧病經久，亦必固其中氣。兹

擬理中一法，止血在是，止瘧亦在是，惟高明裁之。人參、白术、炮薑、炙草。《靜香樓醫案》下

傷中滯氣　任瞻山治。任五福病上吐下瀉，面白神淡，胃口氣痛，或聚或散。聚則痛而見形，散則平而無跡，乃寒濕傷中，滯氣困脾之證也。羣醫皆用温補，不惟病不減，而且上加吐血，下加瀉血，形羸氣倦，將至危殆。夫形羸寒濕證治以温補，宜然取效而反劇者，何也？是故不知其治也。况氣滯於中，最忌温補。先哲有云，胸腹多滯者，未可補，因補反增滯也。滯愈增，氣愈傷，以致病愈進，形愈羸也。然證屬虚寒，舍補之外别無良法，是補不可舍也。然必須行中有補，補中有行，方爲合法。蓋行中有補，則滯逆消而不傷正氣，補中有行，則中氣健而不助邪氣。邪去正復，方可望愈。與理中湯加木香、藿香，數劑而愈。《瞻山醫案》二

少腹急痛　吴洋治。汪伯玉從叔母吴病小腹急痛，面痒痒惡寒。叔父榕迎二醫，路萬先至。叔曰何病，曰：妊婦轉胞。洋曰：不然，此陰證也。叔曰：諾。病得之，内誠如公言。萬拂衣行，厲聲曰：吴生殺而相矣。洋即爲灸氣海一所，進理中湯，頃之疾平。萬語塞。《太函集》三十一

熱病譫妄　陳三農治。一人身大熱，兩目出火，口舌乾燥，手足欲以水浸，狂詈不避親疏。脉豁大，服黄連解毒湯，益甚。此心之脾胃病，而心氣耗散故耳。遂用炒黑乾薑一兩，人參三錢，白术一錢◎錢字當訛。不用甘草者，恐生者瀉心氣，炙者緩中，致脾胃中火邪不得發散也。三味煎服，不逾時引被自蓋，戰汗出而愈。夫乾薑微炒温中，炒黑凉◎凉當是温字之訛腎止瀉。《續名醫類案》四

齦腫　齊秉慧治。春橋魏表弟素稟陽虚，牙齦不時腫痛，鍼出膿血即已。診其脉浮大而空，余曰：此太陰

脾肺二經氣虚，兼足太陽膀胱經虚熱所致。遂與人參理中湯加山萸、山藥，煎服而瘥。《齊氏醫案》四

口舌破皮　又。張思良口舌常破如無皮狀，或咽喉作痛，服凉藥愈痛。以理中湯令伊常服而不發。同上

傷胃吐血　吴澄治。孫惟功飲酒太過，傷胃吐血。予思理中湯最能清胃脘之血，加以青皮、梔子、川芎、乾葛，數劑而痊。《不居集》下十二

脾陽虚　林珮琴治。湯氏冒暑重感新凉，寒熱頭暈，口乾舌燥，嘔瀉不已，頭汗劑頸而還。醫用消導，轉益煩渴，脉不數而滑大。此邪鬱蒸痰，先挑薑汁止嘔，用正氣散加減。藿香、薄荷以辟惡，丹皮、梔、芩以解熱，夏麯、煨薑以除痰，赤茯、豬苓、薏仁以利濕，花粉、麥冬以生津。一服，汗凉脉和舌潤矣。因有年體弱，明晨怯寒手足微凉，此脾陽虚也，用理中湯。炮薑改煨薑，加砂仁、苓、薏、炙草，一劑嘔瀉止、手足和。但氣微墜，宵分少寐。原方去煨薑加茯神、炙耆、棗仁、白芍、升麻，一服而安。《類證治裁》四

咽喉腫痛　謝映廬治。陳繼曾尊堂體素清癯，高年無病。舊冬患傷風咳嗽，疏解已痊。隨患咽喉微腫，小舌垂下，鹽點無益。守不服藥之戒，漸至喉間窒塞，飲食維艱，始延醫治。投疏風化痰之藥，口舌糜爛。啜芩、連、知、梗之屬，喉痛愈增。吐出蚘蟲二條，人事大困，肌膚發熱。醫者羣至，俱稱風火。然見高年形衰色敗，究竟不敢下手。余視牙關甚松，會厭口舌一帶俱白，細思咽主胃，喉主肺，今肺家無恙，故呼吸無礙，其吞吐甚艱，是病在於咽而不在於喉也。又赤色爲陽，白色爲陰，今滿口色白，其爲陰火明矣。若果陽火爲患，咽喉出入之地，豈能久待累月乎。必高年脾胃既衰，中土聚濕，新進水穀之濕不能施化，與内中素藴之濕挾身中生生之氣鬱

蒸如霧，上衝咽嗌，故作痛楚。延於口舌則糜爛，浮於肌膚則身熱，是少火變爲壯火，良民變爲匪類矣。奈何反進苦寒戕胃，致中土濕而且寒，故蚘蟲外出而成種種危候。急與理中丸五錢，青黛爲衣，令其口含噙化。是夕咽痛減半，竟得安睡。繼進連理湯數劑而安。其病愈後，同道咸議余爲補醫，以咽痛爛舌之證，從無參、朮、乾薑之治。豈知凡病有陰有陽，有虚有實，法當隨證施治，豈獨咽喉口舌爲然哉。《得心集》四

火衰目盲　又。黄榮青年近六旬，形體素虚，今秋忽患目視不清，至晚直不見物，來寓索補水之方。余視其面色萎黄，形容憔悴，知由憂思抑鬱，損傷心脾所致。夫水僅能鑑物，而火則能燭物。今至夜不見，則無火不能燭物可知。夫心爲陽而居上，心火過亢則多妄見，心火衰微則不能燭照，故至夜如盲也。與理中加固脂益智，間進歸脾湯，數十劑乃獲復舊。同上

脾虚瘛搐　又。傅芬圃之子，忽爾眼翻抽搐，喉内痰鳴胸緊氣促，發熱汗出。蓋不知爲虚風之病，乃歸咎於神煞所害，醫巫雜治，合室惶惑。余至其廳，鑼鼓宣揚，男婦雜集，聲滿房中。急爲視之，面色黄白浮浮，兩眼白珠純青。一老婦擎杯灌藥，余將藥嗅，乃麝片之香，因擲其杯，大聲曰：此等治法，真屬可笑。先令將鑼鼓停止，蓋病全是虚怯，正當安神爲上，鑼鼓聲動，驚則氣散。其藥雖云截風，内有麝片，皆能散氣耗神。且天氣暑熱，加以人氣滿房薰蒸逼熾，倉迫之際，縱有明者主張，醫者高見，亦當怵惕塞機，將何恃以望生耶。品翁敬服，辭巫散人。診其額熱氣冷，胸緊痰鳴，便泄尿短，黑珠上吊，角弓反張，此乃脾虚瘛搐之證。誠由胃氣久弱，不能運化乳食，痰涎凝滯於胸，阻塞靈竅爲病。蓋陽明胃者，主束骨而利機關。飲食入胃，游溢散精，上歸、轉輸、宣佈、灑陳之義，全賴胃氣運行之力。今胃氣既困，機關不利，運行失常，所以反張直折。治之之法，全以助胃扶脾爲主，但

使胃氣旺，使能復其稼穡之常，運行之舊，其風豈非不截而自止乎。先與理中丸調灌，隨以星附六君子湯加天麻、鈎藤，數劑而安。《得心集》六

虚寒喉痺　陳希恕治。胡氏子咽痛氣急，勺水不能下。或曰風温，或曰風痰。先生切其脉細微，手足清而脾滑，曰：虚寒喉痺也。用理中湯。觀者皆駭相顧。先生曰：急服之，遲將不及，苟無效，余任咎耳。覆杯而平。《冷廬醫話》二

着痺　徐守愚治。新昌儒墺鎮潘穎儒着痺。初診右脉濡細，左脉弦緊，濡細爲濕，弦緊爲寒。外證兩足浮腫，行走數武，痛楚不堪，手指及臂亦有時不仁，證名着痺。書云濕氣勝者爲着痺，以寒濕之氣痺着於下而不去也。近日牙牀糜爛，亦陽明胃爲濕土上虚而感濕熱之化所致。自宜治着痺之法，分先後虚實施治。不爾，中秋痿躄是慮。理中湯加白芷。次診。虚人着痺最難遽療，法必先補其虚，理其脾，增其飲食，然后用治痺之藥直入病所以攻之，斯爲合拍，昨用理中湯加白芷，即此意也。夫着痺雖屬濕而必兼寒，以寒與濕爲陰邪，陰主閉則鬱滯而爲痛，而又必假風以爲師，此濕曰風濕，寒曰風寒，乃三氣雜合之旨，故治着痺者以燥湿为主，而以祛风散寒佐之，大抵參以补脾之劑。盖土旺则能胜湿而气足，自无顽麻也。用程氏蠲痺湯，俾寒濕之氣得氣勝之藥以速行，取著者行之之義，再加知母滋陰化陽以通小便。且知母治腫，出之《神農》《本經》、《金匱》治歷節風腳腫如脱，與麻黄、附子並用，可以類推。三診。兩手脉漸流動，較前濡細弦緊已相去遠矣。據云足膝艱於屈伸，眠則猶可，小立片刻，其痛更甚，一似筋骨攣急者然。然痛則爲痺，不痛則爲痿，痿重則痺輕，是痛勝於不痛矣，亦何樂而不痛耶。仍用理中湯運太陰營氣，加白芷通陽明衛氣。蓋以中宮爲主使王交於陽下交於陰，陰陽

交而著者行焉。此方服二劑，間服蠲痺湯加知母方二劑，再乘間服雞鳴散一劑，以治腳氣之法移之治痺，不猶張冠李戴耶。然腳氣不外乎濕，病因仿佛，治法亦可傍及。三法輪服，堅守半月，自然逐日見效，勿以速愈爲念。《醫案夢記》上

飡泄　雷少逸治。城南程某，平素略知醫理，於立夏後一日，腹痛而瀉，完穀不化。自疑日昨因餅所傷，又執治瀉利小便之説，輒用五苓加消食之品未效，來邀豐診。診得兩關一强一弱，氣口之脉不緊。乃曰：非傷食也，是飧泄也。此因伏氣致病，即《内經》所謂春傷於風，夏生飡泄之候。消食利濕，益使中虚，理當扶土瀉木。即用理中湯加黄芩、白芍、煨葛、防風，連服三煎遂愈。《時病論》三

暑瘧　又。建陵靳某之妾，於仲秋忽患暑瘧，連日一作，寒灑熱蒸，汗出如雨，口渴欲飲，脉來弦滑，舌苔微黄，此暑瘧也。靳問曰：因何致病？豐曰：良由暑月貪凉，過食生冷，其當時爲患者，是爲陰暑。伏匿日久，至今而發者，即《内經》所謂夏傷於暑，秋爲痎瘧是也。即用清營捍衛法，服下益熱，急邀復診。脉之，轉爲弦遲。詢之，口反不渴。豐曰：此瘧邪外達之徵，請勿慮耳。觀其形體肥白，知其本質虚寒，改用温補爲主。以理中湯加豆蔻、製夏、蜀漆、柴胡、薑棗爲引，以河井水合煎，連嘗三劑，瘧邪遂遁矣。同上五

附方　附子理中丸

産後泄瀉　成州團練使張鋭，字子剛，以醫知名，居鄭州。政和中，蔡魯公之孫婦有娠，及期而病。國醫皆以爲陽證傷寒，懼胎之墮，不敢投凉劑。魯公密信邀鋭來，鋭曰：兒處胞十月，將生矣，何藥之能敗。如常法與

藥，且使倍服，半日，兒生，病亦失去。明日，婦大泄不止，而喉痺不入食。衆醫交指其疵，且曰：二疾如冰炭，又産蓐甫爾，雖扁鵲復生無活理也。鋭曰：無庸憂，將使即日愈。乃取藥數十粒使吞之，咽喉即平，泄亦止。逮兩月，魯公開宴，請鋭爲客，公親酌酒爲壽曰：君之術通神，吾不敢知，敢問一藥而治兩疾，何也？鋭曰：此於經無所載，特以意處之。向者听用，乃附子理中裹以紫雪耳。方喉閉不通，非至寒藥不爲用，既已下咽，則消釋無餘，其得至腹中者，附子力也，故一服而兩疾愈。公大加歎異。《夷堅乙志》十

中寒　陳言曰：附子理中湯治五臟中寒，口噤，四肢强直，失音不語。昔有武士守邊，大雪，出帳外觀瞻，忽然暈倒。時林繼作隨行醫官，灌以此藥兩劑，遂醒。大附子（炮，去皮臍），人參，炮薑，炙草，白术。右剉散，每服四錢，水一盞半煎七分，去滓，不以時服。口噤則開開灌之。《三因極一病證方論》二

暑月中焦寒　陳自明治。開慶己未年七月間裕齋馬觀文夫人曹氏，病氣弱倦怠四肢厥冷惡寒自汗不進飲食。一醫作伏暑治之，投暑藥，一醫作虚寒治之投熱藥，無效。召僕診之，六脉雖弱而兩關差甚。裕齋問曰：此何證也？僕答曰以脉觀之，六部雖弱而關獨甚，此中焦寒也。中焦者脾也，脾胃既寒非特但有是證，必有腹痛吐瀉之證。今四肢厥冷，四肢屬脾，是脾胃虚冷無可疑者。答云：未見有腹痛吐瀉之證，合用何藥治之？僕答曰：宜用附子理中湯。未服藥間旋即腹痛而瀉，莫不神之，即治此藥，一投而瘥。《薛校婦人良方》三

痘證傷冷　聞人氏治。一兒出痘飲冷過多，腹痛面青，手足並冷，此寒邪傷脾而虚寒也。用附子理中湯一劑而痛止。用人參一兩、薑一錢，二劑而膿灌。又用人參煎湯代茶，與飲月餘而靨。《痘學真傳》五

身寒多汗證　羅謙甫治。真定府武德卿，年四十六歲，至元丙子三月間，因憂思勞役，飲食失節得病。肢體冷，口鼻氣亦凉，額上冷汗出，時發昏憒，六脉如蛛絲。一醫作風證，欲以宣風散下之。予因思錢氏小兒論制宣風散，謂小兒内傷脾胃，或吐或瀉，久則風邪陷入胃中而作飧泄，散中有結，恐傳慢驚，以宣風散導去風邪。《内經》云，陰氣有餘爲多汗身寒。又《陰陽應象論》云，陰盛則身寒汗出。身常冷，戰慄而寒，寒而厥。《調經篇》亦云，陰盛生内寒。岐伯曰，厥氣上逆，寒氣積於胸中而不泄，不泄則積氣之寒獨留，故曰寒中。東垣解云，此脾胃不足，勞役形體，中焦營氣受病，已傳寒中，惟宜補陽。遂以理中湯加黑附子，每服五錢。多用葱白煎羊肉湯，取清汁一大盞調服之。至夕，四肢漸温，汗出少。夜深再服，翌日，精神出，六脉生，數服而愈。《衛生寶鑑》六

寒濕瘧痢　又。至元己亥，廉臺五千户年四十有五，領兵鎮漣水，此地卑濕，因勞役過度，飲食失節，至秋深瘧痢併作，月餘不愈。飲食全減，形容羸瘦，乘馬轎以歸。時已仲冬，求予治之，具陳其由。診得脉弦細而微如珠絲，身體沉重，手足寒逆，時復麻痺。皮膚痂疥如疠風之狀，有時以致心腹痞滿，嘔逆不止。此皆寒濕爲病久淹，真脉衰弱，形氣不足，病氣亦不足，陰陽皆不足也。《鍼經》云，陰陽皆虚，鍼所不爲，灸之所宜。《内經》曰，損者益之，勞者温之。《十劑》云，補可去弱。先以理中湯加附子温養脾胃，散寒濕。澀可去泄，養臟湯加附子固腸胃，止瀉痢。仍灸諸穴以併除之。經云，腑會太倉，即中脘也。先灸五七壯以温脾胃之氣，進美飲食。次灸氣海穴百壯生發元氣，滋榮百脉，充實肌肉。復灸足三里，胃之合也。三四壯引陽氣下交陰分，亦助胃氣。後灸陽輔二七壯接續陽氣，令足脛温暖，散寒濕之邪。迨月餘，病氣去，漸平復。同上十六

夏月中寒　朱丹溪治。夏月中寒一人暑月行百里，渴而飲山水，至晚以一單席陰地上少睡，頃間寒熱吐瀉，

身如刀刮而痛。醫皆曰中暑也，進黄連香薷飲，不應。予診其脉細緊而伏，此中寒也。衆皆笑曰：六月中寒，有是事乎？予以附子理中湯治之，六服乃濟。《怪疴單》

表證發斑　戴原禮治。從叔仲章六月患大熱，面赤口譫語，身發紅斑。他醫投以大承氣湯而熱愈極。原禮脉之曰：左右手皆浮虚無力，非真熱也。張子和云，當解表而勿攻裏，此證似之。法當汗，遂用附子、乾薑、人參、白术爲劑，烹液冷飲之。大汗而愈。《送戴原禮還浦陽序》

傷寒汗下虚證　滑壽治。俞德明嘗病傷寒，經汗下，病既去而人虚，背獨惡寒，脉微細如線，湯熨不應。生乃以理中湯劑加薑、桂、藿、附大作服，外以華撥、良薑、吳椒、桂、椒諸品大辛熱爲末，和薑糊爲膏，厚付◎《名醫類案》付作敷滿背，以紙覆之，稍乾即易。如是半月，竟平復不寒矣。此尤治法之變者也。《攖寧生傳》

久崩脾胃虚寒　薛己治。大尹王天成之内，久患崩，自服四物凉血之劑，或作或徹。因怒發熱，其血不止。服前藥不應，乃主降火，更加脇腹大痛，手足俱冷。余曰：此脾胃虚寒所致。先用附子理中湯，體熱痛止。又用濟生歸脾、補中益氣二湯，崩血頓愈，若泥痛無補法則誤矣。《薛校婦人良方》一

小腹沉寒痼冷　通府張孟威云其妹小腹痛，服附子理中湯，附子服過八十餘枚。此乃沉寒痼冷之甚，不多有者。同上七

口瘡脾胃虚寒　薛己治。費懷德發熱，口舌狀如無皮。用寒凉降火藥，面赤發熱，作嘔少食，痰涎自出。此脾胃復傷虚寒而作也。用附子理中湯以温補脾胃，用八味丸補命門火，乃愈。《口齒類要》

死現舌　薛己治。余在留都時，地官主事鄭汝東妹婿，患傷寒得此舌。院内醫士曾禧謂當用附子理中湯。人咸驚駭，遂止，亦莫能療，困甚治棺。曾與之鄰，往視之，謂用前藥猶有生理。其家既待以死，拚從之，數劑而愈。大抵舌黑之症，有火極似水者，即杜學士所謂薪爲黑炭之意也，宜涼膈散之類以瀉其陽。有水來尅火者，即曾醫士所療之人是也，宜理中湯以消陰翳。又須以老生薑切片擦其舌，色稍退者可治，堅不退者不可治。

又。弘治辛酉，金臺姜夢輝患傷寒，亦得此舌。手足厥冷，吃逆不止。衆醫猶作火治，幾致危殆，判院吴仁齋用附子理中湯而愈。夫醫之爲道，有是病必用是藥。附子療寒，其效可數。奈何世皆以爲必不可用之藥，寧視人之死而不救，不亦哀哉。至於火極似水之證，用藥得宜，效應不異，不可謂百無一治而棄之也。《薛校敖氏傷寒金鏡録》

寒極生熱證　汪石山治。福州李俊年三十餘，忽病渴熱昏悶，面赤倦怠。居士診之，脉皆浮緩而弱，兩尺尤甚，曰：此得之色欲，藥宜温熱。其弟曰：先生之言誠是也。但病熱如此，復加熱藥，惑矣。居士曰：經云，寒極生熱，此證是也。腎虚寒者，本病也。熱甚者，虚象也。譬之雷火，雨驟而火愈熾，日出火斯滅矣。遂以附子理中湯煎熟，冷服三帖，熱渴減半。再服清暑益氣湯十餘帖而安。《石山醫案・石山居士傳》

寒濕痰證　俞弁曰：吾鄉沈方伯良臣患痰嗽，晝夜不能安寢。屢易醫，或曰風、曰火、曰熱、曰氣、曰濕，湯藥雜投，形羸食減，幾至危殆。其子懇求治於張致和。張脉之，乃曰：脉沉而濡，濕痰生寒，復用寒涼，脾家所苦，宜用理中湯加附子。其夜遂得貼枕，徐進調理之劑果安。或曰：痰證用附子，何也？殊不知痰多者，戴原禮常用附子療治之。出《證治要訣》。《續醫説》六

疫證夢遺　陸養愚治。丁程川，其寵患時疫而死，其家染而死者亦屢屢矣。月後程川自染，頭痛身熱，口渴煩躁。柴春泉以小柴胡湯療之。忽夜夢與亡寵交歡，驚而覺，精已洩矣。汗出如雨而身體不能轉側，神昏詀語。予往視之，其脉沉微如絲，面色如泥，四肢厥冷，幸未過肘膝，而陽物尚翹然。予令剪其亡寵舊裩襠燒灰，以附子理中湯調灌，兩劑而神醒，陽物亦柔。後以人參、麥冬、五味、白芍、黄連、棗仁、知母、黄柏，調理而安。《陸氏三世醫驗》二

截瘧吐瀉壞證　陸肖愚治。沈俊庵，年五十七歲。七月間患瘧，每日一發或兩發，服藥不愈。用丸藥截之，服後嘔瀉竟日，次早瘧不作矣。然飲食無味，因之日減，身體倦怠嗜卧。至八月中，復發寒熱一二日，復以丸藥截之，服後吐瀉數日不止，飲食不思而亦不能食。强灌湯水，盡皆吐出，身熱戴陽，語多譫妄。延一醫與予商治，一醫先診，擬用二陳、五苓。予診其脉浮而微細如絲，予出，私謂彼醫曰：事不可爲矣。兄之藥恐緩不濟事，今當用附子理中湯以冀萬一。彼意不然，述之病家，病家見説附子大駭，予解其意，託故而去。彼醫後言曰：家傳盛名，何出此言。療治兩日不救。同上三

痰嗽證　陸祖愚治。七表兄費元開令堂，生平嗜酒，穀食絶少，釀成痰火，每至五更則痰作。喘嗽頻併，氣逆息粗，不能伏枕，雖冬月亦必披衣兀坐。寅卯時早膳後，其勢稍衰，日以爲常，自壯至老葢有年矣。萬曆戊午，其疾大發，劇則昏暈，晝夜三五次，四肢厥冷，自汗如洗，時年六十七歲也。龍◎祖愚字士龍視其形容瘦削，六脉如絲，勢甚危急。他醫惟用清火清痰，毫無所應。龍與六表兄費元祉商議，乃用附子理中料蜜丸杵千餘下，丸成焙乾，淡

鹽湯送以扶其下元。另以知母、貝母、桑皮輩煎湯徐徐含咽，清其上膈。數劑之後，嗽稀喘止，肢温汗無。再用十全大補湯料丸服，數十年痼疾，由此而瘳。同上四

虚陽發瘡　吳茭山治。一男子年近三十，病後遍發癍毒。醫以敗毒散久服，其毒遂收，惟有瘡瘍而已。忽一日食羊肉，遂嘔過一夜，滿口發瘡，狀如膿窠，寒熱時作，羸瘦憔悴。諸醫皆曰：早間毒敗不盡故耳，仍行敗毒凉劑，渴熱轉生。越數旬，飲食減少，因請吳治，曰：脉浮無力，此乃虚陽，若用凉劑，不久危矣。遂用附子理中湯服之。少頃，燥煩口開，舉家歸咎於附子，曰：此無妨。彼人虚甚，況熱藥熱服，故燥耳。仍進一服此理可以貫通服藥之法其症遂安。連進二次，次早口瘡俱收，寒熱已定，病遂愈。此蓋虚陽染患，不可不察也。《名醫類案》九

慢脾風　馮鯨川治。廉憲許淮江翁女二歲，患慢脾風，衆皆爲不可救矣。馮曰：脾胃虧損，元氣虚弱，而舌不甚短，頭不甚低，或有可治。急用附子理中湯，三四服而少安，仍灸百會、三里穴二七壯而愈。同上十二

泄瀉異治　萬全曰：吾子邦正辛卯年閏六月生，壬辰年六月病瀉，時予遭蹶，出外教書。妾兄甘大用學小兒科於我，以藥調之不效，加以大熱而渴，亟報予歸。問其所用何藥，甘曰：理中丸。吾知其犯時禁也，乃製玉露散澄水調服而愈。

嘉靖癸巳年六月，邑中有屠家徐姓者子週歲半，病泄，請甘醫之不效，大熱大渴，煩燥不安，甘强予往視之。予問曰：向服何藥？甘曰：玉露散。初服瀉已止，因熱未除，再與服之，又泄。到今五日，病益甚。予教可用理中湯加熟附子治之，如服藥後越加煩燥，再進一劑即效。若不煩燥，不可治也。甘乃問前年祖保正乳名也病泄，用

理中丸不效，師教以玉露散止之，今徐家子病瀉，用玉露散不效，師教以理中湯加附子止之，何也？予曰：理中丸之止泄，補中氣之藥也。玉露散之止泄，解暑毒之藥也。前年祖保病，汝用理中丸是也，中病即止，不可再服。因汝用之太過，犯時禁也。經云，用熱遠熱，故以玉露散解之。◎玉露散一名甘露飲，石膏寒水石研水飛二兩，甘草生七分半研細末，每服一字或半錢。今徐家兒病汝用玉露散，亦是也。中病即止，不可再服。因汝用之太過，犯臟禁也。脾喜温而惡寒，故以理中湯加附子救之。甘曰：如此則理中湯、玉露散皆不可用也。予曰：理中、玉露，正治暑泄之藥，當觀其證何如。若瀉而渴者，裏有熱也，先用玉露散煎服以解其熱，渴止即用理中丸以補其中。瀉而不渴者，裏有寒也，先用理中丸以温其中，即用玉露散、五苓散煎湯調服以解其熱利小便也。甘曰：師謂理中湯後加煩燥者可治，不煩燥者不可治，何也？曰：夏至後，一陰生坤，乃六月之卦，易曰坤爲腹，陰在内而陽在外，坤屬土，愛暖而不愛寒。玉露散雖治暑瀉之藥，其性寒，服之太過，脾土受傷，陰盛於内，陽脱於外。前日徐家兒病，吾見其面赤目張，口開唇燥，大熱大渴，此陽脱病也，故用理中湯加熱附子以補其中氣，扶陽而抑陰也。知服藥之後，不加煩燥者，則脾爲死陰，不可救也。必加煩燥，即陰勝陽，胃氣猶存，爭藥不敵病，故再進一服，則陽勝陰退而安。《廣嗣紀要》十六◎此案《幼科發揮》下二同而互有評略

産後發毒　孫文垣治。沈三石別駕公夫人嚴，産三日而腹不暢。南潯女科陳姓者爲下之。大瀉五六次，遂發熱惡心。又用温膽湯止吐，小柴胡退熱，服四日，熱吐四日，粒米不進亦四日。又進八珍湯加童便，服後昏憒，耳聾眼合，口渴腸鳴，眼胞上下及手足背皆有虚浮，因逆予治。診其六脉皆數，時五月初二日也。予曰：脉書云，數脉所主，其邪爲熱，其證爲虚，法當以十全大補湯加炮薑進之。夜半稍清爽，進粥一盂，始開目言語。次日午時，以承值者倦而藥不相接，且言語太多，復昏昧不知人事。初四日，以人參、白术各三錢，炮薑、茯苓、陳皮各

一錢，甘草五分，煎服訖，體微汗，遍身痱痤，熱退而神爽。下午又藥不接，又動怒，昏昧復如前，六脉散亂無倫，狀如解索，痱痤没而虚極矣。亟以人參、白术各五錢，炙甘草、炮薑、大附子各一錢，連進二帖，是夜熟寢，唯呼吸之息尚促。初六日，脉又數，下午發熱不退，環跳穴邊發一毒，如碗大，紅腫微痛，夫人父嚴翁與陳女科交譖之曰：向之發熱惡心，皆此所致，由附子、乾薑温補誤也，須急用寒凉解毒之劑。予正色而諭以理曰：此乃胃中虚火遊行無制，大虚之證，非毒也。若作毒治而用寒凉，速其死爾。《内經》云，壯者氣行則愈，怯者着而成病，惟大補庶可萬全。三石翁然予言，急煎附子理中湯進之，日夕兩帖，參术皆用七錢。服後痱痤復出，毒散無蹤，熱亦退，沾沾喜矣，復以參苓白术散調理而全安。皆由産後誤用下藥，致變百出。噫唏，彼不達變之專科，其可任哉。《三吳治驗》一

虚陽口瘡　又。汪東之丈七月初旬自浙歸，連日與客手譚過勞，口中生瘡。醫以香薷飲、清胃湯、瀉黄湯、三黄丸、黄連解毒湯、白虎湯、凉膈散，凡治上焦熱症之劑，竭寒凉而進之者，十一日矣。口瘡日甚一日，不但飲食不進，即藥亦難下咽，因瘡延及於喉也。逆予爲診，其脉六部俱豁大無力。診罷，有外科陳氏者，自稱喉舌專門，衒其口疳敷藥之妙。予曰：汝試爲口中一洗，看是何狀。纔開口，見涎沫迷漫，不能得見肉色。陳以荆芥湯洗而引之，攪出稠涎一二碗餘，傾於地上，偶有二雞爭啄之，二雞立斃，其毒何如，此亦疾之奇者。予囑陳曰：汝用藥，祇可吹入喉中，切不可敷其舌。必俟喉中全好，然後敷舌，待舌好，再敷口唇。甚毋得槩敷，恐毒無出路，反攻入喉，極爲誤事。陳曰：諾。予對乃翁曰：令郎之疾，乃虚陽口瘡也。翁曰：當用何劑？予曰：附子理中湯煎熟待冷，飲之可救，如它藥不能立功。翁曰：瘡乃熱症，况上身已熱，又天時酷暑，大熱之劑，其敢進乎？

予曰：此陰盛格陽之證，初未嘗如此，因服寒凉過劑激之使然爾，翁不看其兩足膝下皆冷乎！翁用手探足下果冷，乃欣然聽用人參、白术各三錢，大附子、炮薑、炙甘草各一錢，水煎冷與之。服後即鼾睡達旦，次早便能食粥半盞，足膝下漸暖，藥仍如前。午刻，舉家哭語予曰：不可爲矣！本是熱病，誤服熱藥，今舌腫大塞滿口中，不能言語，死在頃刻，奈何？予駭然應曰：今晨診脉與昨不二，適往返不過二時許，何倏爾有此大變乎，待予再診決之。及診，六脉漸斂，較昨大有神氣，面色亦和，獨舌脹大，予心知爲陳寒凉敷藥所致也。乃詰陳曰：我别後可用敷藥否？陳點首曰：已二次矣。予撫翁及諸人曰：無慟，立看予爲翁消之。急取官桂研末五錢，用生薑自然汁調塗舌上。纔塗上，但見眼泪雙流，鼻中涕出，口内涎垂，舌頃消去。予曰：可取粥與食使壓之，庶虛火不再升。適舌脹滿者，乃敷藥寒凉閉其毒氣，毒無從出，故作脹耳。桂皮乃辛熱之物，又以薑汁調塗，取辛散之義也。《新都治驗》三

產後腿癰　又。程達庵四媳戴氏，產半月而腿疼，迎專科診視曰虛，投以八珍湯，服十日疼益甚。達庵趨問產後半月而腿疼，何證也？予曰：兩腿皆疼，獨一疼也？達庵曰：右腿疼。予問疼處熱否，曰：熱。予謂切不可認虛認風，此產後敗血凝滯，血海流於經絡，不急治，則血無從出，久必化膿成毒，或爲腸癰，今腿痛是其徵也。達庵默然而别。復迎專科，又曰風也。但丹溪有云，產後須當大補氣血，雖有它證，以末治之。投以十全大補湯，痛轉劇，大發寒熱，小腹近胯果紅腫出膿。外科又爲生肌收口太早，致腰俞復發一毒，腫痛寒熱如初。十日後，大潰膿而不收口，精神委頓，肌肉陡削，飲食不進，惡心怯寒，奄奄一息爾。外科專科皆辭去，因急予往視。六脉濡大無力，瘡口流清水而無膿。予曰：執棘矣。不暇治疾，速爲保脾，蓋五臟六腑皆藉脾土以爲養，然非大

劑人參、附子不可。始以人參、白术各五錢，甘草、乾薑、大附子各一錢，黄耆三錢，白芷、桂心各五分，以其能排膿止疼也。外科猶然阻曰：白术作膿，恐不可服。予曰：膿不死人，飲食不入口則死人也。急進之。四帖而神氣回，飲食進，諸證悉減，瘡口成膿。予語之曰：生矣。改用參苓白術散調理一月而安。同上四

疹出虚證　徐仲光治。一兒疹正出而恣食停滯，腹飽便秘，壯熱譫語，乃食壅而毒不透。以大黄、枳實、瓜蔞、厚朴、甘草、黄連利之。若仍喘嗽脉遲肢冷，以附子理中湯，又歸芍六君子湯愈。《痘疹玄珠》五

報痘泄瀉　朱惠明治。壬辰臘月，沈氏女六歲，泄瀉旬日，報痘患痢，晝夜無度，痘隱見不振，咸用升發藥不效，勢在危急。余視曰：形色淡白少神，脉診浮大無根，大虚證也，非附子理中湯不可。日進二劑，便積少愈而痘覺紅潤，脉漸有根。然猶飲食不進，用補中益氣湯加桂枝、炮薑，遂能飲食，睡卧得寧。漿雖充滿而便完穀，痘不易結痂，以小異功散加芍藥、木香，又參苓白术散調理愈。《痘疹傳心録》六

寒鬱咽痛　又。一兒咽喉腫痛，余謂真陰不足，相火挾君火之勢上行而然也。治宜壯水爲主，以制陽光。不信，以寒凉治之，愈而復腫，反覆數次不愈，復迎余治。原其正治，火爲寒鬱，先以附子理中湯二劑歐其寒，又六味地黄丸料加知母、麥冬、元參，又以葛槿散吹之愈。同上十

陰寒證　龔子才記。李北用仲夏患腹痛吐瀉，兩手足捫之則熱，按之則冷，其脉輕診則浮、大，重診則微、細。余曰：此陰寒之證也。急服附子理中湯不應，仍服至四劑而愈。《萬病回春》二◎薛己《内科摘要》上有李北用他案，此疑是薛案龔氏引

小便不通　龔子才治。一人小便不通，服凉藥過多，脹滿幾死。以附子理中湯加琥珀末，調服立通。《續名醫類案》二十

四逆湯證　程原仲治。石介卿先生深究岐黄之理。行人丹淵，姚公岳翁也。時姚公有幕客病傷寒七八日，口乾作渴，日飲水一二百碗無少休，時下利清水不止。予診脉細數無倫，驚曰：此大虚之證，不可誤認爲熱。姚公愕然曰：今口渴日飲水一二百杯，不爲熱證，豈可言虚乎？抑令虚證，此時又豈可用參補乎？予曰：不止參耳，非附子不能救也。介卿先生出曰：僕留志岐軒久矣，適聞公議論殊未達，願聞所以。予曰：仲景云，下利百行，急宜求裏，救裏者四逆湯主之。今下利不止，豈特百行而已哉。此渴非真渴也，虚極火炎，上亡津液，津液耗亡，急飲外水以救其津液耳。時值夏月，不宜用四逆湯，易作附子理中湯，連進二劑立瘥。《程原仲醫案》二

暑月傷寒虚證　又。解元吕克孝，暑月患傷寒，頭微疼，身微熱，汗出大如貫珠。腰疼，少腹痛，大便溏。診之，脉虚浮而微，重按全無力。予用附子理中湯治之瘥，或問曰：古云，必先歲氣，無伐天和，暑月可用此熱藥乎？予曰：醫家全在審證識脉。審證以知其外，識脉以洞其中，未有治疾不愈者也。吕公體素弱，且毒瘡之後，脉重按全無力，汗出如貫珠，皆極虚之候，非此何以治耶。同上

太陰瘧　又。一貢元患瘧疾，間日一發，先寒後熱，寒熱相半，漸至間兩日一發，寒多熱少，體弱不勝衣，飲食少而畏風寒。如此三閲月，諸藥罔效。診六脉微弱而少弦。右關似有似無。此瘧中太陰經，用附子理中湯佐以青皮、柴胡，三劑而瘧止，再用補中益氣湯調養而安。古人謂瘧間兩日一發，病在三陰經。寅申巳亥中厥陰，辰戌丑未中少陰，此子午卯酉中太陰經也。同上

痢疾真寒假熱　周慎齋治。一婦痢疾身熱作真痢治，遂煩躁。用附子一錢，白术、炮薑各一錢，甘草五分

愈。夫身熱者，陽浮於外也，煩躁者，陰盛於内而格陽也。附子理中回陽於命門而逐陰寒於外也，所以甚效。《慎齋遺書》八

内傷似瘧　又。一婦内傷似瘧，醫用八珍加麥冬，二月不愈。一醫作瘧治截之，即形如死尸，音啞身熱，大便燥結，小便尿血。此陽陷而陰絶，宜舉陽而陰自生。用附子理中湯三帖，身發流火，痛即皮破。用保元湯加薑桂，二三月上身肉長，下身腳伸不直，又以牛膝、防己、五苓散利之，再以十全大補補之而愈。同上九

陽證陰脉　慎柔治。薛理還僕遠行忍飢，又相毆脱力，時五月初，遂發熱譫語。以補中益氣及五苓數劑不效。延予診之，六脉俱無，乍有則甚細，其外證則面赤譫語口碎。一友曰：陽證見陰脉，證在死例。予曰：當以陽虛從脉，捨證治之。遂下附子理中湯冷服二帖，脉稍見，四帖則脉有神而口碎愈矣。六帖則脉如常，但譫語未已。予曰：脉氣已完復，而譫語不休者，胃有燥糞，宜以膽導。導之，果下燥結，譫語遂平。《慎柔五書》五

傷寒陰證似陽　李士材治。休寧吳文哉傷寒，煩躁面赤，昏亂悶絶，時索冷水。其弟日休乞余決死期。手揚足擲，難以候脉，五六人制之，方得就診。洪大無倫，按之如絲。余曰：浮大沉小，陰證似陽也。與附子理中湯，當有生理。日休駭曰：醫者十輩至，不曰柴胡、承氣，則曰竹葉石膏，今反用熱劑，烏乎敢？余曰：温劑猶生，涼劑立斃矣。遂用理中湯加人參四錢，附子二錢，煎成，入井冰冷與飲，甫及一時，狂躁定矣。再劑而神爽，服參至五觔而安。《醫宗必讀》五

下痢完穀　又。屯院孫瀟湘夫人，下痢四十日，口乾發熱，飲食不進，腹中脹悶，完穀不化。尚有謂其邪熱

不殺穀者，計服香、連、枳殼、豆蔻、厚朴等三十餘劑，絶穀五日，命在須臾。迎余診之，脉大而數，按之豁然。詢得腹痛而喜手按，小便清利，此火衰不能生土，内真寒而外假熱也。亟煎附子理中湯冰冷與服，一劑而痛止，六劑而熱退食進，兼服八味丸二十餘日，霍然起矣。同上七

内傷發瘧脱證　喻昌治。袁繼明素有房勞内傷，偶因小感，自煎薑葱湯表汗，因而發熱三日，變成瘧疾。余診其脉豁大空虚，且寒不成寒，熱不成熱，氣急神揚，知爲元陽衰脱之候。因謂其父曰：令郎光景，竊慮來日瘧至，大汗不止，難以救藥。倘信吾言，今晚急用人參二兩，煎濃湯預服防危。渠父不以爲意。次日五鼓時，病者精神更覺恍惚，扣門請救。及覓參至，瘧已先發矣。余甚徬徨，恐以人參補住瘧邪，雖救急無益也。祇得姑俟瘧勢稍退，方與服之。服時已汗出粘濡，頃之果然大汗不止，昏不知人，口流白沫，灌藥難入。直至日暮，白沫轉從大孔遺出。余喜曰：白沫下行，可無恐矣。但内虚腸滑，獨參不能勝任，急以附子理中湯連進四小劑，人事方甦能言。但對面譚事不清，門外有探病客至，渠忽先知，家人驚以爲祟。余曰：此正神魂之離舍耳，吾以獨參及附子理中駟馬之力追之，尚在半返未返之界，以故能知宅外之事。再與前藥二劑而安。《寓意草》

痞塊　又。袁聚東年二十歲，生痞塊卧牀數月。無醫不投，日進化堅削痞之藥，漸至毛瘁肉脱，面黧髪卷，殆無生理。余診時先視其塊，自少腹至臍旁分爲三岐，皆堅硬如石，以手拊之，痛不可忍。其脉止兩尺洪盛，餘俱微細。謂曰：是病由見塊醫塊，不究其源而誤治也。初起時塊必不堅，以峻猛之攻藥，至真氣内亂，轉護邪氣爲害。如人廝打，扭結一團，傍無解散，故迸緊不放。其實全是空氣聚成，非如女子衝任血海之地，其月經凝而不行即成血塊之比。觀兩尺脉洪盛，明明是少陰腎經之氣傳於膀胱，膀胱之氣本可傳於前後二便而出，誤以破

血之藥兼破其氣，其氣遂不能轉運而結爲石塊。以手磨觸則愈痛，情况大露。若是血塊，得手則何痛之有。此病本一劑可瘳，但數月誤治，從上而下，無病之地亦先受傷，姑用補中藥一劑，以通中下之氣，然后用大劑藥内收腎氣，外散膀胱之氣以解其相厮相結，約計三劑可痊愈也。於是先以理中湯少加附子五分，服一劑，塊已減十之三，再用桂、附藥一大劑，腹中氣響甚喧，頃之，三塊一時頓没，戚友共駭爲神。再服一劑，果然全愈。調攝月餘，肌肉復生，面轉明潤，堆雲之髮纔剩數莖而已。每遇天氣陰寒，必用重裀厚被蓋覆，不敢起身。余謂病根尚在，蓋以腎氣之收藏未固，膀胱之氣化未旺，兼之少年新婚，倘犯房室，其塊復作，仍爲後日之累。更用補腎藥加入桂、附而多用河車爲丸，取其以胞補胞而助膀胱之化源也。服之竟不畏寒，腰圍亦大而體加充盛，年餘又得子。同上

胎墜　張璐治。閔介眉甥媳，素稟氣虚多痰，懷妊三月。因臘月舉喪受寒，遂惡寒不食，嘔逆清血，腹痛下墜。脉得弦細如絲，按之欲絶。與生料乾薑人參半夏丸，二服不應。更與附子理中加苓、半、肉桂，調理而康。門人問曰：嘗聞桂、附、半夏，孕婦禁服，而此並行無礙，何也？曰：舉世皆以黄芩、白术爲安胎聖藥，桂、附爲隕胎峻劑，孰知反有安胎妙用哉！蓋子氣之安危，繫乎母氣之偏勝。若母氣多火，得芩、連則安，得桂、附則危。母氣多痰，得苓、半則安，得歸、地則危。母氣多寒，得桂、附則安，得芩、連則危。務在調其偏勝，適其寒温，世未有母氣逆而胎得安者，亦未有母氣安而胎反墮者。所以《金匱》有懷妊六七月，胎脹腹痛惡寒，少腹如扇，用附子湯温其臟者。然認證不果，不得妄行是法，一有差誤，禍不旋踵，非比芩、术之誤，猶可延引時日也。《醫通》二

奶疹壞證　胡念菴曰。喫乳小兒，尚未出痘，有患疹者，名曰奶疹，不可與治正疹同法，今之兒醫皆不諳此，

往往誤人。辛巳六月，疹證盛行，沿門比户壞者累累，余家患此者，大小有七八人。次兒未週歲，發熱咳嗽，兒醫亦作疹治辛凉透發，凡三四日皮膚間若有若無，遂認爲皮裏癮悶證也。危言相恐，更用大凉大發，且禁吃乳。余亦不經意，以事出門，抵暮方歸，見其啼聲不出，面青顖陷。四肢與鼻尖俱冷，忙捧至懷細視之，頭向余胸似覓乳狀。視其脉極微，息止二三至。急呼與乳，儘其飽吮，面色稍和，肢體微温，顖亦略起，但哭竟無聲。少頃大瀉如水，急投附子理中湯，始得安卧，次早熱退，而疹亦不見矣。連服温補半月啼聲始出。兒醫之子，所患略同，余以此告之，勉其速進參、附。渠惑於家學，不信余言，反以爲荒唐之説，其兒竟以寒凉致斃。嗟乎，不但誤人，兼且誤己，執迷不悟，始終一轍，甚爲憫之。常謂爲醫者當虚心博覽，事事討一分曉，然后出而應世，致誤者庶幾少耳。《醫家心法》

洞泄　李用粹治。雲間田二府封翁久瀉肉脱，少腹疼痛，欲食下咽，汩汩有聲，纔入賁門而魄門已滲出矣。或以湯藥厚脾，或以丸散實腸，毫不見效，幾瀕於危。召予力救。望其色，印堂年壽夭而不澤，切其脉，氣口六部細弱無神，則知清陽不升，原陰下陷，非但轉輸失職，將見閉藏傾敗矣。瀉久亡陰，下多亡陽，陰陽根本悉歸腎中，若徒知補脾而不能補腎，是未明隔二之治也。遂用人參、白术、炮薑、炙甘草、熟附子。煎成調赤石脂末三錢與服，漸覺平安。十劑而痛止泄減，面色潤澤，飲食增進，不一月而全愈。《舊德堂醫案》

痢疾　又。金公采謀秋患痢，晝夜百餘次，赤膿腥穢，嘔惡不食，口渴發熱。向用滯下法，竟難奏效。忽冷汗不止，四肢如冰，氣促神昏，延余往治。外證雖逆，六脉尚存。乃煎附子理中湯。服二劑，四肢漸温，自汗漸收。又服數帖，精神充旺，痢下頓除。同上

鬱怒便瘀　又。陳玉山素患胸膈脹悶，四肢頑麻，六脉堅勁，似芤類革，咸屬沖和虛損，清陽散耗之證。用六君子湯加益智、肉桂以培脾，並進金匱腎氣丸一料，已獲稍安。至丙午春，偶遭奇訟，恚怒不舒，胸膈否塞，右脇脹痛，下便瘀血，上增嘔惡，粒米不進者二十餘日。六脉頓退，重按豁然。予曰：脉爲神機，神爲氣立，全賴胃氣充沛者也。今脉息無神，則知鬱結傷脾，脾病傳胃，俾磅礴浩大之氣停留鬱滯於中。所以胃脘痞滿者，脾主中州也，右脇脹痛者，坤出西南也。況木雖條達，依土爲生，土既磽薄，木無生長，此物理中之常耳。故鬱怒太過，不但重損脾陰，而肝亦自病，所以不能藏血而血瘀，血去而陰傷，陰傷則陽無以自主，將有飛越之虞也。速宜培養元神，不使渙散，乃可萬全。遂用附子理中湯數帖，食能漸進。後用六君子湯兼八味丸而安。同上

喘逆　馮楚瞻治。户科李老先生令郎患咳嗽甚頻。余見其身長肥白，頰色常紅，已知表有餘而裏不足，上假熱而下真寒，病必當劇，勸以重服藥餌。有精醫學之通譜候選新貴日在診治，詢其藥，乃山梔、黄芩、花粉、橘紅、貝母、蘇子、杏仁之類，余聞之而心甚駭，力陳此病頗重，望謹慎斟酌，勿輕忽從標清理，致生他變。勿聽。數劑後而嗽轉甚，煩躁喜冷倍常，益信寒凉爲對症之藥，倍用之而病轉劇。乃疑家居不能靜攝，以致服藥無靈，令移於菴觀之中，同一按摩導氣者爲伴。不意二日後煩躁更甚，粒米不食，飲水無度，更信爲實熱，以三黄丸下之，究竟利行不多，而喘促逆奔之勢已見而未甚。又一劑後，夜半喘急大作，有出無入，遍身麻木，潰汗如注，神昏目直，口噤不言。先生窘而告急於余，乃促騎馳去。覽其狀，委頓殆盡。按其脉，兩寸左關尚存而已。時當六月，商與四逆、理中，主人畏懼，改以人參一兩，麥冬二錢，五味子六分，肉桂錢餘，主人始允。急煎服之，喘減片刻，奈病大藥小，煩復大作。主人不咎寒凉之罪，而反冤參、桂之誤矣。余思盡吾之力，尚可以活釋彼之疑。若徇彼

之見，必死而已，反受其怨，乃堅定一方勒令服之。用炒白术三兩，人參二兩，炮薑三錢，五味子一錢五分，製附子三錢，煎濃汁半碗灌之。下咽之後，病人張口大聲云：心中如火烙欲死。主僕疑、怨交起，余總不動，聽之。頃然又大聲云：臍間更疼更熱欲死矣。余竊喜其陽能下達未至絶也。果少頃喘定汗收，手足温而神始清，語言反甚無力。握余手而云：寒家並無好處及先生，先生何肯堅心立救余命也。余曰：見死不救，非爲醫矣。然此方以术多而參少者，因中宮久困寒凉，不先爲理中，則陽氣終難下達也。《錦囊秘録》二十

久痢陰陽兩亡　又。竇坻王姓，久患重痢，因候選扶病入都，來延余視。時當六月，肚以上至陰囊皆重綿厚裹，稍薄則肚痛更甚，其兩足心又覺甚熱，時刻難受，要人重扇始可。飲食不思，勢甚危困，其脉則寸强關尺並弱。余曰：此中氣久虚，氣不升降，陰陽阻隔，似痢非痢，誤用香連苦寒之劑，以致抑遏陽氣於九地之下，而中宮藏陽納氣之所反已空虚。且久痢陰陽兩亡，故足心之熱，陰虚所致，肚腹之寒，陽虚所由。中宮之陽宜温而補，下陷之陽宜清而升，理難並行。余但先去其中寒之阻隔，則鬱遏下極之火，自能上升。大用附子理中湯加五味子以斂之。二三劑後，肚寒足熱，均減六七，乃以歸脾湯加肉桂、五味煎湯送服八味丸而全愈。同上

傷寒沉寒痼冷　又。王府侍衛常公，初夏病甚篤，來延予視。詢之已病八旬矣，據云感冒得之。醫院投以發散，繼以凉解之藥已五六十劑，粒米不食，每日惟飲凉水而已。下身寒冷而木，漸至胸腹皆冷而實，手足面目肌肉痛癢不知。語言無音，難以布息。醫院命以速備後事，渠舅朱老先生情劇，力延余視。按其脉沉微欲脱，勢不可緩，乃以人參一兩，附子三錢，早晚各進，保此一線之元陽。服後倘暫有煩躁，無慮也。二三日間，果初服煩躁，漸即相安。數日後，脉稍有起勢，而肢體之冷，亦非若前之徹骨矣。乃以附子理中湯去甘草早晚各一劑，令

以溫米湯壓之。數日後，又覺冷減，神氣稍覺清爽。乃早仍服前方理中，午後以濃參汁冲服去丹皮加牛膝、杜仲之八味湯。數日後，骨節疼痛不堪。余曰：陽回冰解之象也，毋復慮矣。照前調服半月，始能薄粥，後以八味去丹皮、澤瀉加鹿茸、虎脛骨、牛膝、杜仲爲丸，早晚參湯各服五錢，隨以加減十全大補湯送之。日漸輕强，粥飯喜進，兩月之後，言語漸聞有聲，然手足肌膚，尚未甚知痛癢也。三四月後，始能坐立步履，年餘始能鞍馬，精神如舊。但每年數月，常患腹痛幾死，必服溫暖數劑而愈，且尺脉常微。自此病後，得女甚多而易育，得男甚少而難存。可見寒凉貽禍，不獨自己一身也。余勸以常服八味丸而安，久而生子。同上

瘧疾脱證　又。老友謝登之年七十餘矣，偶於途中遇雨，疾趨而歸，繼發瘧疾，甚危。遇發隨必大便，遇便隨必昏暈欲絶，伊親投以疏散而勢愈甚。余曰：冒雨果受寒而宜疏散矣？獨不思經曰，驚而奪精，汗出於心，持重遠行，汗出於腎，疾走恐懼，汗出於肝，摇體勞苦，汗出於脾。五臟俱傷矣。凡入者爲實，出者爲虚，大便出而即昏暈，元氣欲脱矣。尚可以既散之微寒爲重，而垂絶之元氣爲輕也。急以人參三錢，白术六錢，炮薑二錢，五味子、炙甘草各一錢，製附子一錢二分，投服而愈。或曰愈則愈矣，但五味酸斂，恐有餘邪未盡也。嗟嗟，是尚以瘧症爲有跡之真邪，而未達陰陽虚極之變現，顧標不顧本之見也。且有附子通經達絡之大力，雖有强邪，無地可匿，况更有炙草、炮薑開發之藥，能不少佐斂闔，以爲收攝元氣之用耶。同上

妊娠嘔吐　又。一婦妊娠三月，而大吐兩月有餘。藥食俱不能受，六脉沉微已極，余竟照脉立方，以人參五錢，白术四錢，炙甘草一錢，炮薑、製附子各一錢五分，投之數劑而愈，胎竟安然。同上

妊娠嘔吐　馮楚瞻曰。信乎諸病必憑脉消息而不能廢診也。如余診一孕婦，受娠未及三月，而大吐反有七十餘日，即粒米湯水藥餌，俱不能受，六脉沉微。余重用附子理中湯加五味子，飲食漸進，下餘劑後，六脉漸洪，乃投胎門正藥，如條芩、白术、歸、芍之類，調理而愈。不數日而又診一孕婦，受娠兩月而大吐有四旬矣。六脉亦甚沉微，亦用前方，數十劑而脉漸和平，終難進以條芩、歸、芍清熱安胎之劑。可見人之性稟不同，而藥難一例爲定見也。至於附子，《本經》言其墮胎甚速，然而有病則病當之，《内經》所謂有故無殞者也。同上

妊娠下利　馬元儀治。某婦。妊娠八月患利，晝夜四五十行，腹中痛，胎氣攻逆，不思飲食。兩尺沉微，下半徹冷，明係火衰於下，土困於中。五陽乏布敷之道，則水穀之氣順趨而下，故津液不充而血脉衰少，胎元失養而攻逆爲患也。夫便膿脉沈，腹痛脉微，均屬危險。今之治法，庶幾舍症而從脉，可以相保。人參、白术、附子、乾薑、甘草。《馬氏醫案》

産後惡露不止　又。某婦。産後一月，血來不已，厥逆自汗不止。醫以養血補陰之藥連進不效。診其脉，空大無神，此脾腎之真陽内弱，故血無所附而溢出於外，所謂陽虚陰必走耳。法當大補真陽以攝陰虚，若養血補陰，恐血未必生而轉傷陽氣，陽氣傷而陰血愈爲之不守矣。人參、白术、附子、茯苓、炙甘草。同上

戴陽證　吳畹菴治。癸亥年七月二十二日，文杏舍姪忽腹痛嘔吐，其家謂是氣惱停滯。余爲診之，大驚駭曰：此中陰中之極兇證也。急用理中湯加丁香，用熟附子一錢五分，人參三錢，奈寒格不入，藥下即吐，是夜連進三劑，俱照前藥，約吐去二劑，祗好一劑到肚。次日早飯時，頭面目珠俱血紅，口舌乾燥之極，渾身壯熱，唯腳

下冷，腰痛。其家疑是附子太多致火起。余曰：若三劑共四錢五分附子俱到腹，此證不出矣。總因吐去，到腹無多，故顯此證耳，此所謂戴陽證也，惟陰證之極，故反似陽。若接今日名醫至，彼必認爲一團火邪，此一語投機，信用寒凉，一劑下咽，立刻斃矣。前藥用熟附子無力，須生附子方有效，否則少刻煩燥之極，大汗一身，而死矣。余急用生川附二錢五分，人參五錢，乾薑二錢，白术一錢五分，丁香八分，炙甘草三分，黄耆三錢，煎成加童便半鍾令温服。服畢不吐，照前藥續進一劑，共用生附五錢，人參一兩，二劑俱服畢而頭面目珠赤色盡退。一身俱凉，脚下方温，反叫舌麻，背惡寒，陰寒之象始見。次日遂下利，日夜利二三十行。此後每一晝夜用藥三劑，俱同前理中四逆之類，每劑用熟附二錢，參四錢。共計每日用附子六錢，人參一兩二錢，至第六日，利止知餓。驟食硬粥三茶鍾，忽又食復矣。又嘔吐，冷汗如水，恐汗出暴脱，延迪翁商之。藥已極頂，再無可加，惟用灸法。於關元、氣海穴各灸五壯，汗漸斂。復進前藥加吴萸，嘔吐又止，又復下利三日，仍復隔七八日後，方漸吃薄粥湯，漸加粥食。附子由六錢減至四錢，由四錢減至二錢。參由一兩二錢減至八錢，由八錢減至六錢，漸減至二三錢。服一月而起，共計服附子二十四兩，人參二斤。然非如此用藥，萬無生理矣。《吴氏醫驗録》初集下

暑月中寒　又。潛口汪允文兄，家仁夫兄之壻也。甲子年六月十六日，肩輿詣小館索診，云得一中暑之證。自十三日起，醫疑感冒，用防風、柴胡表散之藥不應。手足冷，背更冷，醫人又疑是瘧，用柴胡、青皮、花粉、麥冬、貝母之類，服此一劑，則加嘔吐、胸膈脹滿，茶水不能進，口内冷氣出。又更一醫，亦用麥冬、貝母、萎蕤、沙仁等物，亦不效。十五日特延某先生，云是中暑，用香薷飲，服此更不安，時而發熱，熱時頭頂痛，口渴嘔吐，腰痛。余

觀其形色，一片慘黑之氣，診其脉，輕按浮洪數大，重按細如絲。余驚曰：此中寒，非中暑也，奈何用香薷諸藥。急欲與附子理中湯，其意尚未深信，權與六君子重加薑、桂，用參一錢五分。且告之曰：權服此藥，俟胸膈稍寬爲驗，下午奉看，再加附子可也。下午便道在灊口往視之，云服藥後不作嘔，胸膈稍寬，可少進粥湯，仍發熱。余仍與藥一劑，欲加附子。病人謂如此熱極口渴之甚，附子宜稍緩。余曰：是則自誤也，此是內真寒故外顯假熱，服此熱自退，口反不渴。既以誤服涼潤藥矣，若猶不信用溫暖，將有性命之憂。因係至知至親，情誼關切，故諄諄奉勸，病人婉言用輕些，余曰：可。方內寫附子三分，而余已暗投生附一錢二分，再四諄囑而別。是時渠宅中合門衆人聞余用參、附、薑、桂等藥，羣相誹議，獨有叔上兄素信余，知此藥必不妄投，夜往勸之服，病人煩燥，必不服。次早，余又囑肇唐舍姪往候之，並勸其服前藥。肇唐乃其内弟也，如余言往勸之。病人又見夜來甚安，服前薑、桂藥口渴反稍減，始肯服。服後熱果退，口全不渴而粥食稍多，胸膈寬其大半。始信余言爲不謬。遂日與前藥，用附子一錢二分，桂一錢，參、耆各三錢，白术一錢，半夏八分，陳皮、炮薑各七分，炙甘草三分，服半月而愈。同上

暑月戴陽證　又。巖鎮鮑銓老七月十八日迎診，就榻視之。頭面紅赤，口渴之極，滿舌灰色，胎焦乾毫無津液。診其脉浮索洪大，重按全無。問其得病之由，云自鎮江搭船，天氣熱極，四人共一艙，他人用扇，覺風侵入己肌，次日便覺煩熱，想是受暑。聞西瓜能解暑氣，又因作渴，喜食瓜果，遂日食西瓜二三枚，今四五日矣。昨晚到寓所，更加煩熱，昨夜又吃雪梨，可是中暑否？余曰：非也，此伏陰之證，奈何又多食西瓜、雪梨，使雪上加霜耶！因客中無附子，權令服理中湯重加薑、桂，用參一錢五分。服一劑稍安，仍然渴甚。次日視之，急令覓附子製用，于前藥内加附子一錢五分，用參三錢，用桂一錢二分。服二劑熱退口渴止，胸膈稍寬，面上赤色略淡，仍然

紅色放亮，藥已大驗矣。余自思千里來應試，去場期不上半月，囑其另延高明醫者相幫一看。醫云不是陰證，是停寒伏暑，藥用防風、柴胡、厚朴、陳皮、半夏、枳殼、甘草，並無一味治停寒與伏暑。是日下午，余仍往視之。其令郎告已服此藥一遍。余細思之，告其令郎曰：此藥内幸無寒凉，且藥劑甚輕微，今早已服余前藥一劑，内有人參三錢，附子一錢五分，再服此藥半劑，汁力無多，還不甚害，若復服此藥，則此命難保矣。此病乃真戴陽證也，陰極於下，故令陽浮於上，所以面赤放光，口乾作渴，胷中一線孤陽已令真寒逼浮於上。今惟用附、桂驅其真寒，引此孤陽復歸宅窟，乃爲正治之法。若再誤用升散之藥，將此孤陽升而散之，頓令陽亡於外，人事昏沉，大汗不止，命在須臾矣。次日黎明甫起牀，而孝易兄已至寓矣。堅意囑托，同往視之。恐藥輕效緩，致病人意見游移，遂令每日服藥二劑，每劑用附子二錢，肉桂一錢五分，乾薑一錢，白术一錢五分，茯苓一錢，半夏八分，陳皮五分，每日共計附子四錢，人參六錢。始覺逐日見功。服十餘日再照方祇服一劑。至初七日，舌胎已退去十之七，頭面紅色盡退，轉成黄色，胸腹大寬，日可進粥四五碗。照前方再略減輕，十六日全愈。同上

冷食寒結　又。里中一老僕祇一子名官蔭，年二十餘，患病半月。初起發熱作嘔，服發散藥數劑，熱不退。又用清凉藥數劑不效。又服發散兼消導藥數劑，又不效。病半月矣。胸前高起數寸作痛，頭面上冷汗直淋，面色慘黑，舌黑口乾，滴水不能入，坐立不起，一息將絶矣。其父母痛哭哀懇。余診其脉，兩關弦細而遲。想因冷食停胸膈中，誤用發散清凉，致食愈寒結不化。急與附子理中湯二劑並與參二錢，囑令今日一日服盡。次早其父叩首稱謝云，服頭一劑後，胸膈遂寬，高起處遂平不痛，能進粥一鍾，仍有汗。服第二劑後，汗遂止，今早已食粥一碗，口已不渴，能自起坐牀上，可不死矣。再照前藥與五劑，囑令易參五錢，連服五日而全愈。同上

陰疸　又。甲子秋月，潛口汪樹人兄患疸證，目珠及面上通身皆發黄，胸膈不寬，飲食不進，背惡寒，兩關脉弦細。余曰：此雖疸證，乃陰疸也，不可照尋常治疸用清熱利濕之藥。余用附子理中湯加肉桂、茯苓、澤瀉、茵陳、木香、陳皮。服二劑，胸膈寬，能飲食，黄色退其半。再照前方去木香，服三四劑而全愈。

是年濕土統運，至秋四之氣，又是土氣相交，故是時人多生瘡及疸證。同時余姪輩三四人皆疸證，此皆用山梔、黄芩、茵陳、燈心之類治之而愈。獨大小兒甫十五歲，亦患此證，亦照樹人兄所服之藥治之，祇加蒼术一味，服三四劑而愈。樹人兄年纔二十，用前藥已覺不合，兹十五歲之童子亦服此藥，更覺不相宜矣。然非此藥，病必不愈，不惟不愈，且成大患。可見用藥祇求對證，不必論年紀。每每見少年病虚者，問名醫可用參否。輒答云：如此年紀便要用參，何時服得了。而村翁多奉爲名言。殊不知用藥所以療病，而病非計年以生。同上

陰證傷寒　又。乙丑夏日，本縣父母靳公一管家病，大發寒熱，迎余至署。見其人魄汗淋漓，診其脉浮數虚大，按之絶無。其時正將服藥，云是城中專治傷寒者認是瘧疾。余曰：危矣危矣。彼認是瘧，必用小柴胡湯，内必有黄芩，若服此一劑，神仙不能救矣。索方視之，果是小柴胡湯。急令將藥傾去，另爲立方。用附子、肉桂、炮薑各二錢，白术一錢五分，陳皮、半夏各八分，茯苓、澤瀉各一錢，人參四錢。靳公見方驚駭，問如此大熱天，奈何用此大熱藥。余答曰：治病祇論證，此乃中陰中寒之證，即俗所謂陰證傷寒也。不用熱藥，便不可救，不用大劑熱藥亦不可救。力爲剖晰，始信服。服後大熱遂退，二便俱利，汗少安神，始信心無疑。次日又迎余至，病人又覺發寒，但不似昨日之甚。問余今又發寒，得非瘧乎。余曰：非也，此發厥耳。昨未得熱藥，故寒戰非常，寒退遂大熱，所謂厥深熱亦深也。昨已服熱藥，今日寒戰遂輕，寒後熱亦必輕，所謂厥淺熱亦淺也。仍照前藥再與一

劑，次日果不復寒熱，若是瘧疾，豈能一發即止乎。仍如前重劑囑服五日，方能進粥食，然后各減其半，加當歸，服十日而痊。同上二集一

寒中太陰　又。丙寅二月，潛口一僕人患傷寒已半月餘矣。初起發熱，歷兩醫皆用發表藥，共五六劑，熱總不退。繼更一名醫，見其胸膈脹悶，有一塊作痛，云前藥俱錯，此是傷食。日用枳殼、厚朴、神曲、山楂、麥芽、柴胡之類，已服十餘劑，更劇，今則唇紫燥裂出血。又有兩醫人各出主見，其一要用石膏五錢，黄連一錢。又一醫人云，不如大黄五錢一下立愈。幸此日議論未決，藥未與服。病人之内親代爲哀懇爲一診視。其脉虚大浮軟，按之全無，口唇雖裂出血，而舌胎灰黑滑潤，面色亦復慘黑。余曰：此陰證也。辭不治。且囑之曰：病固深矣，然亦當聽其自終，切不可用石膏、大黄兩法以速之死也。而其父情詞哀切，又復堪憐。囑其今日且勿服藥，俟腹中雜投之藥稍空，今夜若有命不死，明日再爲診視。次日往爲診之，確是陰證。與附子理中湯一劑，余帶有參，暗投二錢，囑令煎服。下午，其父云：服藥覺好些。薄暮視之，脉便收斂許多，知藥已大驗，照前藥復與一劑，囑自備參二錢。其父慮不可服參，余曰：爾勿慮參不可服。早間藥内，我已與參二錢，未與爾言也。其父始向主人求參二錢服之。次日絶早，又來稱謝，别是一番欣喜歡躍之狀。余問病勢何如，答曰：昨夜竟一跳嚇壞了。服次劑藥後便睡去，至三更亦不醒。我老夫妻反疑心謂往夜呻吟不睡，今夜如何一些聲息也無。伸手入被内探之，摸着一身冰涼，所以嚇一跳，怕是死了。再細聽之，鼻中有氣，喉間有呼吸聲，方信是熟睡，不是死。蓋因十七八日來，從未有此睡，從未有如此退熱身涼故也。直到雞鳴時始醒，醒來便要吃粥，即吃粥二碗，胸前一塊已全無，並不覺痛矣。再吃復渣藥，又睡到天明。真是活命之恩，大膽再求一看。余即復往視之，爲定方每日二

劑，每劑用參三錢，附子三錢，肉桂、炮薑、白朮各二錢，茯苓、澤瀉、陳皮各一錢，木香五分。連服四日，他藥俱照舊，祇除去木香，減去人參二錢。每日二劑，仍共用參四錢，附子六錢。又服四日，再減去一劑，每日照前藥祇服一劑。服十日，再將附子減去一錢，人參祇用二錢。共服二十五日而全愈。此證乃寒中太陰脾經，亦甚易認。余以峻劑參、附救之。同上

寒中入經　又。丁卯年三月，子與弟媳大病，余即刻往視之，見僵卧在牀，不省人事。診其脉尚有，祇是滯澀之極。抉開牙關視之，見舌上是灰黑色。問得病之由，云某日左腳腿痛起，服發散五六劑，汗出而痛不減。今日接某名醫之令姪視之，云是火痛，用黄芩八分。服得一次，隨即大吐，吐後即死去不知人事。余歎此傷寒入經，惟余一人知治此證，實非余妄自誇口也。今且用藥救轉再處。即用人參三錢，附子三錢，薑、桂、白朮各一錢五分，茯苓、半夏各一錢，炙甘草三分，煎熟灌下，少刻即甦，仍吐去痰涎若干。次日照前藥再進一劑，殊覺平平，左腳痛處尚未移動。將參、附各加至四錢，其痛處始移到右腳，仍作嘔，間或大吐不能進食。余知藥力猶輕，總因一劑黄芩，便要多用許多附子。立定一方，每日二劑，因其無力，人參每劑祇三錢，每日二劑共六錢，附子每劑卻用四錢，每日共用八錢。白朮、肉桂、炮薑照前方，又加入當歸、川芎、五加皮、牛膝、鹿角膠、山萸一派營經行血脉之藥。服數日，其右腳痛處又移至左手腕，隔一二日，左手愈，又移至右手腕並手指骨節，及兩足腕。凡有筋脉轉折之處俱痛到。如前一日二劑，共服半月餘，始改作每日一劑，用附子五錢，人參三錢。又服半月，始能行動。然後減去肉桂，專用附子三錢，加虎骨三錢。調理五十日而後全愈。愈後共計用熟附子三觔，若是未製之生附，有八九觔矣。寒中入經之證，雖治之甚多，從未有如此之重者，要皆一劑黄芩，以至此極。同上

傷寒真寒假熱　又。丙寅秋日，家坦公弟忽發熱，囑其令弟梅賡邀余視之。其脉浮滑，數而無根，面赤、渾身壯熱，舌上灰白。余歸，急與附子理中湯一劑，服之熱退。次日下午又復發熱，又照前藥與一劑，加參二錢，服之又安。第三日如前方倍之，用人參四錢，附子三錢，肉桂二錢，炮薑一錢，白术二錢，茯苓一錢，澤瀉八分，炙甘草三分，半夏八分，是夜熱輕。次早又照前藥服過一次。其舍之令叔接某名醫診之，曰：一團火，一團火。梅賡弟接口云：天士家兄云是陰證，已服過參、附三四劑矣。名醫曰：一身暖手亦暖，面有紅光，説話聲音響亮，何得是陰證，一毫陰氣也無。若再服人參、附子，便要發狂了。名醫于是舉用黄芩、花粉、竹葉、貝母、旋覆花、枳殼等項，撮藥四劑。坦公弟令堂前有吐證，被此名醫服黄連兩年，致幾番將死，賴余救之得生，故不信名醫之言，又聞余斷定是陰證，知藥中黄芩、竹葉皆寒性，故將藥四劑藏起，不肯與服。然病人聞名醫之言亦不能無疑。早問服過理中湯一次，復渣藥亦不復服，藥力輕而陰寒暴長，是夜少腹痛不可忍。余因與藥一劑，用附子四錢，肉桂三錢，炮薑二錢，白术二錢，茯苓一錢，川椒八分，陳皮一錢，木香八分，加人參一兩，令立刻煎服。次早視之，云夜來服下痛便止，熟睡至天明。余仍照前用附子三錢，人參五錢。至夜又大發熱。每大發熱時，腹内必痛極。余曰：此腹痛，將來必要下痢，且痢五七次不妨。《傷寒》書云，胃家實，腐穢當去。故也。所謂實者，實邪凝聚，故必要從大便去也。問何以每至夜必發熱，每發熱反肚痛，余曰：夜乃陰分，陰證至陰分必更狠。腹内陰氣盛，則將虚陽逼出於外，故身外發熱，所謂内真寒外假熱也。所以發熱反腹痛者，陽氣盡逼出於外，則臟内純是陰氣，所以作痛。痛已數日矣，明日必要下痢。次日，一晝夜果下痢七八次，皆如敗醬色或間有紅色。痢漸止，腹痛亦止，惟小便尚未清。大凡陰證，小便必黄赤色，甚者如墨水。蓋寒入少陰，腎不化氣，故小便停蓄不利，所出無多，必是黄赤色。醫家每以小便之黄白分寒熱，殺人多矣。自思每劑熟附子三錢，尚覺停蓄不行，因用生附子五錢，人參一兩，其餘薑桂亦加重，仍加丁香七分。次早往視之，自云昨藥果佳，服下便覺胸前有一線温氣行至下腹，胸前便覺舒暢，思食粥矣。由是將生附子五錢，人參一兩，連用五日。再將生熟附各半，用五日，小便漸由黄而白矣。然後用熟附子五錢，又服五日，粥食漸多。再稍減輕，用熟附子三錢，人參五錢，直服二十餘日，共服五十餘日，計用附子六斤方全愈。如此陰極之證，非認證獨真，相與情切，豈能有生理乎。同上

陰證誤表　又。己巳夏，巖鎮一程兄患傷寒已七八日矣。日易一醫，日服藥不斷，皆用表藥。愈表愈發汗，直至魄汗淋漓，人事昏沉。第七日早間，仍有名醫力主再表。余爲診之，其脉浮大無根，舌有灰黑苔。冷汗直淋，語言無氣，余斷爲此陰證誤表也。急與理中湯一劑，内有人參、白术、乾薑、肉桂、附子各一錢五分。茯苓一錢。吴萸五分。炙甘草三分。服一劑，熱退神清有回機矣。次日，攜方加減，余謂不必加他藥，衹照此方每味各加一倍，連服半月可也。果依言服十五六劑而愈。凡治傷寒須分表裏，表證屬陽屬熱，宜表散，然用藥不過一二劑，汗出熱退病尋愈。裏證屬寒屬陰，宜温補，須多服方收功。有由表而入裏者，爲傳經熱邪，宜清解以存陰。若不由表而直入裏者，爲直中陰證，宜温補以回陽。此一表一裏，一陽一陰，一熱一寒有天淵之隔，奈何見人發熱，不審其爲表爲裏，爲寒爲熱，爲陰爲陽，概行發表，若是裏證、寒證、陰證，有不使之魄汗淋漓、亡陽而死乎！今程兄之得延六七日，有天幸也。同上

傷寒夾陰證　又。癸酉九月，鮑崐水自浙江歸，江頭登舟，便覺有病。已服表散藥二劑不效，熬七八日到宅。醫因其胸腹脹滿，口舌乾燥，遂用消導藥加黄芩。服四劑更劇，漸不能坐立矣。迎余診之，診其脉沉細無

力，舌有灰色苔，腹脹作嘔。余斷爲傷寒夾陰證也。雖不若直中陰證之狠，然誤服黄芩，則如水益深矣。用重劑附子理中湯大效。服至七日，忽又一變，復大吐，飲食不得入。衹得於關元、氣海各灸九壯，然後飲食不吐。前藥加重，服月餘而後起。同上

寒傷太陰　任瞻山治。李永貴之妻，病惡寒腹脹痛而瀉，頭額痛。醫用麻黄附子湯不效，更服五積散，亦不效。余曰：此寒傷於太陰，並及陽明。夫腹脹泄瀉，乃太陰之陰證。額屬陽明，寒濕侵及胃腑，故頭痛在額。惡寒者，乃内陽不足，非外感寒也。與附子理中湯温補脾胃之陽氣，兼五苓散逐在裏之寒濕。濕去陽回，五六劑大安。以上二證乃陰證傷寒，皆是本人陽氣先虧於内，然後或餐寒冷，或冒風寒，虛陽被殘，而陰證成矣。名曰傷寒，實寒傷於裏也，非風寒由皮毛三陽而入者也。治宜温裏逐寒，不必從汗散也。《瞻山醫案》一

寒痰　又。王姓孀婦年三十，素常體弱脾虧，咳嗽吐痰。常取效者，惟薑附六君子湯。倘久嗽不愈，乃於陰中補陽，用附桂理陰煎即愈。此二方乃常應效之最速者。是年病咳嗽，吐痰甚多，日夜約吐三四碗之多，其痰色雪白，服前得效之二方俱不能效。經云白血出者死，此是死證耶？然察其脉浮而無力，至數卻又平和。食量較常雖減，尚能日進兩碗，精神亦頗可，卻又似不死之象。病既是不死，胡常效之藥毫無效耶？再四細察，較常新增頭痛一證。其頭痛衹在額前，額前屬於陽明。因濕痰聚於陽明胃腑，中虛不能使之下趨，勢必上潮而咳嗽，此亦陰氣上射之嗽也，法宜袪濕。痰色雪白者，乃冰凝之象，中寒已極也，法宜補陽。然前藥俱用乾薑、桂、附而毫不效者，何也？乃少逐濕之藥耳。濕不去，故藥雖温而無濟。此證正合古書云，邪去則補藥始得力也。與附子理中湯兼五苓散以逐濕，服二劑，頭痛咳嗽俱減半。四劑十減其九，此時濕已去矣，衹宜補正。以理中湯兼理陰

煎並補脾腎，二十餘劑而大安。同上

痿證　又。趙如上年三十餘，本是健壯之體，漸覺四肢倦怠，舉步艱難，食減反飽，脉濡神疲。夫肢倦步艱者，痿證也，即弛縱之類也。食減者，胃虚也。反飽者，脾虚也。神疲脉濡，皆陽虚之徵也。經云，熱則筋弛縱不收。此人陽虚即氣虚，氣虚者便是寒，寒則反折筋急而何致於弛縱乎。蓋氣虚則不攝，不攝則弛縱也。經文所言者，理之常也。此人之弛縱，病之變也，不知常變者，不能察病之原，施治豈無誤耶。即與附子理中湯加黄耆温補脾胃，使脾胃飲食强則化氣自充也。二十餘劑而步履如常。同上四

口瘡泄瀉　柴嶼青治。吴穎菴少庭尉甥閔，年三十，口舌生瘡，下部泄瀉。脉尺弱而無力，寸關豁大。此陰盛於下，逼陽於上。若用凉藥清火則有礙於脾，用燥藥治脾則有礙於舌。惟有引火歸源之法，竟用附子理中湯冷飲，送八味丸三錢。兩服頓愈。《續名醫類案》十七

虚寒口瘡　又。光禄卿李瀛少夫人患口瘡，醫屢投清火寒凉之劑，無效。更兼泄瀉，飲食少思，始求治。按其右關微弱，知係胃虚穀少復爲寒凉損傷，致脾胃虚衰之火被逼上炎則爲口瘡，元臟虚寒則爲泄瀉也。惟補其火，散其寒，則火得所助，接引而退舍矣。方用人參、白术、附子、炮薑、炙甘草。李君畏不敢與服，逡巡數日勢益困，勉用前方，連進數劑即安。蓋口瘡非止一端，有上焦實熱、中焦虚寒、下焦陰火，各經傳變所致，必須分別治之，不可執也。同上

虚痘　葉大椿治。華行可遺孤平素多痰，三歲。乙未冬出痘，發越頗艱。連用温暖升發之劑，痘始見點。

面部成片，印堂略分顆粒，色乾紅，而腹飽氣悶，煩躁不寧。更用攻毒養血藥，至六朝，上部漿足，下部不起。痘頂陷，色灰白無神，根脚散漫。用保元湯一晝夜，服人參兩許，週身始紅活有漿。每日用參三錢。痘雖回曆，而瓣薄血少，身冷無神，六脉不起。至十六朝更餘，忽昏暈寒痰上湧，手足戰掉，汗出如雨，少頃四肢僵直，見者俱謂不起。急用人參三錢加桂，附煎服，漸漸温和而甦。爾時醫者誤認驚風，欲用牛黄丸清之，又以五日不大便，又欲用行藥利之。不知腸胃爲陰寒錮閉，非宿食壅塞，倘誤投通利，則虚脱不可爲矣。用附子理中湯，四日而病愈。次用膽導法去乾糞寸許，餘皆痰沫。連去三四次，照前方製丸常服，痰證遂愈。《痘學真傳》四

産後嘔吐　葉桂治。某氏。脉微肢冷，嘔吐清水，食不下化，帶下，脊髀痠耎。陽氣素虚，産後奇脉不固，急扶其陽，用附子理中湯。附子、人參、生白术、炮薑、炙草。覆診。暖胃陽以劫水濕，帶下自緩，照前方加胡蘆巴。三診。脉象稍和，已得理中之效。議用養營法。養營去遠志、黄耆、五味。即作丸方。《臨證指南醫案》四

痔血　又。某，四十四歲。形色脉象，確是陽虚。酒食聚濕，濕注入腸，腸痔下血。濕爲陰濁，先傷脾陽，陽微氣衰，麻木起於夜半氣血交代之時，中年痱中大有可虞。人參、生於术、炮薑、炒黑附子、炙甘草。《評點葉案存真類編》三

積勞　葉桂治。戈。六十歲便瀉幾年，糞内帶血，肌肉大瘦，色黄無力，延及夏秋，食物大減，是積勞陽傷，受得温補，可望再甦。附子理中湯。《徐批葉天士晚年方案真本》下

寒證　李炳治。徐直生員外家一寒證。曰：宜附子理中湯。病家曰：已服二劑矣，服之煩躁。翁曰：姑服吾藥。服之遂愈，問其故。翁曰：湯名理中者，重在甘草、白术、乾薑。彼用附子倍於薑，故劇。吾用附子半

於薑，故愈。《李翁醫記》下

陰暑異稟　程文囿治。莊炳南兄稟質多火，喜涼惡熱，夏月常以冷水灌汗，露卧石地爲快。素患痰火，方用生地、丹皮、麥冬、山梔、栝蔞、黄芩、知母等味，發時服之即安。乃至他病亦服此方，並食肚肺餛飩湯，汗出即解。暇時向予道及，予曰：痰火藥應用涼，若凡病守服一方，似無其理。倘屬傷寒陰證，恐其誤事，後當慎之。一日，果患陰暑感證，寒熱身痛，脉細肢冷。予投以附子理中湯，不應。再强服之，病反加重。堅不服藥，索食餛飩肚肺湯。予謂葷油膩邪，戒勿與食。不聽。食後得汗反安。欲服常治痰火方，家人勸阻不可，竟服之，病卻，後亦無損。予思咫尺間，人病體質之殊若此，則南北地土不同，風氣各異，其人其病又何如耶！《素問》異法方宜論，不可不玩索也。《杏軒醫案》初集

陰暑　又。蔣某夏月病患發熱口渴，頭疼身痛。醫云傷暑，初用香薷飲不應，因其熱盛，更加青蒿、連翹，服之益劇。診脉沉細，望色舌白面青，身雖熱而反近衣，口雖渴而喜熱飲，謂曰：此陰暑證也，非薑、附莫治。其家人曰：病者日來熱甚，連服涼劑，尚未見效。且天時酷暑，薑、附恐未可用。予曰：夏月伏陰在内，人多畏熱貪涼，受寒最易。若云夏月不可服熱藥，則冬月不可服涼藥矣，何仲景治冬月傷寒每用石膏、芩、連耶！舍時從證，自古有之。乃投附子理中湯。一服熱退，再服病卻。同上

吐瀉　又。許玉書翁大郎，患腹痛嘔吐便瀉，延診，藥用温中調氣，兩服未愈。家人着急，令更他醫。日請數人，或以爲蟲，或以爲血，或以爲火，治總不驗。淹纏旬餘，痛甚不止，嘔瀉不停，寢食俱廢。復邀診視，脉細面

青，呻吟疲憊。予思病勢增劇，玉翁雖固相信，然旁議紛紛，難與着手，轉薦同道余朗亭先生診治。初投五苓散，續進真武湯，亦俱不應。玉翁堅囑想法。予曰：非不欲爲借箸，奈令郎病久，胃氣必空，輕劑諒不濟事。若背城借一，尊公愛孫如珍，見方駭然，焉肯與服。令郎之病，起初不過寒凝氣滯，本無大害，因求速效，諸治龐雜，痛久傷氣，吐多傷胃，瀉多傷脾，致困頓若此。倘仍見病療病，必致土敗氣脱。計惟扶陽益氣以拯其急。爰議附子理中湯米水煎飲，氣固胃安，庶堪保守。詰朝玉翁來舍，喜云：曩服他藥，如水投石，昨服尊方，不但病減，並可啜粥。相煩往視，懇爲加減。予曰：藥已對證，勿輕易轍，今日照方仍服一劑，明日再爲斟酌。次早往診，病勢大轉。因其體素陰虛，方内除去附子。又服兩日，更用參苓白术散調理而痊。同上續集

陰暑壞證　黄凱鈞曰。一鄰氏子年十三四，面白體弱。時當中伏，出外就傅，晝景赫赫，人多汲飲井泉，鄰子亦飲兩觥，即不能到塾，目瞪神呆，懨懨卧榻。其父兄延人刺少商穴，出紫血些微。續服痧藥。至下日辰刻，邀予視之。六脉已絶，指甲盡作灰色。予曰：此伏天中寒之證，所謂陰暑也。若服附子理中湯或可救，今則無及矣。過午而歿。《友漁齋醫話》第五種

胃痛嘔吐　又曰。予少時曾見一人病胃痛，嘔吐酸水，色如青草汁。延城北王某來治，曰：此證正合《傷寒論》中厥後條，宜理中湯。方用附子、乾薑、半夏、茯苓、人參、白术、陳皮、白芍、甘草。一服而愈。同上

慢脾壞證　方南薰治。雙溪陳文明先生從姪蠢生，甫周齡，暑月發熱泄瀉，慢延數月，體倦神疲，更增嘔吐。延醫診治。見其面色青黄大熱口渴，汗出泄瀉，指紋沉細如絲。余曰：此子髮黄體瘦，賦稟已屬不足，兼之母患

癧瘖，乳食維艱，後天又乏培補。兹發熱吐利，脉細皮寒，股肉脱離，已犯證之三忌，又家貧不能備藥，姪父外出責任綦嚴。二難併而三逆具，此固愛莫能助矣。先生艴然曰：吾聞古之名醫，不爲人之所易，而爲人之所難。若畏其艱而不治，甚非我之所以望先生也。若因其貧而不治，固非先生之所以自待，尤非先生之所以待我也。至於藥餌，其取貲於我。於是投以七味白术散，二劑未效。適一老嫗慣截驚搐，被其亂推亂火，竟至兩目上視，手足逆冷，腹軟如綿，氣弱神昏之極。先生復迎余至。觀其證近慢脾，非參、术不能益氣固脱，非薑、附不能散逆回陽。旁有阻之者，謂與時令不合。余以爲有是病必有是藥，隨用附子理中湯。煎成半服後，僅存奄奄一息，舉室號然。余謂病重藥輕，先生亦篤信余言，命將原劑續進。比天明，熱渴頓解，吐瀉俱停，神氣清爽，顧盼如常。改用大補元煎調治，數日而愈。《尚友堂醫案》上

傷寒陰結便秘　又。余姓婦年近五旬，患傷寒病，便閉七日。診得六脉沉遲，此陰結證也。投以附子理中湯，加川椒、厚朴、木香。三劑後，下溏糞而愈。同上下

寒濕泄瀉　又。甲午夏，江省大水，舟行於市。劉象忠長子身受寒濕，襲入三陰，腹痛吐瀉。他醫以霍亂證治，令服白礬末以解暑，遂爾大瀉不止，兩目直視無光，舌卷囊縮，神昏氣喘，四肢厥冷，二便俱遺，死證畢具。余以大劑附子理中湯，加故紙、益智，服四劑而陽回泄止，目能視，口能言，身能轉動。蓋因其暴脱臟腑無傷，所由愈之速也。同上

腹痛嘔吐　又。靖安李龍國腹痛嘔逆。余診六脉沉遲，知屬中寒，投以砂半理中湯，入喉即吐。覆診。見病者兩手按腹，唇紅舌白。再與附子理中湯加吳茱萸，下咽仍吐。飲食不進者六日，死蚘皆從吐出。余曰：證

脉相符，用藥何以不效？大抵肝膽之火爲嘔所升，無以制之，則逆而不降，況陰盛之極，亦能格陽。乃以附子理中湯煎好，另用黃連炖汁攙和服之，遂不作吐，再服而愈。同上

縮陽證　又。劉某，年四旬外，體肥痰盛，素屬中寒。因外遊，勞倦汗溢，憩陰石上。比覺怯寒，旋歸寓，無所苦，惟覺心神恍惚，自言身若非己有。余見其飲食行動如常，疑其無病。及診六脉沉細無力，始駭曰：何陽微陰盛一至於此，大病至也。必早備人參五兩，方可施治，少則無濟。蓋恐薑、附蒸發寒痰，非參無以固正氣也。次日，如數辦至。余即用附子理中湯大劑煎服。越二日卯時，陡發縮陽。令將人參嚼吞，自朝至暮，嚼參兩許，聞啜煎劑，纔得松手。次日，飲食行動復如常。仍用原方續進，越日，大吐不止，又令嚼參併服煎劑，終日而愈。越日又大瀉，亦如前法而止。七日内計服附子四觔，人參五兩，脉頗有力而已。余執定理中大劑，令其頻服自愈。主家問曰。此證似無病，何以服藥後反縮陽，繼而發吐發瀉，甚屬駭人，其故可得言耶。予曰。人身百年有常，全賴真陽用命。今某體本陽虛，因勞倦汗泄，腠理大開，背石當風，寒邪直入陰經。予用大劑參附蒸動其陽，始得陰邪驟散。譬之冰雪初融，其栗烈襲人更甚，故有陽縮之證。然陽猶未敷布也，及至炎上勢成，直達胸臆，一切穢濁之物如陰邪凝結者因之解散無餘，故又嘔吐。然在外者可解，而外廓之寒痰難消，必俟陽氣周達，陰邪可從大孔而下，故又大瀉一日，今則止此，無他虞矣。主家唯唯。

略治縮陽證，專於扶陽以補少陰之火、驅厥陰之寒，則陽回腎暖，縮者自伸。即陰陽平補，必補陽重於補陰。最忌五皮、白芍、棗仁◎原刊仁作皮今正酸收之品，下咽即縮，不可不知。同上

虛瘧　吳渭泉治。萬和圃夫人患惡寒發熱，寒多熱少，口苦耳閉，四肢厥冷，腹痛泄瀉，飲食入口即嘔，治已

月餘無效。診脉虚遲細，由於感冒暑熱成瘧，陰陽未分，失於和解。惟事苦寒，脾胃受傷，正氣大虚所致。亟用附子理中湯温補中焦，可冀漸愈。信服數劑甚效。更用六君子加薑、附，間服四味回陽飲，補中益氣湯調攝而安。《臨證醫案筆記》二

鶩泄　又。吴某久患溏瀉腹痛，所瀉之糞澄澈清冷，瀉出色白，服分利固澀之劑無效。余曰：脉弱遲細，係脾土傷濕，中焦虚寒，脾虚不能健運，故糟粕不化，瀉出色如鴨糞，所謂鶩泄是也。宜用附子理中丸以温中祛寒自愈。《臨證醫案筆記》四

臟毒　又。奇某腸紅多年，下血色瘀，不論糞之前後，時下不止。脉沉細弱，係濕邪淫胃，脾胃虚寒不能統血。戴氏曰。積久而發色瘀者爲臟毒。色瘀爲寒，自小腸血分來，當用附子理中湯加烏梅，其虚寒滑脱自已。同上

崩漏　又。劉氏患崩漏不止，虚損羸瘦，腹痛肢冷，按脉沉遲細。乃中氣虚寒，脾胃損傷，故不能統血而妄行。衝任經虚，故月水過多淋瀝不斷也。當用附子理中湯專補脾陰，使脾胃氣强，則陽生陰長而血自歸經矣。同上五

暑月陽虚　章虚谷曰。舌紅而光，若不干渴，亦不可盡作胃陰不足。雖有苔垢而干枯者，濁邪既結，津液又傷，必須兼養胃陰也。余在粤時，有蕭山何先生，夏月不爽，自謂受暑，食西瓜一大枚，又服凉藥數帖，後無所苦。惟胃不開，每日强飲薄粥一二鍾，甚無味，尚行動自如。小便淡黄，大便乾，多日不解，胸腹無脹悶，面色如常，舌

紅而光無苔，酷似胃陰不足。但不喜湯飲，脉則浮中皆無，按之至骨，縈縈如蛛絲而已。醫者猶言有火而進凉藥，余曰：此證固非火邪，舌雖光不欲湯飲亦非胃陰不足。脉微如是，元陽大虧，幸而小便淡黄，大便堅固，腎氣略爲有根，若再服凉藥必死。遂用附子理中湯去术加當歸、桂枝以養榮，數劑後毫無效驗，又去桂枝加肉桂、吴茱、黄耆等，連服十餘劑，依然如故。惟脉似成條，沉細如髮，出大便些須仍乾。又進前藥十餘劑，共服大熱藥已三十餘劑，仍復如此。余細思其小便通大便乾則腎元未絶，何以胃總不開。令停藥四五日以觀之，亦祇如是。百味烹調皆不喜，粥亦勉强而飲，行動如常。余乃屏去熱藥重用鹿角膠佐枸杞、當歸、參芪、蓯蓉、廣皮等温潤養陽，連服十劑，始覺脉形稍粗，飲食略加，又服十劑，其胃始開，脉亦漸充。其間二十餘日不出大便，胃開後，大便一二日即解。其人反軟弱卧牀，不能起坐。又養半月，始得下牀。嗚呼，此真奇病也！仲景曰：脉縈縈如蛛絲者陽氣衰也。何公本面白氣虚之人，年逾五旬而見此脉，陽衰已極。然服助陽大熱藥三十餘帖全然不覺，胃竟不開，其生氣幾竭矣。鹿角不須二月，即長至數尺，其得生陽之氣爲最，故其功勝於桂附，是桂、附之熱，可以勝寒，而草木無情，不及血肉有情，能助生氣也。《醫門棒喝》二

惡阻　林珮琴治。石氏灑淅惡寒，嘔吐絶穀，湯飲不下者四旬餘，奄奄沈困，身冷而陽垂絶。診之脉伏，沉候似無。予斷爲胎，其家疑未信。予謂此惡阻之重者，胎無疑也。夫胞宫血聚，氣不下行，必至濁陰上犯，阻塞陽和，嘔逆厥冷，非薑、附無以通陽泄濁。其翁懼熱藥胎墮，予曰：經云，有故無殞，保無憂也。先與熱薑汁，繼和以米汁，嘔吐止，進附子理中湯加製半夏，二劑身温。嗣用異功散加砂仁、煨薑，五服而安。至期産一女。《類證治裁》八

胃寒　蔣寶素治。某。胃陽式微，寒凝氣結，胸痞食減，噯噫呑酸，脉來細澀少神，附子理中爲主。人參、冬白术、炙甘草、製附子、炮薑炭。《問齊醫案》二

喉痺身腫　王孟英治。一男子患喉痺，專科治之甫愈，而通身腫勢日甚，醫者驚走。孟英診之曰：病藥也。投附子理中湯，數劑而痊。予謂喉痺治以寒凉，法原不謬，而藥過於病，翻成温補之證，是病於藥也，非病於病也。嘗聞孟英云：病於病而死者十之三，病於藥而死者十之七。以予觀之，誠非激論也，吁可歎已。《回春録》一

寒瘧誤治　王堉治。茶商某，忘其名，在都中夏得瘧病，醫藥數進而午后必寒戰經時許，沉綿者數月，漸至體膚削減，飲食少進，出入隨人扶掖。又年過五旬，獲利不豐，家無子嗣，言必長嘆，已不作生活計矣。適秋間，余到其舖，有契友田時甫扶之來求余治。見其面若敗灰，氣息僅屬。診其脉，則六部皆沉細遲微，右關更不三至。乃曰：此固瘧疾，然瘧係外感，初發時解之清之，無不愈者。君平時所服，必草果、常山等劫藥，中氣本屬虚寒，再尅伐之，必無痊日。此時滿腹虚寒，中氣大餒，仍作瘧治，是速其斃也。時甫曰：尚可治否？乃云：六脉雖虚，毫無壞象，何至不治？因進以附子理中湯。越日而寒戰去，再進以補中益氣湯加白芍、白蔻、肉桂數種，五日而飲食進，半月而如常矣。《醉花窗醫案》

水濁陰毒　謝映廬治。湯勝參傍山而居，其地甚小，以農爲業。時值暑月，其家腹痛嘔吐，老幼相似，已亡數口。病之傳染，沿門合境，而鄰族中死者、病者，更復不少。其戚友以爲天災流行，不相探問。近地諸醫，咸遠跡不至。及勝參自病，醫巫交錯，身已將危，始託友求治於余。至其村，滿目凄凉。覽其病，舌紅口渴，目泛神

昏。因問初起若何，其家哭云：起先腹痛嘔吐，身熱肢厥。余曰：此陰毒也，服何藥而至此？乃將前醫之方遞出，悉柴胡、香茹、芩、連之屬，余曰：是矣。不待診脉，先取藥至。疏以附子理中湯，隨進附子理中丸，於是湯丸互進，晝夜不輟。次早復視，其濁陰駁劣之逆，賴以潛消。但微陽復返之象尚屬游移，遍身小泡攢發，膚腠溱溱自汗，濈濈發熱。脉來浮大，舌赤無津。轉方以八味地黄湯加黄耆、五味大劑緩進。晝夜再週，方得起坐思食，膚泡漸退，遍身復發小硬癤，膚無空隙，乃陰濁之毒内伏而外出也。仍與八味小劑頻服，於是合村顛連之家，悉求治於余。初起者多腹痛、嘔惡、發熱、惡寒之候，給以藿香正氣散加附、桂温中而通陽；有陰寒極甚而格藥不入者，給以白通湯加豬膽汁引導而通陽；有陰寒入於血脉，厥逆無汗者，投以當歸四逆湯加附子、吳萸温經而通陽；種種治法，隨症而施。匝月以來，雖皆安好，然愈而復發，病風尚熾。細揣必有其故，因憶臨治以來，各家之茶，皆混濁不清，初意以爲不潔，久而疑之，因令取冷水一碗，視之其色混濁，嘗之其氣冷劣而味苦硬，因歎曰：此地毒也，豈天災乎！即問水從何出，衆曰：屋後山下有土井一孔，歷有年矣。親往視之，滿井混濁。余曰：毒也。試問時值六月，本當清泉澄映，况一向酷暑未雨，若非地毒，此水安得混耶？衆皆醒悟。蓋六月天時陰氣在下，人身陰氣在内，再逢山脉之變，陰毒侵臟，釀成種種寒證。急令他處掘地取水，並製貫仲、甘草、雄黄、黄土各用觔許，煎湯一斛，與之皆啜，更經半月，病風遂息。

右案方成，有二三同道來寓索覽，覽畢問曰：如斯治病，用心苦矣。但勝參之病，子視其舌紅口渴，目泛神昏，人多認爲腸毒，何能直指爲陰毒而又敢急進附子、乾薑乎？答曰：大凡治病，必當始終審察，看書尤宜上下留心。蓋此症全因誤治而致，非病勢之自然也。余初望之際，亦尚駭疑，不得不以問字繼之。據述初起腹痛嘔吐，身熱肢厥，則厥之來也，不爲不暴矣。經曰：暴病非陽。其厥爲陰厥，已無疑義。況前醫既誤認其證，肆進苦寒攻散，重竭其陽，逼其虛陽外越，故舌紅口渴，目泛神昏，勢將立竭，不得不以大劑薑、附，急挽殘陽而驅陰濁，舍此安從治哉！要知此證初起，原屬内傷直中之例，故厥之來也暴。若外感傷寒傳變之證，乃熱深厥深，熱微厥微，其厥之來也必漸，此陰厥陽厥，最緊關頭，務在揣摩有素，庶危迫之頃，一問了然。《得心集》二

夏月泄瀉　陸星槎治。徐某之子夏月泄瀉，服清暑利濕藥不效，漸至發熱不食，神疲息微。徐年已暮，祇此一子，計無所出，延兄求治。兄曰：此由寒藥傷脾，陽虛欲脱，宜進温藥以救之。因用附子理中湯。徐疑不敢服，兄曰：此生死關頭，前藥已誤，豈可再誤。設此藥有疏虞，我當任其咎。服藥，諸症俱輕，連進數劑全愈。《冷盧醫話》二

寒瘧　雷少逸治。城東潘某，體素豐滿，大便常溏，中土本屬虛寒，固無論矣。忽於孟秋寒熱交作，肌膚汗少，即延醫診，遂作陰暑論治。輒投四味香薷飲加寒凉之劑，未獲奏效。即來商治於豐。診其脉弦而兼緊，舌苔白薄，寒先熱後，隔日而來，此寒瘧也。良由體質本寒，加感秋凉致病，若果陰暑之證，在長夏而不在秋。況陰暑之寒熱，從未見隔日而發，當用附子理中湯加柴胡、草果、藿香、陳皮治之。服二劑，周身微汗，寒熱略清。繼服二帖，瘧邪遂未發矣。《時病論》五

感證誤治　徐延祚治。費母感冒頭痛寒熱，醫云風夾食，必須靜餓，劑則小柴胡也。及服劑，徹夜不安，胸脇滿悶。明日，仍用小柴胡加蔞霜二錢服之，漸漸沉困。至三日，更邀馬姓商酌，馬云小柴胡極妥，祇蔞霜輕耳，

因加倍投之，第四日便不言語。又薦汪姓來診，汪用二陳、查、朴、蔞霜五錢，令守服三帖。第七日，病者抓心摜首，聲息全無。乃馳字來京，並寄各醫藥方。余度其情，知被各醫所困，因囑來人迅速回報，試以薄粥灌之，如可下咽，或有生機，勿以藥爲務也。來晨余親赴病家時，三醫適纔診訖。余詢病象如何，同曰無救，見伊等勉酌藥劑，所用厚朴、藿香、陳皮、枳殼，劑重三錢五分外，用黄耆幾片，石斛數咀。此則無可如何，强作支吾意也。三醫去後，余入診之，脉已無有。但見兩目如薰，舌黑似漆，喊叫不聞，按胸畏痛，二便不通，周身烙熱。灌以清粥，受一二匙。因急以附子理中、枳實、茯苓，大劑投之。一晝夜灌竟四帖，按覺六脉稍出如絲。第十日夜半時，腹内響聲，頃即大解黑穢，始聲息出有醒意也。繼以調理湯藥斟酌進之，半月乃愈。《醫粹精言》三

寒濕泄瀉　僧心禪治。舟子劉某，年十四，風餐露宿，日以爲常。夏令之交，食少乏力，肌黄腹脹。其母以爲虚也，與食桂丸數日，人益困憊，胃口愈閉，腹痛泄瀉，然猶勉力操舟。迨至泄瀉無度，魄門不禁，肢冷脉伏，目直神昏，始延余診。余諦審之，舌胎白滑，口不渴飲，人不躁動，確係太陰寒濕。病雖危險，尚屬可救，書附子理中湯與之，用生附子三錢。持方至藥鋪撮藥，而司櫃者謂附子多則不過一錢，從未見生附可用三錢，囑其再來問余。余曰：我曾用六七錢而應手取效者，三錢尚是中劑，何云多也！嫌多不服，我亦不能相强，且必濃煎方效。其母以病極危篤，姑進一劑以冀萬一。於是申刻服藥，至酉戌時腹中作響，漸能開言識人，至亥子時復大瀉一次，腹覺暢甚。起居自如，知饑索食，進鍋巴湯半盂。次日問以病狀，囑其原方再服一劑，竟不瀉，亦不服藥，三日即能負物以行，羣以爲奇。然是證幸在鄉僻窮民，故能速愈。若在富貴之家，延醫多人，各執己見，反多阻隔不能愈矣。《一得集》中

嘔瀉虚痞　余聽鴻治。常熟大步道巷余姓，年五十餘，素嗜洋煙。時正酷暑，忽嘔瀉交作，邀余診之。進以胃苓湯加藿香、半夏，明日嘔瀉均止，脉静身凉，毫無所苦。惟神倦好寐，脘中堅硬，按之作痛拒按。病家以爲病愈。余曰：病入陰臟，微見乾噦。即進大劑附子理中湯加生薑之法。黨參五錢、白术二錢、乾薑一錢、附子八分、炙草五分、薑汁冲服。一劑，覺脘中稍舒，再服一劑而噦亦止，脘中已舒。吸煙之人，素體本弱，斷無大吐大瀉之後而有實結胸者。《診餘集》

關格壞證　姚龍光治。陳道患關格證，服藥數十劑，病勢日重，予往視之。見其面色痿黄，飲食入腹即吐，午食至戌則出，暮食至早則出。所吐皆酸腐宿食，絶無新食一粒，兼有痰涎甚多。大便十餘日一次，有如馬糞，小便赤澀。診其脉，兩關滑大而遲，重按無力，餘部均不應指，前所服藥，類皆苦寒一派。余曰：此非真關格也，乃胃氣虚弱，運化失職，陰霾之氣晦塞三脘，痰水涎沫填滿胃中，飲食入胃爲痰涎所裹，不能運化精微，時久則味變酸腐，爲胃所惡。新食芳香，爲胃所喜，故新食一入，則宿食去而新食留。且胃失健運，其渣滓無由下達，大腸津水無由滲入膀胱，故大便艱，小便澀，勢所必然。若用理中以振胃陽，用重藥以鎮胃氣，脾陽一復，便可挽回。乃用潞黨參五錢，白术五錢，附子三錢，乾薑二錢，炙甘草一錢五分，以補脾陽。煎出，另用赤石脂細末五錢，以鎮胃氣。方出，市醫竊議曰：大便已艱極，再服此補澀之藥，大便當不通矣。服三劑，果便溺通利。服六劑，果便瀉痰水日十餘次，食粥不吐，惟硬物不能食，兩關脉已斂，寸尺俱起，但濡弱耳。余曰：可望生矣。胃中陰邪由大便下行，其勢最順。然濁邪一去，則寥濶空虚有如新造之區，故硬物不能消受。其先大便結硬，愈服苦寒下劑則愈窒，今服補澀之劑則反下泄者，是脾陽已回，胃氣已復。中下焦陰霾之氣，痰水之積，皆無地可容，盤踞不得，如紅日一昇，羣魔避舍，有此氣勢，此所以補澀藥而大便反瀉之理也。若再服十餘劑將空洞填滿，胃復升降，脾復健運，便復其常矣。詎料其妻進紅靈丹與服，又請王名醫診治，視爲濕痰，用三仁、五苓等湯。不十日，壞證復見，兩月而逝。《崇實堂醫案》

慢脾泄瀉　陳匊生治。丁亥十月，有潘紀福之子，方三歲，病兩旬餘。面色痿白，大便時泄，俗所稱慢脾風是也。前醫與以清潤之味，已服過半。余曰：此藥幸未服完，若服完，恐不治矣。因師古人治陰癇意，用理中湯加附子、砂仁爲方。一服泄止，再服納乳，三服喜笑如恒而其病若失。《診餘舉隅録》下

豬苓湯

豬苓去皮　茯苓　澤瀉　阿膠　滑石碎　各一兩

右五味，以水四升，先煮四味，取二升，去滓，内阿膠烊消，温服七合。日三服。

傷寒汗後不眠　許叔微治。陳姓士人初得病，身熱脉浮自汗。醫者麻黄湯汗之，發熱愈甚，夜間不得眠，頭重煩悶，悸悸然，中風證强責汗之過也。仲景云：太陽病，發汗後，大汗出，胃中乾燥，不得眠，其人欲得飲水者，少少與之，令胃氣和則愈。予先與豬苓湯，次投之以當歸、地黄、麥門冬、芍藥、烏梅之類爲湯飲之。不汗而愈。

論曰：《黄帝鍼經》曰，衛氣者，晝行陽，夜行陰。衛氣不得入於陰，常行於外，行於外則陽滿，滿則陽蹻盛而不得入於陰。陰虚，則夜不得眠也。今津液内竭，胃中乾燥，獨惡於陽，陰無所歸。其候如此，故以當歸、地黄補血，用烏梅以收之，故不汗自愈。《傷寒九十論》

蓄血小便不通　鄭重光治。瓜鎮侯公遴深秋傷寒。始自以爲瘧，飲食如常，寒熱漸甚，至七日方迎，至則陽明證矣。服藥五日，漸變神昏譫語，胸腹滿痛，舌乾不飲水，小便清長，轉爲畜血證。遂用桃仁承氣湯下黑血碗許，即熱退神清。次日忽小便不通，猶有點滴可出。用五苓不效，乃太陽藥也。病者素清癯，年近六十，脉細而澀。此畜血暴下，陰氣必虚。經曰：無陰則陽無以化。原病陽明畜血，仍用陽明之豬苓湯。湯用阿膠，是滋陰血者也。以本方豬苓、茯苓、澤瀉、滑石、阿膠而加桂枝、芍藥以和營血，甫一劑，小便如湧泉矣。《素圃醫案》一

交腸　徐錦治。某。清濁不分，陰陽氣亂，交腸證已一年矣。豬苓湯加黨參、生草梢。《心太平軒醫案》◎交腸以婦女爲多，此案未詳男婦。

寒熱吐瀉　林珮琴治。湯氏初秋寒熱吐瀉。或以爲感暑，用香薷飲，或以爲霍亂，用藿香正氣散。其家兩置之。診其脉濡而弱，煩熱無汗，自利嘔渴，予謂濕甚則濡瀉，今濕鬱生熱，熱蒸更爲濕，故煩而嘔渴也。宜豬苓湯去阿膠主之。豬苓二錢，茯苓三錢，澤瀉八分，滑石六分。加半夏錢半，薄荷梗八分，薏仁、煨薑各三錢，燈心六分，一服嘔止泄稀。去滑石、煨薑、半夏，再加麥冬、山梔、車前，二劑而安。《類證治裁》四

久痢濕熱壅阻　徐渡漁治。某。濕熱下痢百餘日矣，州都亦不氣化，以致濕熱壅阻，是以久延不瘥。先應導滯滋乾，與《金匱》豬苓湯原方。豬苓，雲茯苓，飛滑石，清阿膠，福澤瀉。《徐渡漁醫案》

濕熱溲赤　又。某。久痢漸止，溲又赤，濕熱未淨也。豬苓湯加野於朮，上廣皮治之。同上

豬膚湯

豬膚一斤

右一味，以水一斗，煮取五升，去滓。加白蜜一升，白粉五合，熬香，和令相得。温分六服。

冬温咽痛聲啞　張璐治。徐君育素稟陰虛多火，且有脾約便血證，十月間患冬温，發熱咽痛。里醫用麻黄、杏仁、半夏、枳橘之屬，遂喘逆倚息，聲颯如啞，頭面赤熱，手足逆冷，右手寸關虛大微數。此熱傷手太陰氣分也，與萎蕤、甘草等藥，不應。爲製豬膚湯一甌，令隔湯頓熱，不時挑服。三日聲清，終劑而痛如失。《醫通》二

少陰下痢咽痛　張意田治。一人春間傷寒，七日後，煩躁咽痛，胸悶泄瀉，皆作濕熱治，不效。診得脈來細急，乃少陰脈象也。夫少陰上火下水而主樞機，水火不交則脈急胸滿而煩躁，火上咽痛，水下泄瀉，此神機內鬱，旋轉不出，不得周遍於內外之證也。與少陰下痢咽痛、胸滿心煩之論吻合。宜用豬膚六兩，刮取皮上白膚，煎汁一大碗，去滓及浮油，加白蜜五錢、穀糵一兩炒香研末，文火熬成半碗温服之。證稍減，其脈細而短澀，此戊癸不合，以至陽明血液不生，經脈不通之候也。與炙甘草湯宣通經脈，會合陽明，遂脈緩而愈。《續名醫類案》一

少陰口燥咽乾　馬元儀治。某。病經一月，口燥咽乾，胸滿不能飲食，二便俱閉。診其脈虛而且澀，此少陰客熱，腎經虛燥也。腎開竅於二陰，腎氣既虧，竅不滑澤，所以二便俱閉。少陰之脈，循喉嚨，挾舌本，腎熱則經絡亦熱，所以口燥咽乾。腎者胃之關也，關門不利，胃氣亦爲之阻，所以胸滿不能飲食。當用仲景豬膚湯治之。夫豬水畜也，其氣先入腎，膚味甘寒，能解少陰客熱，故以爲君。加白蜜以潤燥除煩，白粉以補虛益氣也。《馬氏醫案》

勞怯咽腐壞證　葉桂治。某，廿六歲。勞怯是腎精內損。真陰枯槁，龍雷之火閃爍無制。腎脈循喉，屢受陰火燔灼，必糜腐而痛。冬無藏精，春◎原作生，今正氣亦無生發，胃氣已索，草木何能挽回。豬膚湯。《評點葉案存真類編》三

陰虛咳嗽　又。某，二十四歲。肛瘍成漏年餘，真陰五液皆傷，納食在胃，傳入小腸而始變化。因咳痰不出，必嘔盡所食乃已。喉痛失音，涎沫吐出，喉中仍似存留，明明少陰脉中陰火内爍，上燔陰液，蒸變涎沫，内損精血。醫見咳嗽音低，咸進清金潤肺，不明此咳嗆之源，是速其篤已。豬膚湯。同上

瀝漿生　王孟英治。一少婦分娩，胞水早破，胎濇不能下，俗謂之瀝漿生。催生藥遍試不應。孟英令買鮮豬肉一二斤，洗淨切大塊，急火煎湯，吹去浮油恣飲之即產，母子皆生。且云豬爲水畜，其肉最腴，大補腎陰而生津液。予嘗用治腎水枯涸之消渴，陰虛陽越之喘嗽，並著奇效。仲聖治少陰咽痛用豬膚，亦取其補陰虛而戢浮陽也，後賢不察，反指爲有毒之物，汪訒庵非之是矣。惟外感初愈及虛寒滑瀉、濕盛生痰之證，概不可食，以其滋膩更甚於阿膠、熟地、龍眼也。然豬以浙產者爲良，北豬不堪用，吾杭燥肉鮓即豬皮爲之，可以致遠，入藥尤爲簡當，不必泥於皮與膚之字面而穿鑿以誇考據也。《回春録》一

男子陰吹　余聽鴻曰。孟河有一男，前陰莖中溺孔有氣出，如轉矢氣而有聲，兩年餘，亦無所苦。前輩張景和先生診之曰：男子陰吹無須藥，候豬行屠户殺豬時去毛之後，用刀刮下之皮垢，即名豬膚，將水漂淨曝乾，將陰陽瓦用炭煆灰存性，研細，以陳酒每服三錢，三四服即痊。此方亦髮膚煎所蛻化也。今之用豬膚者直用豬皮，誤矣，其實膚外之垢也。《診餘集》◎此案宜與前王案互參

豬膽汁方

大豬膽一枚，瀉汁，和少許法醋，以灌穀道内。如一食頃，當大便出宿食惡物，甚效。

津枯燥結　薛己治。一老儒素有風熱，飲食如常，大便十七日不通，肚腹不脹，兩尺脉洪大而虛。此陰火内爍津液，用六味丸二十餘劑，至三十二日始欲去，用豬膽潤而通利如常。《名醫類案》九

大便不通　又。一婦年七十三，痰喘内熱，大便不通，兩月不寐。脉洪大，重按微細。此屬肝肺腎虧損。朝用六味丸，夕用逍遥散，各三十餘劑。計所進飲食百餘碗，腹始痞悶，乃以豬膽汁導而通之，用十全大補湯調理而安。若間前藥，飲食不進，諸症復作。同上

産後便秘　又。一産婦大便不通七日矣，飲食如常，腹中如故。薛曰：飲食所入，雖倍常數，腹不滿脹。用八珍加桃杏二仁，至二十一日，腹滿欲去，用豬膽汁潤之。先去乾糞五七塊，後皆常糞而安。同上十一

痘證便秘　萬全治。余光庭年十九，染痘發熱，五日不出。請予及韓兩峯治之。兩峯佳醫，與予素善。予問其證，未解已三日。診其脉細而數，雖有下證，元氣怯弱，不可下也。乃謂兩峯使作膽導法，不得通。病者煩躁，家人惶惶。予思發熱日久，毒流其中，燥糞閉塞，肛腸乾枯，氣不得行，血不得潤，膽導力小不能通也。自立一法，取豬尿胞一枚，以豬膽汁半杯，清油半杯，蜜半杯，三物攪勻，入胞中如作膽導法。取下燥屎二十餘枚，氣通熱解，神清痘出。予笑曰：此法外意也。《古今圖書集成醫部全録》五一七引《痘疹心法》十四

痘證熱實　又。胡小山子胡仁山幼時，出痘甚密，膿成不靨，漸至潰爛，請予調治。予問自起發以來，未得大便。裏實熱蒸，故不成痂，議欲下之。小山曰：此子素弱，恐不可下。時有一術士王克廉符水甚驗，乃書一符焚而服之。少頃，腹中鳴而利下清水，衆皆稱謝，予亦喜之。但思久未更衣，豈無燥糞，至次日痘益潰爛，予作膽導法取

下燥糞三十餘枚如彈子大，衆又笑曰：此法更妙。痘即收靨至腰又不收，大便自燥糞下一次又未行也。予曰：作符乎，作膽導乎？王亦曰：不如膽導。再取下燥糞十四枚，後皆溏糞，痘亦收盡而安。同上五一八引《痘疹心法》十七

内傷便秘　又。蘄水縣庠生李雙溪，予親家也。隆慶戊午年五月病熱十七日，神昏睡不寧，口中喃喃，言微氣短，大便不通十三日矣。亟請予治。予曰：此内傷似外感證也，可補不可攻。不攻則二焦之氣不行，邪熱内甚，邪熱内甚故神昏且煩，多言少氣也。乃用補中益氣湯以補其正氣之虚，作豬膽汁導法以通其邪氣之實，取下結糞如羊矢者二三十枚，服補中益氣湯二十帖而安。《保命歌括》三十五

産後便秘　吳渭泉治。宋氏。産後十日大便不通，腹滿覺脹，欲去不能。余曰：脉息虚緩，此緣胃中虚弱，火燥津枯，結在直腸所致。宜用豬膽汁導法並用人乳潤之。若服苦寒疏通，恐反傷中氣也。《臨證醫案筆記》五

通脉四逆加豬膽湯

甘草二兩炙　乾薑三兩，强人可四兩　附子大者一枚，生，去皮，破八片　豬膽汁半合◎《玉函》作四合

右四味◎《玉函》作三味，以水三升，煮取一升二合，去滓，内豬膽汁，分温再服，其脉即來。無豬膽以羊膽代之。

陽微脉絶證　葉桂治。某。太陽開，小水自利。陽明傷，則失其闔。濁陰上逆，四肢冷汗，氣喘胸腹脹悶。都是陽微欲脱，脉絶厥逆，勉與通脉四逆湯回陽驅陰以挽之。淡乾薑，泡附子，人參，豬膽汁。《評點葉案存真類編》一

少陰咽喉潰痛　郭敬三治。李王氏，夏初病咽喉腫痛，痰涎上湧，水漿不入口者數日。諸醫有作風熱治、胃火治者，有用大黄、芒硝者，用桂附者。紛紛亂投而咽喉更加潰爛，頭項腫大，痛不可忍，無片刻寧静。伊兄延余

診視以決生死。按其脉微細欲絶，三至而遲，此乃少陰陰邪上逆之證。蓋少陰之脉，循喉嚨，夾舌本，下焦陰邪隨經上逆，結於喉間，非苦寒藥可治者。於是用四逆湯加桔梗、豬膽汁◎原刊訛作豬肝汁今正、童便，附子用至八錢，乾薑四錢。服一劑，夜半後，喉中咯出白皮二塊，咽痛即止，兩劑全瘥。喉證市醫多用苦寒之藥，愈服愈劇，由於不識脉、不辨證，寒熱虚實不分，秖以雜藥亂投，鮮不誤人者。《郭氏醫案》

通脉四逆湯

甘草二兩炙　附子大者一枚生用，去皮，破八片　乾薑三兩，强人可四兩

右三味，以水三升，煮取一升二合，去滓，分温再服。其脉即出者愈。面色赤者加葱九莖。腹中痛者去葱◎《玉函》無去葱二字加芍藥二兩。嘔者加生薑二兩。咽痛者去芍藥◎《玉函》無去芍药三字加桔梗一兩。利止脉不出者去桔梗◎《玉函》无去桔梗三字加人參二兩。病皆與方相應者。乃服之。

傷寒陰證似陽　江篁南治。一婦人患發熱，胸中閉塞，骨節煩疼。一醫作停食，投小沉香煎一服，大便利下三十餘行，隨致困篤，熱煩愈甚，不省人事。又更醫診，見脉煩熱此句有誤，投四苓飲亦不效，病熱危急，又來招診視。得兩寸口脉沉微而伏，外證唇口喎斜，足趾微冷，面色赤而煩熱，神昏不食。即與奪命散，按：奪命散没藥血竭生地、丹皮、乾荷葉乃行瘀之方，恐非是。又奪命散乃礞石一味。至夜半，胸間得少汗。藥雖見效，人猶未甦。復診，其脉如故。江謂此證始初感寒，合和解，而反用丸藥下之太過，遂成陰證似陽。投以通脉四逆湯加人參。四服熱漸退，脉稍起，再作四逆加葱白湯八服，人始平復。調理半月而愈。《名醫類案》一

陽氣暴脱　程文囿治。方氏婦本體血虛，偶患目疾，眼科認爲實火，初用芩、連清之，更用大黄下之。飲藥一盞，頃忽暈去，舌吐唇外，不能縮入，肢厥脉伏。時已薄暮，急延予診。謂曰：寒下耗傷真陽，陽氣暴脱，勢屬可畏，速投温補，希冀挽回。方疏通脉四逆湯，藥熟不能下咽，令取艾火，灸氣海、關元數壯，身始動，舌始收。忙灌藥一鍾，移時又厥，仍令再灸，厥回復進前藥，守至黎明始甦。續進左歸飲及滋腎生肝諸劑，病痊，目亦明矣。《杏軒醫案》初集

陰盛格陽　懷抱奇治。一女子大吐瀉後，四肢厥冷，六脉俱無，頭面帶陽而反紅赤。凡藥入口即吐。余曰：此陰盛格陽。以仲景通脉四逆湯連劑，脉出肢暖始愈。《古今醫徹》二

中燥　吴鞠通治。張女，十五歲。燥金之氣，直中入裏，六脉全無，僵卧如死，四肢逆冷已過肘膝，腿痛轉筋。與通脉四逆湯加川椒、吴萸、公丁香一大劑，厥回脉出一晝夜。次日，以食粥太早復中，宛如前症。脉復厥，體厥又死去矣。仍用前方加重温熱一劑，厥回其半，又二劑而復活。後以補陽收功。《吴鞠通先生醫案》一

中燥　又。顧，五十歲。直中燥氣，嘔少瀉多，四肢厥逆無脉。目開無語，睛不轉。與通脉四逆湯加人參、川椒、吴萸、丁香。一劑而效，三劑脉漸復，重與補陽而愈。同上

冷癥　王廷俊治。張宅使女，困卧呻吟。嫗告云，此女廿三歲，經閉三月，腹漸大，時復嘔吐。予面見目黄腫，卧蠶帶青色。問：爾向飲冷水，喫瓜果否？應以冷茶冷飯，日日食之。語次寃號，眼如霖雨，氣結不揚。愁慘之狀，實覺可憐。診其脉，浮按不現，重取乃得沈伏而遲。語嫗云：此屬病脉，可治而愈，且不費多錢也。投通脉四逆湯。第三日復邀治病，告予云：使女服藥三劑後腹大痛，初瀉黑水數次，繼下血塊，色紫黑，腹即消。

再診。脉尚沈伏，嘔吐未已。加生薑三錢，令再服三劑。使女不肯服，問何故，云：藥入口，舌麻嘴緊，遍身皆强，腹内氣竄，兩眼發黑頭暈，實在難受。予笑曰：不如此，爾病不退，爾冤不伸。大膽再服，不似前難受矣。嫗亦軟語相勸，又進三劑。再至問之，果不比前難受，經亦通暢，脉乃生動。接服温經湯，栩栩有生意。一月後，至彼寓見之，勸伊主爲之擇配。老嫗有子，即撮合焉。通脉四逆湯。甘草三錢、乾薑四錢、生附子二錢。

此方仲景爲陰盛於内，格陽於外設法，借之以治此女。蓋因冷飲結爲癥瘕，不以純陽大破羣陰，一時斷難遽散。所現舌麻口緊等象，固由生附子之大毒，亦原内寒盤踞，遍滿周身，藥力爲之驅逐，臟腑經絡一時俱動耳。後遇沈寒錮結多人用生附子，有初服不麻，十劑後始麻者，有一服即麻，再服反不麻者。消息其故，大約寒有淺深，麻亦有遲速也。《壽芝醫案》

麻子仁丸

麻子仁二升　芍藥半斤　枳實半斤，炙　大黄一斤，去皮　厚朴一尺，炙去皮，◎《玉函》作一斤　杏仁一升，去皮尖，熬，别作脂　◎《玉函》成本均作一斤

右六味，蜜和丸，如梧桐子大，飲服十丸，日三服◎成本作。日二服　漸加，以知爲度。

脾約證　許叔微治。一豪子郭氏，得傷寒數日。身熱頭疼，惡風，大便不通，臍腹膨脹，易數醫。一醫欲用大承氣，一醫欲大柴胡，一醫欲用蜜導。病家相知凡三五人，各主其説，紛然不定，最後請予至。問小便如何，病家云小便頻數。乃診六脉，下及趺陽脉浮且濇。予曰：脾約證也，此屬太陽陽明。仲景云，太陽陽明者，脾約也。仲景又曰，趺傷脉浮而濇，浮則胃氣强，濇則小便數。浮濇相搏，大便則鞕。其脾爲約者，大承

氣、大柴胡恐不當。仲景法中麻仁丸，不可易也。主病親戚尚爾紛紛，予曰：若不相信，恐別生他證，請辭，無庸召我。坐有一人，乃弟也。逡巡曰：諸君不須紛爭，既有仲景證法相當，不同此說何據。某雖愚昧，請終其說。諸醫若何，各請叙述。衆醫默默，紛爭始定。予以麻仁丸百粒，分三服，食頃間盡。是夕大便通，中汗而解。

論曰：浮者風也，澀者津液少也。小便頻數，津液枯竭，又爍之以風，是以大便堅鞕。乃以大黃、朴硝湯劑蕩滌腸胃，雖未死，恐別生他證。嘗讀《千金方》論腳氣云，世間人病，有親戚故舊遠近問病，其人曾不經一事，未讀一方，騁騁詐作，明能詭論。或言是虛，或言是實，或以爲風，或以爲蟲，或道是水，或道是痰，紛紛謬說，種種不同。破壞病人心意，莫知孰是，遷延未定，時不待人，忽然致禍，各自走散。凡爲醫者，要識病淺深，探頤方書，博覽古今，是事明辨。不爾，大誤人事，識者宜知以爲醫戒。《傷寒九十論》

脾約異治　陸懋修曰。余自庚辰就養入都，大約以余體不耐北地之燥，每旬日不更衣，亦無所苦。此不近於脾約證乎？然以麻仁丸治之，效而不速。經云燥勝則地乾，火勝則地固，今地道不通，如此，非獨燥勝，直是火勝矣，非獨乾之謂，直是固之謂矣。所以潤藥雖行，其堅如故，且以大腸迴薄，間阻隔水道，則並涇溲不行，而腹部之脹滿不可耐，甚至不能飲食。此則脾家實，腐穢當去而不去，爲害滋火。爰仿硝蜜法，蜜一兩硝半之，而蜜之甘又不利於脾之實，遂亦獨用元明粉一味，不用大黃，且不用檳枳亦得無堅不破，無積不摧，服此越兩時許，宿垢盡化而下，此一日中必有一餐飯不如常，僅以糜粥養之。至第二餐則飲食倍進，精神頓爽，此即速去病實，不使體虛之要道也。若遷延坐待，真氣一衰，則不可爲矣。《世補齋醫書》十六

麻黃升麻湯

麻黃二兩半，去節　升麻一兩一分◎《玉函》作一兩六銖　當歸一兩一分◎《玉函》作一兩六銖　知母十八銖　黃芩十八銖　萎蕤十八銖，一作菖蒲　芍藥六銖　天門冬六銖，去心◎《玉函》作麥門冬

桂枝六銖，去皮　茯苓六銖　甘草六銖，炙　石膏六銖，碎，綿裹　白朮六銖　乾薑六銖

右十四味，以水一斗，先煮麻黃一兩沸，去上沫，内諸藥，煮取三升，去滓，分温三服。相去如炊三斗米頃。令盡。汗出愈。

唾膿血　張璐治。陸中行室年二十餘。臘月中旬患咳嗽，捱過半月，病勢稍減。新正五日，復咳倍前。自汗體倦，咽喉乾痛。至元夕，忽微惡寒發熱，明日轉爲腹痛自利，手足逆冷，咽痛異常。又三日，則咳唾膿血，始延余治。其脉輕取微數，尋之則仍不數，寸口似動而軟，尺部略重則無。審其脉證，寒熱難分，頗似仲景厥陰例中麻黃升麻湯證。蓋始本冬温所傷，原不爲重，故咳至半月漸減。乃勉力支持歲事，過於勞役，傷其脾肺之氣，故咳復甚於前。至望夜忽憎寒發熱，來日遂自利厥逆者，當是病中體疏，復感寒邪之故。熱邪既傷於内，寒邪復加於外，寒閉熱邪不得外散，勢必内奔而爲自利，致邪傳少陰厥陰而爲咽喉不利唾膿血也。雖傷寒大下後與傷熱後自利不同，而寒熱錯雜則一。遂與麻黃升麻湯一劑，肢體微汗，手足温暖，自利即止。明日診之，脉亦向和。嗣後與異功、生脉合服，數劑而安。《傷寒緒論》下

麻黃杏仁甘草石膏湯

麻黃四兩，去節　杏仁五十箇，去皮尖　甘草二兩，炙　石膏半斤，碎，綿裹

右四味，以水七升，煮麻黄，減二升，去上沫，内諸藥，煮取二升，去滓，温服一升。本云黄耳杯。

傷寒失汗　吴橋治。橋表姪方畧自浙病傷寒，諸醫不效歸。再挾日熱不退，耳稍聾，體倦心煩。醫率投以補劑，漸至昏瞀，絶食循衣。其子爲之治棺，且逆橋至。六脉弦緊而數，病由傷寒未解而復感寒，幸而年力方彊，非汗不愈。尋以麻黄石膏湯進，得汗而安。《太函集》三十一

疹透喘急　徐仲光治。一兒汗出疹透，喘急不止，乃邪毒壅盛也。治以炒黑麻黄、杏仁、甘草、石膏。《痘疹玄珠》五

瘖　張璐治。西客王如嵩，觸寒來蘇，忽然喘逆聲瘖，咽喉疼腫。察其形體豐盛而飲啖如常。切其脉象浮軟，而按之益勁，此必寒包熱邪傷犯肺絡也。遂以麻杏甘石湯加半夏、細辛，大劑葳蕤，二服喘止聲出，但呼吸尚有微瘖。更與二陳、枳、桔、葳蕤之類調理而安。《醫通》四

乳癰　張隱庵治。一婦人產後乳上發癰，腫脹將半月，周身如鍼刺，飲食不進。余診之，六脉沉緊有力，視左乳連胸脇皆腫。予用麻黄、葛根、荆、防、杏子、甘草、石膏，令温服取汗。次日復視之。曰：昨服藥後，身有大汗而周身之痛盡解，乳上之腫脹亦疏，飲食亦進。服藥不啻十有餘劑，毫無效驗，奚此劑有如是之功也。予曰：《金匱要略》云，產後婦人喜中風。《生氣通天論》曰，開闔不得，寒氣從之，榮氣不從，逆於肉理，乃生癰腫。此係風寒外壅，火熱内閉，榮衛不調以致腫痛，諸醫止以凉藥治熱，而不知開闔故也。今毛竅一開，氣機旋轉，榮衛流行而腫痛解矣。《内經》云，食氣入胃，散精於肝，此腫屬陽明、厥陰二經，是以飲食不進。今經氣疏通，自然能食矣。《侶山堂類辨》上

寒邪客熱迫肺　葉桂治。吴某，三十六歲。外冷内熱，久逼失音，用兩解法。麻杏甘膏湯。《臨證指南醫案》二

喉痺　又。宋某。三十歲。先失音，繼喉痺，是氣分窒塞，微寒而熱，水飲嗆出，咯痰隨出隨阻，此仍在上痺。舌黄口渴，議與苦辛寒方。射干、麻黄、杏仁、生甘草、石膏、苡仁。同上

失音　又。陸某，二十二歲。秋凉燥氣咳嗽，初病皮毛凜凜，冬月失音，至夏未愈，而納食頗安。想屢經暴冷暴暖之傷，未必是二氣之餒。仿金實無聲議治。麻黄、杏仁、石膏、生甘草、射干、苡仁。又蘆根汁、杏仁汁、萊菔汁、鮮竹瀝熬膏。同上

痰喘　吴子音曰。余在金閶見業師張友樵治一酒客，夏月痰咳氣喘，夜不得卧，服凉藥及開氣藥不效，有議用金匱麥冬湯者。師診其脉右寸數實，此肺實，非肺虚也，投以人參則立斃矣。遂用葶藶五錢焙研，滑石五錢，煎服立愈。明年復感客邪壅遏肺氣，喘咳復作，醫有葶藶進者，服之不效，反煩悶汗泄。師脉其右寸浮數，口渴惡熱，冷汗自出，喘急煩悶，師曰：此熱邪内壅，肺氣鬱極，是以逼汗外越，非氣虚自汗也。服葶藶而反煩悶者，肺熱極盛，與苦寒相拒格也。夫肺苦氣上逆，本宜苦以泄之，而肺欲散，又當急食辛以散之。與麻杏甘膏湯。一劑，肺氣得通，而喘止汗斂，諸證悉平矣。《温熱贅言》

痳閉證　程文囿治。曹肖翁三郎心成兄，幼時出痳。冒風隱閉，喘促煩躁，鼻扇目闔，肌膚枯澀，不啼不食，投藥莫應。翁商於予，見其勢已瀕危，謂曰：此痳閉急證，藥非精鋭，蔑能挽救。方疏麻杏石甘湯與之。一服膚潤，痳漸發出，再服遍身痳出如痱，神爽躁安，目開喘定。繼用瀉白散清肺解毒，復用養陰退陽之劑而愈。予治

痲閉危候，每用此方獲驗。蓋痲出於肺，閉則火毒内攻，多致喘悶而殆。此方麻黄發肺邪，杏仁下肺氣，甘草緩肺急，石膏清肺熱，藥簡功專，所以效速。可見仲景方不獨專治傷寒，並能通治雜病也。《杏軒醫案》初集

酒客失音　吳鞠通治。珠某，四十五歲。酒客失音，與麻杏石甘湯。生石膏四兩、麻黄五錢、杏仁四錢、炙甘草三錢。服一帖，無汗，音不出。服二帖，微汗，音出不甚響。仍用前法。蜜炙麻黄三錢、生石膏三錢、炙甘草三錢、杏仁四錢。服五帖，音大出，但脉滑耳。與清音湯。苦桔梗六錢、薑半夏六錢、炙甘草二錢。服五帖，音清脉滑，痰飲不盡，與《外臺》茯苓飲法減辛藥。茯苓八錢、沙參三錢、半夏五錢、廣皮二錢、甘草一錢五分、麥冬不去心五錢、小枳實一錢五分、七帖而安。《吳鞠通先生醫案》三

失音　又。朱某。右脉洪數有力，金實無聲，麻杏石甘湯證也。奈已爲前醫發汗，麻黄未便再用，議清音湯加石、杏。半夏六錢、苦桔梗六錢、石膏六錢、杏仁粉五錢、葦根五錢、生甘草二錢。水五杯，煮成二杯，渣再煮一杯，分三次服。復診。肺臟本熱，爲外風所搏，實而無聲，究係麻杏石甘之法爲速。生石膏一兩、麻黄去節五錢、炙甘草三錢、杏仁泥六錢、半夏五錢。三診。右脉之洪數有力者已減其半，而音亦漸開，仍用麻杏石甘加半夏一帖。生麻黄去節淨三錢、生石膏一兩、杏仁霜七錢、薑半夏七錢、炙甘草三錢、甘瀾水八碗、煮成三碗。分三次服。以後病減者，減其製。同上

時證痰阻　李冠仙治。顔鳳堯尊閫染時症。時當盛夏，病爲時邪，人事昏沈，壯熱口渴，渴欲熱飲，雖熱嫌冷。家人以炭爐面烹百沸湯與服，猶云不熱。脉來洪數而滑，惟右寸見沈實。熱證也而見寒象，又非熱極似寒，醫之不解在此。予亦躊躇莫決。忽爾機來，因問主人尊閫有甚舊恙否，主人曰：無。予曰：非必有大恙，或年高多痰否。主人曰：此誠有之。每日約吐三碗許，轉覺爽快。問今病幾日，曰：五日。病中吐痰否，曰：無。

予曰：得之矣。主人問何以得之，予曰：時邪乃熱證，診亦熱證，而寸口獨沈者，肺氣爲痰所遏也。一日吐痰三碗，五日不吐，積痰當有幾許阻塞。肺氣上下不通，内雖甚熱，氣不得上，口鼻吸入無非冷氣，至喉而止，亦不得下。肺氣通於喉，今爲痰所阻，故肺以下則甚熱，喉以上則甚冷。是非先用吐法提去其痰不可。雖然，不易言也。沸湯下而不熱，痰之膠固非常，肺之閉塞已甚，雖用瓜蒂散、梔豉湯等法，恐格格不入，不足以搜肺竅、提肺氣而鼓動其痰，是非仲景麻杏石甘湯不可。主人曰：麻黄乃夏令所忌，今值六月盛夏，時邪非傷寒，麻黄尚可服乎？予笑曰：藥不執方，相宜而用，古之訓也。今痰阻肺痺，非麻黄之大辛大熱不能搜肺活痰。且是方也，有石膏之寒以制麻黄之熱，有杏仁之降以濟麻黄之升，有甘草之甘以緩麻黄之急，非同正傷寒之用麻黄湯專取辛熱表散也。主人曰：内人已花甲有餘，設服之而大汗不止，得毋有亡陽之慮乎？予曰：藥有監制，既已申明。且麻黄肺之藥也，下喉必先達肺。肺氣開提，痰涎必活，活則湧吐，藥隨痰出。麻黄之性輕浮，豈能入腹作大汗哉？況時邪亦須汗解，吐中有發散之意。石膏乃白虎湯之主藥，《金匱》治中暑之藥方，色白入肺，兼清陽明之熱。兼散兼清，邪熱從而得解，未可知也。主人曰：此首準得吐否？予曰：麻黄大力入肺搜痰，痰結既開，勢必上湧作吐。方用麻黄八分，杏仁三錢，石膏五錢，甘草一錢，囑其必服而去。次日清晨，主人出迎曰：其效如神。細問服藥片刻，立即吐痰升許，不過微汗，外熱已退，人事全清。予入在復診，脉象不洪，按之仍數，不熱飲而欲冷飲，舌赤無苔。知其大熱傷陰，改用犀角地黄湯。一服熱減，再服全愈。是證也，非細心切問，安能得門而入哉。《仿寓意草》上

失音　張仲華治。馬左。風霜勞碌，疊次受凉。已化熱者蘊於肺絡，絡不耐熱，嗽血咽痛，未化熱者

尚縮於表。肺如鐘磬，金虚則鳴，金實則闇。滯邪則爲實，治從開泄法。補肺潤肺之藥，惜早進矣。擬麻杏石甘湯加味。生麻黄五分、杏仁三錢、射干五分、百部錢半、羚羊角錢半、生石膏五錢、甘草生三分、桔梗七分、浮石研三錢、絲瓜絡錢半。《臨症經驗方》

肺脹　徐錦治。董爽亭患氣急痰喘，晝夜不能着枕。歷更醫治，或主肺有痰火，藥投清肺化痰。或主金水兩虧，藥進補納。愈治愈劇，勢已瀕危。敦請澹翁診視，曰：此肺脹也，書麻杏石甘湯。一劑而喘定，再劑而若失。《心太平軒醫案》

肺痺水腫　郭敬三治。藍某家貧，於大路旁開設飯店生理，性喜飲酒，濕熱壅痺肺氣，治節不行，遂患水腫證。胸腹滿脹，不思飲食，微作喘咳，頭面手足俱腫，小便不利，面色青白，卧牀不起者十餘日。延附近醫生，以消脹利水之藥，不應。余診其脉沉而數大，知爲肺氣痺阻，擬麻杏石甘湯加苡仁。囑伊連服二劑。服藥后遍身似汗出，小便即利，其腫即消而愈。《郭氏醫案》

麻黄附子甘草湯

麻黄二兩，去節　甘草二兩，炙　附子一枚，炮，去皮，破八片

右三味，以水七升，先煮麻黄一兩沸，去上沫，内諸藥，煮取三升，去滓，温服一升，日三服。◎《玉函》末七字作温服八合。

咽痛　張璐治。包山金孟珍正月間忽咳吐清痰，咽痛，五六日後，大便下瘀晦血甚多。延至十餘日，請治於余。其脉六部皆沉弦而細。此水冷金寒之候也。遂與麻黄附子細辛湯，其血頓止。又與麻黄附子甘草湯，咽痛

亦可。而覺心下動悸不寧，詢其受病之由，乃醉臥渴引冷飲所致，改用小青龍去麻黄加附子。一劑悸即止，咳亦大減，但時吐清痰一二口。乃以桂酒製白芍入真武湯中與之，咳吐俱止。尚覺背微惡寒倦怠，更與附子湯二劑而安。《傷寒緒論》下

盛夏畏冷　陸方山治。唐君春舲盛夏畏冷，以麻黄三分，附子三分，甘草一分强之服。唐曰七分藥未必能毒我也。一服解一裘，兩服而重裘皆弛矣。《世補齋醫書》十六

麻黄細辛附子湯◎《玉函》、成本均作麻黄附子細辛湯

麻黄二兩去節　細辛二兩　附子一枚，炮，去皮，破八片

右三味，以水一斗，先煮麻黄減二升，去上沫，内諸藥，煮三升，去滓，温服一升，日三服。

少陰下痢　喻昌治。陳汝明病痢，發熱如蒸，昏沉不食，重不可言。至第三日，危急將絶，方請余診。其脉數大空虚，尺脉倍加洪盛。謂曰：此兩證而湊於一時之證也。内有濕熱，與時令外熱相合欲成痢證，尚不自覺，又犯房勞而爲驟寒所乘，以致發熱身重，不食昏沉，皆屬少陰腎經外感。少陰受邪，原要下痢清白，此因腸中濕熱已蒸成豬肝魚腦敗濁之形，故色雖變而下痢則同也。再用痢疾門藥一劑，即刻不救矣。遂忙以麻黄附子細辛湯一劑與之表散外邪，得汗後，熱即微減，再用附子理中湯連進二劑，熱退身輕能食。改用黄連理中湯丸，服至旬日全安。《寓意草》

少陰失音證　鄭重光治。汪方伯潘姓紀綱，寒夜隨赴席，食席餘冷物。五鼓回家，即腹痛作瀉。次日早晨，

則喉音頓啞，外無他證，手足不冷，但脉沉細耳。《靈樞》經曰：寒中少陰，卒然而啞。因腹痛瀉利後隨啞，脉又沉細，全屬少陰無疑矣。初用麻黄附子細辛湯一劑，則有喘汗之意，其身不熱，寒不在表而全入於裏。易以四逆湯加桔梗。服二日，脉方略起。計每日用附子七錢五分。至第四日，猶喘厥片時，醒得微汗，其音始出。《素圃醫案》一

少陰中寒壞證　又。黄成九兄未出室之女，壬戌冬杪，小便後卒然而啞。予作少陰中寒，用麻黄附子細辛湯。其時某醫畏熱不用。後七八日，竟至不救。同上

寒入少陰　吴畹菴治。庚午秋在北闈鄉試時，李天馥家西席亦欲應試，而忽大病，渾身壯熱非常，卻畏寒穿綿衣，頭不痛，惟腰痛，迎余診之。其脉浮軟，接◎疑按字之訛之甚細。余思此脉非陽脉也，發熱喜綿衣，非表熱也，頭不痛，無陽症也，腰痛是腎病也，此爲寒入少陰無疑矣。切告之曰：此症須用藥得法，萬勿輕用寒凉，非尋常感冒可比。余回寓，急備麻黄附子細辛湯一劑，與家人攜去。楞香家叔問是何病，用何藥，余答曰：此傷寒初入少陰，故須麻黄附子細辛湯驅少陰之寒。今用之早，用之當，一劑可愈，尚能入試。稍一錯誤，不但不能入試，且有性命之憂。今祇與藥，不要寫方。彼若見方，必疑而不服，反誤事，所謂可使由之，不可使知之也。果一劑而愈。《吴氏醫驗録》二集一

厥陰厥逆　高鼓峯治。徐大千孫女十餘歲，發熱數日，頸項牽絆疼痛，二便不利。忽四鼓厥逆，兩目上竄，氣喘口噤，牙關不開。予診之，病自太陽傳陽明，今傳少陽，甲乙兄妹，遂傳厥陰耳。語其家人曰：幸年小可救也。急以麻黄附子細辛湯，一夜盡三劑而始甦，五鼓能言矣。次用小柴胡湯合瀉心湯等藥調理而愈。《四明醫案》

痰迷癲證　方南熏治。范漁娶媳胡姓，陡發癲症。每日雞鳴而起，跣足蓬首，輒赴庭樹操刀自割。家人奪之乃止。狂呼有大冤枉，食人則快。皇皇求治，百方不效。甘友文水，與范莫逆，力薦余治。診得右手脉伏，左手脉弦，唇面色青。余以麻黄附子細辛湯加半夏、南星、橘紅、北芥子、石菖蒲、薑汁對服，癲態稍定，但癡呆不言，飲食不知飽饜。又以鴨翎蘸桐油攪喉中，吐出膠痰碗許，神識雖清，經信已閉半載。用原蠶沙四兩，銅銚炒黄，熬酒一瓶，空心熱飲，一月後而經通叶孕，次年得生孫矣。《尚友堂醫案》下

麻黄連軺赤小豆湯

麻黄二兩，去節　連軺二兩，連翹根是◎成本作連翹房也　杏仁四十箇，去皮尖◎《玉函》三十枚　赤小豆一升　大棗十二枚，擘　生梓白皮一升，切　生薑二兩，切　甘草二兩，炙◎《玉函》作一兩

右八味，以潦水一升，先煮麻黄再沸◎《玉函》作一二沸，去上沫，内諸藥，煮取三升，去滓，分温三服，半日服盡◎《玉函》末八字作温服一升。

瘀熱發黄　葉桂治。某。脉浮緩，身熱不止，汗出不爲汗衰。此風濕鬱表，瘀熱爲黄。擬麻黄連翹赤小豆湯。麻黄、杏仁、生梓白皮、生薑、連翹、細赤豆、甘草、大棗、天雨水煎。《評點葉案存真類編》二

濕熱黄疸　王旭高治。周某。伏暑濕熱爲黄疸，腹微痛，小便利，身無汗。用麻黄連翹赤小豆湯，表而汗之。麻黄、連翹、杏仁、淡豆豉、茵陳草、赤苓、川朴、枳殼、通草、六神麯炒、赤小豆一兩煎湯代水。《王旭高臨證醫案》一

太陽病發黄　謝映廬治。王富春新婚匝月，得太陽傷寒病，頭痛發熱畏寒。誤用補劑，邪無出路，遍身骨節疼痛，滿頭大汗熱蒸。其面目如橘色之黄，其小便如梔子之汁，所服者皆清補疏利，勢愈迫切。諸醫技窮，始延

余診。幸脉無陰象，腹無滿結，胸無嘔噦。謂曰：此證雖危，吾一劑立愈。其家人且疑且信，服之果然。原仲景《傷寒論》中有太陽病失汗，一身盡痛，頭汗發熱而黃者，有麻黃連翹赤小豆湯之例。蓋發汗利水，令鬱拂之邪表裏兩解之意耳。《得心集》一

麻黃湯

麻黃三兩去節　桂枝二兩去皮　甘草一兩炙　杏仁七十箇去皮尖

右四味，以水九升，先煮麻黃，減二升，去上沫，内諸藥，煮取二升半，去滓，温服八合。覆取微似汗◎《玉函》作温覆出汗，不須啜粥。餘如桂枝法將息。

麻黃湯證　許叔微治。鄉人邱忠臣，寓毗陵薦福寺，病傷寒。予爲診視。其發熱頭疼煩渴，脉雖浮數無力，自尺以下不至。予曰：雖麻黃證而尺遲弱，仲景云，尺中遲者營氣不足，血氣微少，未可發汗。予於建中湯加當歸、黃耆，令飲之。翌日，病者不耐，其家曉夜督發汗藥，其言至不遜。予以鄉人隱忍之，但以建中調理而已。及六七日，尺脉方應，遂投以麻黃湯。啜第二服，狂言煩躁且悶，須臾稍定，已中汗矣。五日愈。

論曰：仲景雖云不避晨夜，即宜便治。醫者亦須顧其表裏虛實，待其時日。若不循次第，雖暫時得安，虧損五臟以促壽限，何足尚哉。《傷寒九十論》

揚手擲足證　又。王仲賢患傷寒，發熱頭痛，不惡風，身無汗，煩悶，脉浮而緊，八九日不退。予診之曰：麻黃證也，所感多熱是以煩躁。遂投以麻黃湯三服。至暮，煩愈甚，手足躁亂，揚躑不止。或以爲發狂，須用寒藥。

予爭之曰：此汗證也。幸勿憂，切忌亂服藥。守一時須稍定。比寐少時，中汗出矣。仲景云，至六七日，三部大，手足躁亂者，欲解也。蓋謂此耳。若行寒劑，定是醫殺。同上

傷寒表實　又。羽流病傷寒身熱頭痛，予診之，曰：邪在表，此表實證也，當汗之。以麻黄輩，數日愈。

論曰：或問傷寒因虚，故邪得以入之，今邪在表，何以爲表實也？予曰：古人稱邪之所湊，其氣必虚，留而不去，爲病則實。蓋邪之入也始因虚，及邪居中，反爲實矣。大抵調治傷寒，先要明表裏虚實，能明此四字，則仲景三百九十七法，可坐而定也。何以明之？有表實，有表虚，有裏實，有裏虚，有表裏俱實，有表裏俱虚。予於表裏虚實，《百證歌》中嘗論之矣。仲景麻黄湯類，爲表實而設也。桂枝湯類，爲表虚而設也。裏實承氣之類，裏虚四逆、理中之類。表裏俱實，所謂陽盛陰虚，下之則愈也。表裏俱虚，所謂陰盛陽虚，汗之則愈也。同上

失汗衄血證　又。里人秦氏子得傷寒，發熱身疼，骨節疼痛，惡風無汗。或者勸其不須服藥，待其自安。如是半月矣，而病不除。不得已，召醫治之。醫至問日數，又不審其脉與外證，但云已過期矣，不可汗下矣，且與調氣藥以正氣。復延予。予診其脉浮澀而緊大，此麻黄證無疑。但恐當汗不汗，化爲衄血，必有是證。言未已，衄血作，予急以麻黄湯與之，繼之以犀角地黄湯，血止汗解愈。

論曰：仲景云，凡作湯藥不可避晨夜，覺病須臾，即宜便治。不等早晚則易愈，或稍遲病即傳變，雖欲除，必難爲力。今醫不究根源，執以死法，必汗之於四日之前，下之於四日之後，殊不知此，惑也。又云，病不服藥，猶得中醫。此爲無醫而設也，若大小便不便，必待其自瘥乎！蓋前後不得溲，必下部腹脹，數日死矣。又況結胸、蓄血、發狂、發斑之類，未有勿藥而愈者。知者知變，愚者執迷以取禍也。須是隨病淺深，在表在裏，或陰或陽，

早爲治療，如救火及溺然，庶易瘥。同上

太陽陽明合病　又，有豪子病傷寒，脉浮而長，喘而胸滿，身熱頭疼，腰脊强，鼻乾不得眠。予曰：太陽陽明合病證。仲景法中有三證，下利者葛根湯，不下利嘔逆者加半夏，喘而胸滿者，麻黄湯也。治以麻黄湯，得汗而解。

論曰：或問傳入之次第，自太陽、陽明、少陽、太陰、少陰、厥陰，何哉？説者謂陽主生，故足太陽水傳足陽明土，土傳足少陽木爲微邪。陰主殺，故太陰土傳少陰水，水傳足厥陰木爲賊邪。少陰水傳足厥陰木，安得爲賊也？故予以爲不然。《素問》陰陽離合論云，太陽根起於至陰，結於命門，名曰陰中之陽。陽明根起於厲兑，名曰陰中之陽。少陽根起於竅陰，名曰陰中之少陽。太陰根起於隱白，名曰陰中之陰。少陰根起於湧泉，名曰陰中之少陰。厥陰根起於大敦，名曰陰之絶陰。大抵傷寒始因中之氣得於陰，是以止傳足經者是陰中之陽、陽中之陰，亦自然之次第也。故此篇因黄帝問三陰三陽之離合，岐伯自聖人南面而立，前曰廣明而推之。且以太陽爲開，陽明爲闔，少陽爲樞，太陰爲開，厥陰爲闔，少陰爲樞。六經不得相失，則其序有授矣。不特此也，以六氣在天而考之，厥陰爲初之氣，少陰爲二之氣，太陰爲三之氣，少陽爲四之氣，陽明爲五之氣，太陽爲六之氣，此順也。逆而言之，則太陽而後陽明，陽明而後少陽，少陽而後太陰，太陰而後少陰，少陰而後厥陰。傷寒爲病，在氣則逆而非順，自太陽而終厥陰也。同上

痰喘壞證　錢仲陽治。東都藥鋪杜氏，有子五歲，自十一月病嗽，至三月未止。始得嗽而吐痰，乃外風寒搐入肺經，今肺病嗽而吐痰，風在肺中故也，宜以麻黄輩發散，後用凉藥壓之即愈。時醫以鐵粉丸、半夏丸、

褊銀丸諸法下之，其肺即虛而嗽甚，至春三月間尚未愈，召錢氏視之，其候面青而光，嗽而喘促哽氣，又時長出氣。錢曰：痰困十已八九，所以然者，面青而光，肝氣旺也。春三月者，肝之位也，肺衰之時也。嗽者肺之病◎原刊衍肺之病三字刪，肺自十一月至三月，久即虛痿，又曾下之。脾肺子母也，復爲肝所勝，此爲逆也，故嗽而喘促哽氣，長出氣也。錢急與瀉青丸，瀉後與阿膠散實肺。次日面青而不光，錢又補肺而嗽如前。錢又瀉肝，瀉肝未已，又加肺虛，唇白如練。錢曰：此病必死，不可治也。何者？肝火旺而肺虛熱，肺病不得其時而肝勝之。今三瀉肝而肝病不退，三補肺而肺證猶虛，此不久生，故言死也。此證病於秋者，十救三四，春夏者十難救一，果大喘而死。《錢氏小兒藥證直訣》中

咽喉腫痛　張杲記。有人患咽喉腫痛，下食不得，身熱頭疼，大便不通。衆醫之論紛然，皆以爲熱，當服凉藥。有一善醫云：脉緊數，是感寒氣所致。衆醫不從。善醫者曰：我有法驗得寒熱。浴室中生火，用炒朮蔥湯淋浴，若是病熱則此暖處必有汗而咽喉痛不減，若是感寒，則雖浴無汗。患者信其言，遂入浴淋洗而無汗。就浴室中服麻黄湯一服，須臾大汗出，大便通，即時無事。衆醫服其神。凡辨熱病與感冷，皆可用此法。《醫説》四引《醫餘》

熱鬱吐衄　李東垣治。一貧者有前證，以前藥投之，繼而至愈。冬天居大室中，卧大熱坑而吐血數次，再來求治。料此病久虛弱，附臍有形而有火熱在內，上氣不足，陽氣外虛。當補表之陽氣，瀉其裏之虛熱，是其法也。冬天居大室，衣蓋單薄，是重虛其陽，表有大寒，壅遏裏熱，火邪不得舒伸，故血出於口。憶仲景《傷寒論》中一證，太陽傷寒，當以麻黄湯發汗而不愈，遂成衄，卻與麻黄湯立愈。此法相同，予遂用之。《蘭室秘藏》三

傷寒表證吐血　陶尚文治。一人傷寒四五日，吐血不止。醫以犀角地黄湯等治而反劇。陶切其脉浮緊而數，若不汗出，邪何由解，遂用麻黄湯一服，汗出而愈。《名醫類案》一

陰寒證　吴茭山治。一人初冬天冷，又適新婚，飲酒勞碌，忽病腰痛，淅淅惡寒，數日作微咳，又數日大吐紅。其父時醫也，以初婚疑之，命其各居。即用地黄湯加杜仲、牛膝，服之轉甚。調治月餘，漸次危篤，因邀吴診治。見其色黯傴僂，背曲腰彎，咳聲如從甕中出，兩手如冰。因謂其父曰：此陰寒證也。必得汗出乃解，值此隆冬大寒之際◎原刊作劑今正非麻黄湯不足以發其汗。其父大駭，猶疑不決。復調補數日，則更危篤。不得已，再邀吴視之，持論如前。且曰：遲則不救矣。其父計窮，勉强用之，果得汗而安。其父問曰：感寒惡寒似矣，何不見頭疼發熱等症？吴曰：寒氣初入，未得發出，因滋陰藥愈不能出，故不發熱耳，頭爲諸陽之會，今寒聚陰分，故不作痛。此證緣初婚腰痛，令人可疑。況咳嗽吐血，原宜滋補，但少年陰虚火動吐紅，面必頬赤，或乍紅乍白，兼挾陽證。今色黯手冷，皆屬陰分，故決其爲陰寒也。又當冬令，天正嚴寒，寒傷可知。正所謂疑難之證，最宜辨别，毫釐千里，可不慎歟。《不居集》下十

痘後風寒客邪　徐仲光治。一兒痘收痂厚而乾黑，身熱咳嗽，乃風寒客肺也。麻黄湯得微汗而愈。《痘疹玄珠》二

寒包熱證　程茂先治。郝仲弢乃孫甫五齡，質頗厚。季春時患咳嗽痰壅，夜卧煩躁，且不時鼻衄，或點滴，或成流。醫治多時，有作肺火而用枝、芩、知、貝者，有作陰虚而用歸、芍、地黄者，藥俱罔效。邀余脉之，知其爲寒包熱也。經云火鬱則發之，乃重用麻黄湯表散寒邪，開其腠理，火氣得泄，嗽衄俱除。乃姊長其二齡，亦同時

咳嗽鼻衄，照前法治之，並愈。《程茂先醫案》四

夏月感寒　王三尊曰。予昔糊口海澨，時六月，漁船往海取魚。適雷雨大作，漁人皆着單衣，感寒者十中八九。予舍時從證，盡以麻黄湯加減發汗。有周姓粗知醫道，竊議之。見人人盡愈，詰予曰：六月用麻、桂，有本乎？予曰：醫者，意也。仲景必因病立方，豈隨時定劑。有是病，便服是方，焉可執乎。蓋汪洋萬里，雷雨大作，寒氣不異冬月，況着單衣，感寒爲何如哉！故予盡以麻黄湯加減取汗而愈者，意也。得其意，即本也。若必事事親見方爲有本，則日亦不足矣。《醫權初編》下

悶痘　葉大椿治。華備基子，平素飲食不節，五歲隆冬出痘。外爲寒氣閉塞，内爲飲食停滯，毒伏於内，發越維艱。苟治之不得其宜，遂成悶證。座有同道擬議不决。余用麻黄湯一劑先發其表，寒雖未盡解散，而内毒已得升提之氣。隨用承氣湯下之，瘀積得去而痘粒仍不下陷，法在先表故也。痘遂出，再用川芎、升麻等藥二劑，痘齊發，起脹成漿，如期而靨。《痘學真傳》四

太陽表證　任瞻山治。朱時發正月病傷寒，醫治之五六日無效。余至時病已七日，問目下之證，彼云惡寒發熱，頭痛腰疼，氣微喘，脉六至有力。前醫在坐，問醫所用何藥，答云先服五積散，後用小柴胡，俱無效。今病已過六日，據書所載，是議之時，欲進大柴胡，不知可否？余曰：日數雖多，其證尚在太陽，宜發太陽之表爾。昨進黄芩大誤事矣，豈可復投大黄乎，若使内外皆寒，豈不畏亡陽乎！余即與麻黄湯重進二劑，申時服藥，至五更大汗如洗，其病全愈。《瞻山醫案》一

風邪束肺壞證　柴嶼青治。伊喇齊長郎咳嗽求方。診其兩脉細數，右寸鬱結，斷其難以收功，勉用麻黄湯。伊斷斷不可，曰：我子陰虧，他醫熟地、人參服過數兩。柴曰：陰虧誠然。但風邪閉塞肺氣，補劑又從而壅遏之，非此不能去邪。力爭不信，早決其不起。果然。《續名醫類案》十五

太陽寒傷營證　舒詔治。一產婦臨盆，發動六日，兒已出胞，頭已向下，而竟不產。醫用催生諸方，又用催生靈符，又求靈神爐丹，俱無效。延予視之。其身壯熱無汗，頭項腰背强痛，此太陽寒傷營也。法主麻黄湯。作一大劑投之，令温覆，少頃得汗，熱退身安，乃索食。食訖，豁然而生。此皆治其病而產自順，上乘法也。《醫述》

陰虚感證誤表　懷抱奇治。一友積勞後感寒發熱，醫者不審，以麻黄湯進，目赤鼻衄，痰中帶血。繼以小柴胡湯，舌乾乏津。余診之，脉來虚數無力，乃勞倦而兼陰虚候也，誤投熱藥，能不動血而竭其液耶？連進地黄湯三劑，血止而神尚未清，用生脉散及歸脾湯去耆、朮投之，神雖安而舌仍不生津。予曰：腎主五液，而肺爲生化之源，滋陰益氣兩不見效，何也？余熟思之，乃悟麻黄性不内守，服之而竟無汗，徒傷其陰，口鼻見血而藥性終未發洩，故津液不行。予仍以生脉散固其本，用葛根、陳皮引之，遂得微汗，舌果津生。後以歸脾湯、六味丸而痊。《古今醫徹》一

過表壞證　一醫者素自矜負，秋月感寒，自以麻黄湯二劑飲之。目赤唇焦，裸體不顧，遂成壞證。同上

過表吐血壞證　一藥客感冒風寒，自謂知藥，竟以麻黄五錢服之，吐血不止而斃。此二證◎即上案雖進黄連解毒、犀角地黄湯，終不挽回，大可駭也。同上

太陽寒傷營證　方南薰治。李謙恭先生族弟李龍海首夏時輟耕歸臥，呼之不應，移時譫語，云遍野大雪，滿庭飛雀。其母倉皇，李君邀予往診。六脉浮緊有力，面如醉人，張目疾視，鼻鼾氣喘，四肢戰動，兩手緊握，小便自遺，似中風脱證。予思果係脱證，脉必沉散，何得浮緊，手必直撒，何能握固。由此推之，面如醉人者，陽氣怫鬱也。張目直視者，寒澀血也。鼻鼾氣喘者，陰寒上蔽，清道呼吸爲之不利也。四肢戰慄者，諸寒收引，氣血流行之道艱也。小便自遺者，膀胱爲寒所逼也。况陰邪盛則見雨雪，目昏眩則見雀飛。正合太陽寒傷營證，用麻黄湯大劑灌之，汗出神清，但覺周身疼痛。予聞其素患失血，今被發汗，必血不榮筋，所以疼痛，改用驅風養血之藥，二劑而安。《尚友堂醫案》上

麻黄湯證　吴謂泉治。大銀臺秦荻江，傷寒第二日，頭痛發熱，惡寒身痛，無汗而喘。診脉浮緊，係風寒所傷，寒邪外束，正在太陽，宜用麻黄湯。伊戚云：年衰恐麻黄猛烈，用荆、防、芎、蘇，何如？予曰：冬令嚴寒，必須麻、桂發汗，若服荆、防，不但不得汗，即使得汗，必致傳經變證。遂以麻黄湯熱飲之，更於室内多籠火盆燻之，密覆厚被，半日即得透汗，次晨邪退神清。《臨證醫案筆記》一

失表發黄　謝映廬治。仁元躬耕田畝，年及半百。時值暑月，發熱畏寒，未藥已痊。漸次肢體怠惰，頭腰重墜，通身帶浮，面色黄，唇舌指爪皆白，二便如常。告於余，余曰：此乃太陽病未經發表，邪陷肌膚之中，非濕熱發黄之證也。次早診脉，按得三部浮緊而數，時或喘咳，復告余曰：已服黄疸草藥，頭上如蒙，腰間愈重，四肢忽麻，胸前時緊。余曰：昨之所擬，更無疑矣。以仲景麻黄湯加厚朴，連服四劑，每劑令啜熱稀粥以助藥力，俱得微汗。頭腰方輕，症稍減，然脉象仍如前。與五積散一料，藥完而病愈矣。《得心集》一

十二畫

黃芩加半夏生薑湯

黃芩三兩　芍藥二兩　甘草二兩炙　大棗十二枚擘　半夏半升洗　生薑一兩半一方三兩切

右六味，以水一斗，煮取三升，去滓，溫服一升。日再，夜一服。

案缺

黃芩湯

黃芩三兩◎《玉函》作二兩　芍藥二兩　甘草二兩升　大棗十二枚擘◎成本作二十枚

右四味，以水一斗，煮取三升，去滓，溫服一升。日再。夜一服。

熱瀉　薛己治。一小兒患瀉，作渴飲冷，手足並熱，睡而露睛。此爲熱瀉，用黃芩湯一劑而愈。又用白朮散二服而安。《保嬰撮要》七

赤痢　孫文垣治。表姪女黃氏，孕已七月，患赤痢，腹痛後重。體素弱，舉家甚憂。以白芍藥三錢、條芩一錢五分、白朮、地榆各八分、甘草三分，二帖而愈。後五日報云，因稍勞痢又復來，教以當歸三錢、川芎一錢半、真阿膠二錢、艾葉三分，一帖全瘳。《新都治驗》四

子利　徐靈胎治。潘開子表弟其夫人，懷娠患利，晝夜百餘次，延余視。余以黃芩湯加減，兼養胎藥飲之，

利遂減，飲食得進，而每日尚數十次，服藥無效。余曰：此不必治，名曰子利，非産後則不愈，但既産恐有變證耳。病家不信，更延他醫，易一方則利必增劇，始守余言止服安胎藥少許。後生産果甚易，而母氣大衰，虛象百出。余復以産後法消息治之，病痊而利亦止。蓋病有不必治而自愈，强求其愈，必反致害。此類甚多，不可不知也。

雄按：此所謂利即是泄瀉，古人名曰利下，非今之痢也。痢疾古名滯下，若胎前久痢不愈，産後其能免乎。《洄溪醫案》

痢疾　戚孟陽治。一人血色晦暗，脉細弱如絲，腹痛作惡，後重逼迫，二十餘日飲食不進。用黄芩湯加炮薑、地榆、桃仁、楂肉、枳殻、伏龍肝、荷葉、陳米服之。血漸少，後用連理湯而痊。《痢疾明辨》

温邪呃逆　張畹香治。府橋泥水匠鍾大成，舌鮮紅呃逆，脉洪數，面紅氣盛，是邪在心肺上焦，黄芩湯加大力、甘、桔。根生地一兩，生石膏二兩，麥冬五錢，犀角、羚角、柿蒂，兩劑呃除身凉。《温暑醫旨》

温邪伏阻上焦　又。教場沿高病温多日，舌白薄，神昏迷，口不渴，脉伏小。予謂邪在上焦，將欲作汗，須領邪外出。黄芩湯加薄荷、大力、羚角、石膏、甘、桔一劑。次日，大汗大渴，飲水無度，胸腹脹滿，小尿不通。用白虎湯加瓜蔞皮一兩，茯苓帶皮一兩，一劑小溲如注而解。同上

温病發黄　又。杜元亨，舌黄厚，周身發黄，胸痛拒按，氣喘不能卧而坐。自述病前多食厚味。黄芩湯合調胃承氣，加厚朴三錢，枳實二錢，川連二錢，綿茵陳、梔子。三劑，大便暢解，黄去身凉。同上

軟脚瘟　又。大坊口趙，患温邪三日，其兩脚大痛不能起立。予謂《説疫》中所云瓜瓤瘟、疙瘩瘟、大頭瘟皆有方，又有極重者，謂之軟脚瘟，患必死，無方也。然予思總由腎水之虚，肝家血分之熱，用張石頑先生下焦乾痛方，加炒小茴香錢五分，川楝子三錢，酒延胡錢五分，於黄芩湯中。三劑後足痛去，温邪亦漸瘥。嗣後無論男婦，遇軟脚瘟，用此法俱效。同上

春温喉爛　洪蓑園治。張明經患春温，惡寒發熱，喉爛。醫用甘、桔、荆、防、牛蒡等味，病不減。蓑園投以黄芩湯加連翹殼、杏仁，一劑獲愈。此真善用古方者。《冷盧醫話》二

暑濕泄瀉　袁焯治。王姓婦年五十餘，夏間陡患泄瀉，暴注下迫，一日夜二十餘次。發熱口渴，胸悶腹痛，舌苔黄膩，脉數溲熱。蓋暑濕蘊伏，腸胃中兼有宿滯，火性急速，故暴注下迫也。遂用黄芩湯加連翹、苡仁、六一散、佩蘭、枳殼，一劑熱退利減，二劑全愈。《叢桂草堂醫案》三

痢　許恩普治。壬辰胡吕瑞部郎，痢疾晝夜百餘次，汗出如流。年逾五旬，諸醫均以年老氣血就衰，將脱之象，重用參耆等藥，而痢反劇。延余診視，脉急有力，寒化爲邪。照《内經》初痢用清，久痢用固之法，擬以黄芩湯加減以扶正清熱。胡不敢服，强而後可。一服見效，數服減輕，滿月後，用真人養臟湯加減滋陰固攝之劑，數服遂愈。《許氏醫案》

痢　又。馮杰觀察子茂才進京鄉試，病痢日圊無數，他醫重用桂附論斤病劇。延余診視。脉數，知係熱邪。擬黄芩湯加減，一服見效，月餘痢仍一日數次，改真人養臟湯，數服全愈。同上

黃連阿膠湯

黃連四兩　黃芩二兩◎《玉函》、成本均作一兩　芍藥二兩　雞子黃二枚　阿膠三兩一云三挺

右五味，以水六升◎《玉函》、成本均作五升，先煮三物，取二升，去滓，内膠烊盡小冷，内雞子黃，攪令相得。温服七合。日三服。

胎痢　程原仲治。符卿歸公夫人，體素羸弱，頻用參、朮。懷孕七月患痢，腰疼腹痛，病在急危。諸醫咸謂安胎則痢愈重，治痢則胎難全，袖手無策。最後延予至。診脉數滑，重按無力。思必得固胎之藥爲主，又非參、朮所宜，仲景有黃連阿膠湯，阿膠能治膿血之痢，且止腰痛而固胎，善莫善於此。遂用以爲君，同黃連、芍藥、甘草爲佐，少加枳殼二三分以寬其後重。服一劑，痛痢俱減。次日，去枳殼再服二三劑，痢愈。徐徐再進補養藥，後三月舉子。隨閲《本草綱目》有云，阿膠一味酒化，大能愈孕婦之痢，可見古人用心。《程原仲醫案》二

感證瘥後不寐　金九淵治。靛客李毓奇，福建福清人也。患晚發病，頭痛似温瘧而實非。是人多内，兩尺大動，以知母、黃柏療之熱退，但久不寐，生地頻投不效。以黃連雞子湯一劑即睡。東漢張仲景立此方，歷唐宋千百年，無人敢用此法。對病即瘳，他醫必以時疫汗吐下治之，死不旋踵矣。此辛巳夏初也。《冰壑老人醫案》

冬温便血　張璐治。國學鄭墨林夫人，素有便紅，懷妊七月，正肺氣養胎時而患冬温，咳嗽咽痛如刺，下血如崩，脉較平時反覺小弱而數。此熱傷手太陰血分也。與黃連阿膠湯二劑。血止後，去黃連加萎蕤、桔梗、人中黃，四劑而安。《醫通》二

內傷吐血　葉桂治。鄒某，二十一歲。內傷驚恐，肝腎臟陰日損，陽浮引陰血以冒上竅，二氣不交，日加寒熱，骨熱，咽乾，不寐，陰分虛，其熱甚於夜。阿膠雞子黄湯。《臨證指南醫案》二

厥陰壞證　又。某婦。脉弦數右大，舌絳色，面微浮，咳嘔上逆，心中熱腹中氣撑，卧側著右，暮夜内外皆熱。自五月起病，百日不曉饑飽。病因憂愁嗔怒而起，諸氣交逆，少火化爲壯火，煩熱不熄，五液皆涸，內風煽動，亦屬陽化，見證肝病十之八九。秋金主候，木尚不和，日潮加劇。病屬鬱勞，難以久延，議鹹苦清養厥陰之陰以和陽。阿膠、川連、生地、糯米、白芍、雞子黄。再診。脉百至，右弦數，左細數。寒熱無汗，渴飲嘔逆，病中咯血，經水反多，邪熱入陰，迫血妄行。平日奇經多病，已屬內虛，故邪乘虛陷，竟屬厥陰之熱熾以犯陽明，故爲嘔、爲悶、不食，目胞紫暗羞明，咽中窒塞頭痛。由厥陰熱邪通胃貫膈，上及面目諸竅，先寒後熱，饑不能食。消渴氣上，冲心嘔噦，仲景皆例《厥陰篇》中。此伏邪在至陰之中，必熬至枯涸而後已，表之則傷陽，攻之則劫陰，惟鹹味直走陰分，參入苦寒以清伏熱，清邪之中仍護陰氣，俾邪退一分便存得一分之陰，望其少甦。阿膠、雞子黄、生地、白芍、黄連、黄柏。《三家醫案合刻》一

剥苔　曹仁伯治。某。舌乃心之苗，舌上之苔剥落不生者久矣，是心陰不足，心陽有餘也。黄連阿膠湯去芩加大生地。《繼志堂醫案》

暑熱傷陰　謝映廬治。傅瑞廷六月新婚後觸暑病熱，頭腦大痛，誤用補劑，大熱焦渴，醫以瘟疫熱證治之，凡清解疏利、升散養陰之藥治經數月而病不瘳。節届大雪，始延余診。視其形瘦面垢，身熱譫語，自汗多渴，頭

痛有如刀劈，脉來長而不洪。是時醫巫浩費，家計已索。病者因頭痛難任，其叔孔翁曰：尚可治否？余曰：可治。戚友咸問病名，余語以暑邪之證，衆詫爲不然，問曰：何以知之？余曰：以氣虚身熱譫語自汗，合於面之垢，脉之長而知之也。因請用藥。余曰：甘寒解暑之劑，惟有天生白虎一方。旋重價覓至二枚，先將一枚破而與之。病者心躁口乾，見輒鯨吞虎嗜，頓覺神清氣爽。因再求瓜，家人止之，余更與之。食畢汗收渴止，頭痛如失。但暑邪雖解，而陰氣被陽熱之傷尚未復也。夜仍微熱，咽微乾，睡不寐。倣仲景少陰病咽乾、口燥、不得卧之例，處黄連阿膠雞子湯。三服而健。黄連、黄芩、芍藥。上三味煎去滓，入阿膠烊盡少冷，入雞子黄攪勻服。《得心集》一

秋燥下痢　吴士瑛治。尹山令弟秋燥下痢，腹痛異常，赤凍中有血。醫進敗毒散及辛温燥劑，證反增重。舌紅口燥，澼出無度。延余診，脉得澀數，進黄連阿膠湯加桔梗、荷葉，白粳米湯煎服兩劑，痢減半。再將前方去桔梗加益元散、炒銀花、知母，三服而安。《痢疾明辨》

産後痢　又。章姓令正懷胎七月，病痢數日即産，産後痢仍不止。舌絳無津，口渴唇燥，裏急後重。徐秉衡邀予診。脉弦數大，煩躁不安，暑邪化燥，加以新産後營血大傷，邪火反熾。議進黄連、阿膠湯，用荷葉、陳米煎湯代水。一劑痢少減，又進一劑，痢雖減，舌絳口渴如故。自汗身熱益甚，其脉洪大，内有實火也。與西瓜汁進玉女煎，荷、米湯代水，煎服一劑，熱退汗少，再劑，諸恙皆痊。同上

温病壞證　王廷俊治。内弟陳惺源，燕辟廢學，淫朋煙友，日事游蕩。無病時已形銷骨立，面目黧黑，屢勸

不聽，付之無可如何矣。癸丑三月病温，醫不審其人之虚實，達原飲、三消飲服過不退，又從景岳五柴胡飲選方，不應。乃疑其虚，舍表而補，令服六味地黄湯。輾轉十三日，不但水漿不入口，即鴉煙亦不能吸，乃覺其危，岳母遣人請予診。脉極細數，無可處方，乃詢其病狀。云通體如火之燎，口乾不能合，耳内鳴如撞鐘，心煩，目不交睫，强睡則神驚更爲難過。細思其故，又將前服之方逐一細觀，知少陰枯槁，恐非藥能奏效，計惟黄連阿膠湯與證相符。次日往詢，婦告我云，服藥後起坐數次，目若瞑，手足不動，宛然死矣。候至兩三刻，鼻準涓涓有汗，漸而滿面皆汗，周身亦汗，其熱乃退。診之，細數尚未盡解。又與梔子豉湯，連服四劑，數始退盡，稍稍有氣，未進飲食，又思煙吸矣。吸後煩熱復作，且增嘔吐，以竹葉石膏湯與之。自云不吸煙，發癮難受，吸則病死，將奈何。乃令以煙數粒入藥中作引，爲兩全之計。嘔止胃開，病亦漸愈，愈後耳竟聾矣，知胃氣將絶也。因循兩年，仍以温病死，年甫三十六歲。黄連阿膠湯。黄連四錢、阿膠三錢、黄芩一錢、白芍二錢、雞子黄二枚 敲匀。每次用一半 用水先煮芩、連、芍，去滓，納膠化盡。俟微冷，入雞子黄攪令相和，温服。《壽芝醫案》

肝風筋脉拘攣　趙晴初治。族孫詩卿婦患肝風證，周身筋脉拘攣。其脉因手腕彎曲作勁，不可得而診。神志不昏，此肝風不直上巔腦而横竄筋脉者。余用阿膠、雞子黄、生地、製首烏、麥冬、甘草、女貞子、茯神、牡蠣、白芍、木瓜、鈎籐、絡石、天仙籐、絲瓜絡等出入爲治，八劑愈。病人自述病發時，身體如入羅網，内外筋脉牽絆拘緊，痛苦異常。服藥後，輒覺漸漸寬松。迨後不時舉發，覺面上肌肉蠕動，即手足筋脉抽緊，疼痛難伸。祇用雞子黄兩枚煎湯代水，溶入阿膠二錢，服下當即痛緩，筋脉放寬。不服他藥，旋發旋輕，兩月後竟不復發。按：阿膠雞子黄法，本仲圣黄連阿膠湯。《傷寒論》曰，少陰病得之二三日以上，心中煩，不得卧，黄連阿膠湯主之。以熱入至陰，用鹹苦直走陰分，一面泄熱，一面護陰，陰充熱去，陽不亢而心煩除，陽交陰而卧可得也。第彼以熱邪，故兼苦寒清之。此則液涸筋燥，單取阿膠、雞子黄二味，血肉有情，質重味厚，以育陰熄風、增液潤筋，不圖效驗若斯。古方用雞子黄俱入藥攪勻，亦有囫圇同煎者，余用是物每令先煎代水，取其不腥濁，雞子黄一經煎過，色淡質枯而無味，蓋其汁與味盡行煎出故也。《存存齋醫話藁》二

小腸泄痢　郭敬三治。隆城曾媪年七十餘，中秋前病痢，日十餘行，紅白相兼。醫者以治痢諸方雜投不愈，至十月中旬，延余診視。見其面赤舌紅，詢之口渴飲水，腹痛如刺，泄痢純紅，晝夜二十餘行。肌肉大脱，祇皮裹瘦骨而已。呻吟煩躁，無片刻安寧。診其脉，浮洪搏數，左部尤覺弦勁。幸胃氣尚存，猶思納穀。余據左脉堅數，口渴飲水之證，遵仲師厥陰下痢法，用白頭翁湯，不應。復思或因表邪未盡，被前醫誤下，遂使陽邪下陷耶，改用葛根黄芩黄連湯，亦不應。乃憶《難經》有小腸泄、便膿血、少腹痛之證，蓋小腸屬火，與心爲表裏，君火迫血下行，腸中脂膏竭盡，脉絡結滯而痛。前因苦藥，以陰虚之故反從火化，非參柔以濟之不可。於是用黄連阿膠雞子黄湯加生地一兩，烏梅五錢，赤石脂八錢，禹餘糧八錢。一劑後，晝夜祇泄四五次，腹痛已愈，連進數劑而愈。《郭氏醫案》

久痢　徐渡漁治。某。伏暑釀痢，冬令而發，由冬及春至夏半載餘矣。脉細數，舌光紅，痢傷陰也。擬仲圣法。黄連阿膠湯加建神麯、南查炭、廣橘白。續診。久痢傷陰，惟宜鹹苦。當復前法。黄連阿膠湯加上冬朮、上廣皮、雲茯苓。再診。久痢半載餘矣，脉數，舌光，大傷真陰，惟宜滋降。生地、白芍、黄連、阿膠、甘草、陳皮、山藥、建神麯、雞子黄、雲茯苓。《徐渡漁醫案》

黃連湯

黃連三兩◎《玉函》作二兩　甘草三兩，炙◎《玉函》作一兩　乾薑三兩◎《玉函》作一兩　桂枝三兩去皮◎《玉函》作二兩　人參二兩　半夏半升，洗◎《玉函》作五合　大棗十二枚擘

右七味，以水一斗，煮取六升，去滓，溫服，晝三夜二。疑非仲景方。◎《玉函》作分五服，日三服夜二服，成本溫服一升，日三服夜二服，均無「疑非仲景方」句。

癇證　劉宏璧治。一女年方及笄，忽染怪病，醫莫能識。邀視，牙關緊閉，手足抽搐，目睛上瞪，晝夜兩發。甦後腹内攪痛，欲吐不得，冷汗淋漓。察其邪不在表裏而在上下，上部有熱，下部有寒，胸胃互異，寒熱交戰。投以黃連湯，勢漸殺。再數劑，輒頌更生。蓋連以治熱，薑以治寒，桂枝、半夏祛風化痰，參、棗、甘草輔心和中，使正氣建立，邪氣分散，如心應手矣。《續名醫類案》二十一

臟結胸痛　馬元儀治。張司馬子婦患胸中滿結作痛，飲入則嘔，湧出痰涎多成五色，已數月。或主攻剋，或主補虛，卒無一效。至七月中，病轉危迫。診之，兩關尺虛微少神，體倦神煩，胸中結痛，按之愈甚。此正氣内傷，陰邪内結，攻之則傷其正，補之則滯其邪，當以仲景臟結法治之。用黃連湯加桂枝，一劑嘔吐頓除，再劑胸中滿痛亦釋。次用理中湯加桂枝，數劑而安。同上六

胸痺　又。卜氏妾產後胸中作痛，痛甚則迫切不能支，至欲求死。諸治不效。延至五月，病轉危急。診其脉，兩手弦澀少神，不能轉側，不得言語。曰：胸中者，陽氣所治之部，今爲陰邪所入，陰與陽搏，所以作痛。前醫破氣不應，轉而和血，又轉而溫補，又轉而鎮逆。不知陰陽相結，補之則無益，攻之則愈結。若鎮墜之，益足以抑遏生陽而阻滯邪氣。惟交通一法足盡開陽入陰、通上徹下之妙。使陰治於下，陽治於上，太虛之府曠然，何胸

痛之有哉。用人參(三錢),肉桂(一錢),合仲景黄連湯。一劑痛減,二三劑頓釋。次進加桂理中湯,數劑全愈。(同上二十五)

蟲痛　王旭高治。某。丹田有寒,胸中有熱,中焦不運,濕甚生蟲。與黄連湯。川連、肉桂、吴茱萸、乾薑、砂仁、使君子、半夏、青皮、烏藥、花檳榔。復診。蟲痛面黄吐涎,擬苦辛法。川連、桂枝、川椒、蔻仁、烏梅、蕪荑、焦六麯、香附、合金鈴子散。(《王旭高臨證醫案》三)

木邪侮土　謝映廬治。萬海生腹脇脹痛,或嘔或利而脹痛仍若。醫者不察,誤與消食行滯之劑,遂腹脇起塊有形,攻觸作痛,痛緩則泯然無跡。自冬迄春,食減肌削,骨立如柴,唇紅溺赤,時寒時熱。診脉兩手弦數,似屬木邪侮土之證,究歸陰陽錯雜之邪,正《内經》所謂胃中寒,腸中熱,故脹而且瀉。處仲景黄連湯加金鈴、吴萸、白术、川椒,數劑而安,隨進連理湯乃健。(《得心集》四)

十三畫

當歸四逆加吳茱萸生薑湯

當歸三兩　芍藥三兩　甘草二兩炙◎《玉函》作三兩　通草二兩◎《玉函》作三兩　桂枝三兩去皮　細辛三兩　生薑半斤切　吳茱萸二升◎《玉函》作二兩　大棗二十五枚擘

右九味，以水六升◎《玉函》作四升，清酒六升和◎《玉函》作四升，煮取五升◎《玉函》作三升，去滓，温分五服一方水酒各四升◎《玉函》作温服一升日三。

厥陰少陰併病　鄭重光治。黃迪人兄令眷，爲方星垣兄之令愛也。夏月畏熱貪凉，過餐生冷，八月初患午後發熱，腰疼腹痛，大便頻瀉，咳嗽帶血。先醫數位，皆主陰虛。病經半月，招余一診，主以肺寒咳嗽而用桂枝、炮薑，與諸醫藥不合，置而不用。踰半月病劇，又增嘔噦喉痛，煩躁不寐。方宅令其復請。其脉弦緊，前病屬厥陰，今病將入少陰矣。而病家素畏熱藥，病已至此，亦難顧忌。以桂枝、細辛、附子、乾薑、赤芍、半夏、吳萸、木通、桔梗、甘草，薑棗爲引，表裏兼温。服至六七日，喉全不痛，得卧躁寧，瀉亦大減。少陰病衰，仍歸厥陰。現寒熱混淆之證，尚咳嗽而不吐血。或小便不通，或痛不可解，服厥陰之烏梅丸則通。或兩乳腫痛欲裂，以當歸四逆湯加柴胡而乳消。如此上下遊走而痛者又半月，皆以當歸四逆湯加附子、乾薑、茯苓、半夏，兼用烏梅丸以治諸錯雜之邪。蓋始病皆未以傷寒治之，致寒邪伏於厥陰不能外解。計服桂枝、薑、附藥四十日，裏氣方温，發出周身大瘡，如豆磊磊然，痛楚不堪。計又半月，邪漸解而瘡漸愈。醫治兩月，方能舉筋而食。蓋厥陰主血，經云厥陰病不解，必發癰膿者，此證是也。《素圃醫案》一

厥陰熱入血室　又。吴駿聲大行令政因經行半月不止腹痛相召。至診其脉，則弦緊也。予曰：此非血虚之脉，必因經血虚而寒襲之也，其證必頭痛身疼，發熱嘔逆。詢之果然。初以桂枝、細辛、當歸、赤芍、炮薑、二陳之劑，不應。邪因藥發，漸增寒熱頭痛，胸膈脹滿，嘔噦不食，脉猶弦緊，全見厥陰經病。用當歸四逆湯加乾薑、附子、半夏。表裏雙温，續續微汗表解。因經行既久，血海空虚，邪乘虚而入血室，夜則妄見譫言，寒熱混淆，胸中熱痛，口乾作渴，小便澀疼。煎劑用當歸、赤芍、桂枝、木通、吴萸、附子、乾薑、人參、甘草，兼服烏梅丸三十粒以治煩熱便痛錯雜之邪，隨病機之寒熱而圓活治之。兩月後經水再至，方脱然而愈。同上

厥陰下痢膿血　又。吴景何翁素有痰飲吐證，每發不能納藥，例以吐盡自止，即醫用藥，亦置不煎。其年秋凉，夜飲受寒，歸家嘔吐，繼即發寒熱，相招診視。余曰：非夙疾，乃新感寒也。但本體虚冷，不同常人，治法用調中湯，桂枝、白芷、蒼朮、乾薑、半夏、陳皮、甘草等藥温經散寒。雖日相招，竟不服藥。延至五日，余激曰：今日再不服藥，寒不外解，内搏於裏，必下利不止矣。猶然不信。迨至初更，腹大痛，遂下利膿血，方以余言不謬。連夜再招，急請治痢。余曰：非痢疾，乃寒邪，五日不外解，傳入厥陰肝經。肝藏血，寒搏血而下痢。若以痢疾治，則誤甚矣。因其身熱未退，邪猶在半表，未全入裏，以桂枝、細辛、生薑解在表之邪，以乾薑、附子、吴萸温裏之冷，以當歸、赤芍、紅棗和厥陰之血。日投三劑，至第三日壯熱半日，得通身大汗，隨即熱退而痢止。若誤作痢治，身熱而痢，豈不殆哉！同上

厥陰血證　又。方倫遠兄族弟年未二十，自歙到揚。秋杪傷寒，先爲揚城某醫所治，至八日迎余。診得脉弦而細，身微熱，足冷嘔逆，胸滿咳嗽喉痛而吐血水，腹痛下利，陰莖内痛而尿血，夜則譫語。此證陰陽錯雜，寒

熱混淆，乃厥陰經病也。檢前醫之藥，乃柴苓湯也。辭不治。病人泣曰：我孤子也，家有老母，乞憐而救之。予曰：此厥陰經病，宜表裏兼温，使邪外解。前醫不識邪氣内搏，故嘔噦下利，厥陰主血，邪搏血，故上下皆出。用藥與前醫天淵，必須桂、附，如不效，必歸怨於熱藥矣。倫遠答以大數，决不歸怨。遂用桂枝、細辛、當歸、赤芍、乾薑、附子、木通、桔梗、甘草，薑棗爲引，解肌温裏以治身熱喉痛、腹疼下利。外用烏梅丸以治嘔噦吐血尿血，而祛寒熱混淆之邪。余以一念矜憐，遂忘旁議，不意竟以湯丸二藥，堅治半月而獲痊。病起方初冬，而病者日已圍爐烘足。設以吐血尿血爲熱證，豈不殆哉。同上

蝦蟇瘟　又。方純石兄，五月初兩頤腫痛，先爲瘍科所醫，外敷内服，不知何藥。至八日見招，腫熱將陷，寒熱交作。余曰：此時行之蝦蟇瘟也。用荆防敗毒散二劑，表熱隨退，腫消大半。不虞少陽之邪直入厥陰，脉變沉弦。喉痛厥冷，嘔吐胸脹。改用當歸四逆湯，加附子、乾薑、吴萸，堅服三四日得微汗，喉不痛而嘔止，脉起足温，尚有微腫，病家以爲愈矣。次日往看，腫處盡消，但笑不休。問其所笑何事，答曰：我亦不知。脉復沉細，舌有灰苔，已笑半日矣。追思初病必服凉藥，所以少陽傳入厥陰。厥陰不解，又傳入少陰。少陰寒水上逼心火，心爲水逼，發聲爲笑，不早治之，將亡陽譫語不可治矣。幸孫、葉二醫以予言不謬，遂用大劑四逆湯加人參三錢。服後片時，略睡須臾，醒即笑止。一晝夜共服三劑。次日，腫處復起，仍用當歸四逆湯加附子、乾薑。三四日腫處回陽，發癢起皮而解。其時有不解事者，謂予多用薑、附而致狂。醫難用藥，有如此夫。同上

厥陰傷寒　余聽鴻治。沈魯翁之僕人某，始因深冬受寒，猝然寒熱身痛。某醫與以消導發散藥兩劑後，即

少腹氣衝撞心，心中疼熱，面紅咽痛，夜間煩躁嘔吐，痰涎粘膩，盈碗盈盆。據云已有六七日，腹痛上衝，即有欲厥之狀。魯翁邀余診之，備述病情。余曰：厥陰傷寒無疑矣，無怪發表攻裏俱罔效也。脉雖細弦，尚有微浮，兼有太陽未盡之表證。少腹氣撞胸脘欲厥，嘔吐粘涎甚多，心中疼熱，咽痛面紅煩躁，厥陰證已具。陽氣被真寒外格，擬當歸四逆湯加吳萸生薑加味主之。立方當歸三錢、桂枝半錢、白芍二錢、細辛四分、半夏二錢、薑川連四分、吳萸四分、炙草五分、通草一錢、大棗六枚，先煎化仲景烏梅丸三錢，連滓服下，以平肝安胃而止厥，再服前方湯藥散其寒。照方服兩劑，諸證悉減。再以仲景黃連湯法吞烏梅丸加減出入，三四劑病去六七，後以小建中加參、椒、梅等加減，服十餘劑而愈。《診餘集》

當歸四逆湯

當歸三兩　桂枝三兩去皮　芍藥三兩　細辛三兩◎《玉函》作一兩　甘草二兩炙　通草二兩　大棗二十五枚擘一法十二枚

右七味，以水八升，煮取三升，去滓，溫服一升，日三服。

霍亂脉絶　金九淵治。屠庚詘妾時長夏夜半腹痛，大吐瀉。一醫以冒暑治，投以鹽水絲瓜汁，瀕危。傍晚延先生，脉之已脱，手足寒將過節。先生用當歸四逆湯。但附子太熟，黃昏脉之脉仍不至。先生曰：子亥乃陰陽之交，四肢不溫，脉不至，危矣。復進生附子七錢。足溫脉起，痛漸已而甦。《冰壑老人醫案》

厥陰濁證　張飛疇治。蔡允恭嚴冬患濁，小腹結硬，大發寒熱，巔痛自汗。脉得左緩右濇，兩尺緊細，乃風挾毒邪入犯厥陰之經。與當歸四逆湯，熱服覆汗而熱除。即以前方除去通草、薑、棗，加蠍梢、鯪鯉甲、麝

臍，丸服不令作汗。數日塊消痛止，但濁猶未淨，或令嚼生銀杏而痊。世人咸謂銀杏澀精，殊不知其專滌敗濁也。《傷寒兼證析義》

蝦蟇瘟　鄭重光治。方純石兄令眷，隔十數日，兩頤亦腫而不痛。若屬少陽，則脉當弦數、身熱，今脉弦細、身不熱，亦屬厥陰。始終以當歸四逆湯加附子、乾薑治之。服至半月，方從外解。發熱脉浮，身發癮疹作癢而愈。彼因未服凉藥，故不致内陷嘔吐逆冷而傳少陰發笑也◎方純石治案見前。時行蝦蟇瘟一證，稽之前賢治法，皆主少陽而用辛凉，並無傳經之説。然虞天民《醫學正傳》謂，喉痺證不可遽投凉劑，恐上熱未除，中寒復生，變爲發喘不休，將不可治。又陳若虛《外科正宗》亦云饑年毋攻時毒。夫饑年指正氣虚也，即此二説，則前賢之發明久矣。《素圃醫案》一

産後厥陰證　又。英德縣令王公僕婦年三十外，本山西人。夏月恣食瓜果，八月初旬，産後積冷在腹，五日後腹痛，先瀉後痢。兩關緊滑。用薑、桂、香砂胃苓湯四劑而愈。兩三日後，因前寒未解，喉痛又開窗取凉，復受寒邪，以致頭疼發熱，身痛脉浮緊。用芎蘇飲微汗而表解，熱尚未除。繼用桂枝葛根湯，二劑熱即退。忽變爲神昏不語，搯指剔牙，腸鳴下痢，問病若聾。診脉弦細無力，産後尚未滿月，知屬裏虚，證類中風。用桂枝湯加白术、半夏、天麻、炮薑、附子二劑，五更後即能言，至未申即不語，坐卧如癡。能言時謂身痛腹疼，其渴飲茶湯日夜兩大壺，隨即洞瀉八九次。腸鳴不食，脉弦細緊。此爲風邪直入肝經，乃厥陰之病。蓋厥陰病本消渴，風邪不解，内搏爲瀉，身痛多汗，脉不浮，斷非表證，乃骨寒而痛也，且午後不語，定屬陰邪。準作厥陰治法，不治洞瀉。用當歸四逆湯。桂枝、當歸、赤芍、細辛、附子、炮薑、人參、白术、茯苓、甘草，薑棗爲引。服六劑，渴全止，夜得微

汗，腹痛身疼即解，瀉止能言。服十餘劑即全愈。余每見産後不語不治者多矣，此北人胃氣本厚，故合證之藥易於取效也。同上四

太陽血虚痙證　陳復正記。周虚中曰：張景岳有云，太陽血少者，多有戴眼反張之證，俗醫稱爲驚風，誤矣。蓋太陽經脉起於目内眥，上額，由後頸下背脊至足小指，凡有血虚不能榮養經絡者，一着寒邪，則收引而急縮，理固然也。時俗不察，往往以豁痰截風之劑耗其血液，豈不悖哉！此景岳之特見也。予憶往者張某某乃嫒，年五六歲，體極瘦削。一日羣坐，忽然顛倒作反弓狀。自言樓上有鬼，眼目翻騰，見白而不見黑。幼科羣集，作驚風治，不效，已經三日矣。觀其人之骨露筋浮，明係太陽少血。况樓爲枯木，鬼屬陰邪，亦係寒氣傷榮所致。乃遵景岳之言，與道翁先生相商，確用厥陰門中當歸四逆湯爲主。甫投一劑，黑睛稍現，反弓之狀亦減。於是連進三服而安。《幼幼集成》二

太陽痙病虚證　又。姻翁高某某乃妾，冬月擁爐向火，忽然背筋抽引作痛，頭足彎後，四肢厥逆，眼反吊起不能下。亦用前湯倍加當歸大劑煎服，一劑而痊。可見先生之力闢驚風，確乎不謬。而太陽之痙，又有血虚體弱之不同也。同上

厥陰腹痛　謝映廬治。王志耕乃郎半歲，夜半腹痛，啼哭不已。以熱手重按其腹，似覺哭聲稍可，久以仍否。延諸幼科，無非行氣消食，誤治兩日，目珠上瞪，四肢微搐。余視其面色赤中帶青，目中白珠頗藍，手足指尖略厥，小水直無，指紋透甲。危急之頃靜神默悟，詳推此證原是寒邪入裏，與方脉寒證無異。意擬薑、桂通陽，然細察面色唇舌二便，又非無陽可比，倘辛熱誤用，而稺陽之質勢必血燥津涸，愈增筋掣瘛瘲。因思肝

藏血、寒傷營，非養血通脈，寒何由解，痛何以除！先以燈火焠腹，疏通凝寒，以仲景《厥陰篇》當歸四逆湯，一劑霍然。《得心集》六

厥陰直中　陳虬曰。光緒丁丑秋冬，疫癘大作，吐泄厥逆，頃刻殞命。患病之家，接連數醫，或以爲熱而議膏、黄，或以爲寒而用桂、附，然愈者百一，倖中而已。冬仲初旬，予友許小岳令郎方蓀，亦患前證，吐泄厥逆，囊縮脣青，踡卧而胸膈熱懣，大渴引飲，無脉睛停，惶恐乞方。因辨之曰：此直中厥陰證也。厥陰爲六經之盡，陰盡陽生，風木主令，而手厥陰心主相火，乃化氣於風木者，緣木實生火也。故厥陰之證，多寒熱互見，方亦温清並用。風性疏泄，開於上則爲吐，開於下則爲泄。寒邪直中，陰陽之氣不相順接，故爲厥逆。囊縮脣青踡卧者，足厥陰之脉，起於右足大指，環陰器，抵少腹，循脇肋上脣口，邪循所過而爲病也。肝開竅於目，肝既受邪故睛停。脉藉氣血以行，肝本藏血，而突被寒閉，隧道泣而不通，故無脉。胸膈熱懣，大渴引飲者，此即厥陰提綱中所謂消渴、氣上撞心，心中疼熱，蓋厥陰之藏，原有相火上竄也。反覆推明，證屬厥陰直中無疑。世醫或以熱渴引飲而議石膏、大黄者，是誤以厥陰之化氣作陽明經府之實熱也。不知果屬陽明熱厥似寒，脉必沉滑。考古原有厥應下之之例，但陽明證斷無囊縮而脣青者，故知非陽明證也。其或以爲少陰直中者，亦影響之談也。此證諸候皆少陰所同有，但脣青、囊縮、心中疼熱三候爲本經所獨，故直斷爲厥陰直中。擬當歸四逆湯，去大棗倍木通加生薑、川連當歸三錢，桂枝甘草二錢，細辛一錢，白芍三錢，生薑二錢，木通四錢，川連三錢。果服一劑而吐泄均止，厥回脉起，消渴亦减，但反增身熱腹痛，此木邪欲出而不得少陽之樞轉也。投以小柴胡湯去黄芩、半夏、大棗，加芍藥、瓜蔞根倍人參，而折原方之兩爲錢，去渣重煎，再服得汗全愈。所謂自陰之陽必愈，蓋厥陰之本爲陰而少陽之標爲陽也。《蟄廬診録》一

葛根加半夏湯

葛根四兩　麻黃三兩，去節◎《玉函》作二兩　甘草二兩炙　芍藥二兩　桂枝二兩去皮　生薑二兩，切◎《可發汗》篇及成本均作三兩　半夏半升洗　大棗十二枚擘

右八味，以水一斗，先煮葛根、麻黃，減二升，去白沫，内諸藥，煮取三升，去滓，温服一升。覆取微似汗。

太陽陽明嘔證　林珮琴治。族某冬季傷寒，發熱頭痛，拘急無汗，嘔吐自利。脉右緊左浮。用葛根加半夏湯，再服症退。《類證治裁》一

葛根湯

葛根四兩　麻黃三兩去節　桂枝二兩去皮　生薑三兩切　甘草二兩炙　芍藥二兩　大棗十二枚擘

右七味，以水一斗，先煮麻黃、葛根，減二升，去白沫◎《玉函》作去上沫，内諸藥，煮取三升◎《玉函》作一升，去滓，温服一升。覆取微似汗。餘如桂枝法，將息及禁忌，諸湯皆倣此◎《玉函》成本無末句。

痓病　郭雍曰。政和間先人客京師，有家人病，招東平劉寅診視。劉曰：此痓病也，治之愈。因問痓痙之别，劉曰：病以時發者謂之痙，不以時發者謂之痓。後歸洛，有兄病傷寒，汗後以時作痙者，先兄因劉醫語用龐氏葛根加麻黃汤，治之而愈。劉醫之言不見於諸書，東平昔多名醫，必有由來。《傷寒補亡論》十七

葛根湯證　許叔微治。市人楊姓者病傷寒，無汗惡風，項雖屈而强。醫者以桂枝麻黃各半湯與之。予曰：非其治也。是謂項强几几，葛根證也。三投，濈濈然微汗解。翌日，項不强，脉已和矣。

論曰：何謂几几？如短羽鳥之狀，雖屈而强也。謝復古謂病人羸弱，須憑几而起，非是。此與成氏解不

同。《傷寒九十論》

勞復表證　滑壽治。潘子庸得感冒證，已汗而愈。數日復大發熱，惡寒頭痛，眩暈嘔吐，卻食煩滿，咳而多汗。攖寧生診之，脉兩手三部皆浮而緊。曰：在仲景法，勞復證浮以汗解，沉以下解，今脉浮緊且證在表，當汗。衆以虚憊難之，且圖温補。生曰：法當如是。爲作麻黄葛根湯，三進更汗，旋調數日乃愈。《攖寧生傳》

疹毒　萬全治。甘大文從吾學醫，長男發熱，予見之，曰：疹也。三日不出，身凉神倦，坐卧不寧。予謂大文曰：汝子疹毒不出，外凉内熱，毒火内伏，故煩而坐卧不安也，不急治且危。文泣求醫，予乃用葛根湯加麻黄、石膏以發之。一服，疹盡出，色白不紅。予曰：此血虚也，用四物湯加防風。一服色變紅，隨愈。《痘疹心法》二十

癭毒　朱惠明治。一兒痘三日，耳前紅腫如桃。余謂癭毒也。以葛根湯加荆、防、牛蒡、甘、桔治之，外以圍藥塗之，腫退痘起而愈。亦有不應藥者，毒起痘陷而死。《痘疹傳心録》六

水痘夾疹　又。一兒點報粗肥而有紅盤，間有細密隱隱，咸謂夾疹痘。召余視，形色是痘，紅點是疹。盤雖紅而歪斜，乃客冒風熱，鬱於肌表不散，兼食辛物，風熱相搏，發爲水痘夾疹，非正疹痘也。今内症安寧，但表邪未解，宜解散之。用葛根湯加防風、荆芥、連翹、白芷服之。二劑痘成疕，疹没而愈。同上

陽明中風自利　王式鈺治。一老嫗傷風三日，咽乾口苦，發熱惡寒，遍身痛，喘而無汗，脉浮緩，大便利，幸小便自利。用葛根湯加石膏。乾葛、桂枝、羌活、石膏、芍藥、甘草、麻黄、生薑、大棗。一帖而表症已解。再疏一方，柴胡、黄芩、半夏、杏仁、陳皮、厚朴、木通、豬苓、甘草、芍藥、竹葉服之。口苦煩渴虚汗俱愈，頓思飲食。爲定

調理方。人參、黄耆、茯苓、甘草、陳皮、白术、當歸、半夏、薑、棗。《東皋草堂醫案》

太陽陽明合病　王三尊治。吳婦忽腹大痛大瀉，醫投以消滯行氣之品，愈甚。予診脉浮數，且兼表證，知爲太陽陽明合病也。但仲景止云下利，並未言痛。然證與書每每不能恰合，當以意消息得之。仍投以葛根湯，汗出而愈。《醫權初編》下

太陽陽明合病　吳渭泉治。工部晁棨門感冒寒邪，頭痛腰疼，惡寒無汗。服參蘇飲而鼻乾目赤，發熱煩躁反盛。按脉浮大而長。此太陽陽明二經同受寒邪，證名合病，故邪氣甚也。急投葛根湯以發汗解肌。《臨證醫案筆記》一

產後葛根湯證　王廷俊治。孫秋畬婦，產後服生化湯過劑血崩。醫以丹梔逍遥散投之，反增惡寒發熱，頭痛目痛，口燥鼻乾下利等證。醫知有外感，而泥於産後百脉皆虚，宜補不宜表之説，用補中益氣湯以爲穩當。服後崩愈甚，病愈劇。更醫，又以爲血虚宜養陰，而用知柏地黄湯。進劑，寒戰鼓慄，變紅崩爲白帶，下利日數十行，困憊已甚。孫邀予往診，自謂病已不治，煩君一决行期早晚耳。至病所，腥穢難聞，焚香强診。浮部浮洪，沈部緊小，以脉參證，確係太陽陽明合病。主用葛根湯。伊見方中麻黄、桂枝同用，驚疑問故。告之曰：尊嫂産後原無病，服生化湯七八劑，釀成内熱，乃爲血崩。其時必自覺其熱，掀去衣被取凉，又受外寒。丹梔逍遥散雖不對病而無大礙，補中益氣則將寒熱之邪逼之内入，知柏地黄則更引邪下陷矣。現在病狀雖危，而脉之浮洪爲風熱，緊小爲寒閉，確鑿有據，何畏乎表？勸之使服，伊慎重之至，三四次服完一盞，毫無進退，又與一盞得睡。知藥已對證，接服一盞。下利先止，口燥鼻乾漸解。次日往診，緊小見減，浮洪未退，仍令前方再服一劑，是夜微汗

周浹，寒熱諸痛悉平，惟白崩不止。復診其脉，右關濡滑，祇以白术末和粥與服。五六日後，秋畬來舍云：帶下白晝甚少，惟夜卧不能安帖，醒時帶必大至。據病人云且多怪夢，體亦增熱。消息其意，知爲陰不斂陽，徑用桂枝加龍骨牡蠣湯去桂枝。服六劑，駸駸向安。前醫來詢予何法治愈，詳細道之。且婉勸其讀陳修園先生所註書，歡忻鼓舞而去。從此用功，亦吾道中勇於遷善之君子也，然而僅矣。葛根湯。葛根四錢、麻黄三錢、桂枝二錢、白芍二錢、炙草二錢、生薑三錢、紅棗四枚。《壽芝醫案》

剛痙　黄澹翁治。仁和布夥妹，姓陳寡居，夏日患剛痙。頭足反張，口噤不語，身凉無汗，脉沉。其口當未痙時，曾言身痛異常，至此刻並無聲音祇輾轉牀第而已。因用仲景葛根湯古方治之。一服能語言，次服汗出脉出。仲景之法應如桴鼓，而世人每忽之。《黄澹翁醫案》二

葛根黄芩黄連湯

葛根半斤　甘草二兩炙　黄芩三兩◎成本作二兩　黄連三兩

右四味，以水八升，先煮葛根減二升，内諸藥，煮取二升，去滓，分温再服。

玳瑁瘟　張璐曰。瘟有蝦蟇瘟、鸕鷀瘟、疙瘩瘟、瓜瓤瘟，形症各别，龐安常又有玳瑁瘟之説。余治洪德敷女，初冬發熱頭痛，胸滿不食，已服過發散消導藥四劑。至第六日，周身痛楚，腹中疼痛，不時奔響，屢欲圊而不可得。口鼻上唇忽起黑色成片，光亮如漆，與玳瑁無異，見者大駭。余診之，喘汗脉促，神氣昏憒。雖脉症俱危，喜其四圍有紅暈鮮澤，若痘瘡之根脚緊附如線，他處肉色不變，許以可治。先與葛根黄芩黄連湯加犀角、連翹、

荆、防、紫荆皮、人中黄，解其肌表毒邪。俟其黑色發透，乃以凉膈散加人中黄、紫荆、犀角，微下二次。又與犀角地黄湯加人中黄之類，調理半月而安。

震按：戈存橘《補天石》有黄耳、赤膈二證。赤膈亦頭疼身痛發熱，但胸膈赤腫或起泡，用荆防敗毒散去參加犀角、芩、連、紫荆皮，表證退後便燥者，用凉膈散。張公之案，藍本於此。但所叙諸瘟，近不概見，故屠蘇飲久不用。而老君神明散、務成子螢火丸、太倉公辟瘟丹、李子建殺鬼丸等，皆無人道及。惟五瘟丹、消毒丸、黑奴丸、人中黄丸、香蘇散、清凉救苦散等方尚有用者，以其藥平穩而方簡易也。《古今醫案按》二

傷寒挾熱下痢　吳畹菴治。汪虚老尊嫂，自秋社日吃羹飯稍冷，又穿夏衣，風起怯寒，夜遂發熱頭痛，迄今九日矣。初請醫視之，因自乳子恐體虚，便用參數分，熱不退，更加瀉痢。云是脾虚又用白术，痢益甚。前請教某先生用肉豆蔻、砂仁、扁豆等藥，愈不能食，食作嘔。至今身痛熱不退，一晝夜痢二十餘行，而食粥不過半碗，危甚，故煩酌之。余視其舌，黄胎積厚一分，毫無津液。余曰：此傷寒中挾熱下痢症也，脾得補而邪彌熾耳。太陽挾熱痢，亦有用人參桂枝湯者，内有人參、白术，然彼以表未除而誤下以致脾虚，故當用參、术。此因停滯起，並未用下藥，則脾實可知。實而補之，是謂實實，害莫大焉，愚意當遵仲景，用葛根連芩湯，以清解爲主。遂用葛根、黄連、黄芩、甘草，加茯苓、澤瀉、薏苡、木香、生薑、神麯，服二劑而痢减進粥食。第三日，因鄰家接某名醫，乘便迎視之。用花粉、苦參、青蒿、澤瀉、扁豆、穀芽、旋覆花，云舌上不過是白胎，不必服黄連。服二劑，又復不進飲食，下痢又甚，且覺煩悶。仍邀余視之。余曰：如此黄胎滿舌，且乾燥之極，奈何云是白胎。因問名醫來已晚否，是燈下看舌色否，曰：然。余曰：是矣。凡物黄色者，燈下視之都成白色，此所以錯認黄胎爲白胎也。以胎

之黃白辨熱之輕重，所關不小，安可草草忽略。愚見謂此證當以黃連爲清挾熱痢之主藥，無此一味，病勢必增。仍照前方加厚朴五分。服五六劑，粥食漸增，利漸少。時余過吕村賀壽，稽阻二三日，歸復爲診之，脉又變矣。驚究其故，答云：因某云黃連不可多服。某雖知醫，亦未可過信，故兩日未服黃連。余笑曰：我知醫者固不可過信，彼不知醫者，又可輕信乎？仍復加黃連，服五六劑，一晝夜祇大便二三次。舌胎漸退，脉數漸平，惟身熱未盡退。余曰：利少食多，則正氣自旺，正氣旺則邪氣自不能容。日内當得大汗一身，而羈留在經之邪始出，身熱始盡退。是日藥内倍蒼术加柴胡，使邪還於表。服後至五更時，果大汗一身，臭穢不可聞。熱退身凉，舌胎盡去，腹内空虛，喜用飲食。再用白术、山藥、扁豆、茯苓、甘草、當歸、白芍、薏苡，仍用薑炒黃連二分，調理十劑而後大便如常，飲食復舊。藥中用黃連雖前後加減輕重不同，共計服過三十餘劑，始收全功。《吴氏醫驗録》初集上

陽明誤下　葉桂治。某。凡三陽證邪未入裏歸腑，尚在散漫之時，用承氣湯誤下之，則熱不解而下痢神虛妄言見矣。擬苦清以通腑氣，仍用葛根解肌開表，斯成表裏兩解之法耳。葛根、黃芩、黃連、甘草。《評點葉案存真類編》二

熱痢　許橡村治。張氏子三歲，黃氏子五歲，痢疾熱不退。脉數大，食入則嘔，甚致不食亦嘔，嘔出長蟲，痢下長蟲。初用治痢飲，續用參連飲、石蓮飲，病家遍求單方，無一效者。七八日嘔汗而脱，一時熱痢嘔渴者皆凶。獨漁梁姚氏子日近百度，亦發熱嘔渴，痢下長蟲。予用葛根一錢，黃連、黃芩、橘皮各五分，熟石膏五錢，烏梅一個，陳米百粒，一服而嘔止熱退，度數亦減，二服食進，由漸而全。予用此方，有謂石膏不可用者，有謂烏梅不可用者，予皆聽之。幸得病家信任，一經取效，羣言息矣。

或問：痢疾何故用石膏？予曰熱邪上升，芩連之苦不能降，當以重劑壓之。問痢初作烏梅之收，不太甚乎？予曰病在表不宜收，痢疾是裏證，怕甚麽收，但欲降得住病耳。《橡村治驗》

伏邪挾積　王旭高治。陸某。伏邪挾積，但熱不寒，頭痛鼻血，便溲稀水，熱甚於裏，擬清裏解表法。葛根芩連湯、豆豉、連翹、枳實、黑山梔。《王旭高臨證醫案》一

疫邪挾熱下痢　謝映廬治。吴啟明之子甫及週歲，發熱嘔吐，泄瀉迸迫，煩躁不能小睡，大渴飲水不休。醫者誤爲脾胃不足之嘔，虚陽發外之熱，津液下陷之渴，與七味白术散一服，遂至兩目上吊，角弓反張，肢體痙强，牙緊氣促，唇口齒舌乾燥而不可解。余知此證乃疫邪傳胃未經清解，以致協熱下痢。直以葛根黄芩黄連湯，一服病氣大退，再以小柴胡湯去半夏加花粉，二劑而安。蓋啞科之病，人皆評其外而略其内，所以頭疼身痛，胸中膨滿，小腹澀痛，大便熱泄，人所不知，而醫者又不詳爲諦審。徒執白术散爲渴瀉聖藥一語，致令疫邪愈熾，熇熱偏强。小兒筋骨柔脆，極爲難耐，欲其不筋脉牽引變爲痙症，其可得乎！余因解肌清熱，將表裏兩證，外内合邪一同併解。記此一案，不僅協熱下痢之繩墨，尤爲幼科疫疾之鼓鐘矣此症着眼處全在泄瀉迸迫，唇口齒舌乾燥而不可解上諦審。《得心集》六

温熱壞證　陸懋修《與葉丈調生論劉丞階温熱病書》曰：丞階自五保河來遊滬上，舍於夫己氏之以醫名者，惟常有小病，夫己氏爲之處方已與病情不甚合。及今得温熱病，乃傷寒中之陽明病也。脉得浮大，爲葛根芩連證，夫己氏認以爲太陽病而用桂枝。以其在夫己氏也，未便過而問焉，但勸其少服藥耳。初六日，丈親臨敝寓挾以偕行，往而爲處白虎加味，以其脉之滑數，爲陽盛故也，服此病當解。未服而反以陰虚爲辭。藥則元參麥冬生

地石斛，於是熱益壯神漸昏，至初八日，又迫丈命再往診之，則潮熱已作，手肢習習風動，疑其病已入腑，按其腹堅滿實鞕。具詢其僕，已十日不更衣，而脉見沈數，尚非燥屎而何？治之以承氣湯，或尚可轉危爲安。乃夫己氏歸，以其神昏遂投犀角。且曰：伯仁由我死，可矣，何必有人相助耶？自是閫遲犀外，再加珠黄二物。及初十日遣伻往省，則神益昏，口遂噤，表熱轉微，風動反靜，而知其不能生矣。嗟呼！仲景之法亡，而温病無生理，誰知其舍館之定，即伏死機哉。其實此等病不過失用苦寒藥耳。病在陽明，利用苦寒，不利甘寒者也。苦寒爲清，甘寒爲滋，自世人以麥地輩之滋法認作清法，而宜清之治，於是乎失傳矣。

又曰：修於是年之夏，以葛根芩連、白虎、承氣活不相識者十餘人，而故友如忝階曾不得進一匙，命矣夫。《世補齋醫書》十四

十四畫

蜜煎方◎《玉函》作蜜煎導方

食蜜七合

右一味，於銅器內微火煎，當須凝如飴狀，攪之勿令焦著，欲可丸。併手捻作挺，令頭鋭，大如指長二寸許。當熱時急作，冷則鞕，以內穀道中，以手急抱，欲大便時乃去之。疑非仲景意。已試甚良◎《玉函》成本無末二句。

陽明蜜兑證　許叔微治。庚戌仲春，艾道先染傷寒近旬日。熱而自汗，大便不通，小便如常，神昏多睡。診其脉長大而虛。予曰：陽明證也。乃兄景先曰：舍弟全似李大夫證，又屬陽明，莫可行承氣否？予曰：雖爲陽明，此證不可下。仲景陽明自汗小便利者，爲津液內竭，雖堅不可攻，宜蜜兑導之。作三劑，三易之。先下燥糞，次洩溏，已而汗解。

論曰：二陽明證雖相似，然自汗小便利者，不可蕩滌五臟，爲無津液也。然則傷寒大證相似，脉與證稍異，通變爲要。仔細斟酌，正如以格局看命，雖年月日時皆同，貴賤窮通不相侔者。於一時之頃，又有淺深也。《傷寒九十論》

內傷大便燥結　羅謙甫治。中書左丞相史公，年六旬有七，至元丁卯九月間，因內傷自利數行，覺肢體沉重，不思飲食。嗜卧懶言語，舌不知味，腹中疼痛，頭亦痛而惡心。醫以通聖散大作劑料服之，覆以厚衣，遂大汗出，前證不除而反增劇。易數醫，四月餘不愈。予被召至燕，命予治之。予診視得六脉沉細而微弦，不欲食，食即嘔吐。中氣不調，滯於升降。口舌乾燥，頭目眩昏，肢體倦怠，足胻冷，卧不欲起。丞相素不飲酒，肢體本瘦，又因内傷自利，又復獲汗，是重竭津液，脾胃愈虚，不能滋榮周身百脉，故使然也。非甘辛大温之劑則不能滋養其氣。經云：脾欲緩，急食甘以緩之。又脾不足者，以甘補之，黄耆、人參之甘補脾緩中，故以爲君。形不足者温之以氣，當歸辛温和血潤燥，木香辛温升降滯氣。生薑、益智、草荳蔻仁辛甘大熱以蕩中寒理其正氣。白术、炙甘草、橘皮甘苦温乃厚腸胃。麥蘗麯寬腸胃而和中。神麯辛熱導滯消食而爲佐使也。右件㕮咀一兩，水煎服之。嘔吐止，飲食進，越三日，前證悉去。左右侍者曰：前證雖去，九日不大便，如何？予曰：丞相年高氣弱，既利且汗，脾胃不足，陽氣虧損，津液不潤也，豈敢以寒凉有毒之劑下之。仲景曰：大發汗後，小便數，大便堅，不可用承氣湯。如此雖内結，宜以蜜煎導之。須臾去燥屎二十餘塊，遂覺腹中空快，上下氣調。又以前藥服之，喜飲食。但有所傷，則以橘皮枳术丸消導之。至月餘，其病乃得平復。《衛生寶鑑》五

大便燥結　薛己治。文潞公泄利，求速效。用石脂、龍骨等藥，便秘累日，甚苦。余告曰：此燥糞在直腸，藥所不及，請以蜜導之。下結糞四五十枚而愈。《薛校婦人良方》八

蜜導痘陷壞證　葉大椿治。侯朝賓孫素稟怯弱，將發痘時，不壯熱不煩燥，兩日不大便，亦不脹滿。甫見點輒用蜜導，得薄糞而氣洩，發痘甚緩，色不紅綻，反用犀角、紫草，則冰伏不出矣。至五朝召視，用大劑芎、歸加雞頂血灌漿，兩服，始發齊而紅潤。六朝漿起。續用保元湯四服，漿足回靨而愈。《痘學真傳》四

十五畫

調胃承氣湯

芒硝半升　甘草二兩，炙　大黄四兩，去皮清酒洗◎《玉函》成本均作清酒浸

右三味，以水三升，煮取一升，去滓，内芒硝，更煮兩沸。頓服。◎内芒硝下另條作更上微火一二沸，温，頓服之，以調胃氣；又另條更上火微煮令沸，少少温服之。

陰毒發斑下證　郭雍治。一人盛年恃健不善養，因極飲冷酒食肉，外有所感。初得疾，即便身凉自利，手足厥，額上冷汗不止。遍身痛，呻吟不絶，偃卧不能轉側。心神俱無昏憒，不恍惚。請醫視之，治不力。言曰：此證甚重而病人甚静，殊不昏憒，身重不能起，自汗自利，四肢厥，此陰證無疑也。又遍身痛不知處所，出則身如被杖，陰毒證也。當急治之。醫言繆悠，不可聽。郭令服四逆湯，灸關元及三陰交，未知。加服九鍊金液丹，利厥汗證皆少止。稍緩藥艾，則諸證復出，再急灸治。如此進退者三，凡三日兩夜灸千餘壯，服金液丹亦千餘粒，四逆湯一二斗，方能住灸、湯藥。陽氣雖復而汗不出，證復如太陽病，未敢服藥以待汗。二三日，復大煩躁飲水，次則讝語，斑出熱甚。無可奈何，復與調胃承氣湯，得利，大汗而解。陰陽反覆有如此者，前言煩躁不可投凉藥，此則可下證具，非止小煩躁而已，故不同也。《名醫類案》一

胃熱便秘　張戴人治。張叟年七十一，暑月田中因饑困傷暑，食飲不進，時時嘔吐，口中常流痰水，腹脇作痛。醫者概用平胃散、理中丸、導氣丸不效，又加鍼灸，皆云胃冷。乃問戴人。戴人曰：痰屬胃，胃熱不收，故流

痰水。以公年高不敢上湧，乃使一筯探之，不藥而吐之。痰涎一升。次用黃連清心散、導飲丸、玉露散以調之，飲食加進。惟大便秘，以生薑大棗煎調胃承氣湯一兩奪之，遂愈。《儒門事親》六

手足風裂　又。陽夏胡家婦手足風裂，其兩目昏漫。戴人曰：厥陰所至爲璺。又曰：鳴紊啟坼，皆風之用。風屬木，木鬱者達之，達謂吐也。先令湧之，繼以調胃承氣湯加當歸瀉之，立效。同上

腰胯痛　又。戴人女僮冬間自途來，面赤如火，至隱陽病，腰胯大痛，裹急後重，痛則見鬼神。戴人曰：此少陽經也，在身側爲相火。使服舟車丸、通經散，瀉至數盆，病猶未瘥。人皆怪之，以爲有祟。戴人大怒曰：驢鬼也。復令調胃承氣湯二兩加牽牛頭末一兩，同煎服之。大過數十行約一二缶，方捨其杖策。但發渴。戴人恣其飲水、西瓜、梨、柿等，戴人曰：凡治火莫如冰水，天地之至陰也。約飲水一二桶，猶覺微痛。戴人乃刺其陽陵穴以伸其滯，足少陽膽經之穴也，自是方寧。女僮自言，此病每一歲須瀉五七次，今年不曾瀉，故如是也。常仲明悟其言，以身有濕病，故一歲亦瀉十餘行，病始已。此可與智者言，難與愚者論也。同上

暴狂　又。一叟年六十，值徭役煩擾而暴發狂。口鼻覺如蟲行，兩手爬搔，數年不已。戴人診其兩手，脉皆洪大如絙繩。斷之曰：口爲飛門，胃爲賁門。曰口者，胃之上源也。鼻者足陽明經，起於鼻、交頞之中，旁納太陽，下循鼻柱，交人中環脣，下交承漿，故其病如是。夫徭役煩擾，便屬火化。火乘陽明經，故發狂。故經言陽明之病，登高而歌，棄衣而走，罵言不避親疏。又況肝主謀，膽主決，徭役迫遽則財不能支，則肝屢謀而膽屢不能決。屈無所伸，怒無所泄，心火磐礴，遂乘陽明金。然胃本屬土而肝屬木，膽屬相火。火隨木氣而入胃，故暴發狂。乃命置燠室中湧而汗出，如此三次。《内經》曰：木鬱則達之，火鬱則發之，良謂此也。又以調胃承氣湯半

升，用水五升煎半沸，分作三服。大下二十行，血水與瘀血相雜而下數升，取之乃康。以通聖散調其後矣。同上

沙石淋　又。屈村張氏小兒年十四歲，病約一年半矣。得之麥秋。發則小腸大痛，至握其腹跳躍旋轉，號呼不已。小溲數日不能下，下則成沙石。大便秘澀，肛門脱出一二寸。諸醫莫能治，哀請戴人。戴人曰：今日治，今日效，時日在辰巳間矣。以調胃承氣僅一兩，加牽牛頭末三錢，汲河水煎之，令作三五度咽之。又服苦末丸如芥子許六十粒，日加晡，上涌下泄，一時齊出，有膿有血。涌瀉既覺定，令飲新汲水一大盞，小溲已利一二次矣。是夜凡飲新水二三十遍，病去九分，止哭一次。明日困卧如醉，自晨至暮，猛然起走索食，與母歌笑自得，頓釋所苦。繼與太白散、八正散等調一日，大瘥。恐暑天失所養，留五日而歸。戴人曰：此下焦約也，不吐不下，則下焦何以開，不令飲水，則小溲何以利。大抵源清則流清者也。同上

感風寒下證　戴人之常谿也，雪中冒寒入浴，重感風寒，遂病不起。但使煎通聖散單服之。一二日不食，惟渴飲水，亦不多飲。時時使人搥其股，按其腹。凡三四日不食，日飲水一二十度。五六日有譫語妄見，以調胃承氣湯下之，汗出而愈。戴人常謂人曰：傷寒勿妄用藥，惟飲水最爲妙藥，但不可使之傷，常令揉散乃大佳耳。至六七日見有下證，方可下之，豈有變異哉！奈何醫者禁人飲水，至有渴死者。病人若不渴，强與水飲亦不肯飲耳。戴人初病時，鼻塞、聲重、頭痛、小便如灰淋汁。及服調胃承氣一兩半，覺欲嘔狀，探而出之，汗出漐漐然。須臾下五六行，大汗，一日乃瘳。當日飲冰水時，水下則痰出約一二碗。痰即是病也，痰去則病去也。戴人時年六十一。同上七

齒痛　李東垣治。一婦人年三十，齒痛甚，口吸凉風則暫止，閉口則復作，乃濕熱也。足陽明貫於上齒，手

陽明貫於下齒，況陽明多血聚，加以膏粱之味助其濕熱，故爲此病。用黃連、梧桐淚苦寒，薄荷、荆芥穗辛凉，治濕熱爲主，升麻苦辛引入陽明爲使，牙者骨之餘，以羊胻骨灰補之爲佐，麝香少許入内爲引。用爲細末擦之，痛減半，又以調胃承氣去硝加黃連以治其本，二三行而止，其病良愈，不復作。《名醫類案》七

傷寒下證　羅謙甫治。靜江府提刑李君長子，年一十九歲，至元壬午四月間病傷寒九日，醫者作陰證治之，與附子理中丸數服，其證增劇。別易一醫作陽證，議論差互，不敢服藥。李君親來邀請予爲决疑。坐間有數人，予不欲直言其證，但細爲分解，使自忖度之。凡陽證者，身須大熱而手足不厥，卧則坦然，起則有力，不惡寒，反惡熱，不嘔不瀉，渴而飲水。煩躁不得眠，能食而多語。其脉浮大而數者，陽證也。凡陰證者，身不熱而手足厥冷，惡寒踡卧，面向壁卧，惡聞人聲。或自引衣蓋覆，不煩渴，不欲食。小便自利，大便不快。其脉沉細而微遲者，皆陰證也。診其脉，沉數得六七至。其母云夜來叫呼不絶，全不得睡，又喜冰水。予聞其言，陽證悉具，且三日不見大便，宜急下之。予遂秤酒煨大黃六錢，炙甘草二錢，芒硝二錢，水煎服之。至夕下數行，燥糞二十餘塊，是夜汗大出。翌日又往視之，身凉脉靜矣。《衛生寶鑑》二十四

斑疹　朱惠明治。一兒疹出彌盛，形如錦紋而間有頭粒。色赤壯熱，煩躁，舌胎便秘。余謂斑疹並行，以調胃承氣湯利之，又白虎湯合葛根湯治之愈。《痘疹傳心録》十三

傷寒厥逆　喻昌治。黃長人犯房勞病傷寒，守不服藥之戒，身熱已退，十餘日外，忽然昏沉，渾身戰慄，手足如冰。舉家忙亂，亟請余至。一醫已合就薑、附之藥矣。余適見而駭之，姑俟診畢，再三闢其差謬。主家自疑陰證，言之不入，又不可以理服。祇得與醫者約曰：此一病藥入口中，出生入死，關係重大。吾與丈各立擔承，倘

至用藥差誤，責有所歸。醫者云：吾治傷寒三十餘年，不知甚麽擔承。余笑曰：有吾明眼在此，不忍見人活活就斃，吾亦不得已也。如不擔承，待吾用藥。主家方纔心安，亟請用藥。余以調胃承氣湯約重五錢，煎成，熱服半盞，少頃又熱服半盞。其醫見厥漸退，人漸甦，知藥不誤，辭去。仍與前藥，服至劑終，人事大清，忽然渾身壯熱，再與大柴胡一劑，熱退身安。門人問曰：病者云係陰證見厥，□生確認爲陽證，而用下藥果應，其理安在？答曰：其理頗微，吾從悟入，可得言也。凡傷寒病初起發熱，煎熬津液，鼻乾口渴便秘，漸至發厥者，不問知其爲熱也。若陽證忽變陰厥者，萬中無一，從古至今無一也。蓋陰厥得之陰證，一起便直中陰經，唇清面白，遍體冷汗，便利不渴，身踡多睡，醒則人事了了。與傷寒傳經之熱邪轉入轉深、人事昏惑者，萬萬不同。諸書類載陰陽二厥爲一門，即明者猶爲所混，况昧者乎。如此病先犯房室，後成傷寒，世醫無不爲陰證之名所惑，往往投以四逆等湯，促其暴亡，而諉之陰極莫救，致冤鬼夜嚎，尚不知悟，總由傳派不清耳。蓋犯房勞而病感者，其勢不過比常較重。如發熱則熱之極，惡寒則寒之極，頭痛則痛之極，所以然者，以陰虛陽往乘之，非陰盛無陽之比。况病者始能勿藥，陰邪必輕，旬日漸發，尤非暴證，安得以陰厥之例爲治耶。且仲景明言始發熱六日，厥反九日，後復發熱三日，與厥相應，則病旦暮愈。又云，厥五日，熱亦五日，設六日當復厥，不厥者自愈。明明以熱之日數，定厥之痊期也。又云，厥多熱少則病進，熱多厥少則病退。厥愈而熱過久者，必便膿血發癰。厥應下而反汗之，必口傷爛赤。先厥後熱，利必自止，見厥復利。利止反汗出咽痛者，其喉爲痺。厥而能食，恐爲除中。厥止思食，邪退欲愈。凡此之類，無非熱深發厥之旨，原未論及於陰厥也。至於陽分之病而妄汗、妄吐、妄下以致勢極，如汗多亡陽、吐利煩躁、四肢逆冷者，皆因用藥差誤所致，非以四逆、真武等湯挽之，則陽不能回，亦原不爲陰證立方也。蓋傷寒纔一發熱發渴，定然陰分先虧，以其誤治，陽分比陰分更虧。不得已，從權用辛熱先救其陽，與純陰無陽、陰盛隔陽之證，相去天淵。後人不窺製方之意，見有成法，轉相效尤。不知治陰證以救陽爲主，治傷寒以救陰爲主。傷寒縱有陽虛當治，必看其人血肉充盛，陰分可受陽藥者，方可回陽。若面黧舌黑，身如枯柴，一團邪火内燔者，則陰已先盡，何陽可回耶。故見厥除熱，存津液元氣於什一，已失之晚，况敢助陽劫陰乎。《證治方》云：若證未辨陰陽，且與四順丸試之。《直指方》云：未辨疑似，且與理中丸試之。亦可見從前未透此關，縱有深心，無可奈何耳。《寓意草》

中消脾約證　張璐治。朔客白小樓，中消善食，脾約便艱。察其形瘦而質堅，診其脉數而有力，時喜飲冷氣酒。此酒之濕熱内藴爲患，遂以調胃承氣三下破其藴熱，次與滋腎丸數服，滌其餘火而安。《醫通》九

嘔吐　馬元儀治。袁某患小腹厥氣上衝即吐，得飲則吐愈甚。諸治不效。診之，兩脉虛澀，右尺獨見弦急。曰：人身中清氣本乎上而反陷下，則爲注爲泄，濁氣本乎下而反逆上，則爲嘔吐。今病正在下而不在上也。下焦之濁氣上騰，則胸中之陽氣不布，故飲食入於胃，有上壅而不下達耳。經云雲霧不清，則上應白露不下。非地道下通，濁氣何由而降，嘔吐何由而止？以調胃承氣湯一劑，下宿穢甚多。繼培中氣而愈。《續名醫類案》六

痛痺　又。袁某患痛痺，身及手足掣痛，徹夜不得安卧，發熱口燥，胸滿中痛。兩脉弦，右關獨大。此胃熱壅閉，爲陽明内實證也。陽明之氣不能充灌周身，十二經脉不得流利，故肢體不得自如。以調胃承氣加黄連、秦艽，一劑大便得通，再劑證減六七。改用清胃和中之劑調理而愈。同上十三

大腸風　李冠仙治。武生盖七，下牙牀作癢至不能受，不寐者累日矣。偶值予求治。予笑曰：此大腸風也。上牙牀屬足陽明胃，下牙牀屬手陽明大腸，大腸有積熱，熱生風，風生癢。問大便結否，曰：結甚。以調胃承氣小其制，加生地、槐花、荆芥、防風與之。一藥得大解暢行而愈。《仿寓意草》上

熱病胎腐　王孟英治。局醫黄秀元之輿人韓名諒者，有兒婦重身患熱病，局中諸醫皆慮胎隕，率以補血爲方。旬日後，勢已垂危，浼人求孟英診之。曰：胎早腐矣，宜急下之，或可冀幸。若欲保胎，則吾不知也。其家力懇疏方，遂以調胃承氣合犀角地黄湯加西洋參、麥冬、知母、石斛、牛膝投之。胎落果已臭爛，而神氣即清，熱亦漸緩。次與西洋參、元參、生地、知母、麥冬、丹參、丹皮、茯苓、山楂、石斛、豆卷、茺蔚、琥珀等藥調之，粥食日加，旬餘而愈。《回春録》一

胃熱　王堉治。涇陽令周備三之岳母並其内嫂兩代孀居，食息仰給於周。一日讞局公退，備三邀余曰：舍親病甚，乞往視之。余隨至其家，問何病，備三曰：家岳渾身發熱，煩渴汗出，胸滿便閉，腹中增痛。内嫂患肚腹悶脹，有時而痛，不熱不渴，四肢無力，精神困倦，飲食不思。余兩診其脉，其岳母則沉而數，右關堅大。其内嫂則六部遲緩，右關尤甚。乃告之曰：二證老少懸殊。老者胃熱，少者脾寒。熱者宜下，寒者宜温。遂令其岳母服調胃承氣湯，其内嫂服桂附理中湯。備三曰：下則用芒硝、大黄，補則用肉桂、附子，二證雖殊，不應逕庭若此，少緩之，何如？余曰泰水病若實火内攻，緩之恐發狂疾。内嫂脾土弱極，緩之必成泄瀉，况敢猶預。過數日，問兩病何如。備三曰二病俱有小效，然未全愈。余駭曰：服硝黄而不下，服桂附而不振，難道熱者懷鐵石，寒者成痨瘵耶？備三笑曰：前日之方實恐太峻，君去後，承氣湯去硝黄，理中湯去附子。諺云當遲不當錯，非

藥不效也。余曰：令親何拘之深，藥病相投如機緘之對發，過則爲害，少則不及，此間分隙不容毫髮，何得私意抽添。請照方服之，錯則我當之，必無害也。備三乃以原方進。次日其岳母下燥糞火退而身清矣，其内嫂腹痛遞減飲食少思，又延余往視。余曰：令岳母病已去不必服藥，唯令調攝保無虞。令内嫂則此藥非十數劑不可，且須常服温中理脾諸藥，方無反復，非旦夕可望也。《醉花窗醫案》

疫證腑實　徐守愚治。李春帆病瘟疫十餘日不愈，伊父煦亭延余醫治。謂小兒年方十三，自九月初七日，忽然乍寒乍熱，至初九日又兼嘔黄水，醫用和胃之劑不效。至十三日，身壯熱、舌焦紅，日夜躁狂，渴欲飲水，醫用三黄湯不效。次日清晨，又吐蚘二條，改用加減連梅丸，舌略潤，渴稍止，而嘔仍不減，熱亦漸加。證重固不待言，即此十餘日不食不便，更屬可慮。余曰：外感多不食，不食非病，不便乃病，治所當急耳。□瘟疫邪入陽明，大便閉結，必使裏氣一通，肌□乃疏，自然汗愈。語畢就診，脉得數實有力，□□甚於左，知是陽明腑病，非下不除。余謂煦亭曰：令郎之證，其始之寒熱交作者，疫邪初感，尚無定著也。其繼定嘔吐黄水者，度邪深入，邪正相爭也。其後之壯熱不已，時而吐蚘，時而空嘔者，疫邪傳裏，胃熱如沸，下既不通，濁氣上逆，勢所必然也。種種變證，總由失下所致。就證用方，惟調胃承氣湯，甘草易人中黄爲合劑。煦亭又謂小兒面浮足腫，元氣虧乏可知，其何能當此重劑乎？余直告之曰：急下以存津液，善策也，獨惜用之不早耳。前醫不知瘟疫治法，故病至於斯，速進藥餌以救危急，無事多贅。果投一劑而病減半，投二劑而病如失。《醫案夢記》上

冬温少陰伏邪　柳寶詒治。光緒初年冬仲，徐君聲之因欲服補劑，屬爲定方。予診其脉兩尺浮數弦動而不静，予謂據此脉證，當發冬温，補劑且從緩進。因疏方黄芩湯加生地，屬其多服幾劑。當其時，飲啖如常，並無疾

苦。勉服三兩劑即停不服。迨十二月十七，忽振寒發熱，兩日後漸覺神情昏糊困倦，熱勢蒸鬱不達，神呆耳聾面垢。此少陰伏邪化熱外達，其勢外已入胃而内發於陰者，尚未離少陰之界而並有竄入厥陰之勢。病情深重而急，予以至戚，誼無可諉，不得不勉力圖之。先與梔豉、黄芩二劑，繼進清心凉膈法兩劑，均無大效，而痙厥、昏譫、舌燥、唇焦，病勢愈急。乃用調胃承氣加洋參、生地、犀角、羚羊、元參養陰清泄之品，兩劑之後，始得溏糞如黴醬者二遍。間進犀、羚、地、芍、豆豉、梔、丹、芩、元參養陰熄熱清透少陰之劑，而熱仍不減。乃再與調胃承氣合增液法，又行垢糞一次。此後即以此法與養陰清泄之法相間迭用。自十二月二十三起至正月初十，通共服承氣八劑，行宿垢溏黑者十餘次，裏熱始得漸松，神情亦漸清朗。用養陰之劑，調理兩月而痊。按此證少陰伏邪本重，其化熱而發也，設熱邪全聚於胃，即使熱壅極重，猶可以下泄之藥背城借一，以圖幸功。乃中焦之熱勢已劇，而伏熱之潰陰分者又内熾於少、厥兩陰之界，岌岌乎有蒙陷痙厥之險。不得已，用助陰托邪之法從陰分清化，使其漸次外透。其已達於胃者，用緩下法使之隨時下泄。戰守兼施，隨機應變，如是者將及兩旬，邪熱始得退清。假使攻下一兩次後，即畏其虚而疑不能決，則其險有不堪設想者。然則焦頭爛額，得爲今日之上客，也幸也。《温熱逢源》下

瘟病陰虚證實　又。長媳徐氏，戊戌七月患感冒，挾肝氣發熱、脘痛嘔惡不納者五六日。八月朔，得大解頗暢。余謂大便一通，病可松也，不意至夜寒熱大作，惡心乾嘔，徹夜不止。與左金、平胃、温膽、瀉心，均無寸效。至初五日，煩躁口渴，舌乾起刺。予以其質弱陰虧，慮其不耐壯熱，急思乘早擊退，冀免淹纏。遂用凉膈合瀉心法以佐洋參、石斛等，連進兩劑，得大解兩遍，嘔惡即止，而裏熱不減，間服養陰泄熱藥一二劑，大便仍不行。而

舌苔灰焦轉厚，乃改用調胃承氣合增液法，間日一進。每進一劑，即行一次，糞色或黄或黑，或溏或結。又進三次，至十五日，方中大黄重至五錢，乃腹中大痛，宿糞暢行。當時冷汗肢厥，幾乎氣脱不回，急進人參以扶正氣，始能漸定。自此次暢行後，寒熱漸松，用藥總以養陰扶胃爲主。每間三四日大解不行，即用人參湯送大黄丸藥一服或瀉葉湯一盞，大便始行而糞色仍黑紫如醬。至九月初，乃能漸進米湯稀粥。然每至三五日大解不通，即覺胃熱熏鬱，須與清泄得大解始平。至九月十九日，服瀉葉湯後，忽然宿垢大行，得黑糞半桶之多。然後積垢濁熱始得一律肅清，不再有餘熱薰蒸矣。自初病至此，共用大黄三兩零，元明粉一兩零，人參、參須二三兩，洋參、麥冬各十餘兩，鮮地、石斛各一斤。其犀、羚、珠粉等味，用數少者不計焉。此證因陰虚質弱之體患此大病，米飲不沾唇者一月而得全性命者，緣自病迄今，始終以扶正養陰爲主。故雖屢頻危殆，而卒獲保全。其積垢行至一月有餘而始淨，則初念亦不及料也。然從此可知時病之餘熱不除，皆由積垢不清所致，斷不可顧慮其虚，轉致留邪生變也。又此證最易惑者，其脉始終細弱毫無實象，惟將見證細意審察，究屬體虚證實，惟有用洋參、鮮地、石斛、大黄以養陰泄熱，爲至當不易之治。碻守不移，始得回一生於九死也。同上

陽明失下壞證　劉恒瑞治。堂妹婿患陽明譫語，神志半明半昧。予曰：當調胃承氣下之。其家畏大黄如虎，不聽。他醫用紫雪，三服不應，元氣耗散，自利虚脱而死。《經歷雜論》

十六畫

燒褌散

婦人中褌近隱處取燒作灰

右一味，水服方寸匕，日三服，小便即利，陰頭微腫，此爲愈矣。婦人病取男子褌燒服。◎傷寒方中惟本方無藥物，乃古代巫方厭勝之法，其方無意義而可參考其病例。

陰陽易證　許叔微治。鄰人王友生，以販京爲業，蓄一婢患傷寒，熱八九日。予爲治之，得汗而愈。未數日，生自病，身熱頭重不欲舉，目中生花，召予視之。予曰：是必傷寒初愈婦人交接得之，即今陰頭上必腫，小腹絞痛，然是陰陽易也。生曰：前患者婢子意謂已安，遂與之交，翌日得此疾，良苦。予曰：失所治，必吐舌數寸而死。予作豭鼠糞、燒褌散等以利其毒氣，旬日安。《傷寒九十論》

疫證類易　孫文垣治。程家内眷藏溪汪氏女也，乃夫歿於疫癘，新寡七日，疫即及之。大熱頭疼口渴，胸脇併痛，醫與小柴胡湯。夜忽夢夫交，洩而覺冷汗淫淫，四肢如解，略不能動。神昏譫語，面如土色，舌若焦煤强硬。迓余診之，六脉沉弦而數，大小便俱秘。此亦陰陽易類也，疫後有是，危已極矣。予以生脉湯加柴胡、黄芩、桂枝、甘草，水煎成，將乃夫昔穿舊袴襠燒灰調下。兩劑而神醒體溫汗斂，舌始柔和，焦亦漸退。次日，仍以前方加酸棗仁、竹茹。四肢始能運動，乃飲粥湯。僅一子甫十歲，一女甫十四，繼被疫困，均以六神通解散汗之而安。

妯娌及婢輩六人皆以六神通解散瘳之。《新都治驗》四

夏月陰陽易　張璐治。馮茂之夏月陰陽易而腰痛少腹急，煩躁譫妄，舌色青紫而中有黄苔腫裂，雖渴欲冷飲而舌卻不甚乾。心下按之硬痛，噯而失氣。此挾宿食也。所可慮者，六脉虛大而兩尺則弦，按之皆無根耳。遂以逍遥湯加大黄。一劑下黑穢甚多，下後諸證悉除。但少腹微冷作痛，又與燒裩散一服煎五苓散送下而安。《傷寒緒論》下

陰易　吳渭泉治。某氏。詢其時疫病後，患頭重不舉。眼花耳鳴，頭面烘熱，胸中煩悶，甚至百節解散，裏急胯痛。予謂此病新瘥即與夫交接者，名曰陰易，宜服燒裩散。用男子舊裩襠着左腹者剪取一塊燒灰，每日三服，白湯下。不應。易用參附湯温補而愈。《臨證醫案筆記》五

女勞疸　徐錦治。某。身黄額黑，女勞疸也。近更氣短聲沈，其勢甚劇。用朱南陽法加婦人月經布和血燒灰，酒調方寸匕冲藥同服。日再進，三劑而瘥。《心太平軒醫案》◎徐案亦師燒褌散法，録以備一格。

狂易　何書田治。金澤鎮某生年二十未娶，忽發狂疾，昏瞀妄言。手足舞蹈，終夜不得合眼，見婦人輒趨而狎之，或聞其聲即破壁踰垣不可禁遏，其兄若弟扶之就診。六脉弦大無度，人迎尤旺。山人曰：此邪火亂性，厥陰心胞之病也。以牛黄、黄連、羚羊角、天竺黄、元參、燈心等味治之。陰囑其兄於煮藥時以女子褻衣覆其上，勿令人見。如法服兩劑，其疾若失。門人疑而問之，山人曰：是即陰陽易之法，今果驗矣。《重古三何醫案》中

引徵書目版本

《類經》 明 張介賓集 人民衛生出版社排印本
《古今圖書集成醫部全録》 清 蔣廷錫等纂 中華書局影印本
《上海醫報》 清 光緒醫學研究所編 排印旬刊

以上總類

《薛校敖氏傷寒金鏡録》 明 薛己訂 清刻薛氏醫案二十四種本

以上診法類

《重修政和經史證類備用本草》 宋 唐慎微撰 人民衛生出版社影印本
《圖經本草衍義》 宋 唐慎微原撰寇宗奭編 續修四庫全書本
《本草述》 清 劉若金撰 四庫未收書輯刊
《本經疏證》 清 鄒澍撰 續修四庫全書本

以上本草類

《千金翼方》	唐　孫思邈撰	江户醫學影刻元大德本
		人民衛生出版社影印本
《外臺秘要》	唐　王燾撰	人民衛生出版社據經餘居影印本
《蘇沈内翰良方》	宋　蘇軾、沈括等編	中國醫學大成三編本
《本事方釋義》	宋　許叔微原撰　清葉桂釋義	清刻本
《類編朱氏集驗方》	宋　朱佐編	叢書集成三編本
《急治彙編》	清　張龢棻編	清存存齋石印本

以上方書類

《傷寒微旨論》	宋　韓祗和撰	光緒刻本
《傷寒補亡論》	宋　郭雍撰	續修四庫全書本
《傷寒九十論》	宋　許叔微撰	續修四庫全書本
《陰證略例》	元　王好古撰	續修四庫全書本
《傷寒準繩》	明　王肯堂撰	上海衛生出版社影印明刊本

《尚論 後篇》 清 喻昌撰 乾隆刻喻氏醫書三種本

《傷寒緒論》 清 張璐撰 四庫存目叢書本

《傷寒兼證析義》 清 張倬撰 中國醫學大成本

《傷寒尋源》 清 呂㮋村撰 珍本醫書集成本

以上傷寒類

《增訂傷暑全書》 明 張鳳逵撰 葉子雨增訂 珍本醫書集成本

《温疫論補註》 明 吳有性撰 清鄭重光補註 中國醫學大成本

《四時病機》 清 邵登瀛輯 光緒刻邵氏醫書三種本

《傷寒温疫條辨》 清 楊璿撰 續修四庫全書本

《温熱贅言》 清 寄瓢子撰 道光刻本

《温病條辨》 清 吳瑭撰 續修四庫全書本

《温暑醫旨》 清 張畹香撰 中國醫學大成本

《痢疾明辨》 清 吳士瑛撰 三三醫書本

《霍亂論》 清 王士雄撰 續修四庫全書本

《時病論》 清 雷豐撰 續修四庫全書本

《温熱逢源》	清	柳寶詒撰	續修四庫全書本
《温熱經解》	清	沈漢卿撰	珍本醫書集成本

以上温病及時病類

《内科摘要》	明	薛己撰	清刻薛氏醫案二十四種本
《慎柔五書》	明	釋住想撰	六醴齋醫書十種本
《中風論》	清	熊笏撰	續修四庫全書本
《不居集》	清	吴澄撰	上海中醫書局鉛印本
《醫學舉要》附玉台新案	清	徐鏞撰	中國醫學大成本

以上内科各科類

《薛校婦人良方》	宋	陳自明撰	清刻薛氏醫案二十四種本
《女科撮要》	明	薛己撰	清刻薛氏醫案二十四種本
《廣嗣紀要》	明	萬全撰	萬密齋醫學全書清乾隆刊本
《女科輯要》	清	沈堯封撰	續修四庫全書本

以上婦科及廣嗣類

《錢氏小兒藥證直訣》　宋　錢乙撰　清起秀堂影覆宋刊本

《保嬰撮要》　明　薛鎧撰　薛己增補　清刻薛氏醫案二十四種本

《幼科發揮》　明　萬全撰　續修四庫全書本

《痘疹心法》　明　萬全撰　萬密齋醫學全書本

《萬氏醫貫》　明　萬寧撰　清宣統商務印書館鉛印本

《痘疹玄珠》　明　徐重光撰　乾隆刻本

《痘疹傳心録》　明　朱惠明撰　六醴齋醫書十種本

《摘星樓治痘全書》　明　朱一麟撰　道光刻本

《幼科鐵鏡》　清　夏禹鑄撰　續修四庫全書本

《痘學真傳》　清　葉大椿撰　雍正刻本

《幼幼集成》　清　陳復正撰　續修四庫全書本

《福幼篇》　清　莊一夔撰　中國醫學大成三編本

以上幼科及痘疹類

《仙傳外科集驗方》　明　趙宜真集　人民衛生出版社排印本

《外科心法》　明　薛己撰　清刻薛氏醫案二十四種本

《外科發揮》　明　薛己撰　清刻薛氏醫案二十四種本

《瘍醫準繩》　明　王肯堂撰　上海衛生出版社影印明刊本

《外科正宗》　明　陳實功撰　續修四庫全書本

《外科理例》　明　汪機編輯　汪氏醫書八種石印本

以上外科類

《傷科彙纂》　清　胡廷光撰　人民衛生出版社排印本

以上傷科類

《口齒類要》　明　薛己撰　清刻薛氏醫案二十四種本

以上口齒咽喉類

《鍼灸資生經》　宋　王執中撰　中國醫學大成三編本

以上鍼灸類

《三因極一病證方論》	宋　陳言撰	道光刻本
《扁鵲心書》	金　竇材輯	圖書集成書局醫林指月本
《儒門事親》	金　張從正撰	中國醫學大成本
《蘭室秘藏》	金　李杲撰	東垣十書坊刊本
《衛生寶鑑》	元　羅天益撰	續修四庫全書本
《丹溪治法心要》	明　高賓纂輯	明嘉靖刻本
《秘傳證治要訣》	明　戴元禮撰	醫统正脉叢書本
《醫經秘旨》	明　盛寅撰	三三醫書本
《明醫雜著》	明　王綸撰	清刻薛氏醫案二十四種本
《韓氏醫通》	明　韓悉撰	中國醫學大成本
《醫學正傳》	明　虞摶撰	續修四庫全書本
《保命歌括》	明　萬全撰	萬密齋醫學全書本
《醫學綱目》	明　樓英撰	續修四庫全書本
《醫學入門》	明　李梴撰	明萬曆刻本

《萬病回春》　明　龔廷賢撰　民國石印本
《證治準繩》　明　王肯堂撰　上海衛生出版社影印明刊本
《景岳全書》　明　張介賓撰　上海衛生出版社影印岳峙樓本
《慎齋遺書》　明　周之幹撰　中國醫學大成本
《先醒齋廣筆記》　明　繆希雍撰　中國醫學大成續編本
《醫宗必讀》　明　李中梓撰　續修四庫全書本
《醫通》　清　張璐撰　續修四庫全書本
《錦囊秘録》　清　馮兆張撰　嘉庆刻本
《古今醫徹》　清　懷抱奇撰　珍本醫書集成本
《醫門棒喝》　清　章虛谷撰　續修四庫全書本
《類證治裁》　清　林珮琴撰　續修四庫全書本
《醫學求是》　清　吳達撰　光緒刻本
《醫門補要》　清　趙濂撰　珍本醫書集成本

以上綜合醫籍及叢書類

《名醫類案》　明　江瓘編集　中國醫學大成三編本

《續名醫類案》	清	魏之琇編集	人民衛生出版社影印本
《古今醫案按》	清	俞震輯	珍本醫書集成本
《外證醫案彙編》	清	余聽鴻編集	續修四庫全書本
《石山醫案》附石山居士傳	明	汪機撰	汪氏醫書八種石印本
《陸氏三世醫驗》	明	陸嶽等撰	民國石印本
《孫文垣醫案》三吳治驗 新都治驗 宜興治驗	明	孫一奎撰	續修四庫全書本
《芝園臆草存案》	明	盧復撰	圖書集成書局醫林指月本
《程茂先醫案》	明	程從周撰	上海古籍書店影印本
《程原仲醫案》	明	程崙撰	日本抄本
《雲起堂診籍》見祖劑附	明	施笠澤撰	上海古籍書店影印本
《醫驗大成》	明	秦昌遇撰	中醫古籍出版社排印本
《冰壑老人醫案》	明	金九淵撰	中醫古籍出版社影印本
《寓意草》	清	喻昌撰	中國醫學大成三編本
《李石浮醫案》	清	李維麟撰	清精抄本
《舊德堂醫案》	清	李用粹撰	三三醫書本
《素圃醫案》	清	鄭重光撰	珍本醫書集成本

《東皋草堂醫案》 清 王式鈺撰 清康熙刻本
《醫權初編》 清 王三尊撰 珍本醫書集成本
《印機草》 清 馬俶撰 周氏醫學叢書本
《靜香樓醫案》 清 尤怡撰 柳選四家醫案本
《吴氏醫驗録》初二集 清 吴楚撰 康熙刻本
《四明醫案》見醫宗己任篇 清 高鼓峯撰 光緒刻本
《瞻山醫案》 清 任賢斗撰 一九二四年木活字本
《臨證指南醫案》附種福堂公選醫案 清 葉桂撰 清著易堂鉛印本
《評點葉案存真類編》附馬氏醫案、祁氏醫案、王氏醫案 清 葉桂撰 葉萬青輯 中國醫學大成本
《三家醫案合刻》 清 吴金壽輯 中國醫學大成本
《洄溪醫案》 清 徐大椿撰 徐氏醫書八種清坊刊本
《橡村治驗》 清 許橡村撰 清乾隆刊本
《戚雲門先生方案》見龍砂八家醫案 清 姜成之編集 珍本醫書集成本
《戚金泉先生方案》見龍砂八家醫案 清 姜成之編集 珍本醫書集成本
《孫御千先生方案》見龍砂八家醫案 清 姜成之編集 珍本醫書集成本

《李翁醫記》 清 焦循撰 珍本醫書集成本
《竹亭醫案》 清 孫揆甫撰 清稿本
《杏軒醫案》 清 程文囿撰 珍本醫書集成本
《謙益齋外科醫案》 清 高秉鈞撰 中醫書局印本
《齊氏醫案》 清 齊有堂撰 嘉庆刻本
《吳鞠通先生醫案》 清 吳瑭撰 續修四庫全書本
《松心醫案》 清 繆松心撰 張氏存存齋石印本
《繼志堂醫案》 清 曹存心撰 柳選四家醫案本
《尚友堂醫案》 清 方略撰 清道光刻本
《臨證醫案筆記》 清 吳篪撰 道光刻本
《臨症經驗方》 清 張大爔撰 光緒刻本
《仿寓意草》 清 李冠仙撰 三三醫書本
《心太平軒醫案》 清 徐錦撰 民國刻本
《問齋醫案》 清 蔣寶素撰 清刻本
《回春録》即王氏醫案 清 王士雄撰 續修四庫全書本
《仁術志》即王氏醫案續編 清 王士雄撰 續修四庫全書本

《王旭高臨證醫案》　清　王泰林撰　珍本醫書集成本

《評選環溪草堂醫案》　清　王泰林撰　續修四庫全書本

《醉花窗醫案》　清　王堉撰　山西省中醫研究所校刊本

《得心集》　清　謝星煥撰　珍本醫書集成本

《壽石軒醫案》　清　趙海石撰　江蘇人民出版社排印本

《壽芝醫案》　清　王廷俊撰　清刻本

《醫案夢記》　清　徐守愚撰　清光緒刻本

《重古三何醫案》　清　何元長等撰　陸錦燧輯　鉛印本

《何氏醫案》　清　何書田撰　金山高吹萬氏傳鈔本不分卷

《治驗論案》　清　楊毓斌撰　石印本

《一得集》　清　僧心禪撰　珍本醫書集成本

《蟄廬診録》見利濟元經附　清　陳虬撰　清光緒刊本

《診餘集》　清　余聽鴻撰　鉛印本

《診餘舉隅録》　清　陳匊生撰　珍本醫書集成本

《崇實堂醫案》　清　姚龍光撰　三三醫書本

《徐渡漁醫案》　清　徐渡漁撰　張玉田集　三三醫書本

《張聿青醫案》　清　張乃修撰　民國七年鉛印本
《黄澹翁醫案》　清　黄述寧撰　珍本醫書集成本
《許氏醫案》　清　許恩普撰　三三醫書本
《郭氏醫案》　清　郭敬三撰　石印本
《叢桂草堂醫案》　清　袁焯撰　珍本醫書集成本
《徐批葉天士晚年方案真本》　清　葉天士原著徐靈胎評批　中國醫學大成本

以上醫案總類及個人類

《上池雜説》　明　馮元成撰　三三醫書本
《友漁齋醫話》　清　黄凱鈞撰　中國醫學大成本
《冷廬醫話》　清　陸以湉撰　續修四庫全書本

以上醫話類

《醫説》　宋　張杲撰　中國醫學大成本
《格致餘論》　元　朱震亨撰　醫統正脉全書本
《怪疴單》　元　朱震亨撰　叢書集成初編本

《推求師意》　明　戴思恭撰　汪氏醫書八種石印本
《續醫説》　明　俞弁撰　中國醫學大成本
《鬱岡齋筆麈》　明　王肯堂撰　續修四庫全書本
《肯堂醫論》　明　王肯堂撰　三三醫書本
《侶山堂類辨》　清　張志聰撰　續修四庫全書本
《醫家心法》　清　高鼓峯撰　胡念菴評　清乾隆刊本
《醫述》　清　舒詔撰　清乾隆刊本
《世補齋醫書》　清　陸懋修撰　光緒刻本
《王氏醫存》　清　王漢皋撰　清同治刊本
《評琴書屋醫略》　清　潘蘭坪撰　三三醫書本
《醫粹精言》　清　徐延祚撰　清光緒刊本
《經歷雜論》　清　劉恒瑞撰　三三醫書本

以上醫論及雜説類

《夷堅志》　宋　洪邁撰　涵芬樓據宋鈔等排校本
《雲麓漫鈔》　宋　趙彦衛撰　別下齋叢書本

《志雅堂雜鈔》 宋 周密撰 粤雅堂叢書本

《遺山先生文集》傷寒會要引 元 元好問撰 四部叢刊本

《九靈山房集》丹溪翁傳、周貞傳、滄洲翁傳、抱一翁傳 元 戴九思撰 四部叢刊本

《宋文憲公集》送戴原禮還浦陽序 明 宋濂撰 四部備要本

《白雲藁》攖寧生傳 明 朱右撰 續修四庫全書本

《焦氏筆乘》 明 焦竑撰 粤雅堂叢書本

《太函集》世醫吳洋吳橋傳 明 汪道昆撰 續修四庫全書本

《隨園詩話》 清 袁枚撰 續修四庫全書本

《醫學實驗》 清 周聲溢撰 民國鉛印本

以上其他類

引書索引

本索引收録書中提及的所有引書書名，所有書名按照筆畫數排列，書名後的阿拉伯數字爲其在正文中出現的頁碼。

一畫

一得集　182，195，368

二畫

九靈山房集
　丹溪翁傳　206
　周貞傳　206
　滄洲翁傳　69，141，144，153
　抱一翁傳　161

三畫

三因極一病證方論　329
三吳治驗　73，88，89，95，263，336
上池雜説　13，142
千金翼方　216
女科撮要　71
女科輯要　167，176，275，305
三家醫案合刻　106，175，176，401
上海醫報　113，173，199，273
口齒類要　261，331

四畫

心太平軒醫案　193，297，371，385，435
王氏醫存　2，84，173
王旭高臨證醫案　2，229，306，388，406，420
不居集　91，246，256，325，393
太函集世醫吳洋吳橋傳　154，266，324，381
内科摘要　215
中風論　168，169
仁術志即王氏醫案續編　57，84，92，98，172，185，186，

193，194，221，225，270，287
丹溪治法心要　11，68，69，93
友漁齋醫話　35，81，168，268，360

五畫

古今圖書集成醫部全録　19，261，274，315，374，375
石山醫案附石山居士傳　51，153，154，314，332
古今醫案按　2，166，418
古今醫徹　310，377，395
幼幼集成　412
四明醫案見醫宗己任篇　33，387
本事方釋義　65，100，212，236
本草述　113
外科心法　146，314
外科正宗　318
外科理例　71
外科發揮　71，94，103，146，261，314
幼科發揮　312，316
幼科鐵鏡　22
四時病機　127，242
白雲藁
　攖寧生傳　69，132，260，279，331，415
世補齋醫書　30，290，379，386，421
仙傳外科集驗方　70
本經疏證　247，294
外臺秘要　143
印機草　180
外證醫案彙編　222，223，272

六畫

存存齋醫話藁　272，404
回春録即王氏醫案　170，171，185，269，286，287，365，373，430
竹亭醫案　192
夷堅志　329
仿寓意草　286，384，430
先醒齋廣筆記　156，189，190
冰壑老人醫案　16，53，104，119，191，231，265，400，410
名醫類案　1，50，85，86，93，102，103，141，162，229，260，262，309，334，374，376，393，424，427

七畫

宋文憲公集

送戴原禮還浦陽序　11，331

何氏醫案　46

吳氏醫驗録

初集　42，54，79，124，283，348，349，350，351，419

二集　43，55，97，124，352，353，354，355，356，387

李石浮醫案　19，20，76，267，301

李翁醫記　24，34，56，285，359

杏軒醫案　25，34，61，125，168，205，220，224，359，360，377，383

志雅堂雜鈔　160

芷園臆草存案　49，127

吳鞠通先生醫案　27，35，49，50，61，81，91，108，184，219，232，237，255，256，257，276，305，377，383

冷廬醫話　62，147，167，327，367，399

八畫

侶山堂類辨　253，381

尚友堂醫案　57，81，169，192，240，241，242，246，247，256，269，285，361，362，388，396

祁氏醫案　180

松心醫案　35，285

怪病單　331

東皋草堂醫案　59，60，114，123，157，229，266，281，296，323，416

肯堂醫論　101，298

尚論　後篇　304

宜興治驗　89

明醫雜著　70，143

治驗論案　231，249

九畫

重古三何醫案　57，158，435

急治彙編　312

保命歌括　52，73，103，163，237，375

重修政和經史證類備用本草　136

洄溪醫案　23，60，118，287，398

保嬰撮要　38，58，70，146，188，311，397

扁鵲心書　160

十畫

陸氏三世醫驗　13，72，94，155，162，213，262，275，315，333，334
馬氏醫案　347，372
郭氏醫案　3，32，129，130，290，308，376，385，404
時病論　31，328，367
格致餘論　11，259
素圃醫案　58，59，77，121，122，123，133，134，148，157，208，254，280，281，291，292，293，371，387，407，408，409，411，412
徐渡漁醫案　84，257，290，371，404
秘傳證治要訣　70，101
孫御千先生方案見龍砂八家醫案　219
陰證略例　11，132，198，314

十一畫

得心集　44，92，111，128，129，143，145，150，177，178，179，181，194，205，211，221，238，257，270，271，288，306，307，311，326，327，367，389，396，402，406，413，420
許氏醫案　64，196，399
張聿青醫案　202
推求師意　68，141
戚金泉先生方案見龍砂八家醫案　61
戚雲門先生方案見龍砂八家醫案　267，275，284
崇實堂醫案　47，289，297，370
問齋醫案　365

十二畫

徐批葉天士晚年方案真本　89，90，218，284，302，305，323，358
焦氏筆乘　68
萬氏醫貫　317
景岳全書　15
程茂先醫案　15，40，155，164，319，394
痘疹心法　86，235，248，415
痘疹玄珠　201，318，338，

381，393
萬病回春　338，402
程原仲醫案　52，75，96，117，231，265，339，400
痢疾明辨　398
痘疹傳心録　13，39，144，184，188，240，338，415，427
雲起堂診籍見祖劑附　40，52，104，144，147，164，252，319
評琴書屋醫略　196，200，223，299
寓意草　105，120，204，205，210，266，304，320，321，322，341，342，386，429
診餘集　32，112，234，273，277，369，373，410
診餘舉隅録　84，125，370
評選環溪草堂醫案　43，62，227
痘學真傳　14，23，329，358，394，423
黄澹翁醫案　417
評點葉案存真類編　97，118，134，176，198，246，267，283，308，358，372，373，375，388，419
馬氏醫案　347，372
祁氏醫案　180
王氏醫案
雲麓漫鈔　160

十三畫

福幼篇　108
慎柔五書　76，340
傷科彙纂　268
温疫論補註　16，17，18，19
新都治驗　74，89，264，317，318，337，338，397，435
温病條辨　220
傷寒九十論　5，6，33，37，38，48，51，65，66，67，68，130，137，152，153，159，160，197，215，228，237，239，243，245，248，250，251，252，278，279，295，298，309，370，379，389，390，391，415，422，434
傷寒兼證析義　41，105，253，411
傷寒補亡論　414
傷寒尋源　97，106

傷寒微旨論　214，215
傷寒温疫條辨　24
傷寒準繩　99，278
傷寒緒論　116，132，203，217，226，233，295，380，386，435
温暑醫旨　92，145，150，258，398，399
温熱逢源　432，433
温熱經解　98
温熱贅言　382
經歷雜論　433
愼齋遺書　2，104，340
瘍醫準繩　87

十四畫

壽石軒醫案　179，271
齊氏醫案　2，26，80，81，158，176，239，325
壽芝醫案　29，45，136，151，182，209，244，288，302，378，403，417
摘星樓治痘全書　14
圖經本草衍義　1，4，227
種福堂公選醫案　180，296
廣嗣紀要　72，104，316，335
隨園詩話　166

十五畫

遺山先生文集傷寒會要引　160，300
衛生寶鑑　9，10，119，131，161，216，330，423，427
橡村治驗　106，107，158，165，255，257，296，420
醉花窗醫案　28，29，110，173，365，431
增訂傷暑全書　86，188

十六畫

錢氏小兒藥證直訣　159，392
儒門事親　7，8，9，101，138，139，140，141，259，300，425，426
靜香樓醫案　20，53，304，324
薛校敖氏傷寒金鏡録　332
薛校婦人良方　102，329，331，423
霍亂論　135，186，192
錦囊秘録　345，346，347

十七畫

韓氏醫通　207
鍼灸資生經　100，313

臨症經驗方 36，83，147，179，258，385
謙益齋外科醫案 213，268
舊德堂醫案 127，165，191，225，323，343，344
臨證指南醫案 60，106，118，149，174，175，183，184，198，210，217，240，283，294，296，305，310，358，382，401
螯廬診録見利濟元經附 64，413
臨證醫案筆記 81，82，97，110，142，193，203，248，296，298，299，312，363，375，396，416，435

十八畫

瞻山醫案 34，106，254，324，356，357
醫述 79，166，395
醫宗必讀 15，16，52，165，253，319，340，341
醫門補要 32，142，173
醫門棒喝 109，364
醫通 58，105，117，120，142，148，227，229，274，303，322，342，372，381，400，429
醫學入門 126
醫家心法 76，343
醫學正傳 12，70，212，261
醫學求是 179，186
叢桂草堂醫案 228，231，239，399
醫案夢記 30，62，63，119，289，328，431
醫學綱目 126，263
醫學實驗 290
醫學舉要附玉台新案 258，310
醫經秘旨 102，260
醫説 65，100，137，145，187，392
醫粹精言 46，112，183，222，227，230，368
醫權初編 21，22，41，42，53，78，157，394，416
醫驗大成 41

十九畫

蘇沈内翰良方 85
證治準繩 68
類經 164
類編朱氏集驗方 313
類證治裁 83，97，193，199，

306，325，364，371，414

二十畫

繼志堂醫案　236，401
蘭室秘藏　392

二十一畫

續名醫類案　20，21，55，56，79，80，90，95，96，107，108，117，174，184，198，207，215，224，244，253，259，274，282，313，324，338，357，372，395，405，406，429
續醫説　300，332

二十九畫

鬱岡齋筆麈　40

代後記

余幼時聞先祖父論及家史，曰金氏祖上原居浙江會稽，後移居姑蘇，至先高祖父金百川（學海）公（一八五六—一九三〇）習醫，師從名醫朱滋仁先生於滬凡六載，初懸壺於蘇，後遷於滬。先高祖父置産老宅，定居於昔時上海原縣城老北門内吴家弄六十號。余孩提時去老宅玩耍，記憶中最深的是客廳所懸横匾上書「愛仁堂」三字清晰可辨。先祖父嘗指匾訓示曰：愛仁寓博愛厚仁道德之義，乃吾金氏家族立身處世之根本。

先高祖父醫術精湛，以仁術濟世，爲清末民初之一代名醫，且先高祖父樂善好施，多行義舉，時任滬邑賑濟會會董，亦是清末我國紅十字會創始人之一。時先高祖父偕先曾祖父金養田（文建）公（一八八〇—一九四七）設診所於滬，先祖父金明淵（嗣龍）公（一九一七—二〇〇六）襄診。先祖父行醫六十年，撰文著書，整理經典，以中醫經方，挽救病家無數，是滬上最具理論研究和臨牀療效之名醫。家父金能人和家叔金能革皆爲中西醫師，在各自專業領域均有卓越建樹。余緒家學，亦已從事中醫臨牀和科研工作二十餘年，金氏祖業傳承已歷五世矣。

先祖父金明淵熟讀經書，融會貫通，又廣汲諸家之説，逐步形成了自身的獨特理論體系。中醫學理論體系的建立和發展受到中國古代辯證唯物論思想的深刻影響。《皇帝内經》是中醫理論體系的核心，《神農本草經》完成了對中草藥的系統總結，而張仲景的《傷寒雜病論》則確立理、法、方、藥的理論基礎，是我國最早的理論聯繫實際的診療專著。先祖父在對仲景《傷寒論》的潛心研究中，發現衆多的用傷寒方治療有效的案例散落在浩瀚的中醫文獻中，後人索檢困難，也不易窺獲傷寒方治的全貌。基於數十載之中醫藥學功底，先祖父輯集了上溯宋代、下迄晚清，千餘年間歷代名醫用傷寒方治療的案例共一千一百餘條，共引徵和核校了各類經書、方書、各科專著、各類醫案、醫論等幾乎全數相關的論著凡一百九十餘種，歷經十年始成本書之初稿。《傷寒方歷代治案》一書的出版是對先祖父研究工作的總結和告慰，爲《傷寒論》及其方治的研究提供了可靠的素材和資料，對我輩及後輩們大有裨益。

先祖父立足完整的中醫學基本理論，勇於提出自己的不同學術觀點。他一貫主張中醫要注重辨病論治，推崇辨病論治與辨證論治相結合，並指出仲景在《傷寒論》中已論及先辨病，闡述了辨病和辨證、辨脉及方治的先後關係。他又反復强調，醫學的價值是建立在精確的診斷、對病立方和提高療效的基礎之上的。竊以爲中醫藥學的發展是在「實踐—理論—實踐」的無數次反復過程中不斷昇華。夫病者，本也。先祖父嘔心瀝血編著此書以明其志，正是告誡我們，病案的大量積累是研究和發展中醫藥學的基礎和關鍵。皮之不存，毛將焉附。

先祖父認爲世上的疾病皆是客觀存在，中醫和西醫祇是對疾病的認知和觀察、分析的方法不同而已，最終目的都是造福病患。如有良説良方，當一律採用，不可存中、西門户之見。冀中醫得西醫之精長而更切實際，西醫得中醫之理法而更啓宏圖。先祖父身體力行，研讀西醫書籍不倦，熟悉西醫之生理、解剖、病理及診療方法。遇疑難案例時常用中、西醫之病名、病因、病機和方藥相互對照，剖析二者之異同，以達融會貫通，實爲名老前輩中推動中西醫結合之先行者。

先祖父彬彬君子，一身正氣，塵視名利，唯孜孜不倦，以畢身精力奉獻於中醫事業的發展。他諄諄教導我輩，醫爲仁術，務當精誠求實。精者，精勤不倦、專心用一，力求醫術之精湛；誠者，是對醫業忠誠，對病家竭誠，對同道坦誠，要將自身的得失榮辱置於身後。先祖父提倡醫貴務實，要求學習經典當扎實，審證辨病當詳實，辨證用藥當切實，特別要求撰文著書務必真實。本書的出版彰顯了先祖父豐厚的中醫藥學術底蘊、鮮明的學術觀點和高尚的醫德醫風，是我輩及後輩們習醫行醫之準繩。

長孫金立倫謹識

二〇一二年五月